DR. MED. CATHARINA AMARELL
ANGELIKA DIETRICH

So bleibt mein Kind

NATÜRLICH GESUND

Sanft heilen und vorbeugen mit Hausmitteln, Akupressur und Homöopathie

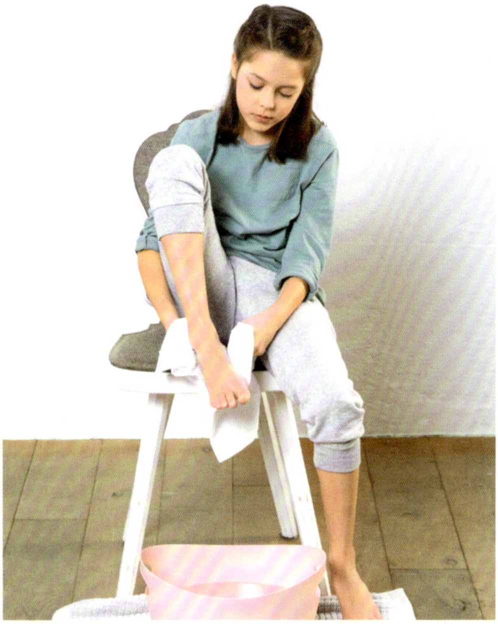

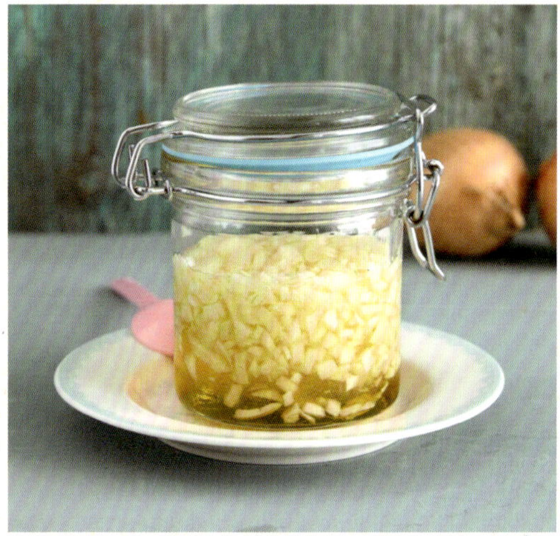

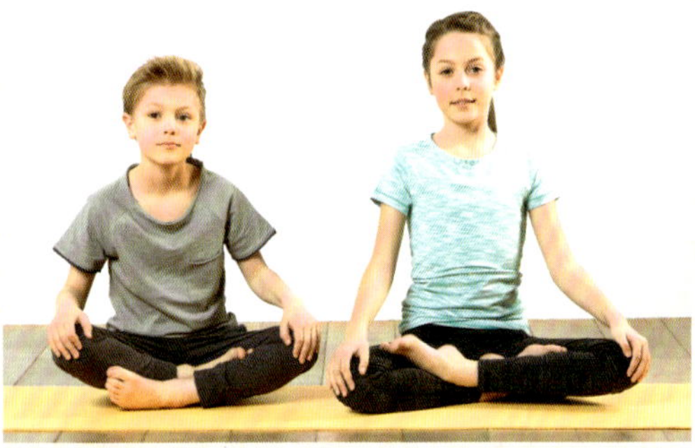

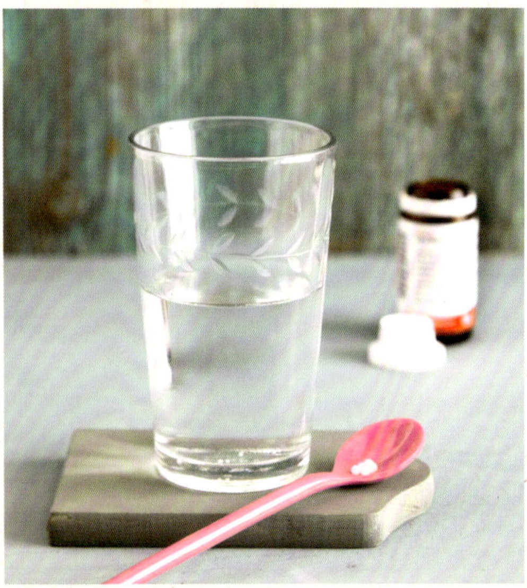

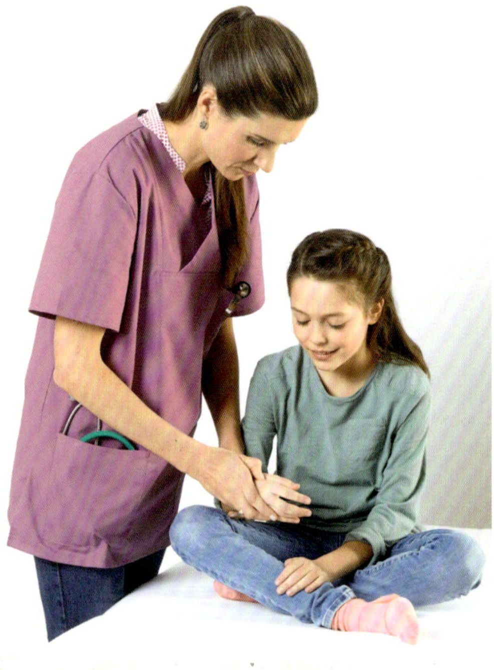

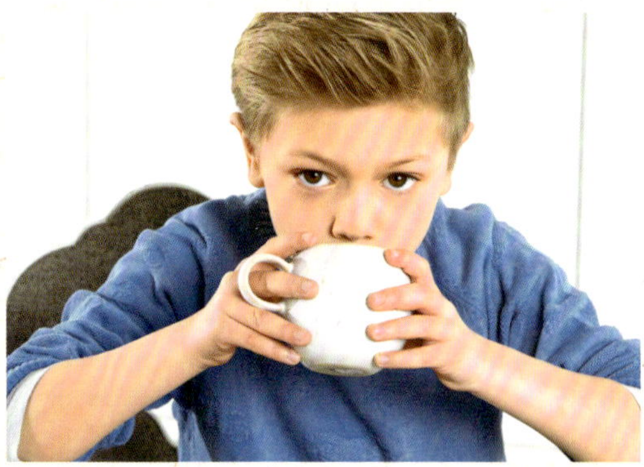

Inhalt

Ein Wort vorneweg

Ich freue mich sehr, dass Frau Dr. Amarell die Naturheilkunde in der Behandlung von Kindern anwendet. Seit fast 20 Jahren werden bei uns in der Klinik für Naturheilkunde und Integrative Medizin in Essen erfolgreich Erwachsene mit dem Wissen aus Schulmedizin und naturheilkundlichen Verfahren ganzheitlich behandelt. Immer wieder wurde der Wunsch laut, dieses Therapiekonzept auch auf Kinder zu übertragen. Frau Dr. Amarell machte als Kinderärztin ihre naturheilkundliche Ausbildung in unserer Klinik in Essen. Sie arbeitet nun als Oberärztin weiter an dem Aufbau der Integrativen Medizin in der Kinderheilkunde am Kinderkrankenhaus St. Marien in Landshut, die wir im Rahmen eines Modellprojekts der Karl und Veronica Carstens-Stiftung (2015–2018) begonnen hatten. Die Komplementärmedizin ergänzt und erweitert die klassische Schulmedizin sinnvoll: sowohl im Krankenhaus als auch ambulant zu Hause.

Warum eignet sich Naturheilkunde besonders gut für Kinder? Zum einen sind Kinder besonders schützenswerte Patienten: Sie befinden sich in einer sensiblen körperlichen und seelischen Entwicklungsphase, für die es wenige Medikamente gibt und in der individuelle Therapieentscheidungen ganz besonders wichtig werden. Zum anderen reagieren Kinder besonders empfindsam auf das soziale Umfeld in Familie und Schule: Beziehung aber ist ein Aspekt von Krankheit und Gesundung, der in der Naturheilkunde in besonderer Weise ernst genommen und therapeutisch genutzt wird. Naturheilkundliche Verfahren haben viel mit Zuwendung und oft auch mit Berührung zu tun – zum Beispiel bei Wickeln und Auflagen. Aber auch die Kinder selbst erfahren, welch faszinierendes Repertoire an Selbsthilfestrategien ihr Körper hat. Jede naturheilkundlich behandelte Krankheit ist deshalb auch ein Stück „Gesundheitslernen“: Krankheiten sind nicht unbedingt etwas Schlechtes, das man per Tablette und möglichst umgehend abstellen muss, sondern sie sind im Kindesalter ein natürlicher Schritt eines Entwicklungsprozesses. Das Immunsystem lernt dabei, sich gegen zukünftige Herausforderungen zu wappnen.

Wie findet man das richtige Rezept für sein Kind? Sinnvoll ist die Integration von Naturheilkunde in die Kinderheilkunde – wie wir das auf wissenschaftlicher Basis in einem Modellprojekt in Landshut, Essen und München tun. Kinderärztinnen und -ärzte könnten sehr davon profitieren, wenn sie sich naturheilkundlich fortbilden. Dafür gibt es inzwischen auch genügend akademische Angebote. Eine wichtige Domäne der Naturheilkunde ist immer auch die Selbsthilfe. Dafür bietet dieses Buch viele Beispiele: Zu 54 Krankheitsbildern finden Sie Möglichkeiten, die Selbstheilungskräfte Ihres Kindes zu unterstützen und seine Symptome zu lindern. Eltern sind dabei in einer besonderen Verantwortung, die Signale ihres Kindes richtig zu deuten und im Zweifel sofort einen Arzt aufzusuchen. Sie können aber auch selbst, in engem Austausch mit dem Kinderarzt, viel dazu beitragen, dass es Ihrem Kind bald wieder gut geht. Mit diesem Buch haben Sie einen guten Ratgeber zu Hause, der Sie durch die Kinder- und Jugendjahre treu begleitet und Ihnen viele Fragen beantworten wird.

Prof. Dr. Gustav Dobos,
Direktor der Klinik für Naturheilkunde und Integrative Medizin, Kliniken Essen-Mitte

Liebe Eltern,

immer mehr Mütter und Väter interessieren sich für natürliche und sanfte Heilmethoden. Sie möchten die Heilung ihres kranken Kindes aktiv unterstützen, sich bewusst um seine Gesundheit kümmern und sein Wachsen und Werden fördern.

Wie können Sie helfen? Eltern fragen mich immer wieder, welche Mittel und Anwendungen ich bei bestimmten Krankheiten empfehle und wie Ernährung und Lebensstil die Gesundheit beeinflussen. Manchmal ist die Unsicherheit groß, denn die Informationsflut nimmt stetig zu und es ist oft schwer, zwischen wirksamen und unzuverlässigen Therapien zu unterscheiden. Dabei können Sie als Eltern so wunderbar dazu beitragen, dass es Ihrem Kind schnell wieder besser geht. Der liebevoll angelegte Wickel, der richtige Tee: Heilen ist oft kein Hexenwerk. Die Zuwendung, die Sie Ihrem Kind bei der Zubereitung und Durchführung entgegenbringen, lindert oft zusätzlich die Beschwerden.

Alte Heilmethoden wiederentdecken. Für mich gehörten Zwiebelsaft und Wadenwickel als Kind immer zum „Gesundwerden“ dazu. Genauso wie Tee trinken, mit einem Halswickel ins Bett gehen, auf dem Schoß meines Vaters über dem Dampfbad inhalieren und das Fieber einfach auszuschwitzen. Als ich dann begann, Medizin zu studieren, kam keines dieser einfachen und wirkungsvollen Mittel in den Lehren vor. Dabei schließen sich Naturheilverfahren und Schulmedizin nicht gegenseitig aus. Im Gegenteil: Sie können sich unterstützen und zu einer ganzheitlichen Medizin ergänzen. Sind in manchen Fällen Antibiotika oder Operationen unbedingt erforderlich, sind in vielen anderen Fällen Wickel, Heilpflanzen und weitere naturheilkundliche Anwendungen die erste Wahl.

Begleitung durch die Kindheit: Ich freue mich, Ihnen mit diesem Buch einen Ratgeber an die Seite zu stellen, der Ihnen die Möglichkeiten, aber auch die Grenzen der Selbstbehandlung zeigt und Ihnen hilft, Ihr Kind gesund und geborgen aufwachsen zu lassen. In diesem Buch finden Sie viele sanfte und wirksame Verfahren, die Sie zu Hause anwenden können, um alltägliche Beschwerden und Infekte zu lindern, ihnen effektiv vorzubeugen und die Verantwortung für die Gesundheit Ihrer Kinder selbst mit in die Hand zu nehmen.

Ihre

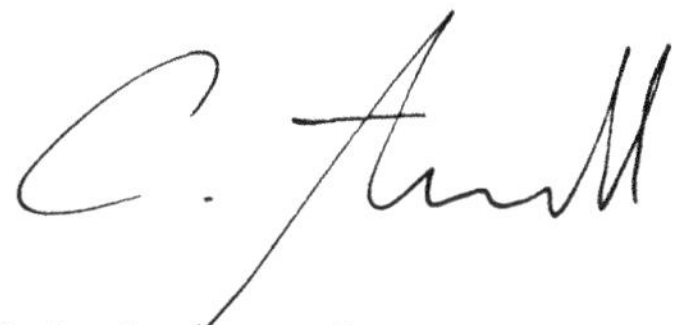

Dr. Catharina Amarell,
Oberärztin an der Kinderklinik St. Marien in Landshut und Leiterin der Abteilung für Integrative Medizin

Naturapotheke

ALLES, WAS SIE WISSEN MÜSSEN

Mit Hausmitteln, Pflanzenkraft, Akupressur und Homöopathie können Sie Ihrem Kind helfen, schnell wieder gesund zu werden.

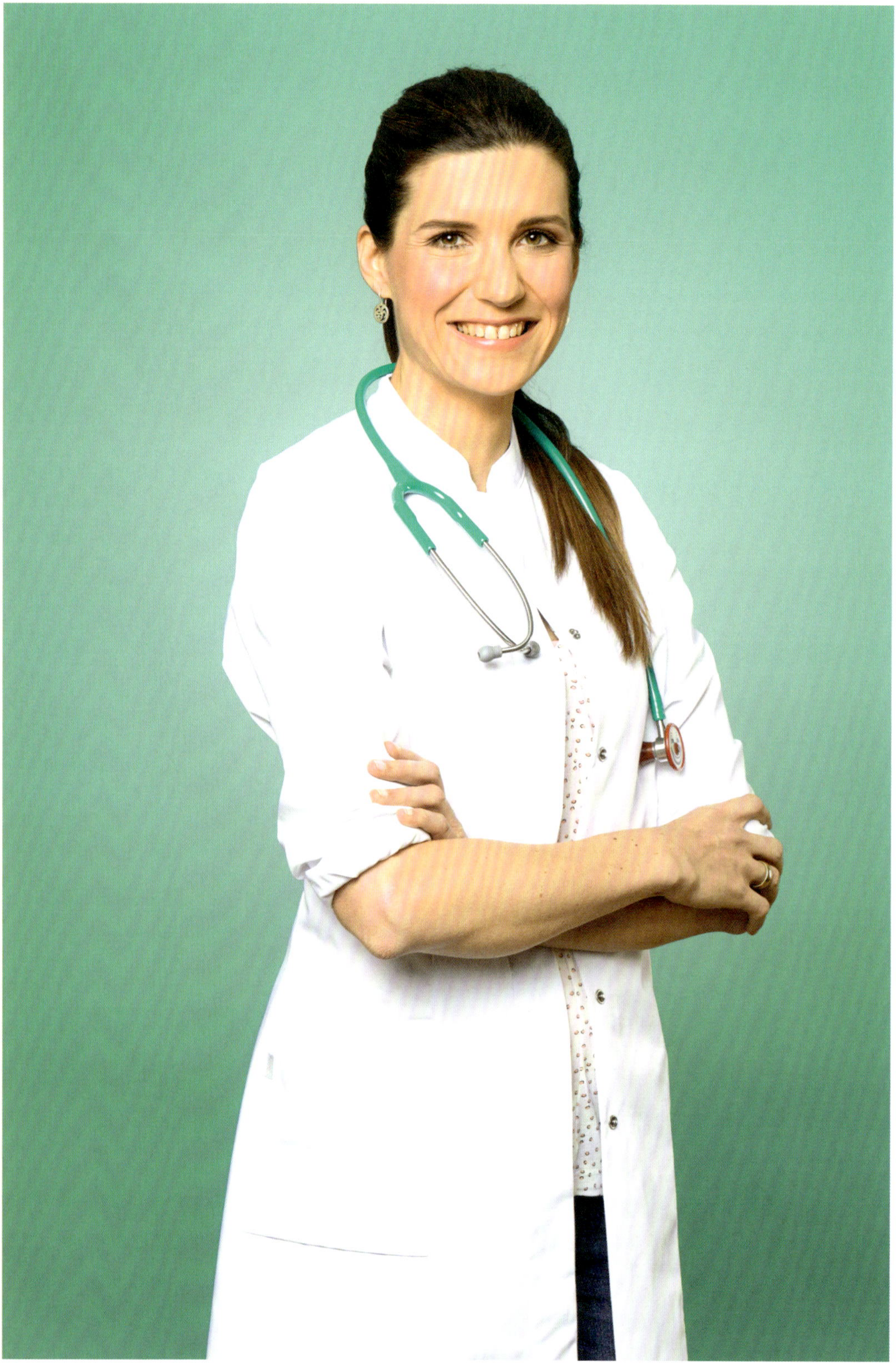

Kinder mit natürlichen Mitteln heilen – was Sie wissen sollten

Die Nacht war kurz, weil sich Ihr Kind mehrfach erbrochen hat. Und der Husten des kleinen Bruders zieht sich auch schon über mehrere Tage. Wer Kinder hat, kommt aus dem Krankenkarussell manchmal nur schwer wieder heraus. Dabei gehören Infekte und Krankheiten zum Kindesalter dazu. Doch Eltern sind oft unsicher, was dann zu tun ist. Muss ich bei jeder Krankheit sofort zum Kinderarzt gehen? Was kann ich selbst tun? Welche sanften Methoden oder Anwendungen gibt es, mit denen ich die Heilung unterstützen kann?

Mit diesem Buch möchten wir Ihnen ein umfangreiches Nachschlagewerk an die Hand geben, das die wichtigsten Fragen zu den häufigsten Erkrankungen bei Kindern ab 2 Jahren beantwortet. Sie als Eltern können nämlich sehr viel dazu beitragen, dass es Ihrem Kind schnell wieder besser geht. So rasch Kinder erkranken, so wenig brauchen sie oft, um wieder auf die Beine zu kommen. Das wichtigste Heilmittel ist meist die elterliche Zuwendung: Durch liebevolle Worte, Kuscheln auf der Couch, gemeinsame Ruhezeiten und einen warmen Tee werden die Beschwerden oft schon leichter. Zudem helfen bewährte natürliche Heilmittel, Krankheiten besser zu überstehen und Symptome zu lindern.

WAS BEWIRKT DIE NATURHEILKUNDE BEI KINDERN?

Kinder reagieren sehr sensibel und empfindlich auf äußere Reize und Veränderungen: Deshalb sind sanfte natürliche Mittel besonders geeignet, um die Selbstheilungskräfte des Körpers und die körperliche Regulationsfähigkeit (also das Anpassen an Reize) anzuregen. Ihr Kind wird mit einer gestärkten Abwehr aus dem Infekt herausgehen. Denn durch die Auseinandersetzung mit diesen Erregern und den Kontakt mit äußeren Einflüssen wie Wind, Wärme oder Kälte entwickelt Ihr Kind seine eigene Immunabwehr. So haben Krankheiten im Kindesalter also auch ihren Sinn und sind ein natürlicher Schritt in der kindlichen Entwicklung: ein Baustein im Prozess des Wachsens, Veränderns und der Anpassung. Eine ständige Unterdrückung von Symptomen sowie ein Abschirmen vor Krankheitserregern und äußeren Einflüssen wie Wind, Wärme oder Kälte würde die Entwicklung des Immunsystems beeinträchtigen.

Verständlich aber ist, dass Sie als Mutter oder Vater Ihrem Kind dabei helfen möchten, dass es ihm schnell wieder besser geht. Mehr als die Hälfte aller Eltern, so zeigen verschiedene Studien, wenden dabei natürliche Heilmethoden an – sogenannte komplementäre Verfahren. Die Palette dieser Verfahren ist breit: Das können pflanzliche Medikamente sein (sogenannte Phytotherapeutika), Hausmittel wie Wadenwickel oder therapeutische Tees. Andere Eltern greifen zu unterstützenden Vitaminpräparaten, Bachblüten oder anthroposophischen Mitteln. Wieder andere vertrauen auf die traditionelle chinesische Medizin oder auf die Homöopathie.

Sanfte Verfahren auf dem Vormarsch

Häufig geschieht so eine Behandlung ohne Absprache mit dem behandelnden Kinderarzt. Wichtig ist aber, dass dieser darüber Bescheid weiß: Denn nicht jedes Mittel und Verfahren ist gut untersucht und zuverlässig. Nicht jedes Mittel, das bei Erwachsenen gut hilft, ist auch für Kinder geeignet und selbst pflanzliche Mittel können Nebenwirkungen haben. Haben Sie keine Sorge, dass Ihr Arzt naturheilkundliche Verfahren womöglich nicht ernst nimmt: Immer mehr Kinderärzte haben sich in komplementären Therapien weitergebildet und schätzen die Heilkraft der Natur bei alltäglichen Infekten. Und inzwischen gibt es auch immer mehr Studien, die verschiedene natürliche Heilmethoden untersuchten. Sie konnten zeigen, dass die Anwendung komplementärmedizinischer Methoden die Lebensqualität kranker Kinder verbessert, Symptome lindert und beim Verarbeiten einer Erkrankung hilft. Besonders erfolgreich eingesetzt wird die Kombination von Schulmedizin und komplementären Verfahren bei chronischen Krankheiten wie zum Beispiel Asthma oder chronisch entzündlichen Darmerkrankungen sowie bei funktionellen Beschwerden wie dem sogenannten Reizdarm oder bei Kopf- und Rückenschmerzen.

An den Akut-Krankenhäusern werden komplementäre Therapien nur sehr selten angewendet. Das Kinderkrankenhaus St. Marien in Landshut, an dem Frau Dr. Amarell tätig ist, ist eines der ersten bundesweit, das in einem Pilotprojekt solche komplementären Verfahren in den Klinikalltag integriert. Es reagiert damit auf die Nachfrage der Eltern sowie die steigende Zahl von chronisch kranken Kindern. Unterstützt wird das Projekt von der Karl und Veronica Carstens-Stiftung. Die wissenschaftliche Begleitung des Projekts erfolgt in Zusammenarbeit mit der Klinik für Naturheilkunde und Integrative Medizin des Knappschafts-Krankenhauses in Essen, das in der Behandlung von Erwachsenen bereits sehr renommiert ist.

ZUM AUFBAU UND GEBRAUCH DIESES BUCHS

So unbestritten die Wirksamkeit von naturheilkundlichen Mitteln auch ist: Viele Eltern haben keine oder nur sehr wenig Erfahrung im Umgang damit und sind deshalb oft unsicher und haben Angst, etwas falsch zu machen. Früher wurde dieses Wissen meist von Generation zu Generation weitergegeben – heute fehlt diese Großfamilie oft. So ist über die Jahre viel Wissen über Hausmittel und Anwendungen verloren gegangen. Mit diesem Buch möchten wir Ihnen dieses Wissen zurückgeben.

Im ersten Teil des Buchs beantworten wir Ihnen die sieben häufigsten Fragen zu den vier komplementären Verfahren Hausmittel, Pflanzenheilkunde, Akupressur und Homöopathie. Anschließend stellen wir Ihnen die wichtigsten Anwendungen vor: wie Sie Wickel und Auflagen richtig anlegen, was Sie beim Teekochen beachten müssen, welche Wasseranwendungen wann wirksam sind. Im Anschluss daran erfahren Sie alles Wichtige zu den 54 häufigsten Erkrankungen im Kindesalter – von Akne über Erkältung und Kopfschmerzen bis zu Zeckenstichen. Wir beschreiben, welche Symptome jedes Krankheitsbild zeigt, wann Sie zum Arzt gehen müssen, wie Sie der Krankheit vorbeugen können. Und natürlich, welche Tipps und Anwendungen Sie nutzen können, damit Ihr Kind schnell wieder gesund wird.

Besondere Umstände

Wenn bei Ihrem Kind eine chronische Erkrankung wie Diabetes oder Epilepsie diagnostiziert wurde, können Sie prinzipiell alle Anwendungen, die in diesem Buch genannt sind, durchführen. Ebenso, wenn Ihr Kind geistig oder körperlich behindert ist. Nimmt Ihr Kind regelmäßig Medikamente ein, zum Beispiel Antiepileptika oder Blutverdünner, kann es bei manchen pflanzlichen Medikamenten zu Wechselwirkungen kommen. In diesen speziellen Fällen wird aber jeweils darauf hingewiesen. Bei einer bekannten Allergie dürfen Sie keine Anwendungen durchführen, die das entsprechende Allergen enthalten: Bei einer Allergie auf Milcheiweiß etwa müssen Sie auf Quarkwickel verzichten, bei einer Allergie auf Korbblütler wie Arnika dürfen Sie keine Salben oder Mittel verwenden, die diese Pflanze enthalten. Allgemein gilt: Die Dosierungen, die in diesem Buch empfohlen werden, sind Richtwerte. Ist Ihr Kind für sein Alter deutlich zu klein oder zu leicht, dann passen Sie bitte die Dosierung entsprechend an.

Wir empfehlen Ihnen bei jedem Krankheitsbild bewährte Hausmittel und äußere Anwendungen sowie bewährte und gut untersuchte Pflanzenpräparate und Tees. Zudem erfahren Sie, welche Akupressurpunkte Sie zur Linderung und Heilung einsetzen können und welche Homöopathika zur Selbstanwendung geeignet sind. Abgerundet wird das Kapitel durch informative Texte zum Impfen, zu Notfällen sowie Tipps, wie Sie auf kranke Kinder am besten eingehen.

Einfach und alltagstauglich

Bei der Auswahl der Anwendungen haben wir neben der Wirksamkeit und guten Verträglichkeit vor allem darauf geachtet, dass sie möglichst einfach durchzuführen und alltagstauglich sind. Daher haben wir auf umfangreiche Teemischungen (bis auf Einzelfälle) oder schwer zu bekommende Zutaten verzichtet. Vieles, was wir Ihnen empfehlen, haben Sie immer zu Hause. Denn krank wird Ihr Kind meist mitten in der Nacht oder am Wochenende, wenn die Apotheke um die Ecke zuhat. Sie können aus den zahlreichen natürlichen Heilverfahren diejenigen auswählen, die für Ihr Kind am angenehmsten und hilfreichsten sind. Es kann sein, dass Ihre Große am liebsten Wickel mag, der Kleine aber besonders von der Akupressur profitiert. Seien Sie mutig und probieren Sie die vorgeschlagenen Hausmittel einmal aus. Es wird Sie überraschen, wie einfach ein Zwiebelsäckchen bei Ohrenschmerzen oder ein Wadenwickel bei Fieber angelegt ist und wie rasch sie Linderung bringen. Nebenbei: Das hilft natürlich nicht nur bei Kindern. Alle Mittel können Sie auch bei sich selbst anwenden.

Ganzheitliche Unterstützung

Aber nicht nur mit der Gabe und Verwendung von natürlichen Mitteln können Sie Ihr Kind unterstützen. Die Basis der Gesundheit ruht laut Pfarrer Sebastian Kneipp auf fünf Säulen: Neben den bekannten Wasseranwendungen und pflanzlichen Mitteln sind dies eine ausgewogene Ernährung, Bewegung und der Lebensstil (Mind-Body-Medizin). Daher finden Sie in diesem Buch bei den einzelnen Krankheitsbildern auch immer wieder Tipps und Empfehlungen zur Ernährung, zu Bewegung und Entspannung oder zum Lebensstil. Vertieft wird all das in einem umfangreichen zweiten Teil: dem kleinen Gesundheitsratgeber. Dort verraten wir Ihnen, wie Sie Ihr Kind ganzheitlich in seiner Entwicklung unterstützen können und ihm Freude an Bewegung, Ernährung und Entspannung vermitteln. Auch was Sie wissen sollten, wenn Ihr Kind in die Pubertät kommt, und was Sie beim Thema neue Medien beachten sollten, erfahren Sie. Ein Kapitel zur Ersten Hilfe und Hinweise, wie Sie das Immunsystem stärken können, runden diesen Teil ab.

Vielleicht vermissen Sie die ein oder andere Anwendung oder die ein oder andere Methode. Wir haben uns entschieden, Ihnen nur solche Anwendungen und Methoden zu empfehlen, die sich im langjährigen Einsatz bewährt haben und die sicher sind. Gerade die Wirksamkeit von Phytotherapie und Akupunktur konnte in zahlreichen Studien nachgewiesen werden. Die Verfahren aus dem Bereich der Hausmittel basieren auf jahrelanger Erfahrung und die Wirkung vieler Küchenmittel wie zum Beispiel Zwiebel oder Honig wurde inzwischen ebenfalls erforscht und bestätigt. Die Homöopathie wird im deutschsprachigen Raum als häufigstes komplementäres Heilmittel von Eltern angewandt. In diesem Buch werden nur Globuli empfohlen, die sich in der Selbstanwendung als wirksam erwiesen haben.

Beim Zusammenstellen der Mittel wurde Catharina Amarell von zwei ihrer Kollegen aus dem Kinderkrankenhaus St. Marien in Landshut unterstützt: Herrn Dr. Heinrich Eberhardt und Frau Dr. Annette Schönauer, die ihre langjährigen Erfahrungen in der Pflanzenheilkunde und Homöopathie einfließen lassen.

ALLES GUTE FÜR IHR KIND

Wir hoffen, dass Sie dieses Buch nicht allzu oft zur Hand nehmen müssen, weil Sie akut Hilfe für Ihr krankes Kind suchen. Aber wir freuen uns, wenn Sie immer wieder darin blättern und es zu einem Nachschlagewerk wird, das Sie und Ihr Kind über Jahre begleitet. Und hoffentlich auch das ein oder andere Überraschende für Sie bereithält.

Aus der Praxis

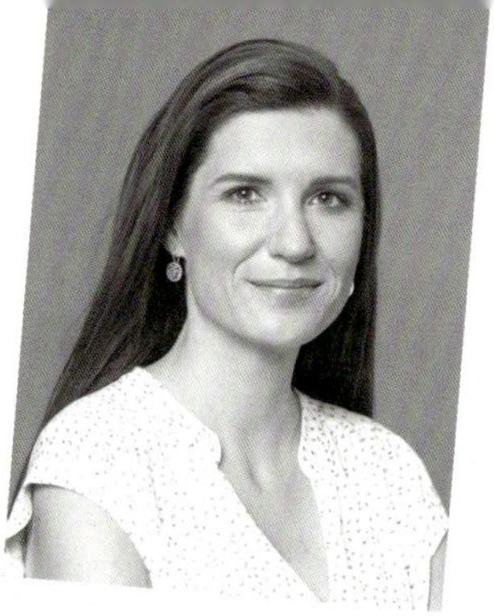

Wie gut naturheilkundliche Verfahren wirken, beobachtet Frau Dr. Amarell im Klinikalltag immer wieder – und das nicht nur ergänzend zur klassischen Schulmedizin, beispielsweise bei chronischen Krankheiten. Sehr oft können sie „normale" Arzneimittel auch komplett ersetzen.

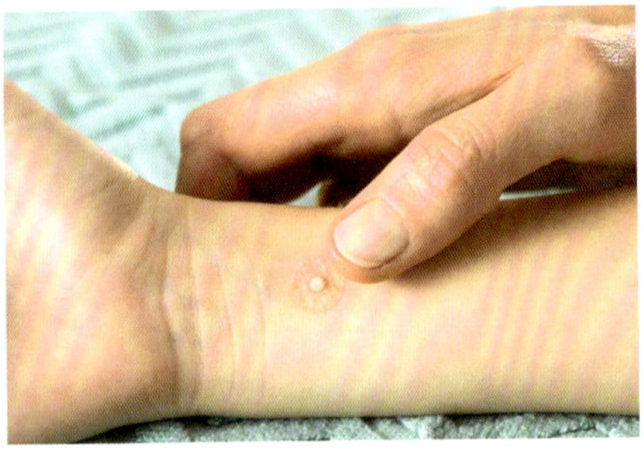

AKUPUNKTURPFLASTER HELFEN

Vor Kurzem kam ein 6-jähriger Junge zu uns in die Klinik, der erneut operiert werden musste. Der Anästhesist setzte sich mit ihm und seinen Eltern zum Aufklärungsgespräch zusammen. Und der Junge sagte sofort: „Ich will den Kleber wieder haben!" Der „Kleber" ist ein Pflaster mit einer winzigen Akupunkturnadel daran. Sofern die Eltern mit naturheilkundlicher Behandlung einverstanden sind, kleben wir den Kindern dieses Akupunkturpflaster während der Operation auf den Punkt Perikard 6 (kurz: Pe 6). Das ist ein Punkt gegen Übelkeit und Erbrechen, der gut erforscht ist. Nach einer Operation leiden Kinder oft an Übelkeit, und wenn ihnen dann schlecht wird, drücken sie auf das Akupunkturpflaster – wir zeigen ihnen natürlich, wie sie das machen müssen. Sie merken dann, wie die Übelkeit rasch nachlässt. Da der Junge bereits operiert worden war, kannte er den Unterschied zwischen einer Genesungsphase mit Perikard-6-Pflaster und ohne.

FANTASIEVOLLES GEMÜSE

Kinder, die auf unserer psychosomatischen Station aufgenommen sind oder Patienten mit Diabetes, kochen regelmäßig in unserer Lehrküche mit einer Ernährungsberaterin. Dann stehen immer ziemlich ungewöhnliche Gerichte auf dem Speiseplan wie Popeye-Creme oder Sonnensauce. Klingt lecker, oder? Dabei steckt nichts anderes dahinter als Spinat bzw. Gemüsesauce. Wenn man es richtig verpackt, wird selbst der größte Gemüsemuffel schwach. Einmal erzählten uns Eltern, dass sich ihr Sohn zu Hause danach Lasagne mit Gemüse statt mit Fleisch zum Mittagessen wünschte.

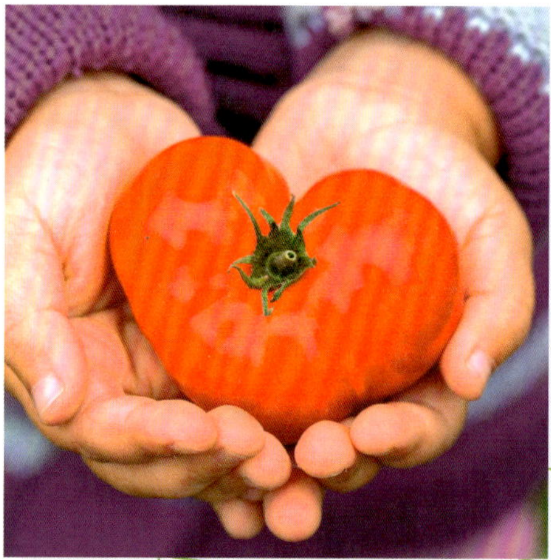

DIE ANGST WEGZAUBERN

Vor einiger Zeit kam ein 5-jähriges Mädchen mit einem Fieberkrampf zu mir in die Notaufnahme. Das Kind hatte furchtbare Angst vor einer Spritze und davor, dass es im Krankenhaus bleiben müsste. Es weinte und klammerte sich an sein Kuscheltier. Das erleben wir in der Klinik häufig, aber so hätte ich dem Mädchen nur sehr schwer Blut abnehmen können. Ich wollte ihm erst einmal die Angst nehmen: Ich ging mit dem Mädchen auf eine imaginäre Reise zu seinem persönlichen Ort der Ruhe und Geborgenheit. Das Kind sollte sich einen Ort vorstellen, den es ganz besonders schön findet und an dem es sich ganz sicher fühlt. Wie sieht es dort aus? Wie riecht es? Wie fühlt es sich an? Auf einmal wurde das Mädchen ganz ruhig, schloss die Augen und ich konnte Blut abnehmen, ohne dass es etwas davon merkte. Danach sagte das Mädchen: „Das war schön. Ich war zu Hause auf der Couch mit meiner Katze." Die Mutter fragte mich verwundert, ob ich ihre Tochter hypnotisiert hätte. Und tatsächlich nutzte ich hier die Hypnotherapie und erzeugte so eine Trance, bei der das Kind aber immer ansprechbar und bei klarem Bewusstsein ist. Schmerzen allerdings nehmen Kinder nicht mehr (so stark) wahr. Bei uns im Haus absolvierten mehrere Ärzte und Schwestern eine Schulung in Hypnotherapie. Viele von ihnen waren anfangs skeptisch. Wir probierten das Verfahren dann an uns selbst aus und stachen uns auch mit einer Nadel. Es war wirklich unglaublich: Man merkt zwar alles, aber es fühlt sich überhaupt nicht schmerzhaft an. Die meisten Kinder sind für Hypnotherapie sehr empfänglich. In anderen Ländern wie den Niederlanden ist sie bereits ein etabliertes Verfahren: nicht nur bei akuten, sondern auch bei chronischen Schmerzen.

Kleine Tricksereien für die Gesundheit

DEM DARM AUF DIE SPRÜNGE HELFEN

Sehr oft kommen Kinder mit Bauchschmerzen oder Verstopfung zu uns. Auch bei Kindern mit einer chronischen Darmerkrankungen oder nach einer Operation ist der Darm häufig aus dem Gleichgewicht. Unsere Physiotherapeuten führen bei diesen Kindern dann gerne eine Fußreflexzonenmassage durch. Sie unterstützt die Darmtätigkeit und regt die Selbstheilungskräfte des Körpers an. Wir bemerken, dass die Kinder weniger Blähungen haben und sich Verstopfungen schneller lösen. Die Therapeuten zeigen diese Handgriffe auch den Eltern, damit sie die Massage zu Hause anwenden können. Solche Griffe kann jeder lernen. Und Eltern können so aktiv etwas zur Heilung ihrer Kinder beitragen.

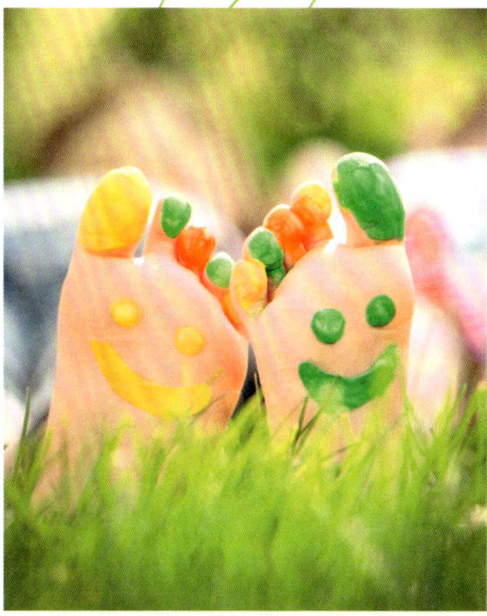

Sieben Fragen zu Hausmitteln

an Dr. Catharina Amarell

WAS SIND HAUSMITTEL UND NATURHEILVERFAHREN?

Hausmittel sind Heilmittel, die bereits seit Jahrtausenden angewendet werden. Die heilende Wirkung von Honig, Quark oder Zwiebeln kannten schon unsere Vorfahren. Sie haben dieses Wissen von Generation zu Generation weitergegeben. Für Hausmittel werden Zutaten verwendet, die man eigentlich immer zu Hause hat oder leicht besorgen kann. Ihren Ursprung haben sie meist in der Natur- oder Pflanzenheilkunde. Die klassische europäische Naturheilkunde basiert auf den Lehren von Pfarrer Sebastian Kneipp. Diese ruht auf fünf Säulen: den Heilpflanzen (inklusive Hausmitteln), den Wasseranwendungen, auf gesunder Ernährung, ausreichend Bewegung und der Ordnungstherapie – einer ausgewogenen Lebensgestaltung, bei der Körper, Geist und Seele im Einklang sind.

WANN UND FÜR WEN IST DIE METHODE GEEIGNET?

Bei leichten oder chronischen Erkrankungen lindern diese altbewährten Anwendungen Beschwerden und stärken das Immunsystem. Bei schweren Erkrankungen können Sie Hausmittel auch begleitend zu einer ärztlichen Therapie anwenden: Bei Rheuma zum Beispiel lindern Quarkauflagen rasch die akuten Schmerzen. Selbstverständlich haben Hausmittel auch ihre Grenzen. Daher sollten Sie bei schweren oder unklaren Erkrankungen immer zum Kinderarzt gehen.

Die meisten Hausmittel sind neben Kindern und Jugendlichen auch für Säuglinge und Erwachsene geeignet. Allerdings müssen Sie manchmal die Dosierung anpassen oder Auflagen und Wickel gegebenenfalls länger wirken lassen.

WAS SIND DIE VOR- UND NACHTEILE?

Hausmittel und Naturheilkunde sind sanfte und effektive Methoden, welche die Selbstheilungskräfte anregen und das Immunsystem unterstützen. Zudem bekommt Ihr Kind aktive Zuwendung: Liebe und Kuscheln sind oft die beste Medizin. Außerdem sind Hausmittel sehr unkompliziert und günstig: Wasser, Zwiebeln oder Honig hat man eigentlich immer im Haus. Allerdings braucht die Heilung oft Zeit. Ein Hausmittel wirkt manchmal nicht so rasch wie ein Schmerzmittel oder ein anderes synthetisches Medikament. Dafür ist es für den Organismus schonender und hat weniger Nebenwirkungen. Aber völlig nebenwirkungsfrei ist keine Methode. Deshalb sollten Sie Ihren Kinderarzt immer über alle Mittel informieren, die Sie anwenden.

Wichtig: Bei Allergien gegen Bestandteile von Hausmitteln dürfen Sie diese nicht verwenden (beispielsweise keinen Quark bei einer Milcheiweißallergie). Und Honig ist zwar ein wunderbares Mittel, allerdings erst für Kinder ab 1 Jahr geeignet.

KANN ICH ETWAS FALSCH MACHEN?

Leider ja. Nämlich dann, wenn Sie zu starke Reize setzen – nach dem Motto: Viel hilft viel. Damit können Sie Ihr Kind überfordern, denn der Körper muss die Reize verarbeiten. Vor allem bei Wasseranwendungen gilt: Bei einem zarten, schwachen Kind dürfen Sie die Wickel nicht zu lang und nicht zu kalt anlegen. Bei kalten Beinen legen Sie keine Wadenwickel an. Beobachten Sie Ihr Kind und vertrauen Sie auf Ihre Intuition. Wenn Sie auf die Angaben bei den einzelnen Hausmitteln achten, wird Ihnen diese Methode gelingen. Wählen Sie anfangs am besten die Therapien, die Sie schon kennen, und probieren Sie Schritt für Schritt neue Anwendungen aus – wie ansteigende Fußbäder oder Halswickel.

WAS IST WISSENSCHAFTLICH BELEGT?

Vieles, was wir über Hausmittel wissen, beruht auf jahrhunderte- oder jahrtausendealter Erfahrung. Aber in den letzten Jahren wurde die Wirkung von Hausmitteln und naturheilkundlichen Anwendungen zunehmend erforscht. Inzwischen ist zum Beispiel nachgewiesen, dass Honig Husten stillt. Oder dass Ingwer gegen Übelkeit hilft – sogar bei Chemotherapien. Auch die Wirksamkeit von ätherischen Ölen ist erwiesen: Pfefferminzöl etwa wirkt bei Spannungskopfschmerz genauso gut wie eine Kopfschmerztablette.

WAS MUSS ICH BEIM EINKAUFEN BEACHTEN?

Achten Sie auf gute Qualität bei Lebensmitteln – gerade bei Honig ist dies sehr wichtig. Beim Kauf von ätherischen Ölen sollten Sie nur auf 100 Prozent reine ätherische Öle aus biologischem Anbau zurückgreifen (diese Öle bekommen Sie in der Apotheke, im Reformhaus oder im Bioladen).

KANN ICH DIE HAUSMITTEL ZUSAMMEN MIT ANDEREN NATURHEILKUNDLICHEN THERAPIEN ANWENDEN?

Ja. Hier gibt es keine Einschränkungen.

Die fünf wichtigsten Zutaten aus der Küche

Gut, wenn Sie diese Lebensmittel immer zu Hause haben: Denn meist wird ein Kind genau dann krank, wenn kein Arzt Sprechstunde und kein Supermarkt geöffnet hat. Mit Honig, Quark und Co. können Sie schnell wirksame Heilmittel herstellen.

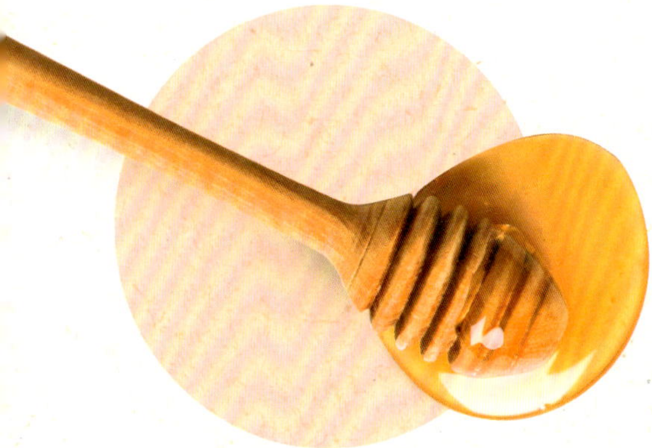

HONIG

Endlich einmal etwas Süßes, das gesund ist – und das, obwohl Honig zu etwa 80 Prozent aus Zucker (Fruktose und Glukose) besteht. Aber der Rest hat es in sich: Vitamine, Enzyme, Aminosäuren, Antioxidantien und Inhibine. Diese Stoffe hemmen Entzündungen und wirken gegen Bakterien, Pilze und Viren. Studien zeigen, dass ein Teelöffel Honig vor dem Schlafengehen wirksamer ist als synthetische Hustensäfte aus der Schulmedizin. Auch bei Halsentzündungen und Bronchitis hilft Honig. Wird medizinischer Honig als Auflage bei Wunden benutzt, wirkt er antiseptisch und unterstützt die Wundheilung. Schon der griechische Arzt Hippokrates nutzte ihn, um offene Wunden zu heilen. Wer Tee mit Honig süßt, sollte den Tee auf mindestens 38 °C abkühlen lassen, sonst werden die Enzyme im Honig zerstört. Und auf die kommt es ja an.

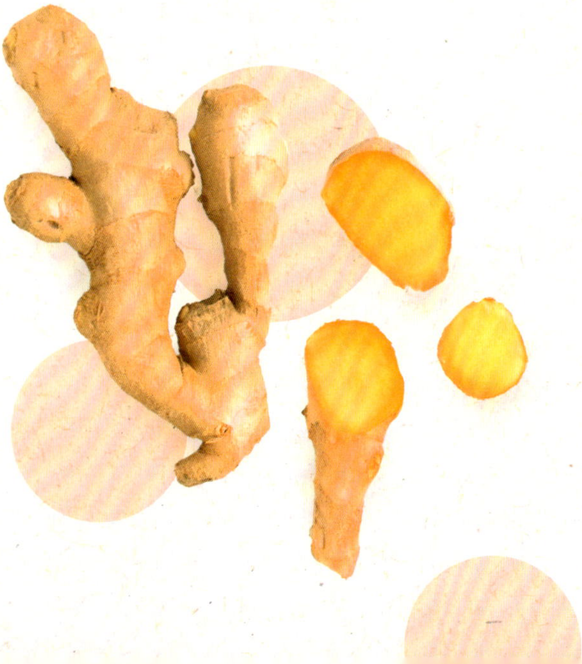

INGWER

Die tropische Wurzel ist nicht jedermanns Sache, denn sie schmeckt sehr intensiv und scharf. Doch genau das macht sie so gesund: Die ätherischen Öle des Ingwers und seine Scharfstoffe wie Gingerole und Shogaole bewirken, dass der Körper mehr Speichel und Magensäure bildet. Das regt den Appetit und die Verdauung an und mindert Übelkeit und Brechreiz. Zudem wirken die Scharfstoffe entzündungshemmend und schmerzlindernd. In der chinesischen Medizin wird roher und getrockneter Ingwer verwendet, und das vermutlich schon seit Urzeiten: Roher Ingwer ist bereits im „Shennong" erwähnt, einem etwa 2000 Jahre alten Buch über chinesische Heilkräuterklassiker.

QUARK

Quark ist seit Jahrhunderten ein bewährtes Heilmittel. Grund sind die Milchsäurebakterien: Sie können Schleim verflüssigen und Entzündungsstoffe hemmen. Zudem wirkt Quark schmerzlindernd, kühlend und abschwellend. Deshalb eignen sich Umschläge oder Wickel mit Magerquark gut bei Halsschmerzen, Gelenkentzündungen, Prellungen und Verstauchungen, Sonnenbrand, Verbrennungen und Insektenstichen, aber auch bei Bronchitis und festsitzendem Husten.

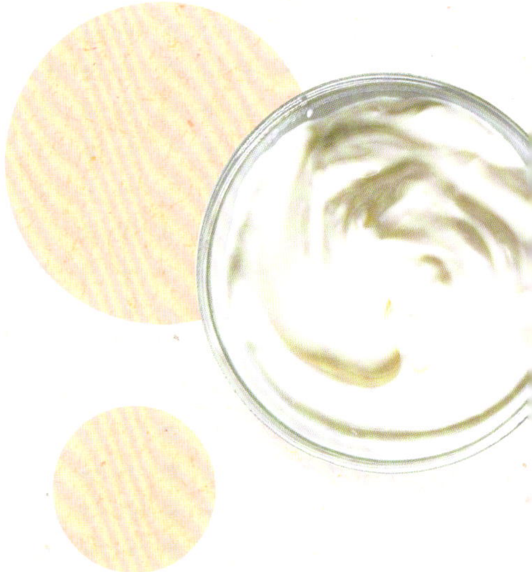

ZITRONE

Die Heilkraft der Zitrone bemerkten Ärzte bereits im 17. Jahrhundert. Sie hatten beobachtet, dass Seeleute, die auf langen Seereisen Zitronen aßen, viel seltener an Skorbut litten – einer Vitaminmangelkrankheit. Die erste klinische Studie dazu führte im Jahr 1747 der schottische Schiffsarzt James Lind durch. Auch heute noch gilt die Zitrone wegen ihres Vitamin-C-Gehalts und der ätherischen Öle als probates Heilmittel bei Erkältungskrankheiten – etwa als heiße Zitrone. Da Vitamin C sehr hitzeempfindlich ist, sollten Sie den Zitronensaft dafür aber immer nur mit lauwarmem Wasser übergießen. Mit dem Saft kann man auch Wickel tränken (etwa bei Halsschmerzen, Mandelentzündung und Heiserkeit) oder Warzen betupfen. Zitrone wirkt entzündungshemmend, antibakteriell, schleimlösend und belebend. **Wichtig:** Verwenden Sie nur den Saft ungespritzter Zitronen.

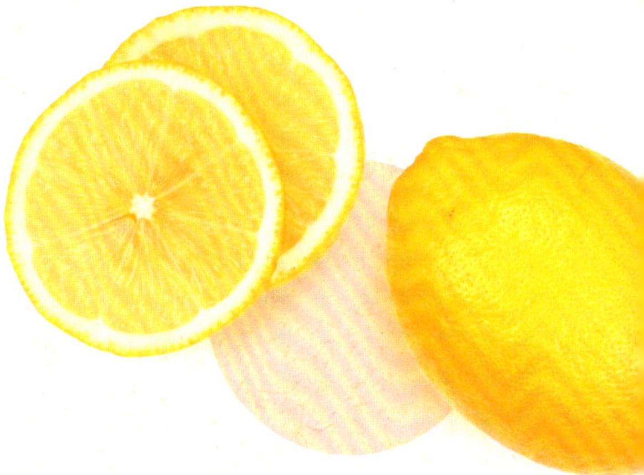

ZWIEBEL

Eine Zwiebel im Haus ist Gold wert: Sie hilft bei Insektensichten genauso wie bei Ohrenschmerzen, Erkältungskrankheiten oder Zahnweh. Werden Zwiebeln angeschnitten, reagieren die darin enthaltenen Schwefelverbindungen. Es entstehen verschiedene chemische Verbindungen, darunter auch das Propanthial-S-oxid, das die Schleimhäute reizt und die Augen tränen lässt. Vor allem diese Schwefelverbindungen sind für die heilende Wirkung verantwortlich. Zwiebeln wirken antibiotisch, antiviral, keim- und entzündungshemmend sowie abschwellend. Zudem enthalten sie viel Vitamin C. Seit über 5000 Jahren gehören sie schon zu den Heilpflanzen.

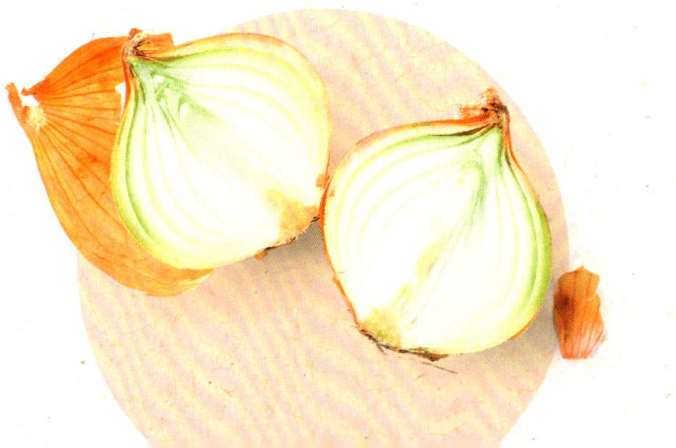

Sieben Fragen zur Phytotherapie

an Dr. Heinrich Eberhardt

WAS IST PHYTOTHERAPIE?

Phytotherapie (das ist der Fachbegriff für die Pflanzenheilkunde) ist eine der ältesten medizinischen Therapien. Vermutlich verwendete man schon in der Steinzeit pflanzliche Mittel. Auch die alten Ägypter, die Griechen und Römer nutzten heimische Pflanzen, um zu heilen. Im Mittelalter legten Mönche Kräutergärten mit genau jenen Heilkräutern an, die sie zum Behandeln von Krankheiten brauchten. Den Mönchen war ein gesunder Körper ebenso wichtig wie eine gesunde Seele.

In der Pflanzenheilkunde werden ganze Pflanzen oder Pflanzenteile verwendet, etwa die Blüten, Blätter oder Wurzeln. Sie können äußerlich und innerlich angewendet werden, wobei sich die Wirkung zuweilen unterscheidet. So hat zum Beispiel Pfefferminze äußerlich als Öl aufgetragen einen kühlenden, schmerzlindernden Effekt. Innerlich angewendet wirkt sie beruhigend auf die Magen-Darm-Tätigkeit.

FÜR WEN IST DIE METHODE GEEIGNET?

Pflanzliche Präparate sind grundsätzlich für alle Kinder geeignet. Wenn Ihr Kind allerdings auf eine bestimmte Pflanze allergisch reagiert, dann sollten Sie diese meiden. Nur wenige Pflanzen sind für die äußere Anwendung bei Kindern unter 6 Jahren ungeeignet – weil sie zu scharf sind und zu Hautreizungen führen, wie etwa das Senfmehl, das als Fußbad gut bei Kopfschmerzen oder Nasennebenhöhlenentzündungen wirkt. Umgekehrt gilt aber: Was Kinder (ein-)nehmen können, können auch Erwachsene (ein-)nehmen. Man muss allerdings die Dosis entsprechend erhöhen. Die meisten pflanzlichen Medikamente sind auch für Kleinkinder unter 3 Jahren unbedenklich. Sie sollten sie Ihrem Kind aber nur nach Rücksprache mit dem Arzt geben.

WAS SIND DIE VOR- UND NACHTEILE VON PHYTOTHERAPEUTIKA?

Die meisten pflanzlichen Mittel haben keine Nebenwirkungen und sind sehr gut verträglich. Jedoch können manche Phytotherapeutika, wenn sie mit bestimmten chemischen oder anderen pflanzlichen Mitteln zusammen genommen werden, interagieren. Ist das bei Mitteln, die im Buch empfohlen werden, der Fall, wird darauf hingewiesen.

Phytotherapeutika gelten nach dem Arzneimittelgesetz als Medikamente. Es gibt aber auch pflanzliche Mittel, die als Nahrungsergänzungsmittel oder sogar als Kosmetika verkauft werden, wie zum Beispiel die Hafersalbe, die bei trockenen Hauterkrankungen sehr gut wirkt. Medikamente, die unter das Arzneimittelgesetz fallen, sind nur zum Teil rezeptpflichtig. Bei Kindern unter 12 Jahren werden die Kosten für Phytotherapeutika in der Regel von der Krankenkasse übernommen. Für Mittel, die als Nahrungsergänzungsmittel oder Kosmetika deklariert sind, gilt das nicht. Diese müssen Sie selbst bezahlen.

WAS IST WISSENSCHAFTLICH BELEGT?

Zu einigen bekannten pflanzlichen Medikamenten wie Iberogast®, Sinupret® oder Umckaloabo® gibt es sehr große, fundierte wissenschaftliche Studien. Bei vielen anderen Mitteln greift man auf das Wissen um die Inhaltsstoffe und die Erfahrungen aus Jahrhunderten zurück. Studien zu pflanzlichen Mitteln sind für die Pharmaunternehmen schwierig umzusetzen, es gelten die gleichen aufwendigen Verfahren wie für chemische Medikamente. Zusätzlich müssen sie aber noch den Nachweis erbringen, dass die Pflanze entsprechend sorgfältig angebaut, kontrolliert und verarbeitet wurde.

KANN ICH PFLANZLICHE MITTEL MIT ANDEREN NATURHEILKUNDLICHEN THERAPIEN VERWENDEN?

Ja. Wichtig ist, dass die Medikamente genauso eingenommen werden, wie es in der Packungsbeilage oder in der Dosierungsanweisung beschrieben ist. Wenn es zu einem Krankheitsbild mehrere pflanzliche Mittel gibt, wird in diesem Buch dasjenige empfohlen, das nach unseren Erfahrungen das wirksamere ist.

PFLANZLICHE MITTEL ENTHALTEN OFT ALKOHOL. IST DAS NICHT SCHÄDLICH FÜR MEIN KIND?

Nein. Der Alkoholgehalt der Tropfen, die ein krankes Kind während des Behandlungszeitraums aufnimmt, ist extrem gering. So enthalten etwa 20 Tropfen von 12-prozentigem Hustensaft 0,07 g Alkohol. Das ist weniger, als ein Kind mit einem Glas Apfelsaft oder mit einer Banane aufnimmt. Denn auch Fruchtsäfte oder Bananen haben einen minimalen Alkoholgehalt: Bei einem Glas Apfelsaft sind es bis zu 0,6 g Alkohol, bei 100 g Bananen bis zu 0,3 g. Weil dieser Alkoholgehalt so niedrig ist, muss er nicht deklariert werden.

KANN ICH FÜR TEES, BÄDER ODER UMSCHLÄGE AUCH KÜCHENKRÄUTER NEHMEN?

Gängige Kräuter wie Salbei, Pfefferminze, Kamille oder Lindenblüten können Sie frisch sammeln oder aus dem Garten oder dem Bio-Kräutertopf ernten. Seltenere Kräuter oder Mischungen sollten Sie in der Apotheke kaufen. Damit ist garantiert, dass sie sorgfältig angebaut, kontrolliert und verarbeitet wurden. Zudem erhalten Sie genaue Angaben zu Haltbarkeit und Zubereitung.

Die zehn wichtigsten Heilpflanzen für Kinder

Folgende zehn Pflanzen besitzen besondere Heilkräfte. Ihre Bestandteile sind häufig in Phytopharmaka enthalten, sie können als Tee getrunken oder als Zusatz für Auflagen und Wickel genutzt werden. Jede von ihnen hat sich gerade bei der Behandlung von Kindern bewährt, sodass die Pflanzen bei einer Vielzahl von Alltagsbeschwerden helfen können.

Arnika

Wer einmal eine wild wachsende Arnika sehen möchte, muss hoch hinaus – und braucht viel Glück, denn diese Pflanze wächst nur im Gebirge und ist sehr selten (Naturschutz). Ihre gelben Blüten enthalten den Entzündungshemmer Helenalin. Er verhindert, dass entzündungsauslösende Stoffe gebildet werden. Zudem wirkt Arnika antibakteriell und schmerzlindernd.

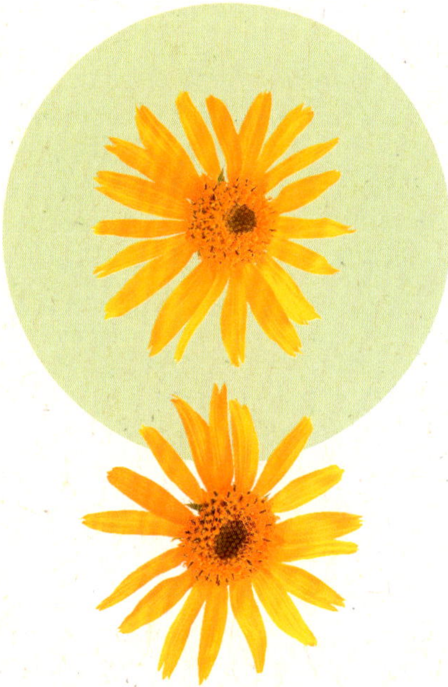

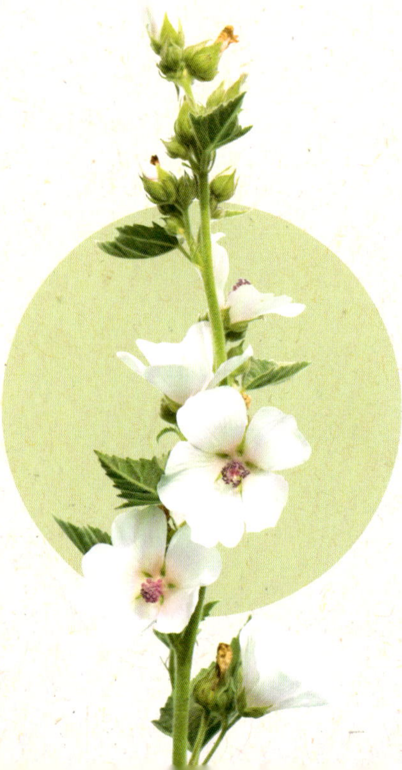

Eibisch

Fast samtartig sind die Blätter des Eibischs, einer Pflanze aus der Familie der Malvengewächse. Und fast samtartig legen sich seine Wirkstoffe auf die gereizte, trockene und entzündete Schleimhaut und beruhigen sie. Grund sind die Schleimstoffe, die Galacturonorhamnane und Arabinogalactane, die vor allem in der Wurzel enthalten sind. Auf Englisch heißt die Pflanze übrigens Marshmallow – denn aus ihrer Wurzel wurde früher genau diese Süßigkeit hergestellt.

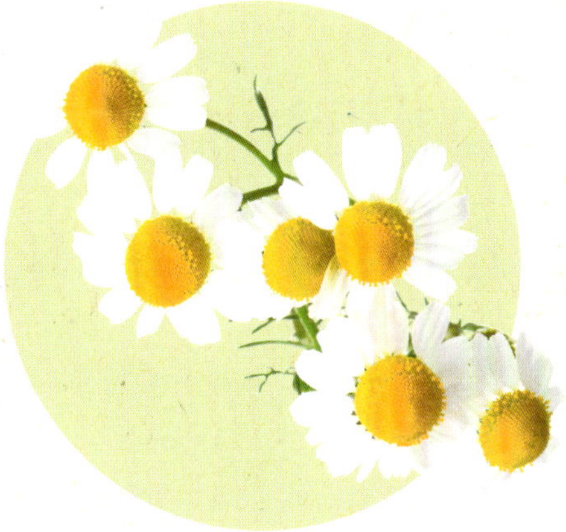

Kamille

Kamille ist das Allroundtalent unter den Heilpflanzen: Sie kann innerlich und äußerlich angewendet werden – als Tee, Gurgellösung, Wickel oder Inhalationslösung. Kamille enthält ätherischen Öle, Flavonoide (Farbstoffe) und Cumarine (aromatische Pflanzenstoffe), die Entzündungen hemmen und antibakteriell und krampflösend wirken.

Holunder

Der Holunder macht es einem nicht leicht: Verwendet man die Blüten oder lässt man sie reifen, bis sie Früchte tragen? Die Blüten stecken voller ätherischer Öle, reizmildernder Pflanzenschleime und Flavonoide (Farbstoffe, die entzündungshemmend wirken). Die Beeren enthalten viel Vitamin B_2 und C, außerdem viele gelbe und dunkelblaue Farbstoffe, die die Zellen schützen. Die Blüten verwendet man vor allem als Tee für Schwitzkuren bei Fieber und Erkältung, Husten und Schnupfen. Aus den Beeren wird Saft hergestellt, der das Immunsystem gegen Erkältungen stärkt.

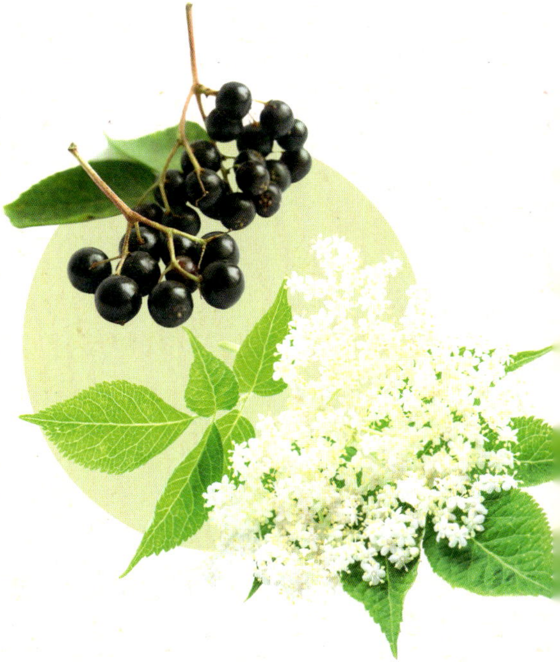

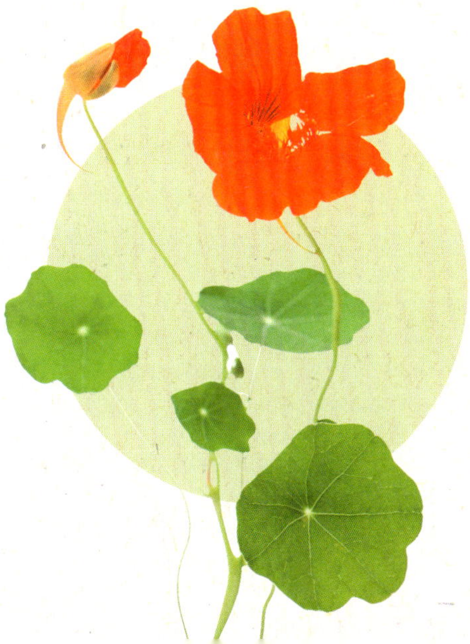

Kapuzinerkresse

Die Blüten der Kapuzinerkresse pimpen nicht nur jeden Salat auf, die Senföle der Blüten und Blätter vernichten auch Viren, Pilze und Bakterien. Und was die Pflanze zur eigenen Verteidigung einsetzt – knabbert ein Tier an ihr, setzt sie die Senföle frei –, wirkt auch bei Menschen. In der Pflanzenheilkunde gilt die Kapuzinerkresse als ein Breitband-Antibiotikum, weil sie sich gegen so viele feindliche Eindringlinge wehren kann. Von der Pflanze aus dem Garten sollten Kinder und Erwachsene trotzdem nicht zu viel essen: Zu viele Blätter und Blüten reizen wegen der Senföle Magen und Nieren.

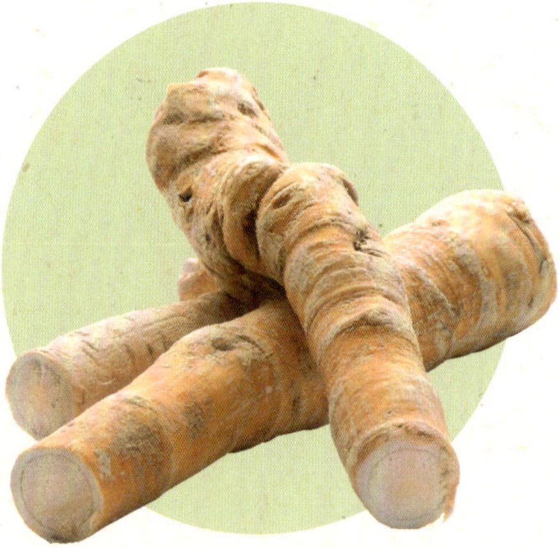

Meerrettich

Die Meerrettichwurzel wird seit dem Mittelalter in der Pflanzenheilkunde verwendet. Vor allem wegen ihres hohen Vitamin-C-Gehalts stärkt sie die Abwehrkräfte und schützt vor Erkältungen. Zudem enthält Meerrettich – wie auch die Kapuzinerkresse – Senföle. Deren Schärfe wirkt antibakteriell gegen Pilze, lindert Infekte der oberen Atemwege sowie Blasenentzündungen, leichte Muskelschmerzen und Krämpfe.

Kümmel

Kümmel ist eines der ältesten Gewürze der Welt. Aus den Kümmelfrüchten wird ätherisches Öl gewonnen: Dieses bewirkt zum einen, dass mehr Magensäure ausgeschüttet wird – das regt den Appetit an. Zum anderen entspannt es die Muskulatur des Verdauungstrakts – das verhindert ein Völlegefühl und wirkt Blähungen stark entgegen.

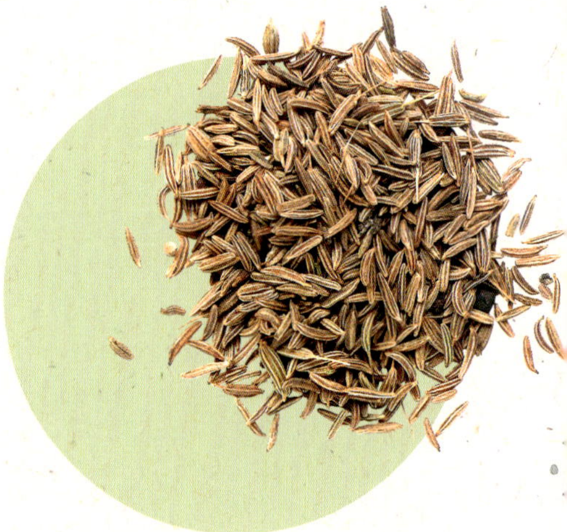

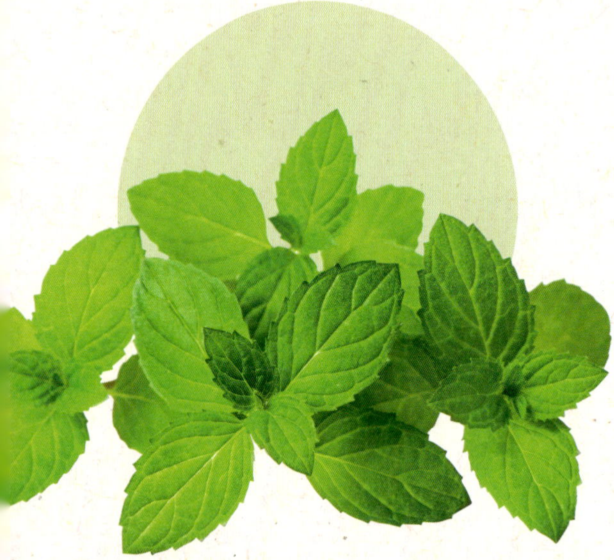

Pfefferminze

Noch so ein Multitalent: Pfefferminze beruhigt den Magen und hilft bei Reiseübelkeit. Das ätherische Öl Menthol wirkt desinfizierend, entspannt die Muskulatur des Magen-Darm-Trakts und regt die Verdauung an. Es hilft bei Kopfschmerzen und macht bei Schnupfen die Atemwege frei. Auch die Pfefferminze kann äußerlich und innerlich angewendet werden. Pfefferminze können Sie leicht selbst ziehen: Es muss aber die echte sein (ihr botanischer Name lautet Mentha x piperita). Nur sie enthält ausreichend ätherische Öle.

Salbei

Salbei ist vor allem bei Halsschmerzen das perfekte Mittel: Wegen seines hohen Gehalts an Gerbstoffen und der ätherischen Öle Cineol, Campher und Thujon desinfiziert er, hemmt Entzündungen, wirkt gegen Keime, ist zusammenziehend und blutstillend. Die zusammenziehenden, keimwidrigen und geruchsbindenden Gerbstoffe helfen zudem gegen übermäßiges Schwitzen und Mundgeruch. Verdauungsfördernd ist Salbei auch: Die Bitterstoffe unterstützen den Körper dabei, Fettes besser zu verdauen, und verhindern Blähungen. Kein Wunder, dass Salbei so viel kann: Sein Name kommt schließlich von dem lateinischen Wort „salvare" (heilen).

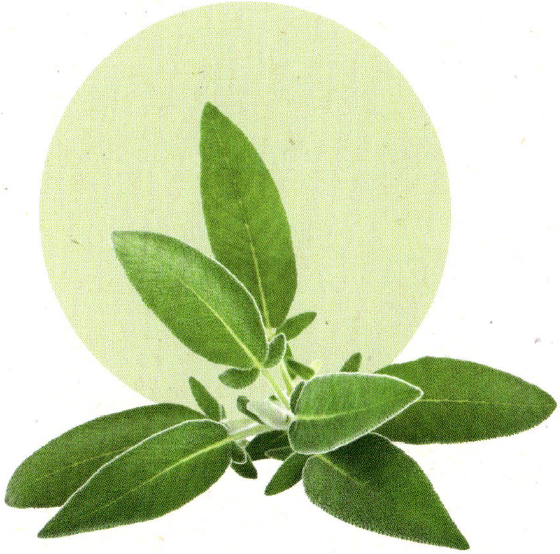

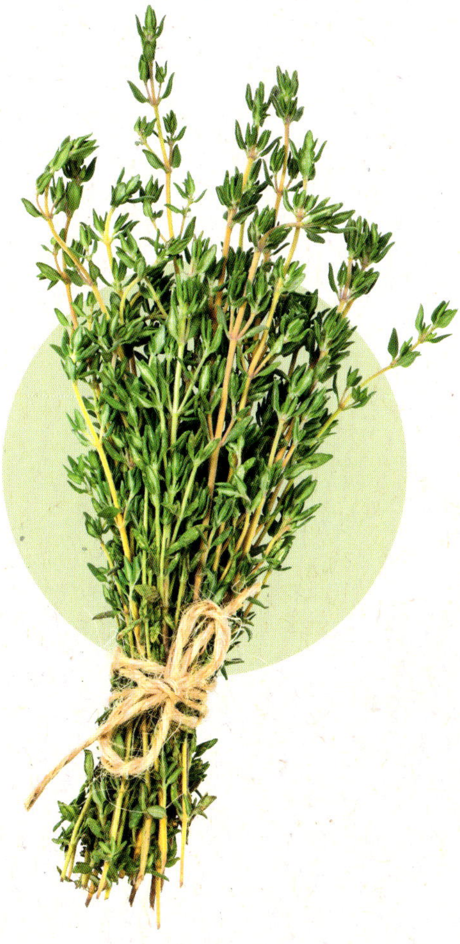

Thymian

Und noch so eine Wunderwaffe der Natur: In Thymian stecken viele würzige ätherische Öle wie Thymol oder Carvacrol, Bitter- und Gerbstoffe, Flavonoide (Farbstoffe, die entzündungshemmend wirken) und Saponine (Pflanzenstoffe, die antibiotisch und immunstimulierend wirken). Thymian kann man als Tee trinken oder gurgeln, man kann ihn als Zusatz fürs Bad oder zum Inhalieren verwenden. Wegen seiner schleim- und krampflösenden Wirkung kommt er gern gegen Atemwegserkrankungen zum Einsatz. Das klassische „Husten- und Schnupfenkraut" hilft aber auch genauso gut bei Hauterkrankungen und Verdauungsbeschwerden.

Sieben Fragen zur Akupressur

an Dr. Catharina Amarell

WAS IST AKUPRESSUR?

Vor mehr als 3000 Jahren entdeckten die Chinesen die Akupressur: indem sie sich bei Schmerzen die betreffenden Stellen rieben – so wie wir uns zum Beispiel bei Kopfschmerzen die Schläfen massieren. Sie systematisierten die Methode immer weiter und setzten zunehmend Hilfsmittel ein, um die heilenden Punkte noch wirksamer drücken zu können, etwa kleine Bambusstäbchen. Später entwickelten sie spezielle Akupunkturnadeln. Seit einigen Jahren benutzen Ärzte immer häufiger Laser zur Akupunktur. Wie die Akupunktur ist auch die Akupressur ein wichtiger Bestandteil der traditionellen chinesischen Medizin (TCM). Diese sieht Krankheit vor allem als eine Störung des Gleichgewichts von körperlicher und seelischer Harmonie (Yin und Yang). Aber im Gegensatz zur Akupunkturbehandlung, für die man eine fundierte, langjährige Ausbildung braucht, ist die Akupressur gut dazu geeignet, um sich oder sein Kind selbst zu behandeln.

WANN IST DIE METHODE GEEIGNET?

Akupressur hilft sowohl bei seelischen als auch bei körperlichen Beschwerden. Besonders gut geeignet ist sie bei akuten und chronischen Schmerzen wie Kopfschmerzen, Kreislauf-, Schlaf- und Verdauungsproblemen. Auch um das Immunsystem zu stärken, kann man Akupressur gut anwenden (siehe Seite 235). Allerdings ist bei schweren oder sehr langwierigen Erkrankungen häufig eine Akupunkturtherapie durch einen erfahrenen Spezialisten nötig. Immer öfter wenden Ärzte bei Kindern auch die Laserakupunktur an. Denn die Vorstellung, Nadeln in den Körper gestochen zu bekommen, finden Kinder oft nicht schön.

WIE FUNKTIONIERT AKUPRESSUR?

Die Akupunkturpunkte, die auch für die Akupressur verwendet werden, sind durch Leitbahnen, die sogenannten Meridiane, miteinander verbunden. Zwölf Hauptmeridiane sind paarig angelegt (auf beiden Körperseiten), zwei Sondermeridiane verlaufen entlang der Körpermitte. Jede Bahn ist einem bestimmten Organsystem zugeordnet. In der deutschen Übersetzung sind die Meridiane und die Punkte nach den Organen benannt, etwa Dickdarm 4 oder Magen 36. Auf diesen Bahnen zirkuliert die Lebensenergie, das sogenannte Qi. Man kann sich diese Bahnen wie Autobahnen vorstellen – und wie auf der Autobahn kommt es auch auf den Leitungsbahnen mitunter zu Staus. Die Energie kann dann nicht mehr ungehindert fließen, sie stockt und in der Folge kommt es zu Schmerzen. Um die Blockaden, „den Stau", zu lösen, verwendet man die Akupunktur bzw. Akupressur. Es gibt über 400 Akupunkturpunkte. In diesem Buch verwenden wir ungefähr 45 dieser Punkte und erklären ihre heilende Wirkung für Kinder.

KANN ICH ETWAS FALSCH MACHEN?

Nein. Das Einzige was passieren kann, ist, dass Sie den Punkt verfehlen. Dann tritt keine Wirkung ein. Wie man die Akupressur richtig durchführt, erklären wir auf der folgenden Seite. Vorteil der Akupressur: Man kann sie für jedes Alter anwenden, braucht keine Hilfsmittel und sie hat keine Nebenwirkungen. Bereits ab 4 Jahren können Sie Kinder anleiten, manche Akupressuren selbst durchzuführen. So lernen sie, dass sie selbst mithelfen können, gesund zu werden. Es kann sein, dass an der Druckstelle vorübergehend ein Schweregefühl oder Kribbeln auftritt. Es zeigt, dass die Energie in Bewegung geraten ist, und geht normalerweise schnell wieder weg. **Wichtig:** Eine Akupressur sollten Sie nicht auf frischen Wunden, Verletzungen, Schwellungen oder Ekzemen durchführen. Auch wenn starke Schmerzen auftreten, sollten Sie aufhören. Sie können Akupressur mit allen anderen naturheilkundlichen Therapien kombinieren. Immer jedoch gilt: nicht zu viel auf einmal, sonst können auch naturheilkundliche Mittel den Körper überlasten.

WAS IST WISSENSCHAFTLICH BELEGT?

Was bei der Akupunktur genau im Körper abläuft, ist noch nicht restlos geklärt. Viele Studien belegen, dass durch das Anregen und Reizen der Punkte Endorphine (körpereigene Schmerzmittel) ausgeschüttet werden. Dadurch wird das Weiterleiten des Schmerzes gehemmt – und damit werden akute und chronische Schmerzen gelindert. In großen Studien konnte zudem gezeigt werden, dass die Methode gut gegen Allergien sowie Übelkeit und Erbrechen wirkt.

KANN ICH AKUPRESSUR AUCH BEI ERWACHSENEN ANWENDEN?

Ja. Aber bei Kindern ist die Behandlungszeit kürzer als bei Erwachsenen, denn sie reagieren schneller und intensiver auf die Akupressurreize. Und manche Punkte oder Punktkombinationen, die bei Kindern bei bestimmten Erkrankungen sehr gut helfen, sind, wenn ein Erwachsener erkrankt, nicht die erste Wahl.

WOHER WEISS ICH, DASS ICH DEN RICHTIGEN PUNKT GEFUNDEN HABE?

Probieren Sie es am besten bei sich selbst aus: Wenn Sie an der im Buch beschriebenen Körperstelle vorsichtig entlangtasten, merken Sie manchmal, dass ein Punkt besonders empfindlich ist. Gut funktioniert das zum Beispiel bei dem Punkt Dickdarm 4. Mit ein bisschen Übung werden Sie an den beschriebenen Punkten oft auch eine kleine Vertiefung spüren. **Wichtig:** Angaben wie „2 Fingerbreit entfernt von …“ beziehen sich immer auf die Finger des zu behandelnden Kindes. Gemeint ist also: so breit wie zwei Finger Ihres Kindes. Wenn Sie unsicher sind, sich aber für die Methode interessieren, sollten Sie sich von einem erfahrenen TCM-Therapeuten anleiten und die wichtigsten Akupressurpunkte zeigen lassen.

Wie führe ich eine Akupressur durch?

Für die Behandlung sollte Ihr Kind bequem liegen oder sitzen und nicht frieren oder schwitzen. Nehmen Sie sich Zeit: Hektik und Unruhe übertragen sich sonst auf Ihr Kind und machen eventuell den Erfolg der Behandlung zunichte. Achten Sie darauf, dass Ihre Hände warm sind und die Fingernägel nicht zu lang.

Wann? Wie oft?

- Nicht unmittelbar vor dem Essen oder nach einer üppigen Mahlzeit.
- Bei akuten Erkrankungen 1x täglich (maximal 3x täglich), bei chronischen Erkrankungen nur 1–2x pro Woche.

Wie?

Da die Meridiane (Leitbahnen) auf beiden Körperhälften parallel verlaufen, führt man meist auch die Akupressur auf beiden Seiten durch. Drücken Sie die Punkte, die beim jeweiligen Krankheitsbild aufgeführt sind, in der dort angegebenen Reihenfolge. Am besten benutzen Sie dafür den Zeige- oder Mittelfinger. Wenn stärkerer Druck nötig sein sollte, können Sie auch den Daumen verwenden.

Gut zu wissen

- Die Stärke des Drucks muss immer an das zu behandelnde Kind angepasst sein: Je jünger, schwächer und empfindlicher Ihr Kind ist, umso sanfter sollte der Druck sein. Auch die Zeitdauer hängt davon ab: Zarte, schwache Kinder sollten kürzer behandelt werden als kräftige.
- Die gewünschte Reaktion tritt manchmal nicht sofort auf, sondern erst bis zu 30 Minuten später. Geben Sie dem Körper Zeit zu reagieren.

Welche Druckmethoden gibt es?

Es gibt zwei verschiedene Methoden, die bei den Anwendungen im Buch genannt werden:

Drücken und kreisen: Drücken Sie mit der Fingerkuppe den entsprechenden Akupressurpunkt und bewegen Sie den Finger in kleinen kreisenden Bewegungen im Uhrzeigersinn. Erfolgt diese Bewegung im Uhrzeigersinn, wirkt die Akupressur dämpfend und beruhigend – bei Übelkeit zum Beispiel lindert sie diese. Eine Bewegung gegen den Uhrzeigersinn bewirkt genau das Gegenteil: Sie wirkt anregend.

Drücken und vibrieren: Drücken Sie mit der Fingerkuppe den entsprechenden Akupressurpunkt und vibrieren Sie mit dem Finger auf der Stelle. Den Finger dabei nicht abheben.

Wie sanft ist „sanfter Druck"?

Am besten probieren Sie es einfach selbst einmal aus: Schließen Sie die Augen, legen Sie Ihren Zeigefinger auf das geschlossene Oberlid und drücken Sie leicht vibrierend darauf. Es darf nicht unangenehm sein. Dieser Druck ist ein „sanfter Druck".

Wie lange?

Das hängt vom Alter Ihres Kindes ab.

Bei Kindern zwischen 1 und 6 Jahren:

- Zeit pro Akupunkturpunkt: 30 Sekunden.
- Gesamtbehandlungszeit: 3–10 Minuten.

Bei Kindern über 6 Jahre:

- Zeit pro Akupunkturpunkt: 1 Minute, bei kräftigen Kindern auch länger.
- Gesamtbehandlungszeit: 5–15 Minuten.

Ausnahmen sind akute Schmerzen wie etwa Kopfschmerzen. Hier können Sie therapieren, bis eine Besserung eintritt.

Die Verläufe der Meridiane

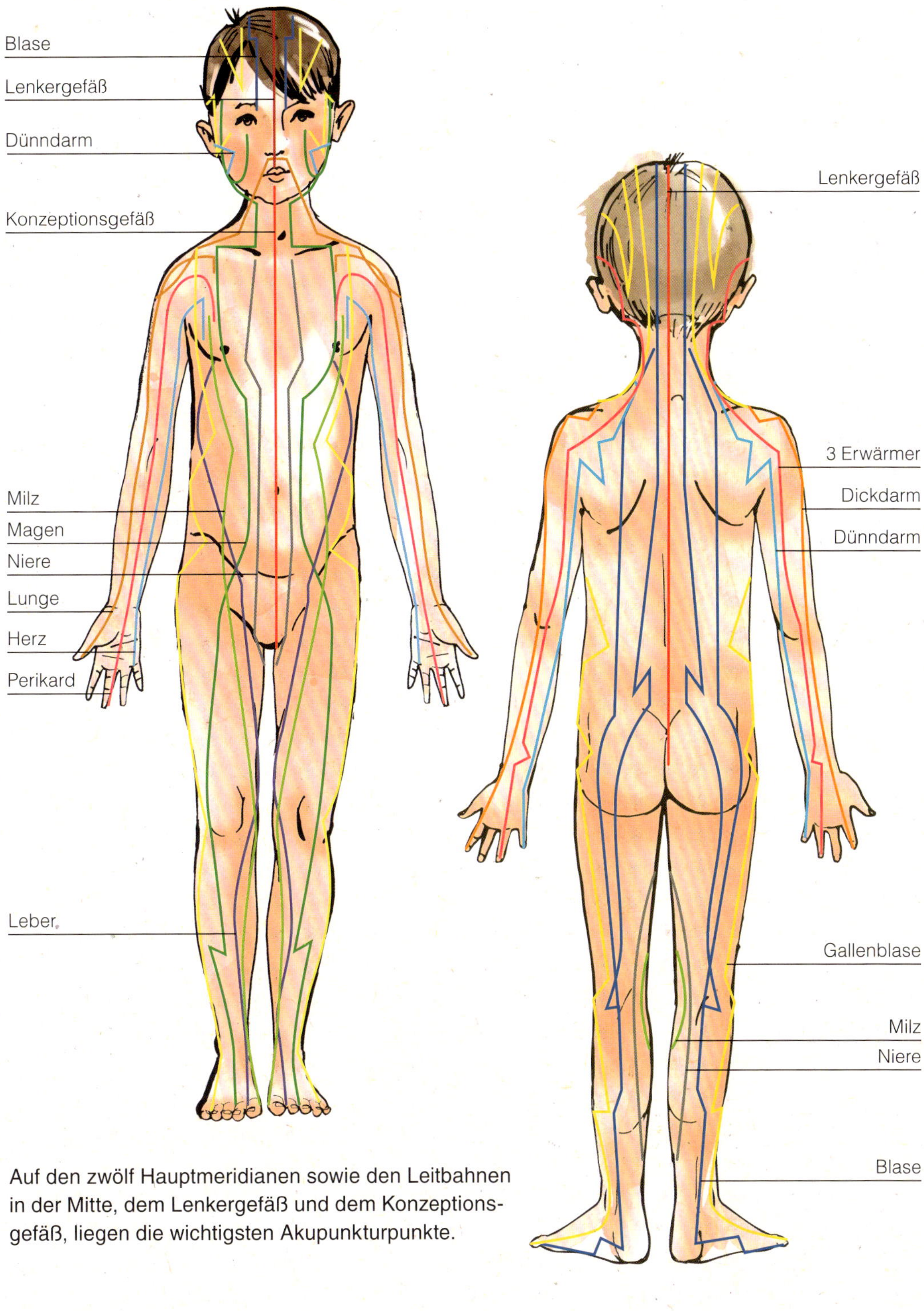

Auf den zwölf Hauptmeridianen sowie den Leitbahnen in der Mitte, dem Lenkergefäß und dem Konzeptionsgefäß, liegen die wichtigsten Akupunkturpunkte.

Sieben Fragen zur Homöopathie

an Dr. Annette Schönauer

WAS IST HOMÖOPATHIE?

Homöopathie gibt es seit über 200 Jahren. Entdeckt hat sie der Pharmazeut und Wissenschaftler Samuel Hahnemann. Weil er mit den damals üblichen Heilmethoden unzufrieden war (zum Beispiel mit dem exzessiven Aderlass oder dem Wegsperren und Quälen psychisch kranker Menschen), suchte er nach einer Möglichkeit, schnell, sanft und dauerhaft zu heilen. Hahnemann unternahm einen Selbstversuch mit Chinarinde, denn er hatte gehört, dass sie Malaria heilen soll. Als er Chinarinde mehrmals und in entsprechender Dosis einnahm, bemerkte er Malaria-ähnliche Anzeichen an sich. Also folgerte er: Wenn ich als Gesunder die Substanz einnehme und Symptome der Krankheit bekomme, könnte das Prinzip auch andersherum wirken. Hahnemann formulierte die Ähnlichkeitsregel, nämlich dass Ähnliches mit Ähnlichem geheilt werden kann – auf Latein: „Similia similibus curentur".

FÜR WEN IST HOMÖOPATHIE GEEIGNET?

Immer und für jedes Alter – besonders schnell wirkt sie bei akuten Infekten. Weil Wechselwirkungen zu Medikamenten aus der klassischen Hochschulmedizin nicht bekannt sind, können Sie Globuli auch geben, wenn Ihr Kind beispielsweise ein Antibiotikum einnehmen muss. Und natürlich auch, wenn es geimpft ist – denn Homöopathie und Impfung sind keine Widersprüche. Sie können Homöopathie sehr gut zusammen mit den anderen Heilmethoden, die in diesem Buch vorgestellt werden, anwenden. Wichtig ist, dass Sie die Grenzen der Selbstbehandlung beachten und bei Fragen rechtzeitig mit Ihrem Kinderarzt darüber sprechen.

WAS BEDEUTEN DIE UNTERSCHIEDLICHEN POTENZEN WIE C30 ODER D6?

Die Ausgangssubstanz wird in den ersten Schritten mit Milchzucker verrieben (Trituration) und dann mit einer Trägersubstanz (meist ein Alkohol-Wasser-Gemisch) schrittweise verdünnt und verschüttelt. So kann sie sanfter, gleichzeitig aber auch tief greifender wirken. D (für lateinisch „decem") bedeutet, dass die Substanz in jedem Schritt 1:10 verdünnt und verschüttelt wurde. C steht für lateinisch „centum", entsprechend kommen hier also auf einen Teil der Ausgangssubstanz 99 Teile Trägersubstanz. Von dieser Mischung wird dann wieder ein Teil genommen und bei C-Potenzen erneut mit 99 Teilen Trägersubstanz verdünnt und verschüttelt. So erhält man die nächste Potenzstufe. Welche Potenz ein Homöopath wählt, hängt von der jeweiligen Krankheit ab: Bei akuten Krankheiten greift man eher zu C30, bei Krankheiten, die auf ein Organ bezogen sind, wählt man niedrigere Potenzen wie C6 oder C12. Generell gilt: Je höher die Potenz ist, desto länger und tief greifender wirkt das Mittel. Für die Selbstmedikation sollten Sie maximal Potenzen bis C30 wählen.

WO SIND DIE GRENZEN VON HOMÖOPATHIE?

Alle Krankheiten und Lebenssituationen können begleitend homöopathisch behandelt werden. Wo allerdings ein Organ defekt ist oder fehlt, kann auch Homöopathie die Erkrankung nicht „wegzaubern". Bei einigen Situationen und Krankheitsbildern können Sie versuchen, Ihr Kind selbst zu behandeln, andere kann nur ein erfahrener homöopathischer Arzt therapieren, beispielsweise chronische Krankheiten oder psychische Probleme wie Schulprobleme oder ADHS. Der Arzt wird eine konstitutionelle Therapie beginnen und mit einer ausführlichen homöopathischen Anamnese starten. Dabei steht der ganze Mensch im Mittelpunkt, nicht nur ein Symptom. Und da jeder Mensch anders ist, benötigt bei einer konstitutionellen Therapie jeder ein anderes individuelles Arzneimittel – auch wenn die medizinische Diagnose dieselbe ist.

WAS SIND DIE VOR- UND NACHTEILE?

Globuli können Sie sehr einfach geben, sie lassen sich gut in den Alltag integrieren und haben keine Nebenwirkungen. Kinder akzeptieren diese Form der Behandlung meistens sehr gut. Hat man das richtige konstitutionelle (individuelle) Mittel gefunden, stabilisiert es den Patienten und heilt rasch, sanft und dauerhaft. Im Akutfall sehen Sie schon binnen Minuten eine Besserung, etwa bei Fieber. Ein Nachteil: Die Auswahl des passenden homöopathischen Arzneimittels ist oft nicht leicht, Sie können jedes Medikament in jeder Potenz in der Apotheke frei kaufen. Es braucht viel Wissen und Erfahrung, um herauszufinden, welche Arznei für Ihr Kind die richtige ist. Was bei dem einen Kind hilft, kann beim anderen ohne Wirkung sein. Zudem ist Homöopathie nicht geschützt und es ist nicht leicht, einen guten homöopathischen Arzt zu finden (siehe Kasten Seite 31).

KANN ICH ETWAS FALSCH MACHEN?

Leider ja. Nämlich dann, wenn Sie eine zu hohe Dosis zu oft und zu lange geben. Dadurch erreichen Sie nämlich genau das Gegenteil. Wenn Sie sich an die Dosierungsangaben im Buch halten, besteht keine Gefahr. Genaueres zur Einnahme der homöopathischen Mittel erfahren Sie auf der folgenden Doppelseite.

WARUM IST HOMÖOPATHIE SO UMSTRITTEN?

Je höher die Potenz eines Mittels, je stärker es also verdünnt und verschüttelt ist, desto weniger Teile der Ursubstanz finden sich darin. Das ruft die Skeptiker auf den Plan: Wie kann etwas wirken, das kaum oder gar nicht mehr vorhanden ist? Es gibt jedoch viele internationale wissenschaftliche Studien, die nachweisen, dass homöopathische Mittel im Vergleich besser wirken als Placebos. Einen aktuellen Überblick finden Sie im Forschungsreader der Wissenschaftlichen Gesellschaft für Homöopathie (www.wisshom.de) oder auf der Seite des Deutschen Zentralverbands homöopathischer Ärzte (www.dzvhae.de). Wie und warum genau Homöopathie wirkt, ist dagegen noch nicht erforscht.

Zur Einnahme der Globuli

Obwohl Homöopathie umstritten ist, ist sie bei Eltern sehr beliebt – auch weil die Anwendung einfach und schnell ist. Ein paar Dinge sollten Sie jedoch beachten, wenn Sie Ihrem Kind Globuli geben möchten und mit dieser Methode noch nicht so vertraut sind.

Wie finde ich das richtige Mittel?

Wenn im Buch für ein Krankheitsbild mehrere Mittel empfohlen sind, ist es wichtig, dass Sie sich die Beschreibungen der jeweiligen Arzneien, die sogenannten Arzneimittelbilder, gut durchlesen. Überlegen Sie, welches davon am besten auf Ihr Kind in dieser speziellen Situation zutrifft. In den Arzneimittelbildern stehen nicht nur Symptome und Beschreibungen von Krankheiten, sondern auch seelische und körperliche Besonderheiten. Wir haben für dieses Buch nur einzelne häufige Arzneien ausgewählt. Daher kann es auch einmal sein, dass die passende Arznei für Ihr Kind nicht dabei ist. Wenn Sie das Gefühl haben, ein Mittel wirkt nicht, dann war es vermutlich nicht das richtige Arzneimittelbild und Sie sollten die Einnahme beenden.

Gibt es nur Globuli?

Nein. Es gibt neben Globuli auch Tabletten und Tropfen. Globuli (Streukügelchen) sind aber für die Selbstbehandlung am einfachsten: Sie sind gut verträglich, leicht zu handhaben und die meisten Kinder nehmen sie gerne. Kühl und trocken gelagert sind Globuli grundsätzlich unverderblich. Deshalb werden in diesem Buch auch nur Kügelchen empfohlen. Homöopathika bestehen aus verschiedenen Teilen von Pflanzen, Tieren, Mineralien und anderen Stoffen.

Was muss ich bei der Einnahme beachten?

Geben Sie die Kügelchen möglichst nicht unmittelbar vor oder nach dem Essen, sondern warten Sie 15–30 Minuten ab. Der Mund sollte leer sein. Sie können die Globuli Ihrem Kind mit den Fingern oder mit einem Plastiklöffel geben. Ob Metalllöffel möglicherweise die Wirkung verfälschen, ist umstritten.

Ihr Kind soll die Kügelchen möglichst lange im Mund behalten und dort zergehen lassen. Auf diese Weise können die Wirkstoffe am besten über die Mundschleimhaut aufgenommen werden. Die im Buch empfohlene Menge können Sie Kindern jeden Alters geben, denn die Dosierung homöopathischer Mittel hängt weder vom Alter noch vom Gewicht ab. Entscheidend sind Potenzstufe und Häufigkeit der Gabe.

Verkleppern

Es gibt Momente, da scheint es angebracht, dem Körper noch mal einen kleinen Impuls zu geben: etwa wenn das Fieber nach der Gabe von Belladonna-Globuli zwar gesunken ist,

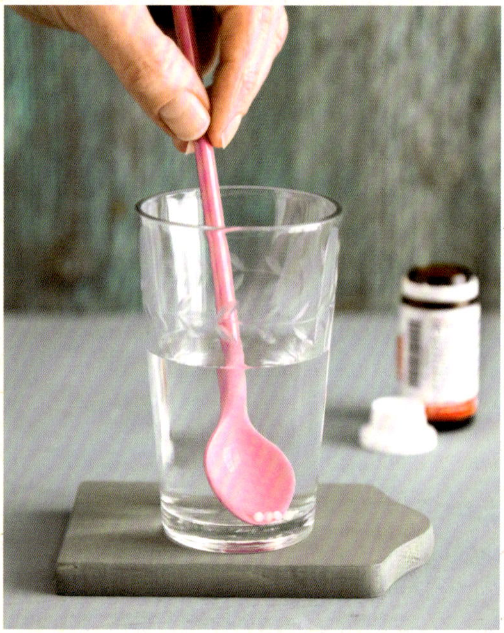

Beim Verkleppern werden die Globuli unter Rühren in Wasser aufgelöst.

später aber wieder leicht steigt. Das Akutmittel selbst sollten Sie dann nicht mehr geben – eine abgemilderte Gabe kann jedoch sinnvoll sein. Dazu werden die Globuli verkleppert: Lösen Sie 3 Kügelchen in ½ Glas Wasser auf, rühren Sie 10x mit einem Plastiklöffel um und geben Sie Ihrem Kind 1 TL davon. Die Flüssigkeit im Glas stehen lassen und die Gabe bei Bedarf wiederholen. Rühren Sie dabei vorher jedesmal 10x um. Das ist wichtig, weil man so den Reiz immer ein klein bisschen abwandelt und die Selbstheilungskräfte neu angeregt werden. Zudem vermeiden Sie auf diese Weise auch eine Überdosierung.

Was ist mit der berühmten Erstverschlimmerung?

Nicht zwangsläufig muss nach der Gabe von Globuli eine Erstverschlimmerung eintreten (das heißt, die Symptome verstärken sich und dem Kind geht es schlechter) – sie kann jedoch eintreten. Erschrecken Sie nicht: Dies ist ein sichtbares Zeichen dafür, dass die Selbstheilung eintritt. Bei Fieber etwa darf das Kind kurzzeitig vermehrt schwitzen oder einen noch röteren Kopf bekommen, aber nach wenigen Minuten ist dies vorbei. Wie heftig diese Erstreaktion ausfällt, steht im Verhältnis zur Dauer der Erkrankung: Bei akuten Beschwerden dauert sie nur wenige Minuten, bei chronischen Beschwerden, die vielleicht bereits über Jahre bestehen, können es bei Kindern durchaus auch 1–2 Tage sein.

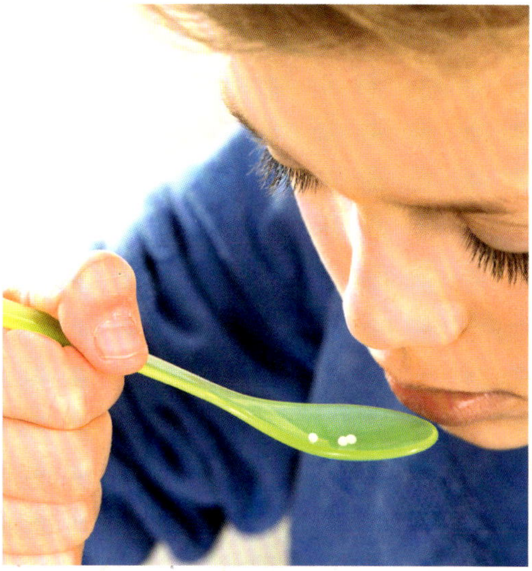

Globuli werden mit den Fingern oder, wie hier, mit einem Plastiklöffel verabreicht.

Was passiert, wenn ich zu viele oder zu wenige Globuli gegeben habe?

Wenn Sie statt der empfohlenen 3 Globuli 2, 5, 8 oder auch 10 Kügelchen auf einmal geben, ist das nicht schlimm. Die Anzahl der Globuli spielt eine untergeordnete Rolle. Es geht nicht um Milligramm, sondern um die Häufigkeit der Reize. Entscheidend ist, dass Sie nicht kurz nacheinander mehrere Kügelchen geben – zum Beispiel 5x eines. Denn das bedeutet fünf Reize. 1x 5 Kügelchen (oder 1x 8 Kügelchen) bedeuten: ein Reiz. Und auf diesen Reiz kommt es an.

Wie findet man einen guten Homöopathen?

Homöopath ist kein geschützter Begriff. Das heißt, dass sich jeder, der mag, so nennen kann. Suchen Sie sich einen Arzt mit homöopathischer Zusatzausbildung oder einem Diplom – das finden Sie zum Beispiel auf der Webseite des Deutschen Zentralvereins homöopathischer Ärzte (www.dzvhae.de) heraus. Wenn Sie bei einem homöopathisch ausgebildeten Arzt einen Termin vereinbaren, fragen Sie ihn nach seiner Behandlungsmethode: Eine ausführliche Anamnese (Erstgespräch) von etwa 2 Stunden sollte Standard sein. Zudem sollte er mit Einzelmitteln arbeiten. Kombipräparate aus verschiedenen homöopathischen Arzneien gehören nicht zur klassischen Homöopathie. Hier werden einfach die häufigsten Arzneien für bestimmte Diagnosen zusammengemischt. Ein klassischer Homöopath wählt sorgfältig die passende Arznei für jedes einzelne Kind, entsprechend seiner körperlichen und psychischen Verfassung.

Heilende Tees

Abwarten und Tee trinken, das hilft auch bei vielen Krankheiten. Allerdings muss ein Tee, der therapeutisch wirken soll, sorgfältiger zubereitet werden als ein Frühstückstee. Schließlich soll die heilende Wirkung von Salbei, Thymian und Co. ja vollständig genutzt werden. Das geht am besten, wenn Sie folgende Tipps und Infos beachten.

Die TEE-Regel

- **T**ermin des Verfallsdatums beachten: Meist sind Arzneitees 1 Jahr haltbar, danach wirken sie nicht mehr so zuverlässig. Was länger als 18 Monate im Schrank steht, entsorgen.
- **E**inzelne Tassen jeweils frisch zubereiten; bitte nicht eine Kanne für den ganzen Tag. Je frischer der Tee, desto wirksamer ist er.
- **E**inkaufen sollten Sie Tee, den Sie als Arznei verwenden wollen, nur in der Apotheke oder in Drogerien. Am besten sind ganze Blätter, die Sie erst unmittelbar vor dem Verbrauch zerkleinern. Denn Kräuter und Tees verlieren ihre Wirksamkeit, wenn sie zerkleinert gelagert werden. Alltagstauglicher sind natürlich fertige Teebeutel. Diese sind aber nur zu empfehlen, wenn sie einzeln und aromadicht verpackt sind. In Teebeuteln aus dem Supermarkt sind häufig nicht nur die wirksamen Bestandteile der Pflanze enthalten, sondern auch Pflanzenreste. Zudem ist oft Zucker zugesetzt.

Wie geht's?

Die meisten Heiltees werden überbrüht – egal, ob Ihr Kind den Tee später trinkt, damit gurgelt oder Sie damit einen Umschlag machen wollen: Für 1 Tasse benötigen Sie in der Regel 1–2 TL getrocknete Blätter, Blüten oder Samen und 200 ml Wasser. Die Pflanzenteile mit heißem Wasser übergießen. Dann die Tasse sofort bedecken, am besten mit einem kleinen Teller oder einer Untertasse. Das ist wichtig, damit die ätherischen Öle nicht sofort mit dem Wasserdampf „verduften". Je nach Teesorte muss der Aufguss unterschiedlich lange ziehen: zwischen 5 und 15 Minuten. Nach der angegebenen Wirkzeit den Teller abnehmen und die Kondenstropfen, die an der Unterseite hängen, in die Tasse streifen. In ihnen sind besonders viele ätherische Öle enthalten. Jetzt brauchen Sie den Tee nur noch abseihen und Ihrem Kind geben. Es sollte ihn am besten lauwarm und schluckweise trinken. Ausnahme ist der Erkältungstee: Ihn trinkt man heiß.

Tipp: Praktischer als das Überbrühen und Abseihen ist es, wenn Sie die Pflanzenteile zuvor in einen Einweg-Teefilter oder ein Teesieb geben.

Wichtig: Ein- und denselben Heiltee sollten Sie nicht länger als 3 Wochen am Stück geben. Der Organismus gewöhnt sich sonst an die Inhaltsstoffe und reagiert nicht mehr darauf. Nach 1 Woche Pause können Sie dann erneut eine 3-wöchige Kur starten.

Darf ich Heiltee süßen?

Normalerweise nicht, da die Wirkung bestimmter Stoffe schon an den Geschmacksknospen der Zunge beginnt. Falls Ihr Kind den Tee aber sonst nicht trinkt, können Sie etwas Honig oder auch einen Schuss Fruchtsaft dazugeben.
Bei Husten dagegen sollten Sie den Tee unbedingt süßen: Der süße Geschmack führt zu einer vermehrten Schleimsekretion in den Bronchien und wirkt dadurch besonders lindernd.

Inhalationen

Inhalationen wirken gerade bei oberen Atemwegsinfektionen besonders gut: Durch das Einatmen von warmer und feuchter Luft wird der Schleim besser gelöst und die Schleimhäute werden befeuchtet. Der Husten wird gelindert. Über den Wasserdampf gelangen die Wirkstoffe der Zusätze zu den Schleimhäuten und unterstützen die abschwellende und heilende Wirkung.

Bei welchen Krankheiten?

Bei Akne, Erkältung, festsitzendem Schleim, Hals- und Rachenentzündung, Husten, Nasennebenhöhlenentzündung, Schnupfen sowie begleitend bei Bronchitis.

Inhalation mit Topf oder Schüssel

Die klassische Methode eignet sich ab dem Kleinkindalter. Lassen Sie Ihr Kind dabei nie unbeaufsichtigt, damit es sich nicht verbrüht. Geben Sie den gewünschten Zusatz in eine Schüssel und gießen Sie vorsichtig 1 l kochendes Wasser darüber. Stellen Sie die Schüssel auf einem rutschfesten Untersetzer auf den Tisch oder ins Waschbecken. Lassen Sie das Wasser kurz abkühlen. Ideal ist eine Temperatur von 60 °C. Das Atmen sollte angenehm sein. Nehmen Sie Ihr Kind auf den Schoß und legen Sie ein Handtuch über Ihre Köpfe und die Schüssel, sodass kein Dampf entweicht. (Ab etwa 8 Jahren können Kinder allein inhalieren.) Tief durch die Nase ein- und über den Mund ausatmen, bis der Dampf nach etwa 10–15 Minuten nachlässt. Danach den Kopf mit einer Mütze warm halten und 15–30 Minuten ruhen.

Welcher Zusatz bewirkt was?

- 1 Handvoll getrocknete Kamillenblüten oder 10 ml Kamillentinktur: entzündungshemmend, schleimlösend, antibakteriell, austrocknend (daher nicht bei Reizhusten verwenden).
- 2 EL Meersalz: schleimlösend, aber auch lindernd bei Reizhusten.
- 1–2 Tropfen ätherisches Öl (etwa Thymian, Salbei): krampflösend, schleimlösend, auswurffördernd, entzündungshemmend. **Wichtig:** erst ab dem Schulalter anwenden.

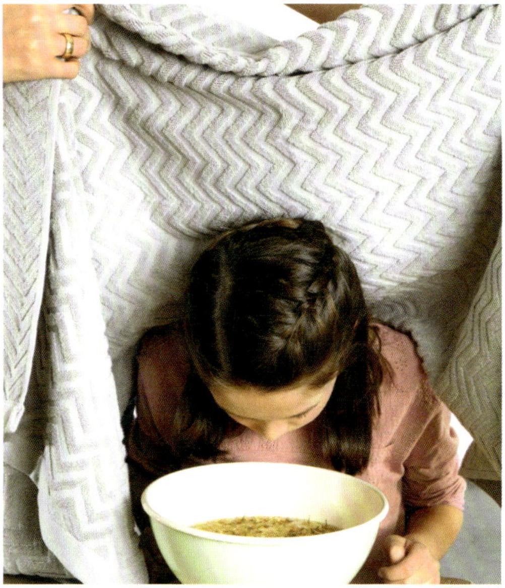

Tipp: Sie können auch fertige Inhalationsmischungen für Kinder verwenden. **Aber Vorsicht:** Menthol, Eukalyptusöl und Campher dürfen Sie bei Kleinkindern nicht benutzen. Es kann sonst zu einem Verschluss der Stimmritze und damit zum Ersticken kommen.

Inhalieren mit Dampfinhalator

Empfindet Ihr Kind den Dampf im Gesicht als unangenehm, können Sie alternativ auch einen Dampfinhalator (aus der Apotheke oder Drogerie) benutzen. Es gibt auch Dampfinhalatoren, die das Wasser elektrisch selbst erhitzen.
Zur Behandlung einer Bronchitis brauchen Sie (um den Schleim aus den Bronchien zu lösen) einen elektrischen Inhalator mit Vernebler. Als Zusatz verwenden Sie in diesem Fall am besten fertige Inhalationssalze.

Auflagen und Wickel

Auflagen und Wickel sind die bekanntesten Hausmittel der Wasserheilkunde nach Pfarrer Sebastian Kneipp. Sie wirken direkt und schnell. Ein Wickel wird um einen Körperteil geschlungen, etwa um die Wade oder um die Brust. Eine Auflage dagegen wird nur auf den Körper aufgelegt. Wird nur eine kleine Auflage gemacht (zum Beispiel bei einem Stich), bezeichnet man diese kleinere Variante als Kompresse. Meist wird „Wickel" als Oberbegriff für alle drei Anwendungen benutzt.

Bei welchen Krankheiten?

Wickel können bei sehr vielen Krankheiten begleitend eingesetzt werden, beispielsweise bei Fieber, Bauchschmerzen, Insektenstichen, Ohrenschmerzen, Halsschmerzen, Husten oder (Ein-)Schlafproblemen.
Auflagen und Wickel eignen sich für jedes Alter: vom Säugling bis zum Erwachsenen.

- Prüfen Sie vor dem Auflegen von heißen oder kalten Wickeln die Temperatur immer an der Innenseite Ihres Unterarms.
- Bei akuten Entzündungen keine warmen oder wärmestauenden Wickel anwenden.
- Verwenden Sie keine kühlen oder kalten Wickel auf kalter Haut oder wenn Ihr Kind fröstelt oder friert.

DIE VERSCHIEDENEN WICKELARTEN

Heiße Wickel wirken gefäßerweiternd, durchblutungsfördernd und stoffwechselanregend. Die Muskulatur wird entspannt. Tees und Essenzen verstärken die Wirkung. Legen Sie das Innentuch so heiß wie möglich auf die zu behandelnde Körperstelle – vorher wringen Sie es gut aus. So bleibt der Wickel länger warm und wirkt dann auch länger.

Temperierte Wickel (körperwarme Wickel): Hier ist nicht die Temperatur entscheidend, sondern die Zusätze: ätherische Öle, Essenzen, Salben. Die Inhaltsstoffe werden über die Haut aufgenommen, gelangen in die Blutbahn und können so im gesamten Körper wirken. Die wärmende Hülle des Wickels verstärkt die Wirkung des Zusatzes.

Kühle Wickel können je nach Dauer der Anwendung verschiedene Wirkungen haben: Kurz angelegt, entziehen sie dem Körper Wärme (wie etwa ein Wadenwickel). Bei Prellungen und Entzündungen wirken sie kühlend, gefäßverengend, entzündungshemmend und schmerzlindernd. Daher kommt ein solcher Wickel meist bei akuten Beschwerden zum Einsatz. Hier gilt: Je nasser ein Wickel angelegt wird, desto mehr kühlt er. Bleibt ein kühler Wickel dagegen 30 Minuten bis mehrere Stunden liegen, erzeugt er Wärme, entspannt und lindert Schmerzen.

Allgemein gilt: Je jünger und schwächer das Kind ist, desto kleiner sollte der Reiz sein. Verkürzen Sie also die Anwendungsdauer und achten Sie auf möglichst geringe Temperaturunterschiede zwischen Wickel und Körpertemperatur.

WIE GEHT'S? ANLEITUNG SCHRITT FÜR SCHRITT

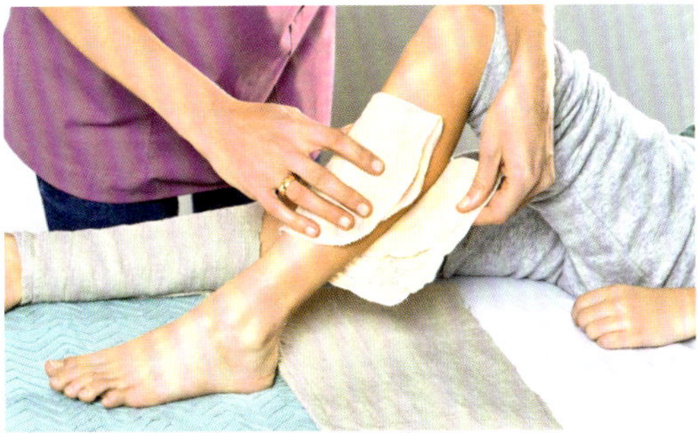

1. Tränken oder bestreichen Sie das Innentuch mit Wasser, Tee, einem ätherischen Öl oder anderen heilenden Substanzen wie Magerquark. Legen Sie es dann faltenfrei um bzw. auf die betroffene Körperstelle.

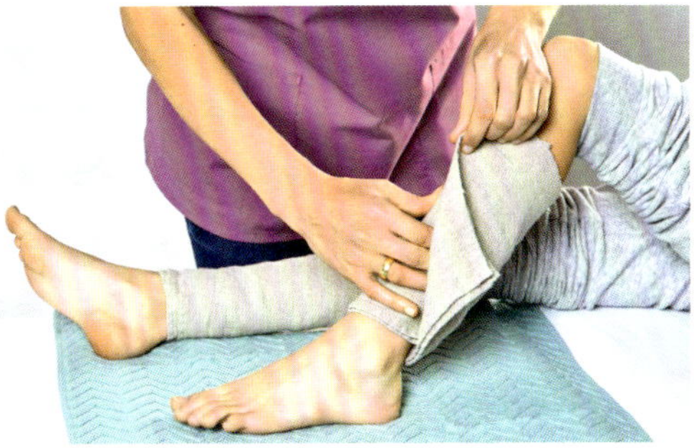

2. Um das präparierte Innentuch legen Sie ein Zwischentuch aus Baumwolle oder Frottee. Es schützt bei feuchten Wickeln das Außentuch vor Nässe oder den verwendeten Zusätzen und sollte etwas größer sein als das Innentuch.

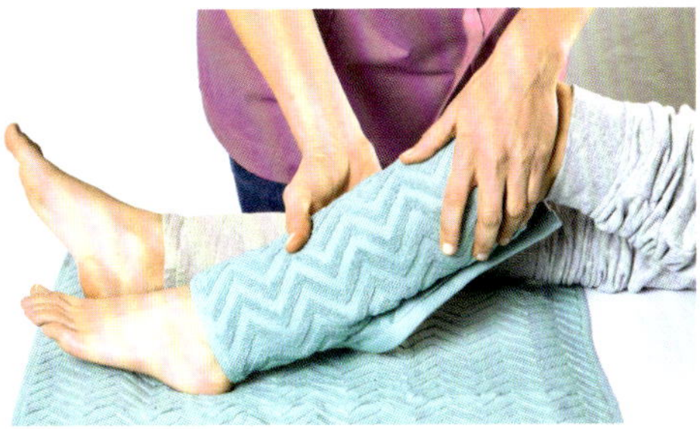

3. Ein Außentuch bildet die letzte Schicht des Wickels – das kann ein Handtuch sein, ein Wollschal oder eine kleine Decke. Das Außentuch soll die Wärme oder Kälte des Wickels möglichst lange speichern und das Bett vor Nässe schützen.

Die drei Schichten eines Wickels

Typisch für einen Wickel ist der Aufbau aus 2–3 Schichten: dem Innen-, Zwischen- und Außentuch. Die Tücher sollten aus Leinen oder Baumwolle sein, da synthetische Materialien einen Wärmestau begünstigen. Auch Kompressen, deren Verfallsdatum abgelaufen ist, oder kleinere Stücke eines Mulltuchs, das Sie beispielsweise in den Säuglingsjahren als Spucktuch verwendet haben, eignen sich gut. Achten Sie darauf, dass Sie das Innentuch faltenfrei auflegen bzw. um die Körperstelle schlingen, damit es nicht drückt.

Tipp: Sie können in der Apotheke auch fertige Wickelsets kaufen. Wenn Sie unterwegs oder auf Reisen sind, tun es auch saubere Geschirr- oder Baumwollhandtücher.

Tipps für erfolgreiches Wickeln

- Bekommt ein Kind einen Wickel, sollte es dabei am besten sitzen oder liegen.
- Schicken Sie Ihr Kind vorher noch einmal auf die Toilette, damit die Blase nicht drückt.
- Sorgen Sie für warme Füße, bevor Sie den Wickel anlegen (Socken oder Wärmflasche).
- Erklären Sie Ihrem Kind, was Sie machen: welcher Wickel, welche Zutaten, wie er wirkt und wie es sich anfühlen wird.
- Beobachten Sie Ihr Kind während der Behandlung, beenden Sie diese, wenn es sich nicht wohlfühlt.
- Sorgen Sie dafür, dass sich Ihr Kind nach dem Wickel noch 30–60 Minuten ausruht. Auch das ist für die erfolgreiche Wirkung des Wickels wichtig.

Bäder

Wie heilsam Wasser sein kann, wussten schon die alten Römer. Doch dieses Wissen ging über die Jahrhunderte verloren. Wiederentdeckt hat die Wasseranwendungen vor allem Pfarrer Sebastian Kneipp vor 170 Jahren – nicht ohne sie selbst auszuprobieren: Mit Tauchbädern in der Donau heilte er seine Tuberkulose. Über 100 Wasseranwendungen schrieb er nieder, ein ganzes Buch widmete er den Kindern: „Kinderpflege in gesunden und kranken Tagen".

Das Prinzip der Wassertherapie (griechisch: Hydrotherapie) beruht auf thermischen Reizen. Diese stimulieren die Abwehrkräfte des Körpers und stärken das vegetative Nervensystem sowie das seelisch-geistige Gleichgewicht. Zudem wird die Durchblutung von Haut und Schleimhäuten verbessert und die Gefäße werden trainiert. Die Anwendungen können anregend und aktivierend wirken, aber auch als Einschlafhilfe dienen – je nach Bedarf. Da Wasser Wirkstoffe hervorragend weiterleitet, fügt man Auflagen, Wickeln oder Bädern gerne Zusätze zu, um die Wirkung noch zu verstärken, beispielsweise Kräuter, Tees, ätherische Öle oder auch fertige Badezusätze.

Wichtig: Kinder reagieren auf Temperatur- und Wasserreize empfindlicher als Erwachsene. Daher sollten Sie bei Kindern unter 4 Jahren keine sehr kalten Güsse oder Bäder anwenden. Alle Therapien mit Wasser, Wickeln und Auflagen sollten Ihrem Kind angenehm sein und wohltun.

Was brauche ich für Fußbäder?

- Ein oder zwei Eimer bzw. Plastikwannen, die groß genug sind, dass beide Füße Ihres Kindes hineinpassen, und so hoch, dass ihm das Wasser etwa bis zur Mitte der Wade reicht.
- Badethermometer.

ANSTEIGENDES FUSSBAD

Füllen Sie einen Eimer oder eine Plastikwanne mit warmem Wasser (36–37 °C). Das Kind stellt nun beide Füße hinein, dann gießen Sie mit einer Gießkanne oder dem Duschkopf langsam noch mehr heißes Wasser dazu, bis die Temperatur

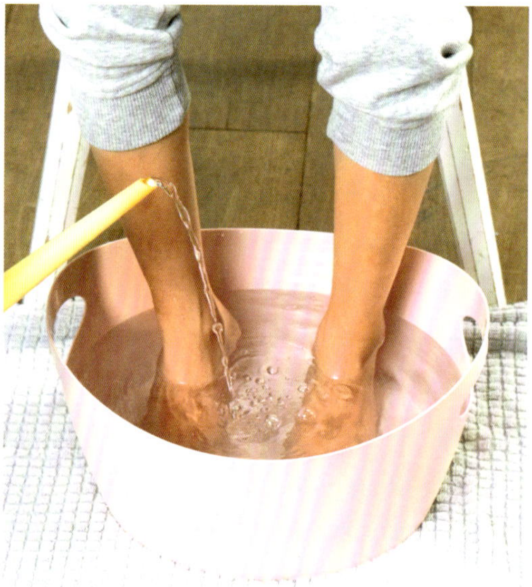

auf maximal 39–41 °C ansteigt. Ihr Kind sollte die Temperatur als angenehm empfinden. Es darf die Füße nun noch bis zu 10 Minuten im warmen Wasser lassen. Falls es das Fußbad schon vorher als unangenehm empfindet oder Schweißausbrüche bekommt, beenden Sie es früher. Anschließend die Füße gut abtrocknen, warme Socken anziehen und noch ein wenig auf dem Sofa oder im Bett ausruhen.

Bei welchen Krankheiten?

Durchwärmt und stärkt, beugt Infekten vor (zum Beispiel wenn Ihr Kind durchnässt und mit kalten Füßen nach Hause kommt) und hilft bei beginnenden Infekten, bei Atemwegserkrankungen, bei akuten und chronischen Harnwegsinfekten sowie als Einschlafhilfe.

KALTES ARMBAD

Ihr Kind beugt sich über die Badewanne oder Dusche und streckt den rechten Arm aus. Sie brausen nun den Arm langsam vom Handrücken bis zur Schulter an der Armaußenseite ab, dann über die Arminnenseite wieder zurück zur Hand. Insgesamt 3x durchführen, dann den linken Arm auf die gleiche Weise duschen. Am Ende das Wasser von den Armen nur abstreifen, die Arme nicht abtrocknen.

Bei welchen Krankheiten?

Wirkt belebend und erfrischend auf den Kreislauf, aber auch auf das Nervensystem und hilft damit sowohl bei Müdigkeit und Konzentrationsproblemen als auch als Muntermacher für kleine (oder größere) Morgenmuffel.

WECHSELBAD

Stellen Sie zwei Eimer in die Badewanne. Den einen füllen Sie mit kaltem Wasser (18–21 °C), den anderen mit warmem Wasser (36–38 °C). Nun stellt sich Ihr Kind erst für 5 Minuten in den Eimer mit warmem Wasser, anschließend 10 Sekunden in den Kaltwasser-Eimer. Dies wiederholen Sie noch einmal. Dann steigt Ihr Kind heraus. Streifen Sie das Wasser von den Beinen ab. Nicht abrubbeln: Für die Wirkung ist es wichtig, dass sich der Körper wieder selbst erwärmt. Ziehen Sie Ihrem Kind dicke Socken an. Jetzt sind 10 Minuten Ruhe angesagt – mit einer Decke um die Beine.

Bei welchen Krankheiten?

Zur Stärkung der Immunabwehr und des Kreislaufs sowie bei niedrigem Blutdruck, bei Erschöpfungszuständen und chronisch kalten Füßen.

Tipp: Statt mit den Füßen können Sie das Wechselbad auch mit den Armen durchführen.

SENFMEHLFUSSBAD

Die Senföle im Senf geben nicht nur dem Senf die nötige Schärfe, sondern leisten auch in der Heilkunde gute Dienste: Sie steigern die Durchblutung und regen den Stoffwechsel an. Für Fußbäder oder Wickel verwendet man gemahlene schwarze Senfkörner, das sogenannte Senfmehl. Sie bekommen es in der Apotheke.

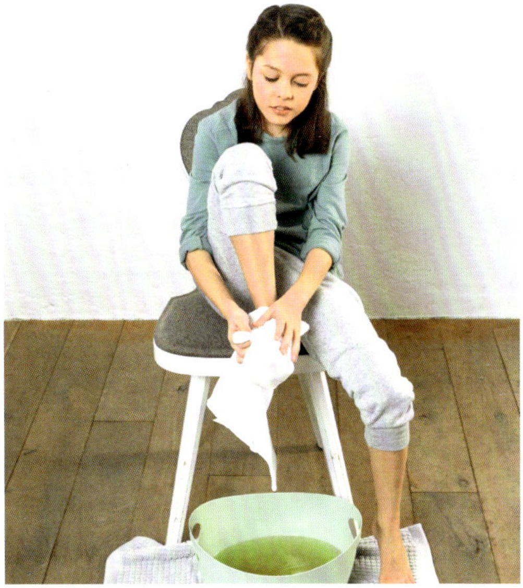

Achtung: Senfmehlfußbäder sind erst für Kinder ab 6 Jahren geeignet. Auch bei offenen Wunden oder Senfmehlunverträglichkeit sowie Venenproblemen dürfen Sie kein Senfmehl anwenden. Außerdem sollte es nicht in die Augen oder an die Schleimhäute gelangen.

Wie geht's?

Füllen Sie einen Eimer oder eine Plastikwanne knöchelhoch mit warmem Wasser (38 °C) und lösen Sie 1 EL Senfmehl darin auf. Dann darf Ihr Kind seine Füße hineinstellen. Das macht man 1x täglich, etwa 8–10 Minuten, je nachdem, wie rot die Haut ist und ob sich Ihr Kind noch wohlfühlt. Senfmehl kribbelt auf der Haut, wird warm und brennt leicht. Danach die Füße und Unterschenkel mit viel klarem Wasser abspülen (auch zwischen den Zehen!), abtrocknen und die Haut mit Olivenöl oder Lavendelöl einreiben. Warme Socken anziehen.

Wichtig: Zu lange Anwendungen können zu Verbrennungen, Blasenbildung und Juckreiz führen. Daher ist es wichtig, dass Sie die Zeitangaben genau beachten.

Bei welchen Krankheiten?

Bei Asthma bronchiale, chronischer Bronchitis, beginnender Erkältung, Einschlafstörungen, kalten Füßen, Kopfschmerzen, Migräne, Nasennebenhöhlenentzündung.

Vielschichtige Zwiebel

Wenn Sie beim Zwiebelschneiden weinen müssen, liegt das an den Schwefelverbindungen, die in der Zwiebel enthalten sind. Durch eine chemische Reaktion werden diese Verbindungen beim Schneiden gespalten und es entsteht ein tränenauslösender Stoff. Genau dieses Prinzip ist für die heilende Wirkung verantwortlich (siehe Seite 16, Die fünf wichtigsten Zutaten aus der Küche).

Auch wenn der Zwiebelgeruch im Bett oder Kinderzimmer ein wenig gewöhnungsbedürftig ist: Zwiebeln sind gute Heilmittel. Sie wirken entzündungshemmend und antibakteriell, fördern den Auswurf und lösen den Schleim. Schon die alten Ägypter wussten um ihre Heilkraft. Damals dienten Zwiebeln sogar als Zahlungsmittel.

ZWIEBELSÄCKCHEN

1 ganze Zwiebel klein hacken und auf einem umgedrehten Topfdeckel über Wasserdampf erwärmen, bis die Zwiebeln leicht zu riechen beginnen. Dann die erwärmten Zwiebelstückchen in eine alte dünne Socke, einen Teefilter oder ein Baumwolltaschentuch füllen und mit einem Stück Schnur zubinden. Befestigen Sie das Säckchen mit einem Stirnband über und hinter dem Ohr. Sie können die Zwiebeln auch in eine dünne Baumwollstrumpfhose füllen. Am besten oben in ein Bein, gleich beim Einstieg. Strumpfhose vor und hinter den Zwiebeln abbinden. Säckchen auf das schmerzende Ohr und die angrenzende Ohrpartie legen, mit den „schlackernden Beinen" am Kopf festbinden.

Bei welchen Krankheiten? Bei Mittelohrentzündung, Ohrenschmerzen, Zahnschmerzen (hierfür die Zwiebel nicht erwärmen).

ZWIEBELSOCKEN

Schneiden Sie 1 geschälte Zwiebel in Scheiben und erwärmen Sie diese auf einem umgedrehten Topfdeckel über dem heißen Wasserbad. Die warmen Zwiebelscheiben legen Sie dann an die nackten Fußsohlen Ihres Kindes. **Achtung:** Die Füße sollten unbedingt warm sein. Befestigen Sie die Zwiebelscheiben gegebenenfalls mit einer Binde und ziehen Sie dicke Wollsocken darüber. Die Zwiebelsocken sollten 30 Minuten an der Fußsohle bleiben, können aber auch die ganze Nacht getragen werden.

Bei welchen Krankheiten? Bei Erkältungskrankheiten, Schnupfen und beginnender Blasenentzündung – über die Leitungsbahnen im Körper wirken die heilenden Inhaltsstoffe von den Fußsohlen bis zum Kopf.

ZWIEBELSAFT

1 große Zwiebel schälen, in Würfel schneiden und in ein sauberes Schraubglas füllen. Mit Honig bedecken. Das Glas verschließen und mindestens 3 Stunden, am besten über Nacht, stehen lassen. Von dem Saft, der entsteht, geben Sie Ihrem Kind 3–5 x täglich jeweils 1 TL (Kindern ab 12 Jahren 3 x täglich 1 EL).

Bei welchen Krankheiten? Bei Erkältungskrankheiten, Halsschmerzen, Heiserkeit, Husten.

Die Tücken der Zwiebel

So heilsam die Zwiebel auch ist, ein paar Tipps sollte man doch beachten:

- Träufeln Sie Ihrem Kind nie einfach Zwiebelsaft ins Ohr und legen Sie auch Zwiebelstückchen nicht direkt ins Ohr.
- Zu große Mengen Zwiebelsaft können den Magen Ihres Kindes reizen und Blähungen verursachen. Halten Sie sich daher an die Dosierungsvorschläge in diesem Buch.

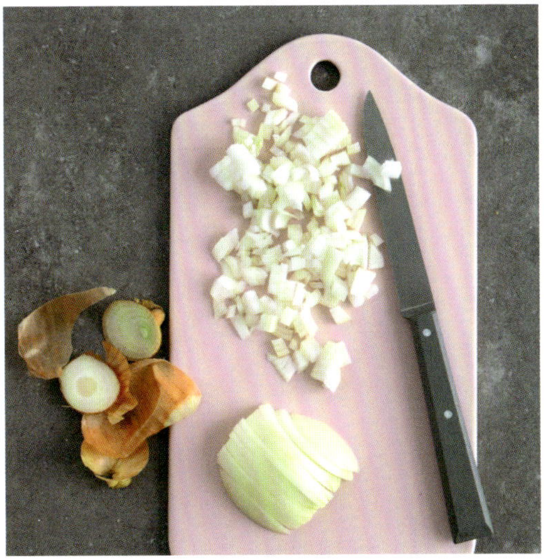

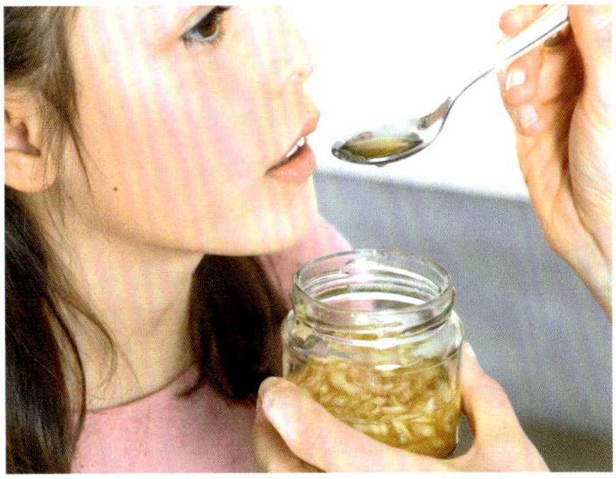

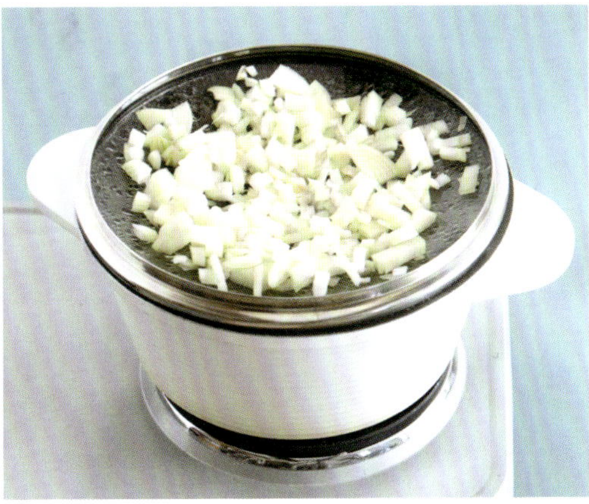

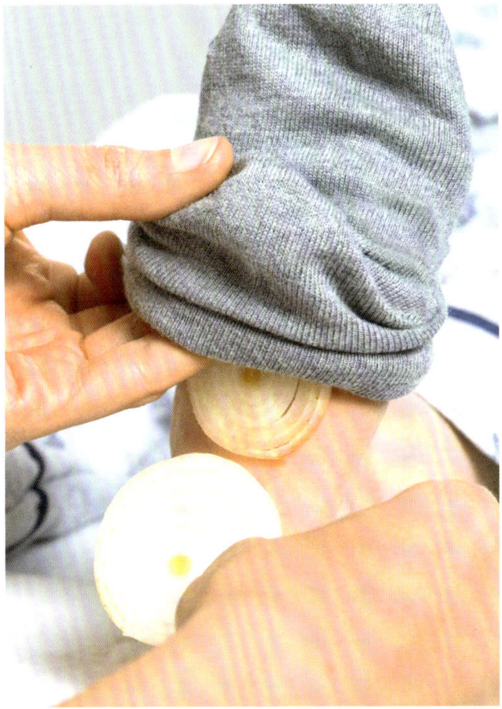

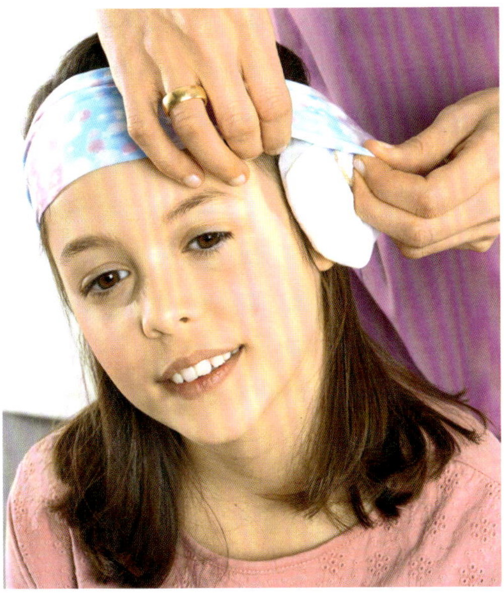

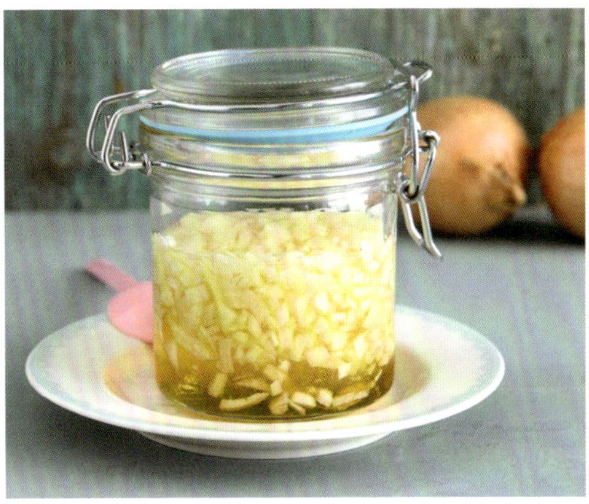

Die Hausapotheke: eine Checkliste

Diese Mittel, Tropfen, Tees und Utensilien sollten Sie zu Hause haben, damit Sie für die verschiedenen Krankheiten und Notfälle gerüstet sind. Lagern Sie die Medikamente kühl und trocken und vor allem so, dass Kinder nicht darankommen – am besten in einem abschließbaren, hoch hängenden Schrank. Überprüfen Sie regelmäßig die Haltbarkeit der Mittel und ersetzen Sie sie bei Bedarf.

ZUBEHÖR

- Coolpacks (Kühlkompressen, am besten im Gefrierschrank aufbewahren)
- Desinfektionsmittel ohne Jod und ohne Alkohol, am besten Octenisept®
- Digitales Fieberthermometer
- Einmalhandschuhe; wenn Sie diese in eine leere Überraschungsei-Kapsel stecken, sind sie gut und platzsparend verpackt (und wegen der gelben „Verpackung“ finden Sie sie schnell)
- Pinzette
- Schere
- Wärmflasche oder Kirschkernkissen
- Zeckenzange oder Zeckenkarte

TÜCHER UND CO.

- 2–3 Mulltücher
- Tücher in verschiedenen Größen für warme und kalte Wickel (etwa 2 Baumwollhandtücher und 2 Geschirrtücher) oder fertige Wickelsets (aus der Apotheke oder online zu bestellen)

AUS DER KÜCHE

- Essig
- Honig
- Ingwer
- Quark
- Zitrone
- Zwiebel

TEES

- Kamillenblütentee
- Lindenblütentee
- Salbeiblättertee
- Thymiankraut
- (Zitronen-)Melissentee

MEDIKAMENTE, SALBEN, ÖLE UND TROPFEN

- Arnika-Essenz oder Arnikasalbe
- Combudoron® Gel von Weleda (pflanzliches Äquivalent zu Fenistil®)
- Elektrolytlösung (z. B. Diarrhoesan®, InfectoDiarrstop®)
- Mildes Erkältungsbalsam (z. B. Thymian-Myrte)
- Euphrasia-Augentropfen
- Fiebermittel/Schmerzmittel für den Akutfall (Paracetamol oder Ibuprofen, Altersbeschränkungen und Tageshöchstdosis beachten!)
- Kochsalz-Nasentropfen
- Ringelblumen-(Calendula-)Wundsalbe oder Calendula-Tinktur
- Ätherische Öle: Johanniskrautöl, Kümmelöl, Lavendelöl, Pfefferminzöl
- Außerdem: individuelle, vom Arzt verordnete Medikamente (z. B. wenn Ihr Kind Asthma oder eine Allergie hat)

VERBANDSMATERIAL

- 4 elastische Binden: 2x in 8 cm Breite und 2x in 10 cm Breite
- 4 Mullbinden: 2x in 6 cm Breite und 2x in 8 cm Breite
- 1 Rollenpflaster
- 6 sterile Kompressen: 10x10 cm (können bei Bedarf kleiner geschnitten werden)
- 3 Verbandspäckchen (Binde mit integrierter Wundauflage), je 1x klein, mittel und groß
- Pflaster in verschiedenen Größen, eventuell auch wasserdicht; bei empfindlicher Haut hautverträgliche Pflaster

TIPP

Als Basisausrüstung können Sie auch einen normalen Verbandskasten benutzen. Dieser ist meist auch die günstigste Variante, allerdings sind die darin enthaltenen Verbandspäckchen und Kompressen oft für Klein- und Kindergartenkinder zu groß. Also: eventuell ergänzen.

HOMÖOPATHISCHE MITTEL

- Aconitum C30
- Arnica C30
- Belladonna C30
- Ferrum phosphoricum C30
- Okoubaka C6

BEI REISEN AUSSERDEM SINNVOLL

- Ingwerpulver oder -tabletten
- Globuli Cocculus C30 gegen Reiseübelkeit (präventiv)
- Bachblüten-Rescue-Tropfen bei Flugangst
- Sea-Band® Akupressur-Armbänder gegen Reiseübelkeit
- Getrocknete Heidelbeeren gegen Durchfall

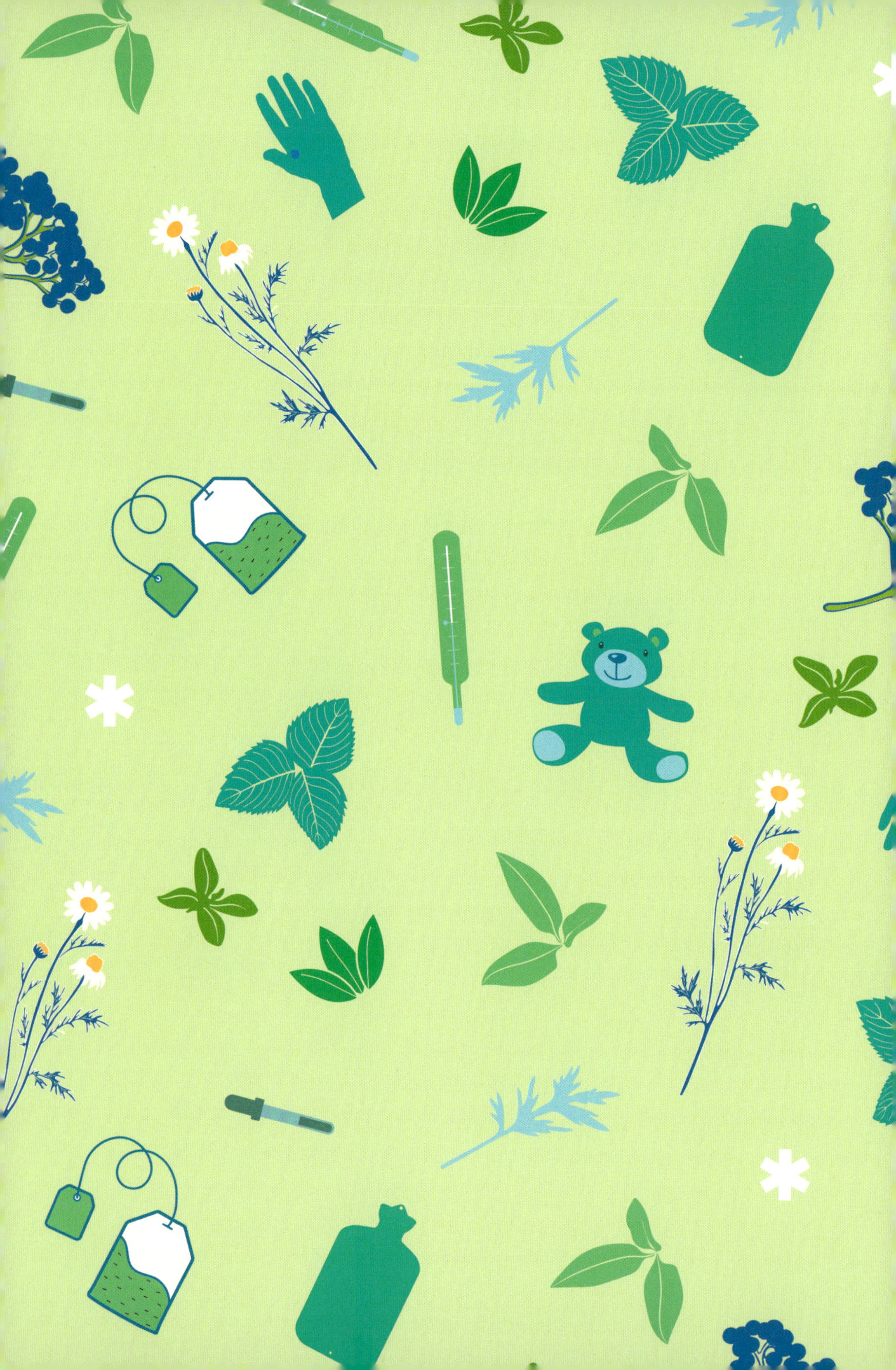

Gute Besserung

KRANKHEITEN VON A–Z

Was hilft bei Schnupfen? Und was gegen Bauchweh? Hier finden Sie die besten Mittel gegen die häufigsten Beschwerden im Kinder- und Jugendalter.

Akne

Mitesser und Pickel gehören zur Pubertät wie Blähungen zum Säugling. Denn durch die hormonellen Veränderungen sondern die Talgdrüsen mehr Talg (Hautfett) ab, zudem wird vermehrt Hornmaterial gebildet. Dieses verstopft die Gänge der Talgdrüsen, der Talg kann nicht abfließen und es entwickeln sich geschlossene Komedome (weiße Mitesser). Wenn sich der Porengang weitet, erkennt man einen schwarzen Punkt in der Mitte: Das ist kein Schmutz, sondern Pigment (Melanin) aus den alten abgestorbenen Zellen (schwarzer Mitesser). Mitesser können durch Peelings und sanfte Reinigungsmittel gut entleert werden. Rote oder eitrige Pickel entstehen, wenn sich im Talg-Hautzellen-Gemisch Bakterien ansiedeln. Zudem führt auch die Bildung von freien Fettsäuren aus dem Talg zu einer Entzündungsreaktion. Betroffen sind vor allem 15- bis 18-Jährige. Wie stark die Akne auftritt, ist bei jedem Jugendlichen anders – Jungen sind oftmals stärker betroffen. Auch wenn sie so häufig vorkommt: Viele Jugendliche leiden sehr stark unter ihrer Akne. Sie belastet ihr Selbstwertgefühl und schränkt die Lebensqualität ein. Mit einer konsequenten Therapie sind jedoch gute Behandlungserfolge möglich und zurückbleibende Aknenarben können vermieden werden.

Symptome

- Mitesser und Pickel im Gesicht (Stirn, Kinn, Wangen), auf Dekolleté und Rücken
- Manchmal eitrige Pusteln

Gesichtskosmetik für Jugendliche

- In Drogerien und Apotheken gibt es diverse Waschlotionen und Reinigungsmittel für unreine Haut. Wichtig ist, dass sie seifenfrei und frei von Stabilisatoren und Emulgatoren sind. Zudem sollten sie dem physiologischen pH-Wert der Haut angepasst sein. Verzichten Sie auf alkoholische Reinigungslösungen, da Alkohol die Haut entfettet – und das regt die Talgproduktion nur zusätzlich an.
- Eitrige Pickel sind unschön und es ist verständlich, dass Jugendliche sie schnell loswerden wollen. Allerdings gilt: nicht ausdrücken! Sonst besteht die Gefahr, dass Keime und Sekret nur stärker ins Gewebe gepresst werden. Falls doch gedrückt wird: Die betroffene Stelle danach unbedingt reinigen und desinfizieren – zum Beispiel mit Teebaumöl (siehe rechts).
- Fachkosmetikerinnen reinigen die Talgdrüsenausgänge. Sie können auch geeignete (fettfreie) Make-ups und Abdeckstifte empfehlen. Kosmetika, die zu viel Fett enthalten, fördern die Mitesser.

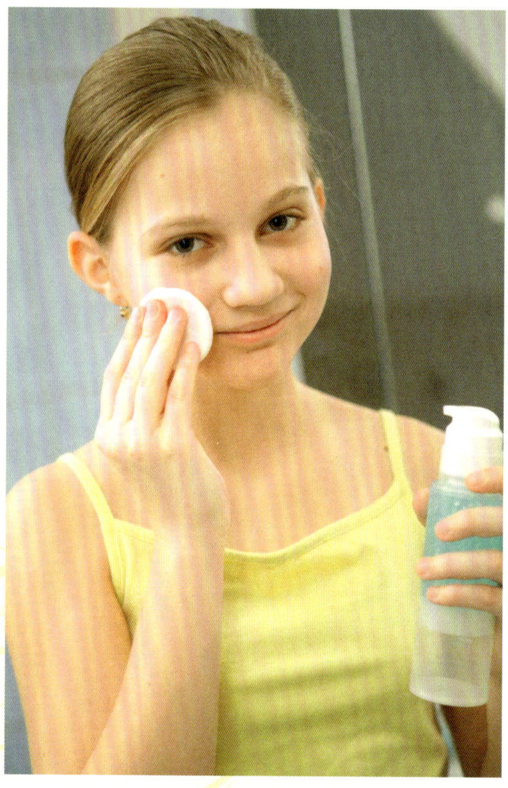

So können Sie vorbeugen

- Stress verschlechtert Akne. Jugendliche sollten eine Entspannungstechnik finden (Yoga, Meditation, autogenes Training oder progressive Muskelentspannung), die für sie funktioniert, und diese dann regelmäßig anwenden – am besten täglich (siehe ab Seite 250, Mind- Body-Medizin).
- Ausreichend trinken Bewegung an der frischen Luft kurbelt die Durchblutung der Haut an.
- Ob bestimmte Lebensmittel Akne auslösen können, ist umstritten. Allerdings zeigen mehrere Studien, dass eine Ernährung mit wenig tierischen Fetten, gesättigten Fettsäuren, Milchprodukten und raffiniertem Zucker eine Akne verbessern kann.
- Aufs Rauchen verzichten, denn dieses kann das Akne-Risiko verdoppeln.
- Mangelnde Hygiene verursacht keine Akne, doch ungeeignete Präparate können sie verschlechtern. Deshalb Kosmetika ohne folgende Inhaltsstoffe verwenden: Paraffin, Vaseline, Cetylalkohol, Erdnussöl, Lanolin, Kakaobutter und Polyethylenglykol, ionische Stabilisatoren und Emulgatoren.
- Make-up abends immer gründlich entfernen, damit die Poren nicht verstopfen.

Hausmittel

Heilerdemaske

2 EL Heilerde (gibt es in der Apotheke oder in Drogerien) mit etwas Wasser zu einem Brei anrühren – oder eine bereits fertige Maske besorgen. Gesicht reinigen, Heilerde auftragen, dabei Augenbrauen, Augen und Mund aussparen. Trocknen lassen und dann mit reichlich lauwarmem Wasser abwaschen.
Wie oft? Wie lange? 1–2 x wöchentlich, etwa 20-30 Minuten.
Warum? Reinigend, entzündungshemmend.

Quark-Honig-Maske

2–3 EL Magerquark mit 1 TL Honig mischen. Gesicht reinigen, dann die Maske auftragen, dabei Augenbrauen, Augen- und Mundpartie aussparen.
Wie oft? Wie lange? Mehrmals wöchentlich, etwa 10–20 Minuten.
Warum? Macht die Haut weich und samtig.

Teebaumöl

Ein paar Tropfen Teebaumöl (max. 5 Prozent Cineol-Anteil) auf einen Wattebausch oder ein Kosmetiktuch geben und die betroffenen Stellen damit betupfen. Alternativ gibt es auch fertige Anti-Pickel-Stifte auf Teebaumöl-Basis.
Wie oft? 2 x täglich.
Warum? Wirkt antientzündlich, antibakteriell und antiviral.
Wichtig: Öl mit Cineol-Gehalt unter 5 Prozent wählen, ansonsten das Öl mit Gesichtswasser oder -creme vermischen. Nur auf die betroffenen Stellen tupfen und nicht großflächig verwenden, da es sonst zu Hautreizungen kommen kann. Das Öl soll nicht zu lange lagern, daher lieber in kleinen Mengen kaufen.

Dampfbad mit Kamillenblüten oder Thymiankraut

2 EL der getrockneten Kräuter in eine Schüssel geben, mit 1 l kochendem Wasser übergießen. Kopf über die Schüssel beugen, ein Handtuch über Kopf und Schüssel breiten.
Wie oft? Wie lange? 1–3 x pro Woche, 10–15 Minuten.
Warum? Entzündungshemmend, antibakteriell.

Pflanzliche Mittel & Tees

Creme und Salbe

Welche? Rubisan®.
Welches Alter? Keine Beschränkung.
Wann? Bei leichten Formen von Akne sowie bei anderen trockenen Hauterkrankungen.
Wie oft? 3x täglich.
Warum? Die in der Creme enthaltene Rinde der Mahonie wirkt entzündungshemmend, antibakteriell und regulierend auf die Talgdrüsentätigkeit.
Achtung: Bei ausgeprägter Akne ist eine Therapie mit Vitamin-A-haltigen Cremes nötig. Sprechen Sie mit Ihrem Kinderarzt.

Teekur

Stiefmütterchen-, Brennnessel- und Schachtelhalmkraut zu gleichen Teilen mischen. 1 TL mit 200 ml heißem Wasser überbrühen, 5 Minuten zugedeckt ziehen lassen, abseihen. Sie können die Tees auch einzeln verwenden.
Wie oft? Wie viel? Wie lange? Täglich 3 Tassen ungesüßt zwischen den Mahlzeiten trinken – nicht länger als 6 Wochen.
Warum? Entgiftend, regt den Stoffwechsel an.
Tipp: 1 Tasse grüner Tee am Morgen wirkt Wunder: Er macht nicht nur wach, sondern reduziert auch die Talgproduktion.

Akupressur

Es gibt Studien, die zeigen konnten, dass Akupunktur Akne verbessert. Hier ist allerdings eine individuelle Therapie durch einen erfahrenen Akupunkteur nötig.

Homöopathie

Es können keine spezifischen Mittel zur Selbstanwendung empfohlen werden, eine unterstützende konstitutionelle Therapie ist möglich.

Wann zum Arzt?

- Wenn der oder die Jugendliche darunter leidet.
- Wenn die Akne über ein leichtes Stadium hinausgeht. Dann sind Salben und Cremes aus der Apotheke mit den Inhaltsstoffen Benzoylperoxid und Salicylsäure sehr hilfreich.
- Wenn sich die Beschwerden trotz Selbstbehandlung nach 2 Monaten nicht bessern.

Asthma bronchiale

Asthma bronchiale ist eine der häufigsten chronischen Erkrankungen im Kindesalter. Etwa jedes zehnte Kind in den westlichen Industriestaaten leidet daran. Ursache sind überempfindliche Atemwege: Die Muskulatur der Bronchien verkrampft sich, die Schleimhaut schwillt an und produziert vermehrt zähen Schleim. Die Atemwege verengen sich, das Kind kann nur noch schwer ausatmen, bekommt Atemnot, Angst und ein Engegefühl in der Brust. Meist beginnt Asthma im Kleinkindalter, im Laufe der Pubertät verschwindet es bei etwa der Hälfte der Kinder wieder. Allerdings bleiben die Atemwege auch Jahre später noch überempfindlich, sodass Rückfälle möglich sind. Es gibt zwei Arten von Asthma: Beim **allergischen Asthma** sind Allergene wie Pollen, Hausstaubmilben, Tierhaare oder Schimmelpilze der Auslöser. Bei **nicht allergischem Asthma** lösen dagegen unspezifische Stoffe einen Anfall aus, wie zum Beispiel körperliche Belastung, kalte oder verschmutzte Luft, Stress Medikamente oder Virusinfekte. Am häufigsten sind Mischformen.

Asthma kann man medikamentös und therapeutisch meist gut in den Griff bekommen. Wichtig ist, dass Sie es konsequent behandeln und vorausschauend handeln, um akute Anfälle zu vermeiden. Auch Ihr Kind sollte lernen, Risiken abzuschätzen und was es tun kann, wenn es einen Asthmaanfall bekommt. Die folgenden Anwendungen helfen im Akutfall.

Symptome

- Anhaltender oder wiederkehrender, meist trockener (Reiz-)Husten, der bei Kälte, körperlicher Anstrengung, zu bestimmten Tages- oder Jahreszeiten auftritt
- Erschwertes, verlängertes Ausatmen mit pfeifendem Geräusch
- Anfälle von Atemnot, dabei bläuliche Verfärbung der Lippen möglich
- Symptome werden verstärkt durch: Atemwegsinfekte, übermäßige körperliche Anstrengungen, seelische Auslöser (besonders Angst), Zigarettenrauch, Staub und eventuell Allergene wie Pollen, Tierhaare oder Hausstaubmilben

Was Sie während eines Asthmaanfalls tun können

- Bewahren Sie Ruhe und beruhigen Sie Ihr Kind: Je ängstlicher es ist, desto größer die Atemnot.
- Geben Sie das vom Arzt verordnete inhalierbare Notfallmedikament: Es entkrampft rasch die Bronchialmuskulatur. Wenn Sie unterwegs sind, sollten Sie oder Ihr Kind dieses immer dabeihaben. Am besten packen Sie auch noch einen schriftlichen Notfallplan dazu, dann wissen auch Lehrer, Erzieher oder andere Eltern, was im Falle eines Falles zu tun ist.
- Öffnen Sie das Fenster – sofern nicht gerade Frühsommer ist und Ihr Kind auf Pollen allergisch ist.
- Ihr Kind soll sich aufrecht hinsetzen und sich mit ausgestreckten Armen auf den Oberschenkeln abstützen. So wird die Atemhilfsmuskulatur (vor allem die Schultermuskeln) aktiviert und es kann besser atmen.
- Lippenbremse: die Lippen locker aufeinanderlegen und ohne Druck durch die Lippen ausatmen. Dies wirkt einer Überblähung der Lungenbläschen entgegen.
- Geben Sie Ihrem Kind etwas zu trinken, am besten lauwarmes Wasser in kleinen Schlucken. Durch die vermehrte Atmung verliert es viel Flüssigkeit.
- Es gibt spezielle Asthma-Schulungen für Kinder, in denen sie lernen, wie sie mit ihrer Krankheit umgehen. Welche Kinderkliniken und Kinderärzte Schulungen anbieten, erfahren Sie von Ihrem Kinderarzt oder online über die Arbeitsgemeinschaft Asthmaschulung: www.asthmaschulung.de

Hausmittel

Zwiebelsaft

1 große Zwiebel schälen, fein würfeln und in ein sauberes Schraubglas füllen. Mit Honig bedecken. Das Glas verschließen und mindestens 3 Stunden, besser noch über Nacht, stehen lassen.
Wie oft? Wie viel? Von dem Saft, der entsteht, geben Sie Ihrem Kind 3–5 x täglich 1 TL, Kinder ab 12 Jahren erhalten 3 x täglich 1 EL.
Warum? Krampflösend, antibakteriell, schleimlösend, entzündungshemmend.

Thymianbrustwickel

1–2 EL Thymianblätter mit 1 Tasse (200 ml) heißem Wasser übergießen, 10 Minuten zugedeckt ziehen lassen, dann abseihen. Ein Baumwolltuch mit dem Tee tränken, gut auswringen. Das Tuch auf die Brust des Kindes legen, mit einem Handtuch oder Schal umwickeln. Eventuell noch einen Wollschal oder Wollpullover darüberlegen. Alternativ können Sie auch eine Thymian-Bienenwachs-Auflage oder eine Quarkauflage anwenden (siehe Seite 107, Husten).
Wie oft? Wie lange? Bis zu 2 x täglich, jeweils 30–60 Minuten einwirken lassen.
Warum? Der Wickel wirkt schleimlösend, auswurffördernd, krampflösend, hustenstillend und antientzündlich.

Senfmehlfußbad

Füllen Sie einen Eimer oder eine Plastikwanne knöchelhoch mit warmem Wasser (38 °C) und lösen Sie 1 EL Senfmehl darin auf. Dann darf das Kind seine Füße hineinstellen. Beachten Sie die Anwendungsdauer: Zu lange Anwendungen können zu Verbrennungen, Blasenbildung und Juckreiz führen. Anschließend Füße und Unterschenkel mit klarem Wasser gründlich abspülen (auch zwischen den Zehen), abtrocknen und die Haut mit Olivenöl oder Lavendel-Pflegeöl einreiben. Warme Socken anziehen.
Welches Alter? Ab 6 Jahren; bei jüngeren Kindern stattdessen ein ansteigendes Fußbad durchführen (siehe Seite 36).
Wie oft? Wie lange? 1 x täglich, jeweils etwa 8–10 Minuten; aufhören, wenn es unangenehm wird. Die Dauer der Anwendung hängt davon ab, wie rot die Haut ist und ob sich Ihr Kind noch wohlfühlt. Senfmehl kribbelt auf der Haut, wird warm und brennt leicht.
Warum? Schleimlösend und entkrampfend.

Dampfinhalation

1 EL reines Meersalz in eine große Schüssel geben und mit 1 l kochendem Wasser übergießen. Das Wasser kurz abkühlen lassen. Nehmen Sie Ihr Kind auf den Schoß. Legen Sie ein Handtuch über Ihre beiden Köpfe und die Schüssel, sodass kein Dampf entweichen kann. Lassen Sie Ihr Kind tief durch die Nase ein- und über den Mund ausatmen. Oder einen Dampfinhalator aus der Apotheke benutzen.
Wie oft? Wie lange? Bis zu 2 x täglich, jeweils 10 Minuten; danach den Kopf mit einer Mütze oder einem Tuch warm halten.
Warum? Sekret- und schleimlösend.
Achtung: Lassen Sie Ihr Kind nie allein inhalieren, es könnte sich verbrühen.

Lungenfutter

Omega-3-Fettsäuren (in Raps-, Leinöl und fettem Seefisch wie Makrele, Hering und Lachs) sowie magnesiumreiche Lebensmittel (Mandeln, Vollkornprodukte, Haferflocken, Kürbiskerne, Leinsamen) sollten täglich auf den Tisch. Bei schwerem Asthma kann Magnesiumcitrat (200–400 mg, nach ärztlicher Rücksprache) die Beschwerden reduzieren.
Wie oft? Wie viel? Geben Sie täglich 1 EL Raps- oder Leinöl ins Haferflocken-Müsli, in den Joghurt, den Salat oder über das gekochte Gemüse. 1–2 x wöchentlich sollte Ihr Kind zudem Fisch essen und als Snack Mandeln und Walnüsse naschen.
Warum? Omega-3-Fettsäuren wirken antientzündlich und stärkend auf das Immunsystem. Magnesium entkrampft die Bronchien und schwächt die Entzündung der Bronchialschleimhaut – und reduziert damit deren Überempfindlichkeit.

Pflanzliche Mittel & Tees

Saft und Tropfen

Welche? Bronchipret®.
Welches Alter? Saft ab 1 Jahr, Tropfen ab 6 Jahren.
Wann? Bei Husten mit zähem Schleim, Bronchitis.
Wie oft? Wie viel? Saft 3x täglich; 1–5 Jahre: 3,2 ml, 6–11 Jahre: 4,3 ml, ab 12 Jahren: 5,4 ml. Tropfen 3x täglich; 6–11 Jahre: 1,3 ml, ab 12 Jahren 2,6 ml.
Warum? Thymian und Efeu normalisieren das Sekret und verstärken die Wirkung des Notfallsprays. Wirkt entzündungshemmend.

Thymiantee

2 TL getrocknete Thymianblätter mit 1 Tasse (200 ml) heißem Wasser übergießen, 10 Minuten zugedeckt ziehen lassen, dann abseihen. Wenn Sie zusätzlich Spitzwegerich- und Huflattichblätter ins Wasser geben, ist der Tee noch wirksamer.
Wie oft? Wie viel? Bis zu 3x täglich 1 Tasse.
Warum? Schleimlösend, auswurffördernd, krampflösend, hustenstillend, antientzündlich und antibakteriell.
Tipp: Hustentee immer mit Honig süßen, da der süße Geschmack die Sekretbildung anregt.

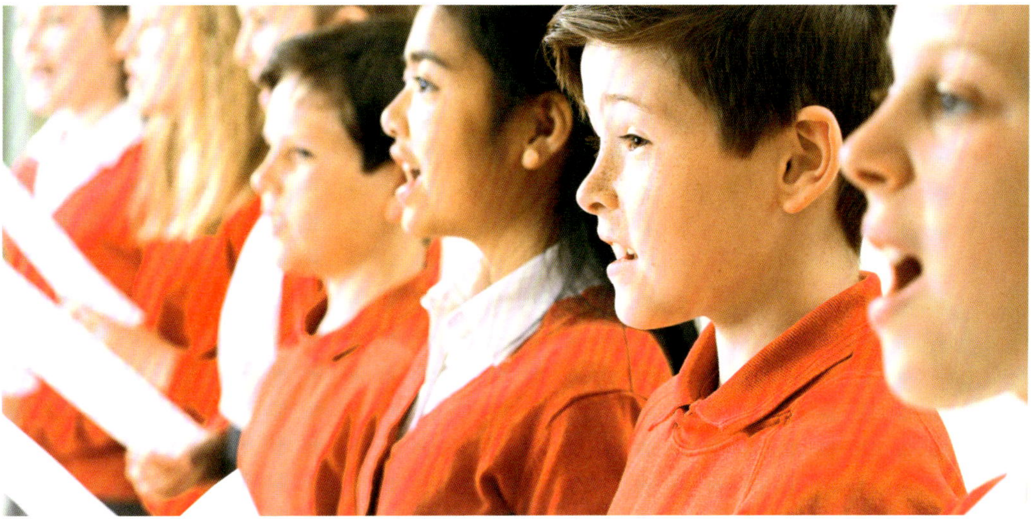

So können Sie vorbeugen

- Wenn bestimme Allergene die Auslöser sind: diese möglichst vermeiden.
- Ein Blasinstrument spielen oder im Chor singen ist ein gutes Training für die Lunge.
- Als Eltern: nicht rauchen! Passivrauchen erhöht das Asthmarisiko und fördert Anfälle. Können Sie nicht ganz darauf verzichten, rauchen Sie zumindest nicht in der Wohnung und im Auto.
- Vermeiden Sie trockene Zimmerluft.
- Schützen Sie die Atemwege vor starker Kälte, sie verengt die Bronchien. Ziehen Sie Ihrem Kind einen Schal über Mund und Nase.
- Vitamin-D-Spiegel vom Kinderarzt kontrollieren lassen: Zu wenig Vitamin D verschlimmert Asthma und führt zu häufigeren Attacken und einer schlechteren Lungenfunktion.
- Entspannungsmethoden und Atemübungen reduzieren Stress, indem sie die Entzündungsprozesse hemmen – und beugen damit Asthmaanfällen vor.

Akupressur

Extrapunkt Rücken 2 (Ex R 2)

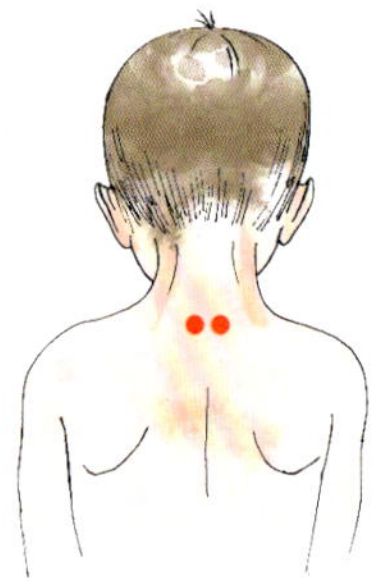

Wo? Dornfortsatz des 7. Halswirbels ertasten – dieser befindet sich etwa auf Schulterhöhe und steht besonders stark hervor. Das können Sie besonders gut sehen, wenn sich Ihr Kind nach vorn beugt. Der Punkt liegt einen halben Querfinger neben dem Dornfortsatz.
Wie? Beidseitig kräftig drücken und kreisen, danach eventuell mit dem Daumen 1 cm nach außen streichen (zu Punkt Blase 13).
Wie lange? Bei Kindern unter 6 Jahren 30 Sekunden, bei Kindern über 6 Jahre 1 Minute oder länger.
Warum? Punkt, der Asthma erleichtert: im Akutfall und bei chronischen Beschwerden.

Perikard 6 (Pe 6)

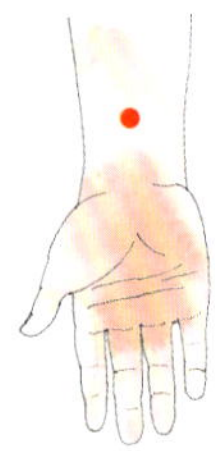

Wo? 3 Querfinger oberhalb der Handgelenksbeugefalte auf der Unterarminnenseite, zwischen zwei Sehnen.
Wie? Drücken und kreisen.
Wie lange? Bei Kindern unter 6 Jahren 30 Sekunden, bei Kindern über 6 Jahre 1 Minute.
Warum? Beruhigt und öffnet die Brust bei Engegefühl – besonders im Akutfall.

Lunge 7 (Lu 7)

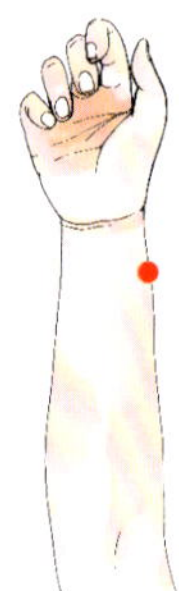

Wo? Daumenseitige Kante des Unterarms, 2 Querfinger von der Handgelenksfalte Richtung Ellenbogen (kurz hinter dem fühlbaren Knochenvorsprung der Speiche), zwischen 2 Sehnen.
Wie? Sanft drücken und kreisen.
Wie lange? Bei Kindern unter 6 Jahren 30 Sekunden, bei Kindern über 6 Jahre 1 Minute.
Warum? Basispunkt bei Asthma, stärkt die Lunge, beseitigt Schleim, stärkt die Abwehrkräfte.

Lunge 5 (Lu 5)

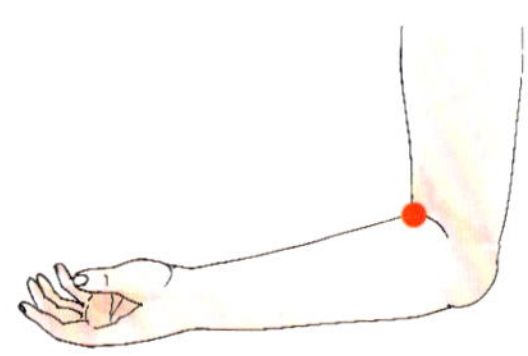

Wo? Bei gebeugtem Ellenbogen in der Mitte der Ellenbeuge, außenseitig neben einer fühlbaren Sehne.
Wie? Sanft drücken und kreisen.
Wie lange? Bei Kindern unter 6 Jahren 30 Sekunden, bei Kindern über 6 Jahre 1 Minute.
Warum? Lindert Husten, löst Schleim, lindert Schmerzen im Brustkorb.

Konzeptionsgefäß 22 (KG 22)

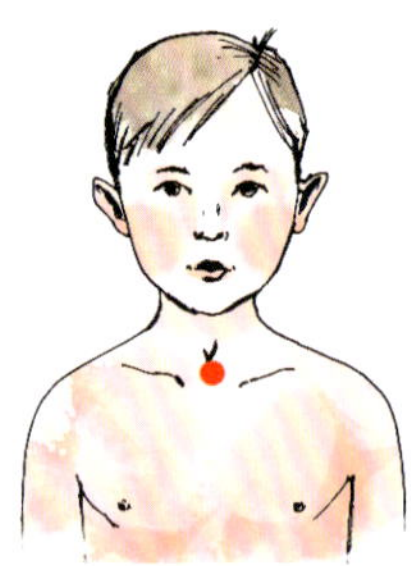

Wo? Mittig am oberen Ende des Brustbeins.
Wie? Druck Richtung Knochen, nicht Richtung Hals richten, den Punkt zart klopfen.
Wie lange? Etwa 30 Sekunden.
Warum? Bei schwer abzuhustendem Schleim, lindert Husten, Atemnot.

Vor dem Sport richtig aufwärmen

Asthma und Sport sind kein Widerspruch, am besten sind Ausdauersportarten wie Schwimmen und Radfahren. Wichtig ist, dass Ihr Kind seine Belastungsgrenze kennt und nicht überschreitet. Außerdem sollten sich Kinder, die an Asthma erkrankt sind, vor dem Sport immer mindestens 10 Minuten lang aufwärmen – und zwar mit speziellen Übungen, bei denen sich Pausen- und Belastungsphasen intervallartig abwechseln. Das beugt Anstrengungsasthma vor.
Gut dazu geeignet ist zum Beispiel dieses Geh-Sprint-Spiel: Zuerst geht Ihr Kind 100 Sekunden lang. Dabei sind alle Varianten des Gehens erlaubt: auf Zehenspitzen, rückwärts, auf den Außenkanten der Füße oder mit geschlossenen Augen. Dann folgen 20 Sekunden sprinten, anschließend wieder 100 Sekunden Gehen – und so weiter. Sprint- und Gehphasen werden abwechselnd wiederholt, insgesamt etwa 10 Minuten. Weil Asthmakinder solche speziellen Aufwärmübungen auch im Schulsport anwenden sollten, informieren Sie auch die Sportlehrer Ihres Kindes darüber.

Homöopathie

Folgende Mittel können akut angewendet werden, um Husten zu lindern. Bei chronischen Beschwerden ist eine unterstützende konstitutionelle Therapie zu empfehlen.

Aconitum C30

Wann? Trockener Husten, plötzlicher Beginn, viel Durst, nachts schlimmer, Kind ist unruhig und ängstlich.
Wie oft? Wie viel? Im Akutfall 1 x 3 Globuli als Anfangsmittel (danach ggf. Spongia C30).

Belladonna C30

Wann? Trockener Husten, bellend, krampfartig, zu Beginn eines fieberhaften Infekts, abends im Bett schlimmer, oft roter Kopf.
Wie oft? Wie viel? Wie lange? 1 x täglich 3 Globuli, 2 Tage lang.

Wann zum Arzt?

+ Asthma muss immer ärztlich begleitet werden.
+ SOFORT bei Atemnot. Schwere Asthmaanfälle können lebensgefährlich sein.
+ Beim ersten Asthmaanfall.
+ Wenn Ihr Kind immer wieder hustet, zum Beispiel nach körperlicher Anstrengung oder zu einer bestimmten Jahreszeit, nach dem Einatmen von viel Rauch oder kalter Luft.

Augenerkrankungen

Die Augen sind kleine Kostbarkeiten. Mehr als 80 Prozent der bewusst wahrgenommenen Sinneseindrücke nimmt der Mensch über das Auge auf. Deshalb schützt der Körper dieses Sinnesorgan auch besonders gut: Die Augenhöhle bewahrt es vor Verletzungen. Augenbraue, Lider und Wimpern verhindern, dass Staub und Schweiß ins Auge gelangen.
An den Augen kann es zu vielen unterschiedlichen Krankheiten kommen. Die häufigste Augenentzündung ist die **Bindehautentzündung (Konjunktivitis).** Ihr ist ein eigenes Kapitel gewidmet (siehe Seite 64). Bei Kindern häufig sind auch **müde** und **trockene Augen.** Das Auge bildet dann nicht genügend Fettfilm, der die Tränenflüssigkeit überzieht. Grund ist oft, dass man zu lange vor einem Bildschirm sitzt: Beim Starren auf das Display blinzelt man seltener und das verhindert, dass Tränenflüssigkeit und Fettfilm gebildet werden.
Sind die Augenlider gerötet, verkrustet oder brennen sie, spricht man von einer **Lidrandentzündung (Blepharitis).** Durch Reize wie zum Beispiel Staub, Rauch, Kontaktlinsen, Make-up, aber auch Infektionen kommt es zu einer Verstopfung und Entzündung der Drüsen der Augenlider.
Einen Abszess an den Wurzeln der Wimpern oder den Talgdrüsen des Lidrands bezeichnet man als **Gerstenkorn (Hordeolum).** Bei dieser schmerzhaften, aber meist harmlosen Erkrankung, kann die Bindehaut mit betroffen sein. Meist heilt ein Gerstenkorn spontan ab. Wichtig: nicht drücken oder reiben – sonst können Bakterien ins Blut gelangen.
Nur selten kommt es zu Komplikationen: einem Lidabszess oder einer Ausweitung der Entzündung auf das ganze Auge (Orbitalphlegmone).

Symptome

Müde/trockene Augen

- Häufiges Reiben der Augen
- Verstärktes Blinzeln

Lidrandentzündungen und Gerstenkorn

- Brennen und Jucken der Augen
- Gerötete und/oder geschwollene Lidränder
- Bei Gerstenkorn: schmerzhafte, rötliche Schwellung am Augenlid, im Verlauf möglicherweise eitrig

Hausmittel

Bei trockenen Augen

Augenbad

Füllen Sie eine große, saubere Schüssel mit lauwarmem Wasser. In dieses taucht Ihr Kind dann sein Gesicht – aber nicht zu weit: Die Haare sollten trocken bleiben. Fordern Sie es auf, unter Wasser langsam die Augen zu öffnen und ein paar Mal zu blinzeln.
Wie oft? Bei Bedarf mehrmals am Tag.
Warum? Das Augenbad hilft, die trockenen Augen anzufeuchten oder zu benetzen, beispielsweise nach langer Bildschirmarbeit oder ausgiebigem Smartphonegebrauch.

Künstliche Tränen

Auch eine künstliche Tränenflüssigkeit (aus der Apotheke) ohne Konservierungsstoffe hilft gegen trockene Augen.
Wie oft? Wie viel? Bei Bedarf mehrmals täglich, jeweils 1 Tropfen.
Warum? Zum Anfeuchten und Benetzen.

Bei Lidrandentzündung und Gerstenkorn

Lichtschutz

Achten Sie auf einen guten Lichtschutz. Ihr Kind sollte sich möglichst im Schatten aufhalten sowie Hut und Sonnenbrille tragen.

Warme Augenkompresse

Legen Sie eine warme (circa 36–38 °C), trockene Kompresse auf die geschlossenen Augenlider. Keine feuchte Wärme, da diese die Haut aufweichen könnte und damit das Verteilen der Bakterien begünstigt.
Wie lange? Etwa 2–5 Minuten.
Warum? Durchblutungssteigernd, reizlindernd.

Rotlichtlampe

Gesicht im Abstand von mindestens 30–50 cm bestrahlen (Herstellerangaben beachten).
Wichtig: Nur bei geschlossenen Augen!
Wie oft? Wie lange? Bis zu 2x täglich, etwa 5–10 Minuten.
Warum? Steigert die Durchblutung, beschleunigt das Reifen des Gerstenkorns.

Pflanzliche Mittel & Tees

„Trockenschutz fürs Auge"

Sitzen Kinder oder Jugendliche viel vor dem Bildschirm, helfen Mercurialis-(Bingelkraut)- und Chelidonium-(Schöllkraut)-Augentropfen.
Welches Alter? Keine Beschränkung.
Wie oft? Wie viel? Mercurialis 2–5x täglich, Chelidonium 1–2x täglich; jeweils 1 Tropfen.
Warum? Mercurialis steigert die Tränenflüssigkeit, Chelidonium fördert die Bildung des Fettfilms auf dem Auge, der vor Verdunstung und damit vor Trockenheit schützt.

Augentropfen

Welche? Euphrasia-Augentropfen.
Welches Alter? Keine Beschränkung.
Wann? Bei Bindehautentzündung, Gerstenkorn und Lidrandentzündung.
Wie oft? Wie viel? 2–5x täglich 1 Tropfen.
Warum? Augentrost wirkt reizlindernd und entzündungshemmend.

Augentropfen

Welche? Herba-Vision® Kamille plus.
Welches Alter? Keine Beschränkung.
Wann? Bei müden und trockenen Augen sowie bei Augen, die durch das Tragen von Kontaktlinsen gereizt sind.
Wie viel? Mehrmals täglich 1–3 Tropfen.
Warum? Sowohl Kamille als auch Malve wirken reizlindernd.
Tipp: Wärmen Sie die Augentropfen vor jeder Gabe leicht in der Hand an, das ist angenehmer für die Augen. Die Tropfen nicht kühlschrankkalt verwenden.

Schädliches Blaulicht

Wer lange vor dem Bildschirm sitzt, blinzelt seltener. Das macht nicht nur die Augen trocken, sondern führt oft auch zu Verspannungen im Hals- und Nackenbereich. Zudem strahlen Bildschirme mehr Anteile aus blauem Licht ab als die Sonne. Gerade am Abend kann dies die Augen sehr anstrengen und lässt einen nicht gut einschlafen. Da helfen kostenlose Blaufilter, die Sie auf Laptops, PC, Handys und Tablets installieren können: f.lux® beispielsweise ist so ein Programm. Es passt das Farbspektrum des Bildschirms an die Tageszeit an.

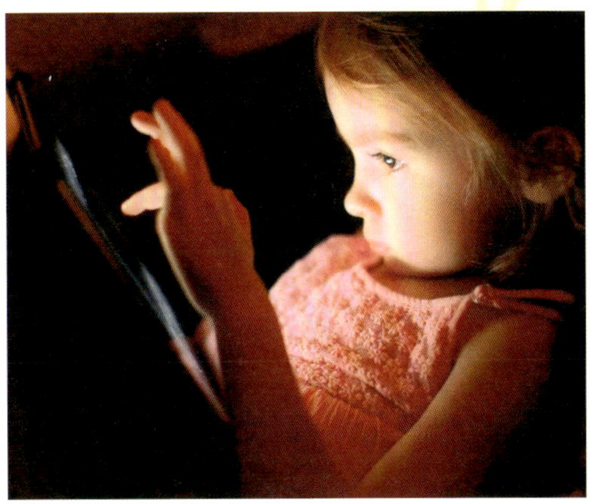

So können Sie vorbeugen

- Bringen Sie Ihrem Kind früh bei, dass es nicht in den Augen herumreiben soll. Denn das macht es Bakterien und Keimen leicht, sich in den Augen anzusiedeln.
- Schützen Sie die Augen Ihres Kindes vor Zugluft, Staub und übermäßiger Sonneneinstrahlung. Achten Sie bei Sonnenbrillen darauf, dass sie das UV-Licht gut abfangen.
- Muss Ihr Kind länger am Bildschirm arbeiten, soll es zwischendurch immer wieder in die Ferne schauen, das entspannt die Augen.

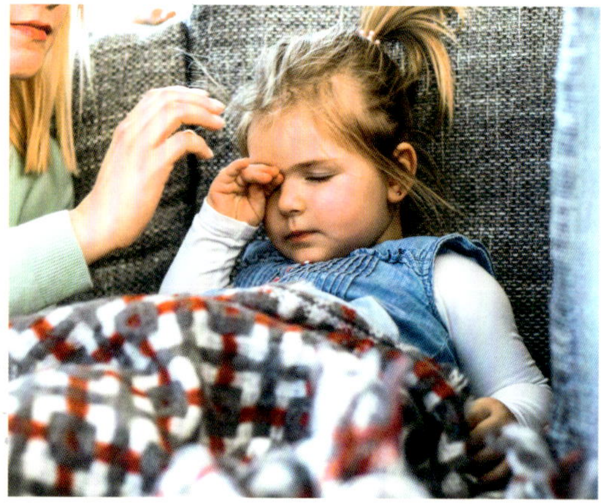

Akupressur

Dickdarm 4 (Di 4)

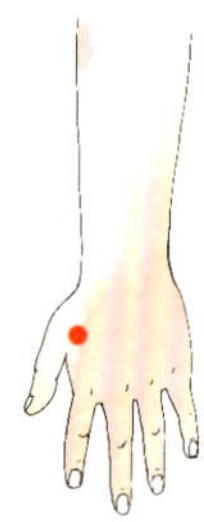

Wo? Legen Sie den Daumen des Kindes an den Zeigefinger an. Di 4 befindet sich auf dem Hautwulst zwischen Daumen und Zeigefinger. Zur Behandlung den Daumen wieder leicht abspreizen und Richtung Handfläche, vom Daumen weg, drücken.
Wie? Kräftig drücken und kreisen.
Wie lange? Bei Kindern unter 6 Jahren 30 Sekunden, bei Kindern über 6 Jahre 1 Minute.
Warum? Schmerzlindernd, Hitze ausleitend.

Gallenblase 20 (Gb 20)

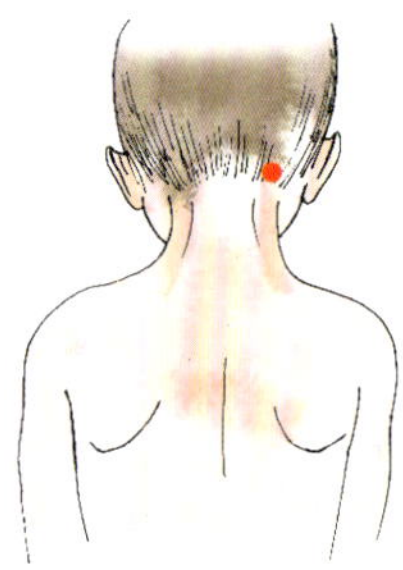

Wo? Am Hinterkopf unterhalb des knöchernen Schädels, 3 Querfinger von der Mittellinie entfernt in einer Vertiefung seitlich des Kopfdrehermuskels.
Wie? Sanft drücken und kreisen.
Wie lange? Bei Kindern unter 6 Jahren 30 Sekunden, bei Kindern über 6 Jahre 1 Minute.
Warum? Bei Rötung und Schwellung der Augen, übermäßigem Tränenfluss, verschwommener Sicht.

Extrapunkt Kopf 5 (Ex KH 5)

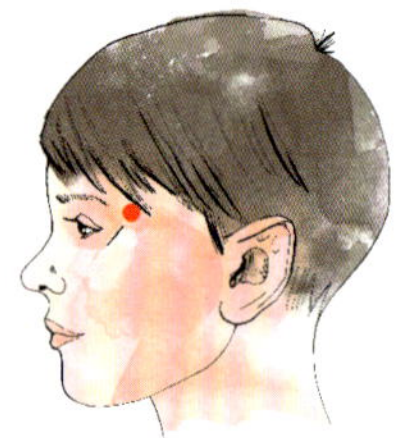

Wo? In einer Vertiefung 1 Querfinger hinter dem Mittelpunkt zwischen dem seitlichen Ende der Augenbraue und dem äußeren Augenwinkel.
Wie? Sanft drücken und kreisen.
Wie lange? Bei Kindern unter 6 Jahren 30 Sekunden, bei Kindern über 6 Jahre 1 Minute.
Warum? Bei Entzündungen im Augenbereich und bei müden, trockenen Augen.

Homöopathie

Euphrasia C12

Wann? Wunde Bindehaut und Lidränder, Lichtempfindlichkeit, Wind verschlimmert.
Wie oft? Wie viel? Wie lange? 2x täglich 3 Globuli, 3 Tage lang.

Hepar sulfuris C12

Wann? Gerstenkorn, das Auge ist leicht eitrig, bei Entzündung und Rötung der Lidränder, Wärme bessert.
Wie oft? Wie viel? Wie lange? 2x täglich 3 Globuli, 3 Tage lang.

Pulsatilla C12

Wann? Gelbliches Sekret, festsitzender Schnupfen, die Nase ist zu, das Sekret löst sich nicht, das Kind ist weinerlich, frische Luft bessert das Leiden, wenig Durst.
Wie oft? Wie viel? Wie lange? 2x täglich 3 Globuli, 3 Tage lang.

Wann zum Arzt?

+ SOFORT, wenn Schmerzen bei Augenbewegung auftreten oder Ihr Kind über eingeschränktes Sehen klagt.
+ Wenn Sie das Gefühl haben, Ihr Kind sieht nicht richtig.
+ Wenn Ihr Kind immer wieder über Kopfschmerzen klagt.
+ Bei Lidrandentzündungen: Wenn die Augenlider stark geschwollen sind oder sich die Entzündung auf die Augenlider bzw. die weitere Umgebung ausweitet.
+ Wenn das Gerstenkorn nach einigen Tagen nicht verschwindet.
+ Bei chronischen oder immer wiederkehrenden Entzündungen der Lidränder.

Wann zum Augenarzt?

+ Mit dem Säugling bei sichtbaren Veränderungen der Pupillen (Trübung, Größe) oder Lider (zum Beispiel Hängelider, die die Pupille verdecken).
+ Im Alter von 6–12 Monaten, wenn Eltern oder Geschwister schielen oder stark fehlsichtig sind.
+ Spätestens mit 3 Jahren sollte jedes Kind einmal beim Augenarzt gewesen sein.

Bauchschmerzen

Bauchschmerzen sind eines der häufigsten Symptome bei Kindern. Was dahintersteckt, ist oft ganz unterschiedlich. Deshalb ist es hier besonders wichtig, darauf zu achten, wann und wie die Schmerzen auftreten: Vielleicht hat Ihr Kind auf einer Geburtstagsparty zu viel gegessen oder es war seit mehreren Tagen nicht mehr „groß“ auf der Toilette? Vielleicht hat es sich einen Magen-Darm-Infekt eingefangen? Bei älteren Kindern können sich zudem seelische Probleme, Angst und Anspannung als Bauchschmerzen zeigen. Dazu kommt, dass ganz junge Kinder oft sagen, ihnen tut der Bauch weh, wenn sie krank sind – auch wenn es der Hals oder eine beginnende Erkältung ist. Bauchschmerzen können aber durchaus auch ein Symptom für eine ernsthafte Erkrankung sein. Nehmen Sie Ihr Kind daher immer ernst und scheuen Sie sich nicht, auch wegen Bauchschmerzen zum Kinderarzt zu gehen. Vor allem wenn Sie kein gutes Gefühl haben. Die Anwendungen in diesem Kapitel helfen Ihnen, unspezifische Bauchschmerzen zu lindern. Wissen Sie konkret, warum Ihr Kind Bauchschmerzen hat – etwa wegen Durchfall, Verstopfung oder Würmern –, so schlagen Sie bitte für weitere Therapien und Informationen im entsprechenden Kapitel nach.

Achtung: Bei Verdacht auf Blinddarmentzündung keine Wärme anwenden, da sie Beschwerden verschlimmert. Zudem sollte Ihr Kind möglichst nichts mehr essen und trinken. Falls eine Operation nötig wird, sollte der Magen leer sein (siehe Seite 210, Ein Fall für die Notaufnahme?).

SYMPTOME	MÖGLICHE URSACHE
Bauchschmerzen, seltener, harter Stuhlgang, Schmerzen beim Stuhlgang, häufig Appetitlosigkeit	Verstopfung, siehe Seite 188
Oft krampfartige Bauchschmerzen, Durchfall, Übelkeit, Fieber möglich	Magen-Darm-Infekt, siehe Seite 73, 77 (Durchfall, Erbrechen)
Geblähter, ausladender Bauch, drückende, manchmal krampfartige Bauchschmerzen, Abgehen von Winden, zum Teil übel riechend	Blähungen, siehe Seite 67
Diffuse Bauchschmerzen im Nabelbereich, bei gleichzeitiger Infektion der Atemwege, Bauch weich	Entzündete Bauchlymphknoten begleitend bei Infekt, siehe Seite 80 (Erkältung und Grippe)
Schmerzen im Oberbauch, vor allem nach dem Essen, Übelkeit möglich, Appetitlosigkeit	Magenschleimhautentzündung, siehe Seite 127 (Magenbeschwerden)
Meist krampfartige Schmerzen im Unterbauch, Brennen beim Wasserlassen, häufiges Wasserlassen, Rückenschmerzen möglich, Fieber möglich	Harnwegsinfekt, siehe Seite 94
Bauchschmerzen, verbunden mit Husten, Beschwerden beim Atmen	Lungenentzündung, siehe Seite 70 (Bronchitis)
Schmerzen, oft zunächst im Nabelbereich, dann in rechten Unterbauch ziehend, Bauchdecke angespannt und druckempfindlich, Schmerzen beim Gehen und bei Erschütterung, leichtes Fieber, oft Übelkeit, Erbrechen	Blinddarmentzündung, siehe Seite 210 (Ein Fall für die Notaufnahme?)

Plötzlich auftretende starke kolikartige Schmerzen, dazwischen schmerzfreie Phasen, aufgetriebener Bauch und Blässe, Erbrechen, eventuell Stuhl mit Schleim und Blut, meist Kinder unter 2 Jahren	Darmverschlingung, Darmverschluss
Tastbare oder sichtbare Vorwölbung/Schwellung im Bereich Bauchnabel, Leiste oder Hodensack	Nabelbruch, Leistenbruch
Plötzlich auftretende Schmerzen, Schwellung, Rötung, Hoden mit Druckempfindlichkeit	Hodentorsion
Immer wieder auftretend, meist krampfartig, nach dem Essen bestimmter Lebensmittel, Hautausschlag möglich, Übelkeit oder Erbrechen möglich	Nahrungsmittelunverträglichkeit, siehe Seite 247 (Ernährung)
Juckreiz in der Afterregion, oft Appetitlosigkeit	Wurmerkrankungen, siehe Seite 200
Bei Mädchen: ziehende Schmerzen im Unterbauch	Menstruationsbeschwerden, siehe Seite 131
Immer wieder auftretende, krampfartige Schmerzen im Nabelbereich, in Stress- oder Angstsituationen, Bewegung des Kindes nicht beeinträchtigt	Seelische Ursachen

Hausmittel

Wärme
Kirschkernkissen, Wärmflasche oder feuchtheiße Auflage auf den Bauch legen. Auch ein warmes Bad lindert die Beschwerden.
Wie lange? Solange es dem Kind guttut.
Warum? Lindert die Schmerzen, fördert die Durchblutung, lockert die Muskulatur.

Dicken Bauch machen
Den Atem tief in den Bauch strömen lassen. Ihr Kind kann dazu die Hand auf seinen Bauch legen, um zu fühlen, wie dieser sich hebt und senkt. Alternativ: das Lieblingskuscheltier auf den Bauch setzen und „Aufzug" fahren lassen.
Welches Alter? Ab dem Vorschulalter.
Wie oft? 3–5 x atmen, bis zu 3 x täglich.
Warum? Fördert Verdauung und Entspannung.

Bauchmassage
Den Bauch des Kindes mit flacher Hand sanft kreisend massieren. Dabei im Uhrzeigersinn dem Darmverlauf folgen: rechts unten beginnen, dann nach rechts oben, links oben, links unten und zum Schluss Richtung Darmausgang. Massage eventuell mit Fenchel-Kümmel-Öl unterstützen.
Wie oft? 3–5 x kreisen, bis 3 x täglich.
Warum? Regt die Darmbewegung an.
Achtung: Nicht bei akuten Bauchschmerzen!

Melissenbauchauflage
Massieren Sie den Bauch mit 3-prozentigem Melissenöl sanft im Uhrzeigersinn (Kinder bis 6 Jahre 1-prozentiges Öl). Anschließend eine feuchtwarme Kompresse und ein Kirschkernkissen oder eine Wärmflasche auflegen.
Wie oft? Wie lange? Bis zu 3 x täglich, jeweils 20–30 Minuten.
Warum? Entkrampfend, beruhigend und schlaffördernd.
Tipp: Sie können auch pures Melissenöl verdünnen: 2 Tropfen auf 1 EL Oliven- oder Mandelöl entsprechen der 1-prozentigen Lösung. 6 Tropfen auf 1 EL der 3-prozentigen.

So können Sie vorbeugen

- Gut gekaut ist halb verdaut: Geben Sie Ihrem Kind abwechslungsreiche, ballaststoffreiche Kost mit einem hohen Anteil an pflanzlichen Lebensmitteln – also viel Obst, Gemüse und Vollkornprodukte (fein geschrotet).
- Genauso wichtig ist es, reichlich und regelmäßig zu trinken, vor allem ungesüßten Tee und stilles Wasser.
- Regelmäßige Bewegung: Sport, aber auch Springen, Spielen und Herumtoben bringen den Darm in Schwung, massieren die Bauchorgane und regen die Durchblutung an. Selbst bei akuten Bauchschmerzen können kleine Gymnastikübungen im Bett noch guttun, zum Beispiel auf dem Rücken liegend mit den Beinen in der Luft Rad fahren.
- Achten Sie auf regelmäßigen Stuhlgang und die Sitzposition auf der Toilette (den Oberkörper leicht nach vorn gebeugt und die Füße auf einen kleinen Hocker gestellt).
- Sorgen Sie für einen regelmäßigen Tagesablauf und schützen Sie Ihr Kind vor möglicher Überforderung.
- Bei chronischen Bauchschmerzen kann eine Probiotika-Therapie helfen. Die Wahl des Stammes bzw. Präparats erfolgt nach der vorherrschenden Symptomatik (Verstopfung, Durchfall, Blähungen). Sprechen Sie darüber mit Ihrem Kinderarzt.

Pflanzliche Mittel & Tees

Pfefferminztee

1 TL Pfefferminzblätter mit 1 Tasse (200 ml) heißem Wasser übergießen, 10 Minuten zugedeckt ziehen lassen, dann abseihen.
Wie oft? Wie viel? 2–3 x täglich 1 Tasse; nicht als Dauertherapie verwenden, der Tee kann sonst die Schleimhaut reizen.
Warum? Regt die Verdauung und den Gallenfluss an und hilft damit bei der Fettverdauung. Desinfiziert und wirkt entkrampfend.

Melissentee

1 TL (Zitronen-)Melissenblätter mit 1 Tasse (200 ml) heißem Wasser übergießen, anschließend 10 Minuten zugedeckt ziehen lassen und dann abseihen.
Wie oft? Wie viel? 2–3 x täglich 1 Tasse.
Warum? Wirkt beruhigend, löst Krämpfe und Blähungen.

Akupressur

Magen 36 (Ma 36)

Wo? 4 Querfinger unterhalb des äußeren Randes der Kniescheibe (am besten am gebeugten Knie zu tasten), von hier 1 Daumenbreite nach außen.
Wie? Kräftig drücken, kreisen, dabei leicht vibrieren.
Wie lange? Bei Kindern unter 6 Jahren 30 Sekunden, bei Kindern über 6 Jahre 1 Minute.
Warum? Stärkt und reguliert die Verdauungsfunktion, kräftigt den gesamten Körper.

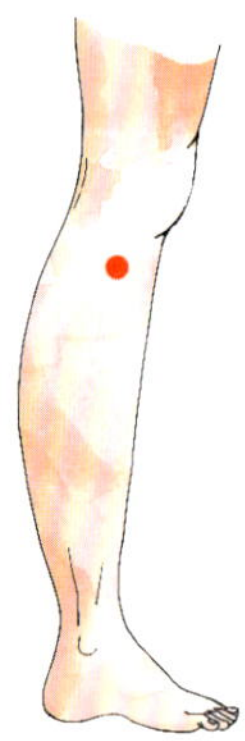

Milz 6 (Mi 6)

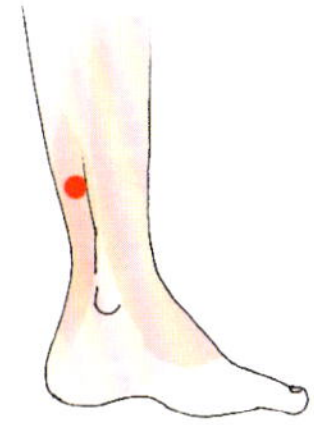

Wo? 4 Querfinger über der höchsten Erhebung des Innenknöchels, an der hinteren Schienbeinkante.
Wie? Kräftig drücken und kreisen.
Wie lange? Bei Kindern unter 6 Jahren 30 Sekunden, bei Kindern über 6 Jahre 1 Minute.
Warum? Hilft bei Völlegefühl, Appetitlosigkeit und Spannungsgefühl im Bauch.

Konzeptionsgefäß 6 (KG 6)

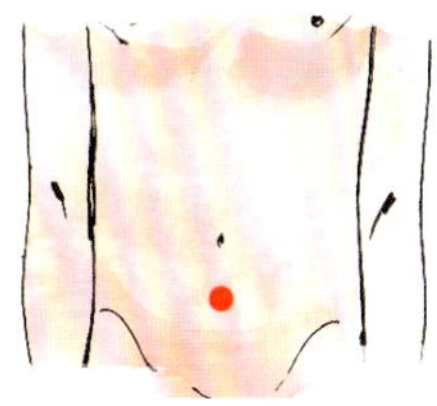

Wo? 2 Querfinger unterhalb des Nabels auf der Mittellinie.
Wie? Sanft drücken und kreisen.
Wie lange? Bei Kindern unter 6 Jahren 30 Sekunden, bei Kindern über 6 Jahre 1 Minute.
Warum? Allgemein stärkend, bei Schmerzen im Unterbauch und im Magen.

Homöopathie

Okoubaka C6

Wann? Bauchschmerzen nach Magen-Darm-Infekt oder Antibiotika-Therapie, um die Erholung der Darmschleimhaut zu unterstützen.
Wie oft? Wie viel? Wie lange? 3 x täglich 3 Globuli, 1 Woche lang.

Pulsatilla C30

Wann? Bauchschmerzen nach Durcheinander- und Zu-viel-Essen (Kindergeburtstag), frische Luft verbessert, Kind friert, will nicht allein sein, ist weinerlich und anlehnungsbedürftig.
Wie oft? Wie viel? 1 x 3 Globuli.

Wann zum Arzt?

+ SOFORT bei Verdacht auf Blinddarmentzündung, Darmverschluss/Darmverschlingung oder Hodentorsion.
+ SOFORT bei akuten schweren Bauchschmerzen, wenn Ihr Kind die Beine anzieht und sich krümmt, der Bauch druckempfindlich und vorgewölbt oder eingezogen ist.
+ SOFORT bei unstillbarem Erbrechen, Trinkverweigerung und schweren Durchfällen.
+ Bei schlechtem Allgemeinzustand, hohem Fieber oder wenn Sie ein ungutes Gefühl haben.
+ Wenn sich die Schmerzen trotz Selbstbehandlung nicht bessern.
+ Bei chronischen, immer wiederkehrenden Bauchschmerzen.
+ Bei Verdacht auf Nadelbruch/Leistenbruch.

Bettnässen

Dass kleine Kinder nachts ins Bett pieseln, ist normal. Das Gehirn muss erst lernen, das Signal „Blase voll“ zu erkennen und zu verarbeiten. Stutzig werden sollten Eltern, wenn ihr Kind mit 5 Jahren immer noch einnässt **(primäre Enuresis)** oder wieder damit anfängt, nachdem es bereits mindestens ein halbes Jahr trocken war **(sekundäre Enuresis).** Das Problem ist gar nicht so selten: 15 Prozent der 5-Jährigen und sogar 1–2 Prozent der 10-Jährigen nässen nachts noch ein.
Für eine primäre Enuresis gibt es verschiedene Ursachen: Meist sind die kontrollierenden Nervenleitungen zwischen Blase und Gehirn noch nicht ausgereift. Die Kinder schlafen so tief und fest, dass sie weder den Druck der Blase noch die Entleerung oder das nasse Bett wahrnehmen. Häufig ist dies vererbt. Manchmal ist auch ein Mangel eines für den Wasserhaushalt wichtigen Hormons (ADH) fürs Einnässen verantwortlich: Dadurch wird mehr Urin produziert, als die Blase halten kann.

War das Kind schon einmal trocken und nässt dann wieder ein, sind meist seelische Probleme der Grund dafür, etwa Schwierigkeiten in Schule oder im Kindergarten, die Geburt eines Geschwisterchens oder Ängste. Selten stecken Erkrankungen der Harnwege dahinter.
Nässt Ihr Kind auch am Tag ein oder hat immer wieder feuchte Unterhosen, kann das daran liegen, dass es den Urin absichtlich zurückhält, weil es zum Beispiel lieber weiterspielen will. Auch organische Störungen wie eine zu kleine Blase oder eine Koordinationsstörung von Blase und Blasenmuskel können dahinterstecken.

Symptome

- Nächtliches Einnässen mehr als 2x pro Monat bei Kindern über 5 Jahren
- Meist sehr tiefer Schlaf, Kind ist schwer aufzuwecken
- Manchmal verbunden mit Einnässen am Tag
- Manchmal zusammen auftretend mit Verstopfung (siehe Seite 188)

Hausmittel

Kürbiskerne

Eine Handvoll (geschrotete) Kürbiskerne – am besten aus der Apotheke oder dem Naturkostladen – in den Joghurt oder ins Müsli geben oder pur essen.
Wie oft? Wie viel? 1x täglich 1–2 TL.
Warum? Kräftigt die Blase und den Blasenschließmuskel.

Ansteigendes Fußbad

Füllen Sie einen Eimer oder eine Plastikwanne mit warmem Wasser (36–37 °C). Das Kind stellt seine Füße hinein, dann gießen Sie langsam mit einer Gießkanne oder dem Duschkopf heißes Wasser dazu, bis die Temperatur auf maximal 39–41 °C angestiegen ist. Ihr Kind sollte die Temperatur als angenehm empfinden. Es darf die Füße anschließend noch bis zu 10 Minuten im warmen Wasser lassen. Falls es das Fußbad als unangenehm empfindet oder Schweißausbrüche bekommt, beenden Sie es früher. Füße gründlich abtrocknen, dicke Socken anziehen und noch kurz ausruhen.
Wie oft? Wie viel? 1x täglich vor dem Zubettgehen.
Warum? Die Durchblutung und Erwärmung der Füße führt über Leitungsbahnen im Körper auch zu einer besseren Durchblutung der Harnwege.
Tipp: Bei Kindern ab 6 Jahren können Sie stattdessen auch ein Senfmehlfußbad machen (siehe Seite 37).

Eukalyptusblasenauflage

6 Tropfen pures Eukalyptusöl mit 1 EL Oliven- oder Mandelöl mischen. Eine angewärmte

Kompresse damit tränken. Auf die Blasenregion auflegen, Unterhose und Schlafanzughose darüber ziehen.
Welches Alter? Ab 6 Jahren.
Wie oft? Wie lange? 1 x täglich, kann über Nacht liegen bleiben.
Warum? Durchwärmend, entzündungshemmend, reguliert die Blasenfunktion.

Kühle Massage

Massieren Sie die Steißbeingegend mit einem kühlen, feuchten Waschlappen.
Wie oft? Wie lange? Täglich am Abend vor dem Zubettgehen, etwa 1 Minute.
Warum? Reflexzonen am unteren Rücken und der Kältereiz kräftigen den Beckenboden und die Blasenmuskulatur.

Johanniskrautöl

Innenseiten der Oberschenkel mit Johanniskrautöl (Rotöl) einreiben.
Wie oft? 1 x täglich.
Warum? Wärmt, stärkt die Blasen- und Beckenbodenmuskulatur.

Pflanzliche Mittel & Tees

Melissentee

1 TL (Zitronen-)Melissenblätter mit 1 Tasse (200 ml) heißem Wasser übergießen, dann 10 Minuten zugedeckt ziehen lassen und abseihen. Alternativ können Sie auch eine Teemischung mit Johanniskraut und Schafgarbe aus der Apotheke verwenden.
Wie viel? 1 Tasse, 30 Minuten vor dem Zubettgehen.
Warum? Melisse stärkt die Nerven und hat eine beruhigende Wirkung. Sie hilft daher vor allem, wenn möglicherweise psychische Belastung ein Grund dafür sein könnte, dass Ihr Kind nachts einnässt.

In trockenen Betten

Wenn über 5-Jährige ins Bett oder in die Hose machen, ist ihnen das in der Regel selbst sehr peinlich – sie machen es ja nicht absichtlich. Schimpfen Sie also nicht – auch wenn das zuweilen schwerfällt. Dadurch wird es oft nur noch schlimmer, weil das Kind dann Angst vor möglichen Strafen hat. Am wirksamsten ist es, das Problem erst einmal entspannt anzugehen und das Trockenwerden nicht zu forcieren, sondern durch sorgsame und liebevolle Begleitung zu unterstützen.
Hier ein paar bewährte Tipps, wie Sie das hinbekommen können:

- Lassen Sie sich von Ihrem Kind helfen. Dies soll keine Strafe sein, aber es ist wichtig, dass es mitbekommt, was für einen Aufwand es bedeutet, das Bett neu zu beziehen und die Wäsche zu waschen.
- Erklären Sie Ihrem Kind, was in seinem Körper abläuft: dass das Gehirn der Blase über Nervenleitungen Befehle gibt und so mit ihr „spricht". Oft verbessert dies allein schon die Blasenfunktion.
- Belohnen Sie Ihr Kind: In einen Kalender darf es eine Sonne zeichnen, wenn die Nacht trocken war – oder eine Wolke, wenn das Bettzeug nass war. Bei vier Sonnen pro Woche bekommt es dann zum Beispiel einen Sticker. So werden Erfolge sichtbar.
- Manchmal helfen sogenannte Klingelhosen: Wird die Hose nass, ertönt ein Alarm. Dieser soll das Kind wecken, damit es zur Toilette geht. Das klappt aber nur dann, wenn das Kind selbst motiviert ist, trocken zu werden. Sprechen Sie darüber mit Ihrem Kinderarzt. Er kann dies verordnen.

Akupressur

Die folgenden vier Akupressurpunkte sollten Sie jeweils 1x täglich anwenden, bevor das Kind zu Bett geht – und zwar in der angegebenen Reihenfolge:

Konzeptionsgefäß 3 (KG 3)

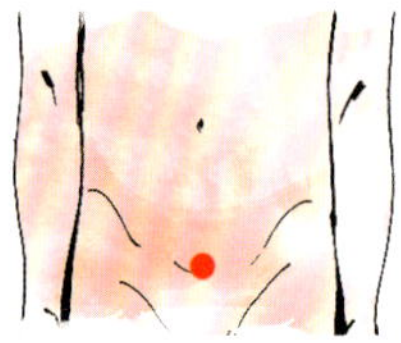

Wo? 4 Daumenbreiten unterhalb des Nabels bzw. 1 Daumenbreite von der Schambeinfuge entfernt auf der Mittellinie.
Wie? Sanft drücken und kreisen.
Wie lange? Bei Kindern unter 6 Jahren 30 Sekunden, bei Kindern über 6 Jahre 1 Minute.
Warum? Reguliert die Blasenfunktion.

Milz 6 (Mi 6)

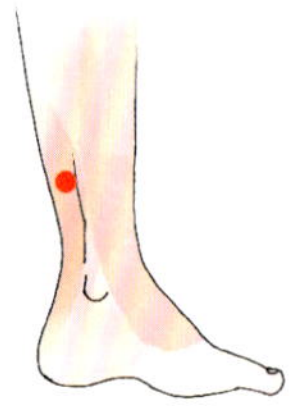

Wo? 4 Querfinger über der höchsten Erhebung des Innenknöchels, an der hinteren Schienbeinkante.
Wie? Kräftig drücken und kreisen.
Wie lange? Bei Kindern unter 6 Jahren 30 Sekunden, bei Kindern über 6 Jahre 1 Minute.
Warum? Stärkt die Nieren, reguliert das Wasserlassen.

Niere 3 (Ni 3)

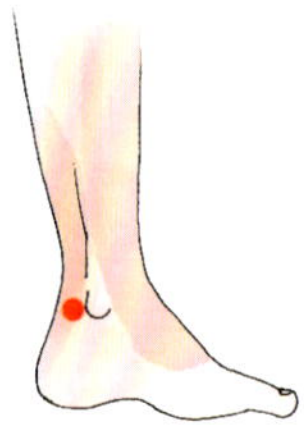

Wo? In der Mitte zwischen Innenknöchel und Achillessehne.
Wie? Sanft drücken und kreisen.
Wie lange? Bei Kindern unter 6 Jahren 30 Sekunden, bei Kindern über 6 Jahre 1 Minute.
Warum? Steuert die Nierenenergie, wirkt beruhigend, auch bei unspezifischen Ängsten, kalten Füßen.

Kleinfingermassage

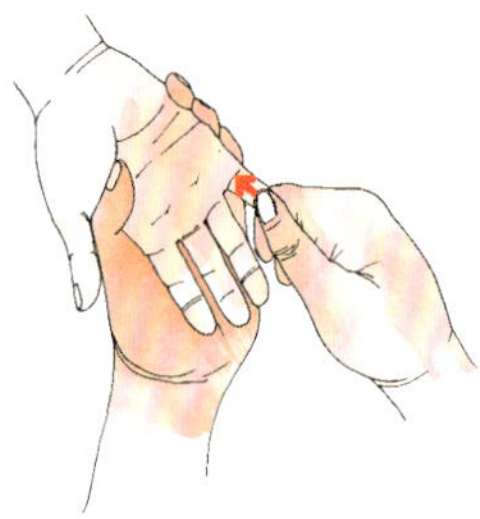

Wo? Unterseite des kleinen Fingers.
Wie? Von der Spitze zur Wurzel mit dem Daumen kreisförmig massieren.
Wie lange? Bei Kindern unter 6 Jahren 30 Sekunden, bei Kindern über 6 Jahre 1 Minute.
Warum? Stärkt die Nieren.

So können Sie vorbeugen

- Achten Sie darauf, dass Ihr Kind abends nicht übermäßig viel trinkt. Eine volle Blase ist kontraproduktiv.
- Schicken Sie Ihr Kind, kurz bevor es schlafen geht, immer noch einmal auf die Toilette.
- Falls Sie Ihrem Kind wegen des Einnässens Windeln anziehen: Benutzen Sie Höschenwindeln und lassen Sie den Weg zum WC leicht beleuchtet – so kann Ihr Kind nachts einfacher auf die Toilette gehen, ohne dass es stürzen könnte.

Hilfreiche Urotherapie

Immer mehr Urologen und Kliniken bieten für Kinder und ihre Eltern sogenannte Urotherapien an. Dabei kommen verschiedene verhaltenstherapeutische Methoden zum Einsatz. Die Kinder lernen mithilfe einfacher Bilder oder Modelle die Anatomie und die Abläufe des eigenen Körpers kennen – etwa durch einen Luftballon als Modell der Harnblase. Und sie erfahren, was die Ursache der Probleme sein könnte. Die Wahrnehmung des eigenen Körpers und seiner Signale wird geschult. Betroffene Kinder und ihre Eltern bekommen Tipps zur optimalen Blasenentleerung sowie zu Trink- und Ernährungsverhalten. Urotherapeuten finden Sie bei der Deutschen Kontinenz Gesellschaft sowie in vielen urologischen Abteilungen von Kliniken. Weitere Tipps und Informationen finden Sie unter www.initiative-trockene-nacht.de.

Homöopathie

Es können keine spezifischen Mittel zur Selbstanwendung empfohlen werden, eine unterstützende konstitutionelle Therapie ist möglich.

Wann zum Arzt?

+ Wenn Ihr Kind mit 5 Jahren immer noch regelmäßig einnässt, spätestens vor dem Schulbeginn.
+ Wenn ältere Kinder wieder mit dem Einnässen beginnen.
+ Wenn Ihr Kind auch am Tag einnässt.
+ Wenn Symptome wie häufiges Wasserlassen, Brennen oder Schmerzen auftreten.

Bindehautentzündung

Wegen Bindehautentzündung zu Hause bleiben? Kindertagesstätten und Schulen sind da streng, Eltern oft irritiert. Was ist so schlimm, wenn das Auge tränt oder juckt? Der Grund: Es gibt sowohl virale als auch bakterielle Bindehautentzündungen, die hochansteckend sind. Eine **Bindehautentzündung (Konjunktivitis)** kann zudem begleitend bei Grippe, Windpocken, Röteln und Masern auftreten. Sind Bakterien wie Staphylokokken oder Streptokokken die Auslöser, sind die Augen verklebt oder verkrustet. Nicht ansteckend sind Bindehautentzündungen, die durch Reizungen entstehen, etwa durch Rauch, Chlorwaser oder Zugluft. Auch trockene Augen und allergisch bedingte Reaktionen durch Pollen, Hausstaub, Tierhaare (siehe Seite 102, Heuschnupfen) können zu einer Bindehautentzündung führen.

Symptome

- Gerötetes, juckendes, brennendes Auge
- Tränendes und lichtempfindliches Auge
- Gefühl, „irgendetwas im Auge zu haben“
- Gelbliches Sekret, verklebtes Auge (Eiter)

Hausmittel

Augenwäscherei

Waschen Sie die Augen Ihres Kindes mit lauwarmem abgekochtem Wasser oder einer Kochsalzlösung aus (die Lösung bekommt man in kleinen Ampullen in der Apotheke) – und zwar immer vom Augenrand zur Nase hin. Benutzen Sie dazu am besten ein Leinen- oder Baumwolltuch, keine Watte und keine Papiertücher, diese fusseln und weichen auf.
Wie oft? Mehrmals täglich, jedes Mal ein frisches Tuch benutzen.
Warum? Spült die Keime oder reizende Stoffe aus dem Auge.

Augenkompresse

Wattepad mit Augentrost-Extrakt tränken und auf das geschlossene Auge legen. Nicht ganz so wirksam, aber vielleicht schneller zur Hand: Schwarzteekompressen. Dafür 1 Teebeutel aufbrühen, den Beutel dann in den Kühlschrank geben und als kühlende Kompresse aufs Auge legen. Wichtig: für jede Anwendung einen frischen Teebeutel benutzen!
Wie oft? Wie lange? 2–3 x täglich, jeweils 10–15 Minuten.
Warum? Entspannend, schmerzlindernd, entzündungshemmend.

Finger weg vom Auge!

- Wenn das Auge schmerzt, fassen Kinder unwillkürlich immer wieder hin. Falsch, denn dadurch werden die Keime verteilt. Daher: Auf Hygiene achten! Häufig Hände waschen, am besten Einmalwaschlappen und für jedes Auge getrennte Tücher verwenden, um die Erreger nicht zu verteilen.
- Sonnenbrille tragen oder Zimmer verdunkeln, um die Augen zu schonen.
- Auf Lesen, Fernsehen und Handyspielen verzichten. Schnelle Bewegungen des Augapfels reizen das Auge weiter.
- Während und ein paar Tage nach einer Bindehautentzündung keine Kontaktlinsen tragen. Einmal- und Monatslinsen, Aufbewahrungs- und Reinigungsbehälter zur Sicherheit austauschen.
- Kein Make-up im Augenbereich verwenden.

Pflanzliche Mittel & Tees

Augentropfen

Welche? Euphrasia-Augentropfen.
Welches Alter? Keine Beschränkung.
Wann? Gereizte Augen, die nicht durch Bakterien entzündet sind.
Wie oft? Wie viel? 2–5 x täglich je 1 Tropfen.
Warum? Euphrasia (Augentrost) wirkt entzündungshemmend und regulierend auf die Tränenflüssigkeit.
Alternativ: Bei sehr trockenem Auge oder eitriger Bindehautentzündung können Sie auch Mercurialis-Augentropfen (Bingelkraut) verwenden (aus der Apotheke).

Vorsicht: Viele pflanzliche Mittel reizen die Augen. Besonders Kamille wirkt am Auge stark austrocknend und kann sogar allergische Reaktionen hervorrufen. Selbst hergestellte Tees sind für Augenspülungen generell nicht geeignet. Denn in ihnen können Schwebstoffe und Mikroorganismen enthalten sein, die das Auge reizen können.

Akupressur

Dickdarm 4 (Di 4)

Wo? Legen Sie den Daumen des Kindes an den Zeigefinger an. Di 4 befindet sich auf dem Hautwulst zwischen Daumen und Zeigefinger. Zur Behandlung den Daumen wieder leicht abspreizen und Richtung Handfläche, vom Daumen weg, drücken.
Wie? Kräftig drücken und kreisen.
Wie lange? Bei Kindern unter 6 Jahren 30 Sekunden, bei Kindern über 6 Jahre 1 Minute.
Warum? Meisterpunkt für Schmerzen und den gesamten Kopf- und Gesichtsbereich.

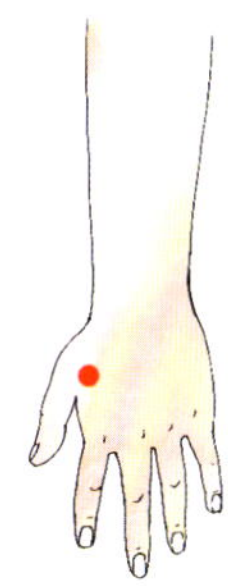

Gallenblase 20 (Gb 20)

Wo? Am Hinterkopf unterhalb des knöchernen Schädels. 3 Querfinger von der Mittellinie entfernt in einer Vertiefung seitlich des Kopfdrehermuskels.
Wie? Sanft drücken und kreisen.
Wie lange? Bei Kindern unter 6 Jahren 30 Sekunden, bei Kindern über 6 Jahre 1 Minute.
Warum? Bei Rötung und Schwellung der Augen, übermäßigem Tränenfluss, verschwommener Sicht.

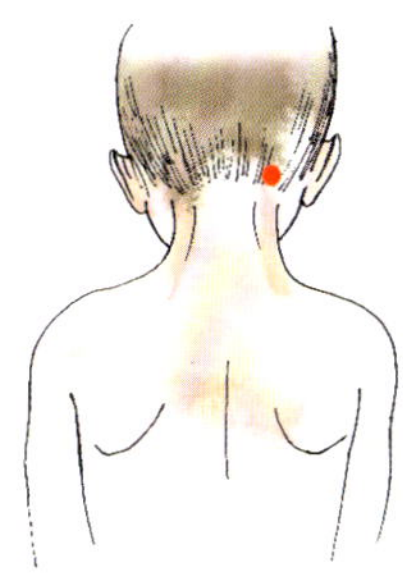

Extrapunkt Kopf 5 (Ex KH 5)

Wo? In einer Vertiefung 1 Querfinger hinter dem Mittelpunkt zwischen dem seitlichen Ende der Augenbraue und dem äußeren Augenwinkel.
Wie? Sanft drücken und kreisen.
Wie lange? Bei Kindern unter 6 Jahren 30 Sekunden, bei Kindern über 6 Jahre 1 Minute.
Warum? Schmerzlindernd, Hitze ausleitend bei geschwollenem und gerötetem Auge, verschwommener Sicht.

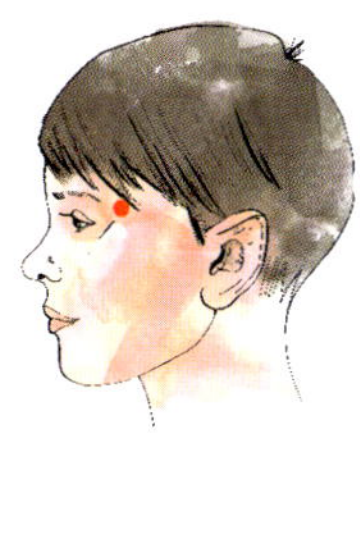

Augentropfen geben

Kinder können und wollen die Augen meist nicht weit öffnen, wenn sie Augentropfen bekommen sollen. Seien Sie beruhigt: Das ist gar nicht nötig. Sie können die Augentropfen auch in leicht geschlossene Augen tropfen. Dazu legt sich Ihr Kind hin und Sie geben die Tropfen in den inneren Augenwinkel (an der Nase). Öffnet Ihr Kind danach die Augen, verteilt sich der Tropfen ganz automatisch. Sie können die Tropferei auch spielerisch gestalten, indem Sie zusammen „Eulenaugen" machen: Die Augentropfen in den inneren Augenwinkel geben, dann gemeinsam mit dem Kind die Augen weit aufreißen und „Uhuh" rufen. Wärmen Sie die Ampulle vor jeder Gabe leicht in der Hand an – die Tropfen nicht kühlschrankkalt verwenden.

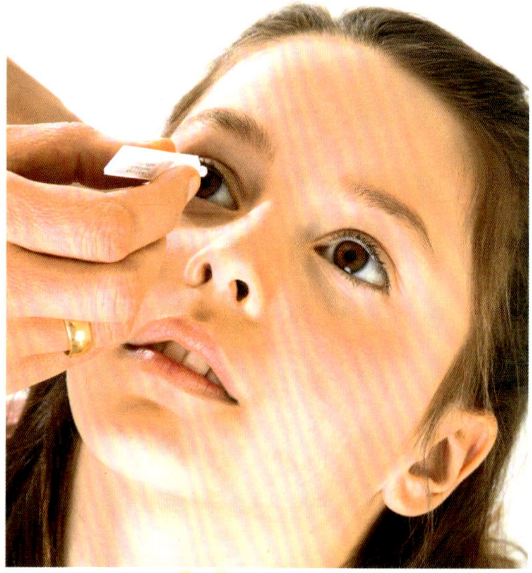

Homöopathie

Euphrasia C12

Wann? Wunde Bindehaut und Lidränder, Kind ist lichtempfindlich, Wind und Wärme verschlimmern das Leiden, Blinzeln und Reiben verbessern es.
Wie oft? Wie viel? Wie lange? 2x täglich 3 Globuli, 3 Tage lang.

Pulsatilla C12

Wann? Gelbliches Sekret, festsitzender Schnupfen, die Nase ist zu, das Sekret löst sich nicht, weinerliche Kinder, frische Luft bessert das Leiden, wenig Durst.
Wie oft? Wie viel? Wie lange? 2x täglich 3 Globuli, 3 Tage lang.

Wann zum Arzt?

- SOFORT, wenn Ihr Kind über Sehstörungen klagt oder das Bewegen des Auges schmerzt.
- Wenn Sie vermuten, dass Ihr Kind einen Fremdkörper im Auge hat, den Sie nicht einfach entfernen können, indem Sie das Lid leicht nach unten ziehen.
- Wenn Eiter aus dem Auge fließt oder das Auge eitrig verklebt ist.
- Wenn sich die Beschwerden nach 1 Tag nicht bessern.

Blähungen

Man hört sie, man riecht sie und oft machen Kinder Witze über furzende Klassenkameraden: **Blähungen (Meteorismus)** sind zwar lästig, aber nur selten ein Hinweis auf eine ernste Darmerkrankung. Die Gase entstehen zum Beispiel, wenn man beim Trinken mit einem Strohhalm Luft verschluckt, durch kohlensäurehaltige Getränke, aber auch durch Bonbonlutschen oder Kaugummikauen. Manchmal werden im Dickdarm durch Bakterien vermehrt Gase gebildet. Neben stark blähenden Speisen wie Hülsenfrüchten, Zwiebeln, Kohl und frischem Brot können zudem ein Magen-Darm Infekt (ab Seite 73, 77, Durchfall, Erbrechen), eine Verstopfung (siehe Seite 188, Verstopfung) oder eine Darmfehlbesiedlung nach Antibiotikagabe der Grund für Blähungen sein.

Meist steckt aber eine fehlerhafte Ernährung dahinter: unregelmäßiges, zu hastiges Essen, zu viele Fette, zu viele Süßigkeiten, zu viele Milchprodukte, zu wenig Ballaststoffe (siehe ab Seite 242, Ernährung). Treten Blähungen nach dem Essen bestimmter Nahrungsmittel auf, können sie ein Hinweis auf eine Nahrungsmittelunverträglichkeit sein.
Auch Zuckerersatzstoffe (Xylit, Sorbit, Mannit) können zu Blähungen führen, wie zum Beispiel Xylit in Kaugummis oder Diätprodukten.

Symptome

- Geblähter, ausladender Bauch
- Drückende, manchmal krampfartige Bauchschmerzen
- Abgehen von Winden, zum Teil übel riechend

Hausmittel

Bauchmassage

Massieren Sie den Bauch Ihres Kindes mit flacher Hand sanft kreisend. Dabei folgen Sie im Uhrzeigersinn dem Darmverlauf: rechts unten beginnen, dann nach rechts oben, links oben, links unten und zum Schluss Richtung Darmausgang.
Wie oft? 3–5x kreisen, bis zu 3x täglich.
Warum? Regt die Darmbewegung an.

Dicken Bauch machen

Den Atem tief in den Bauch strömen lassen: Ihr Kind kann dazu die Hand auf den Bauch legen, um zu fühlen wie sich der Bauch hebt und senkt (oder das Lieblingskuscheltier auf den Bauch setzen und es heben und senken).
Welches Alter? Ab dem Vorschulalter.
Wie oft? 3–5x atmen, bis 3x täglich.
Warum? Der Massageeffekt auf die Bauchorgane regt die Verdauung an. Zudem fördert die Bauchatmung die Entspannung. Blähungen sind nämlich häufig auch mit Stress und Anspannung verbunden.

Springen, Spielen, Toben

Bewegung bringt den Darm in Schwung, massiert die Bauchorgane und regt die Durchblutung an.

Kümmelbauchauflage

Massieren Sie den Bauch Ihres Kindes mit 3-prozentigem Kümmelöl sanft im Uhrzeigersinn (Kinder bis 6 Jahre 1-prozentiges Öl). Anschließend eine feuchtwarme Kompresse auflegen. Ein Kirschkernkissen oder eine Wärmflasche in eine Stoffwindel oder ein Handtuch einschlagen und obenauf legen.
Wie oft? Wie lange? Maximal 3x täglich, jeweils 20–30 Minuten.
Warum? Löst die Krämpfe und regt die Verdauungssäfte an.
Hinweis: Sie können auch pures Kümmelöl verwenden, müssen dies dann aber verdünnen. 2 Tropfen ätherisches Öl auf 1 EL Oliven- oder Mandelöl, das entspricht einer 1-prozentigen Lösung, 6 Tropfen auf 1 EL einer 3-prozentigen Lösung.

Pflanzliche Mittel & Tees

Zäpfchen

Welche? Carum carvi.
(Produkt ohne Wirk- und Zusatzstoffe wählen).
Welches Alter? Abhängig vom Präparat.
Wann? Bei ausgeprägten Blähungen.
Wie oft? Wie viel? Höchstens 2x täglich 1 Zäpfchen bei Bedarf.
Warum? Kümmel wirkt entblähend.

Tropfen

Welche? Carminativum-Hetterich®.
Welches Alter? Keine Beschränkung.
Wann? Bei ausgeprägten Blähungsbeschwerden und Völlegefühl.
Wie oft? Wie viel? 3x täglich; 1–4 Jahre: 10–15 Tropfen, 4–12 Jahre: 15–20 Tropfen, ab 13 Jahre: 30–40 Tropfen.
Warum? Kamillenblüten, Pfefferminzblätter, Fenchel, Kümmel und Pomeranzenschalen wirken entblähend und lindernd bei krampfartigen Beschwerden.

Windtee

Fenchelsamen im Mörser zerstoßen. 2 TL mit 1 Tasse (200 ml) heißem Wasser übergießen, 10 Minuten zugedeckt ziehen lassen, abseihen. Statt Fenchel können Sie auch Anis oder Kümmel nehmen oder die Kräuter mischen.
Wie oft? Wie viel? 2–3x täglich 1 Tasse.
Warum? Wirkt beruhigend und löst Krämpfe. Die stärkste krampflösende Wirkung hat Kümmel, dann folgen Fenchel und Anis. Allerdings schmeckt den Kindern Fenchel meist besser als Kümmel.

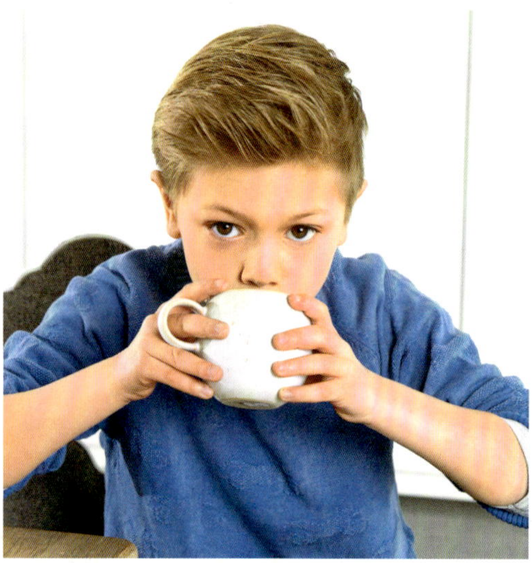

So können Sie vorbeugen

- Geben Sie einem Kind, das zu Blähungen neigt, Melissentee zu trinken. Melisse fördert die Verdauung, sodass Blähungen erst gar nicht entstehen.
- Achten Sie auf regelmäßigen Stuhlgang.
- Kaugummikauen, Bonbonlutschen und Trinken durch einen Strohhalm reduzieren.
- Vermeiden Sie kohlensäurehaltige Getränke.
- Schwer verdauliche Nahrungsmittel reduzieren (beispielsweise Kohl, Hülsenfrüchte, Zwiebeln, Lauch, Rohkost, Bananen, Dörrobst und Vollkornprodukte).
- Ihr Kind sollte möglichst langsam essen, gut kauen und nicht im Stehen essen.

Akupressur

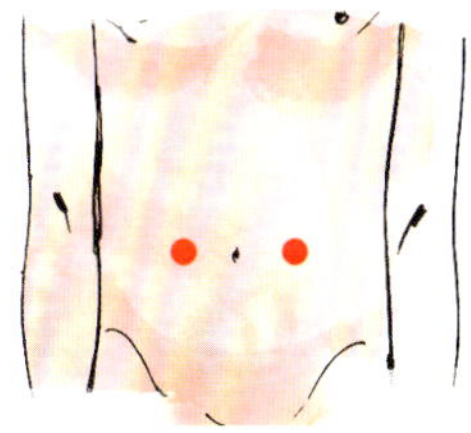

Magen 25 (Ma 25)

Wo? 2 Daumenbreiten neben dem Bauchnabel.
Wie? Beide Punkte sanft drücken und kreisen.
Wie lange? Bei Kindern unter 6 Jahren 30 Sekunden, bei Kindern über 6 Jahre 1 Minute.
Warum? Reguliert und harmonisiert die Verdauung, lindert Blähungen.
Tipp: Sie können nach der Akupressur auch noch eine Tuina-Behandlung (chinesische Massage) um den Bauchnabel anschließen. Reiben Sie dafür mit der flachen Hand kreisförmig um den Nabel herum. Der Abstand zum Nabel beträgt dabei ungefähr 2 Daumenbreiten. Dauer: 30–60 Sekunden.

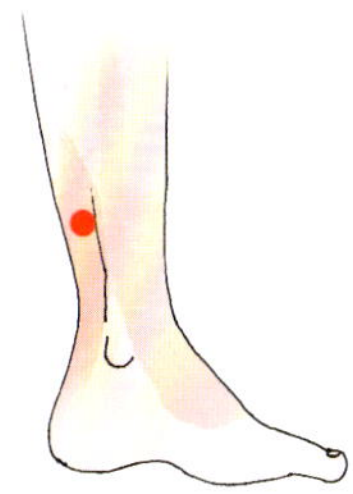

Milz 6 (Mi 6)

Wo? 4 Querfinger über der höchsten Erhebung des Innenknöchels, an der hinteren Schienbeinkante.
Wie? Sanft drücken und kreisen.
Wie lange? Bei Kindern unter 6 Jahren 30 Sekunden, bei Kindern über 6 Jahre 1 Minute.
Warum? Hilft bei Völlegefühl, Appetitlosigkeit und Spannungsgefühl im Bauch.

Homöopathie

Colocynthis C12

Wann? Bei Bauchkoliken, die schubweise auftreten, Wärme und Druck wirken lindernd.
Wie oft? Wie viel? Wie lange? 2x täglich 3 Globuli, 3–5 Tage lang.

Lycopodium C12

Wann? Bei krampfartigen Bauchschmerzen, die ab dem späten Nachmittag schlimmer werden, Kind ist schlecht gelaunt.
Wie oft? Wie viel? Wie lange? 2x täglich 3 Globuli, 3–5 Tage lang.

Okoubaka C6

Wann? Bei Blähungen, die durch ungewohnte Ernährung oder Antibiotika verursacht werden, bei leichten und unspezifischen Beschwerden; allgemeinstes homöopathische Mittel bei Magen-Darm-Problemen.
Wie oft? Wie viel? Wie lange? 3x täglich 3 Globuli, 3–5 Tage lang.

Wann zum Arzt?

+ Bei chronischen, immer wiederkehrenden Blähungen. Hier kann eine Nahrungsmittelunverträglichkeit, eine Verdauungsstörung oder eine Störung der Darmflora die Ursache sein.

Bronchitis

Bronchitis oder Husten? Der Unterschied ist für Eltern nicht immer klar. Grob gesagt gilt: Wer hustet, hat nicht automatisch eine Bronchitis, denn Husten ist nur ein Symptom. Wer aber eine Bronchitis hat, der hustet.

Bei einer Bronchitis sind die Schleimhäute der Luftröhrenäste (Bronchien) in der Lunge und manchmal auch die Schleimhäute der Luftröhre akut entzündet. Sie schwellen an und sondern vermehrt Schleim ab. Auslöser dafür sind meist Viren. Auch bei einem grippalen Infekt oder im Rahmen anderer Erkrankungen (etwa Masern oder Keuchhusten) kann es zu einer Bronchitis kommen. Bakterien sind nur in jedem zehnten Fall der Auslöser einer Bronchitis.

Wenn die Krankheitserreger die Lungengewebe befallen, kann sich eine Bronchitis zu einer **Lungenentzündung (Pneumonie)** entwickeln (siehe Kasten rechts). Bei der **verengenden (obstruktiven) Bronchitis** verkrampft zudem die Muskulatur der Atemwege, sodass der Schleim nicht mehr abfließen und die eingeatmete Luft nicht entweichen kann. Das Kind bekommt schlechter Luft und Sie hören beim Ausatmen eventuell ein pfeifendes oder quietschendes Geräusch.

Wichtig ist bei allen Formen der Bronchitis, dass Ihr Kind das Sekret abhustet. Geben Sie ihm daher viel zu trinken. So wird der Schleim flüssig. Ideal sind Wasser und ungesüßter Tee. Bitte keine oder nur wenige Milchprodukte geben, sie fördern die Schleimbildung. Hustenstiller sollten Sie nur im Ausnahmefall geben.

Symptome

- Zu Beginn trockener, hohler Husten
- Nach wenigen Tagen oft Auswurf von weißlichem, zähem Schleim
- Bei Kleinkindern gelegentlich Erbrechen, da sie den Schleim nicht ausspucken können, sondern herunterschlucken
- Oft zusätzliche Erkältungssymptome wie Fieber, Schnupfen und Bindehautreizung
- Verengende Bronchitis: erschwerte Ausatmung, hörbare Atemgeräusche bei der Ausatmung (Pfeifen), Atemnot möglich

Hausmittel

Sie können bei Bronchitis alle Naturheilverfahren anwenden, die im Kapitel Husten genannt sind (siehe Seite 107). Achtung, wenn Ihr Kind inhalieren möchte: Um bei Bronchitis den Schleim aus den Bronchien zu lösen, brauchen Sie einen elektrischen Inhalator mit Vernebler. Als Zusatz verwenden Sie am besten fertige Inhalationssalze.

So können Sie vorbeugen

- Als Eltern: Verzichten Sie aufs Rauchen, der Qualm reizt die Atemwege zusätzlich.
- Sorgen Sie für ausgewogene Ernährung, genug Schlaf und tägliche Bewegung an der frischen Luft – auch bei schlechtem Wetter.
- Achten Sie auf eine ausreichend hohe Luftfeuchtigkeit. Lüften Sie abends gut und hängen Sie feuchte Wäsche oder Tücher vor die Heizkörper oder auf Wäscheständer.
- Viel trinken hält die Schleimhäute feucht. Trockene Schleimhäute machen anfällig für Infekte, da sich Viren darauf sehr wohlfühlen.
- Viel Vitamin C tanken, zum Beispiel mit Schwarzen Johannisbeeren, Sanddornsaft oder Hagebuttentee.

Wenn Ihr Kind eine Lungenentzündung bekommt

Eine Lungenentzündung ist eine schwerwiegende Erkrankung. Manchmal geht ihr ein Infekt der oberen Luftwege oder eine Bronchitis voraus. Häufig befallen Viren oder Bakterien aber auch direkt das Lungengewebe, zum Beispiel Pneumokokken. Auch Fremdkörper oder das Einatmen von reizenden Stoffen können eine Entzündung der Lungenbläschen und des umliegenden Gewebes hervorrufen. Bei einer schweren Lungenentzündung nehmen die Kinder weniger Sauerstoff auf, die Lippen sind bläulich und die Atmung ist schnell und flach. Dann müssen Sie mit Ihrem Kind ins Krankenhaus. Selten können Komplikationen wie eine Entzündung des Brustfells oder auch Ansammlungen von Sekret oder Eiter in der Brusthöhle auftreten.

Pflanzliche Mittel & Tees

Saft und Tropfen

Welche? Bronchipret®.
Welches Alter? Saft ab 1 Jahr, Tropfen ab 6 Jahren.
Wann? Bei Husten mit zähem Schleim und Bronchitis.
Wie oft? Wie viel? Saft 3x täglich; 1–5 Jahre: 3,2 ml, 6–11 Jahre: 4,3 ml, ab 12 Jahren: 5,4 ml; Tropfen 3x täglich; 6–11 Jahre: 1,3 ml, ab 12 Jahren: 2,6 ml.
Warum? Thymian und Efeu normalisieren das Sekret und wirken entzündungshemmend.

Salbe

Welche? Thymian-Myrte-Balsam.
Welches Alter? Keine Beschränkung.
Wie oft? 2x täglich Brust und Rücken des Kindes einreiben.
Warum? Beruhigend, schleimlösend.

Saft und Tropfen

Welche? Umckaloabo®.
Welches Alter? Ab 1 Jahr.
Wann? Bei Bronchitis und viraler Lungenentzündung.
Wie oft? Wie viel? Saft 3x täglich; 1–6 Jahre: 2,5 ml, 7–12 Jahre: 5 ml; Tropfen 3x täglich; 1–5 Jahre: 10 Tropfen, 6–12 Jahre: 20 Tropfen, ab 13 Jahren: 30 Tropfen.
Warum? Der Wurzelextrakt der Kapland-Pelargonie sorgt dafür, dass sich der Schleim leichter abhusten lässt. Er wirkt antiviral und macht es Bakterien schwerer, an die Schleimhäute zu gelangen.

Thymiantee

2 TL getrocknete Thymianblätter mit 1 Tasse (200 ml) heißem Wasser übergießen, dann 10 Minuten zugedeckt ziehen lassen und abseihen. Wenn Sie zusätzlich Spitzwegerichblätter, Fenchelsamen und Süßholzwurzel dazugeben, ist der Tee noch wirksamer.
Wie oft? Wie viel? Bis zu 3x täglich 1 Tasse.
Warum? Schleimlösend, auswurffördernd, krampflösend, hustenstillend, antientzündlich und antibakteriell.
Tipp: Hustentee immer mit Honig süßen, da der süße Geschmack die Sekretbildung anregt.

Akupressur

Sie können alle Akupressurpunkte anwenden, die im Kapitel Husten genannt sind (siehe Seite 109).

Homöopathie

Sie können aus den Globuli auswählen, die im Kapitel Husten genannt sind (siehe Seite 110).

Wann zum Arzt?

+ SOFORT bei Atemnot oder schneller, flacher Atmung und pfeifendem Atemgeräusch.
+ Bei eitrigem, gelbgrünem Auswurf.
+ Wenn Ihr Kind sehr schnell und oberflächlich atmet und eventuell zusätzlich Fieber auftritt.
+ Bei schweren Hustenanfällen.
+ Wenn sich der Husten nach 1 Woche nicht bessert.
+ Bei häufig wiederkehrender Bronchitis oder häufigem Husten ohne Erkältung, um beispielsweise Allergien oder Asthma bronchiale auszuschließen.

Durchfall

Wenn es im Bauch heftig grummelt und das Kind zur Toilette rennt, ist das eigentlich ein gutes Zeichen. Denn ein akuter **Durchfall (Diarrhoe)** spült Krankheitserreger und Giftstoffe aus dem Körper und schützt ihn so vor tiefergehenden Infektionen.
Meist ist ein Magen-Darm-Infekt die Ursache für akuten Durchfall, ausgelöst durch Viren (vor allem Rota- oder Noroviren) oder durch Bakterien in verunreinigten Lebensmitteln. Oft müssen Kinder gleichzeitig erbrechen (siehe Seite 77, Erbrechen). Ein Durchfall bei Magen-Darm-Infekt dauert in der Regel 1–3 Tage. Doch es gibt noch andere Ursachen für Durchfall: Vielleicht hat Ihr Kind zu viel Obst gegessen, zu viel unverdünnten Obstsaft (vor allem Apfel- und Birnensaft) oder Softdrinks getrunken oder es bekam zu viele Zuckeraustauschstoffe wie Xylitol und Sorbitol in „zuckerfreien“ Kaugummis? Auch nach einer Antibiotikaeinnahme kommt es häufig zu Durchfällen.

Symptome

- Mehr als 3 Stuhlgänge pro Tag
- Weicher, ungeformter oder wässriger Stuhl
- Häufig krampfartige Bauchschmerzen
- Fieber möglich
- Appetitlosigkeit, Übelkeit, Erbrechen möglich

Hausmittel

Getrocknete Heidelbeeren

Aus getrockneten Heidelbeeren können Sie einen Tee zubereiten: 1,5 EL Beeren in 1 Tasse (200 ml) kaltem Wasser aufsetzen und 10 Minuten köcheln lassen. Abseihen. Löffelweise über den Tag verteilt geben. Alternativ können Sie auch die entsprechende Menge Heidelbeermuttersaft (purer Direktsaft aus der ersten Pressung) aus der Apotheke oder dem Reformhaus in Magerquark rühren. Ältere Kinder können die Beeren direkt kauen.
Wie viel? 2–4 Jahre: 10–15 g Beeren oder Saft pro Tag (10 g Saft entspricht 1 EL), 4–10 Jahre: 15–20 g, ab 11 Jahren: bis 30 g.
Warum? Die in den Heidelbeeren enthaltenen Gerbstoffe dichten die Darmschleimhaut ab, wirken stopfend, entzündungshemmend sowie leicht brechreizlindernd.
Achtung: keine frischen Heidelbeeren verwenden, sie wirken abführend.

Karottensuppe nach Moro

500 g Karotten in 1 l Wasser 1–1,5 Stunden weich kochen. Anschließend pürieren, mit Wasser erneut auf 1 l auffüllen und 1 gestrichenen TL Salz zugeben.
Wie viel? Bis zu 3 Portionen am Tag.
Warum? Karotten enthalten Pektin, aber auch Oligogalakturonsäuren. Diese verhindern, dass sich Keime an der Darmwand anheften. Viel Pektin steckt auch in geriebenem Apfel und pürierter Banane – beides gute Alternativen.

Kleine Helfer: Probiotika

Milchsäurebakterien und Hefen können die Dauer eines Durchfalls im Schnitt um 1 Tag verkürzen. Enthalten sind diese zum Beispiel in Naturjoghurt. Sie können sich auch Probiotika in der Apotheke besorgen. Etwa Lactobacillus rhamnosus GG (InfectoDiarrstop® LGG Mono) oder Saccharomyces boulardii (Perenterol® Junior, Santax® S).

Pflanzliche Mittel & Tees

Saft

Welcher? Diarrhoesan®.
Welches Alter? Ab 2 Jahren.
Wie viel? Abhängig vom Alter;
2–3 Jahre: zu Anfang 1 x 10 ml, dann stündlich 5 ml (pro Tag höchstens 60 ml);
4–5 Jahre: zu Anfang 1 x 20 ml, dann stündlich 10 ml (pro Tag höchstens 80 ml);
ab 6 Jahre: zu Anfang 1 x 30 ml, dann stündlich 15 ml (pro Tag höchstens 120 ml).
Warum? Das enthaltene Apfelpektin festigt den Stuhl, Kamille wirkt beruhigend auf den Magen-Darm-Trakt.

Durchfall-Stopp-Tee

Als Getränk eignen sich Tees aus Kamillenblüten, Fenchelsamen und Brombeerblättern, unfermentierter grüner Tee oder eine Fertigmischung mit Blutwurz (Apotheke). 1–2 TL Tee mit 200 ml heißem Wasser übergießen, 10 Minuten zugedeckt ziehen lassen, abseihen.
Wie oft? Wie viel? Mehrmals täglich 1 Tasse.
Warum? Kamille und Fenchel wirken beruhigend, krampflösend, entzündungshemmend; Brombeere, Grüntee und Blutwurz enthalten Gerbstoffe und wirken daher zusammenziehend, sekretions- und keimhemmend.

Flüssigkeit ist jetzt das Wichtigste

Bei Durchfall verliert Ihr Kind Wasser und Salz, beides muss ersetzt werden. Am besten sind fertige Elektrolytlösungen aus der Apotheke. Überbrückend können Sie Ihrem Kind eine Lösung mixen: Rühren Sie in 1 Glas Wasser oder Kräutertee 1 Prise Salz und 1 TL Traubenzucker. Oder geben Sie ihm 1 Glas Apfelsaft, der 1:1 mit Wasser verdünnt ist. Reichen Sie keine unverdünnten Fruchtsäfte oder die oft empfohlene Cola: Sie enthalten zu viel Zucker, was den Durchfall noch verstärken kann. Wenn Ihr Kind das Trinken verweigert, geben Sie die Flüssigkeit in kleinen Schlucken mit einer Spritze (ohne Nadel) in den Mund. Das akzeptieren die meisten Kinder gut. Hohen Flüssigkeitsverlust erkennen Sie an folgenden Anzeichen:

- trockene Lippen, Mundschleimhäute und Zunge; keine Tränen
- schlappes, teilnahmsloses Kind

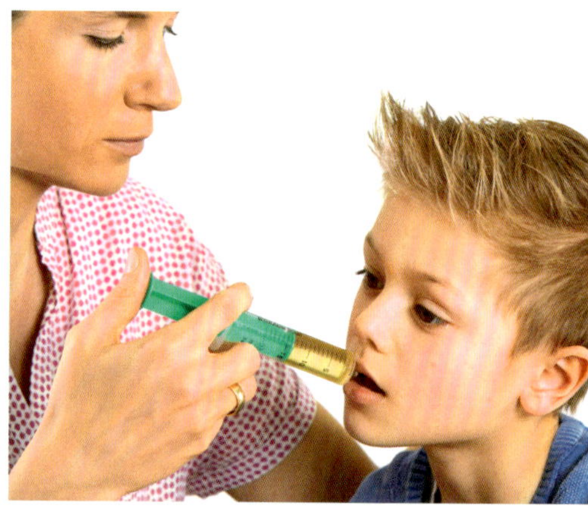

- Kind pieselt seltener als 4x am Tag bzw. weniger als halb so viel wie sonst, dunkler Urin
- eingefallene Augen
- Hautfalten, die man am Handrücken zwischen den Fingern hochzieht, gehen nur langsam oder gar nicht zurück.

So können Sie vorbeugen

- Nach dem Klo und vor dem Essen, Hände waschen nicht vergessen!
- Vermeiden Sie Infektionen durch Lebensmittel: Fleisch immer durchgegart essen, Hackfleisch frisch kaufen und noch am selben Tag verbrauchen, rohe Eier und Rohmilchprodukte möglichst meiden oder sofort essen.
- Auf Reisen gilt als Faustregel: Cook it, peel it or leave it. Also kein Wasser aus der Leitung trinken, Eiswürfel sofort aus dem Glas entfernen und Finger weg von allem, was man nicht schälen kann.

Akupressur

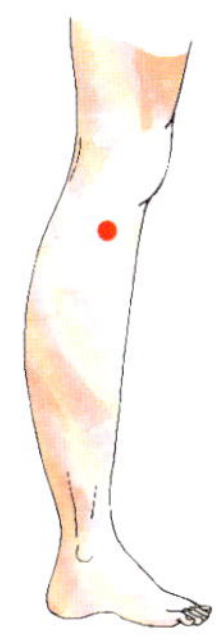

Magen 36 (Ma 36)

Wo? 4 Querfinger unterhalb des äußeren Randes der Kniescheibe (am besten am gebeugten Knie zu tasten), von hier 1 Daumenbreite nach außen.
Wie? Kräftig drücken, kreisen, dabei leicht vibrieren.
Wie lange? Bei Kindern unter 6 Jahren 30 Sekunden, bei Kindern über 6 Jahre 1 Minute.
Warum? Stärkt und reguliert die Verdauung, kräftigt den Körper.

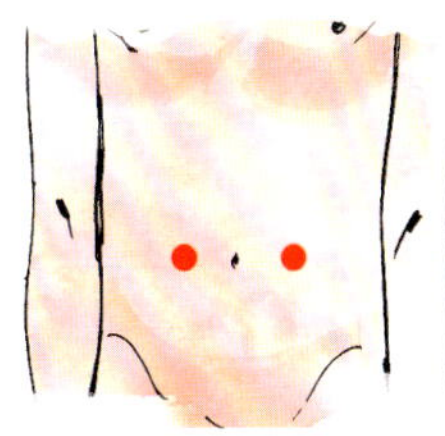

Magen 25 (Ma 25)

Wo? 2 Daumenbreiten neben dem Bauchnabel.
Wie? Beide Punkte sanft drücken und kreisen.
Wie lange? Bei Kindern unter 6 Jahren 30 Sekunden, bei Kindern über 6 Jahre 1 Minute.
Warum? Reguliert und harmonisiert die Verdauung.

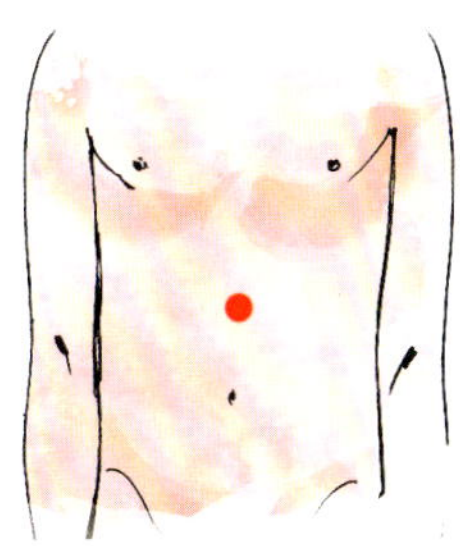

Konzeptionsgefäß 12 (KG 12)

Wo? 4 Daumenbreiten oberhalb des Nabels auf der Mittellinie, circa in der Mitte zwischen Bauchnabel und unterem Rand des Brustbeins.
Wie? Kräftig drücken und kreisen.
Wie lange? Bei Kindern unter 6 Jahren 30 Sekunden, bei Kindern über 6 Jahre 1 Minute.
Warum? Hilft bei Durchfall und Übelkeit.

Schiss haben

Wenn Kinder vor etwas Angst haben, sagen sie gern: „Davor habe ich Schiss!" Manchmal ist diese Aussage wörtlich zu nehmen und die Aufregung vor einer Klassenfahrt, einer Prüfung oder einem Auftritt zeigt sich als Durchfall. Diese körperliche Reaktion auf ein besonderes Ereignis lässt normalerweise von selbst nach, sobald die Anspannung vorüber ist. Tritt dies allerdings häufiger auf, sollten Sie überlegen, ob Sie etwas an der Situation ändern können oder Ihr Kind generell überfordert ist.

Nach dem Infekt

Nach einem überstandenen Magen-Darm-Infekt sind Kinder immer noch ansteckend. Wie lange, hängt vom jeweiligen Erreger ab. Bei Noroviren kann dies bis zu 2 Wochen dauern. Ihr Kind sollte nach Abklingen der letzten Beschwerden noch 48 Stunden von Kindergarten und Schule fern bleiben, das verringert das Ansteckungsrisiko. Auch zu Hause sollten Sie in den Tagen nach dem Infekt noch besonders gründlich Hände waschen und die Badarmaturen und Türklinken desinfizieren. Essen kann Ihr Kind wieder alles, nur auf allzu Fettiges und Milch sollte es ein paar Tage verzichten. Naturjoghurt hilft beim Wiederaufbau der Darmflora, pürierte Bananen gleichen (durch das enthaltene Kalium und Magnesium) verlorene Körpersalze aus, genauso wie eine Reis-Gemüse-Suppe.

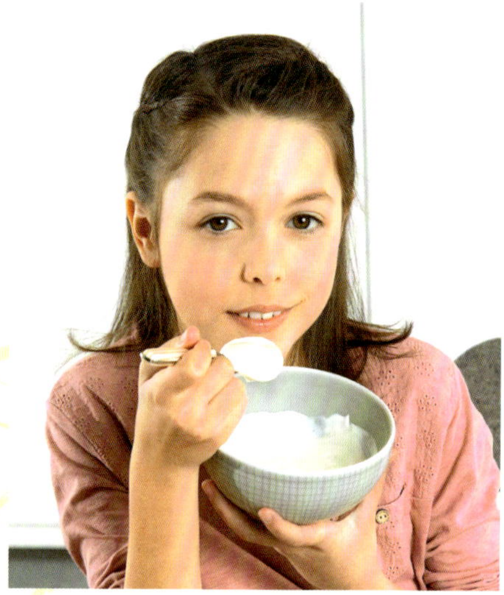

Homöopathie

Okoubaka C6

Wann? Durchfall nach ungewohnter Kost, Antibiotika-Einnahme oder Magen-Darm-Infekt; Hauptdurchfallmittel.
Wie oft? Wie viel? 3x täglich 3 Globuli.

Pulsatilla C30

Wann? Brechdurchfall nach fettem Essen, Eis oder Durcheinanderessen, Kind fröstelt und hat keinen Durst.
Wie oft? Wie viel? 1x 3 Globuli sofort, die Gabe kann dann nach 2 Stunden noch einmal wiederholt werden, anschließend keine weiteren Gaben mehr, auch nicht am darauffolgenden Tag.

Veratrum album C30

Wann? Kalter Schweiß, Schwindel, Kreislaufprobleme, große Erschöpfung.
Wie oft? Wie viel? 1x 3 Globuli sofort, nach 2 Stunden wiederholen, dann keine weiteren Gaben mehr, auch nicht am nächsten Tag.

Wann zum Arzt?

- SOFORT, wenn Ihr Kind sehr viel Flüssigkeit verliert, Zeichen einer Austrocknung zu sehen sind (siehe Kasten, Seite 74) und es das Trinken verweigert.
- Bei blutigem Durchfall.
- Wenn Ihr Kind gleichzeitig über starke Bauchschmerzen im rechten Unterbauch klagt.
- Bei Fieber über 39 °C.
- Wenn der Durchfall länger als 3 Tage anhält und Ihr Kind Gewicht verliert.
- Wenn der Durchfall 48 Stunden nach einer Fernreise auftritt.
- Wenn Durchfall immer wieder auftritt und chronisch wird.

Erbrechen

Erbrechen putzt durch: Wenn sich ein Kind übergibt, reinigt es damit den Magen. Auf diese Weise schützt es sich vor Erregern und giftigen Substanzen, die im Magen nichts zu suchen haben. Meist steckt ein **Magen-Darm-Infekt (Gastroenteritis)** hinter dem Erbrechen. Manchmal haben Kinder aber auch schlicht zu viel Süßes und Fettes durcheinandergegessen, etwa auf Kindergeburtstagen. Erbrechen ist mitunter jedoch auch ein Symptom von anderen Krankheiten. Es kann zum Beispiel bei anderen Infekten, Vergiftungen und Verstopfung (siehe Seite 188, Verstopfung) auftreten, aber auch bei Blinddarmentzündung (siehe Seite 56, Bauchschmerzen), Migräne (siehe Seite 117, Kopfschmerzen) sowie bei seelischen Problemen, Stress und Überforderung. Manche Kinder übergeben sich regelmäßig auf Auto- oder Schiffsreisen (siehe Seite 184, Reiseübelkeit).

Symptome

- Übelkeit
- Erbrechen von Nahrungsresten, Speichel, möglicherweise gallig grün
- Bauchschmerzen
- Bei Magen-Darm-Infekt Durchfall und Fieber möglich

Hausmittel

Ingwertrunk

1 Stück frische Ingwerwurzel (etwa 5 cm lang) schälen, mit 1 l heißem Wasser übergießen und 10 Minuten zugedeckt ziehen lassen, Ingwer entfernen. Bei Bedarf etwas Honig zugeben.
Wie oft? Den Tag über schluckweise trinken.
Warum? Lindert Übelkeit und Erbrechen, wirkt keimhemmend und erwärmend.
Tipp: Wenn Ihrem Kind Ingwer zu scharf ist, kochen Sie ihm Pfefferminz- oder Kamillentee.

Superzitrone

Geben Sie Ihrem Kind 1 Stück unbehandelte Zitronenschale zum Darauf-Herumkauen. Oder nutzen Sie das Aroma der Zitrusfrucht für eine Duftkompresse. Dazu träufeln Sie 3 Tropfen ätherisches Zitronenöl auf eine Kompresse oder ein Taschentuch und lassen Ihr Kind ab und zu daran riechen.
Warum? Lindert Übelkeit und Erbrechen, sorgt für frischen Geschmack im Mund.

Der Körper braucht Flüssigkeit

Bei Erbrechen verliert Ihr Kind Wasser und Salz: Beides muss ersetzt werden. Am besten sind fertige Elektrolytlösungen aus der Apotheke. Überbrückend können Sie Ihrem Kind eine Lösung mixen: Rühren Sie in 1 Glas Wasser oder Kräutertee 1 Prise Salz und 1 TL Traubenzucker. Geben Sie zu Beginn alle zwei Minuten kleine Mengen mit einem Teelöffel oder mit einer Spritze (ohne Nadel) in den Mund. Erst wenn Ihr Kind etwa 100–200 ml der Lösung geschluckt und behalten hat, können Sie auch größere Mengen auf einmal anbieten. Geben Sie Ihrem Kind keine unverdünnten Fruchtsäfte oder die oft empfohlene Cola zu trinken: die Säure kann die Schleimhäute noch zusätzlich reizen.

Pflanzliche Mittel & Tees

Konzentrat

Welches? Kamillosan® Konzentrat.
Welches Alter? Ab 2 Jahren.
Wann? Bei Magengrummeln und leichtem Erbrechen.
Wie oft? Wie viel? Mehrfach täglich 5 ml Konzentrat auf 100 ml Flüssigkeit in Tee oder Wasser rühren.
Warum? Kamille beruhigt den Magen und wirkt reizmindernd.

Pfefferminztee

1 TL frische oder getrocknete Pfefferminzblätter mit 1 Tasse (200 ml) heißem Wasser übergießen, 10 Minuten zugedeckt ziehen lassen, dann abseihen.
Wie viel? Bis zu 3 Tassen am Tag.
Warum? Schmerzlindernd, krampflösend, antiseptisch. Alternativ können Sie einen Tee aus Kamillenblüten zubereiten: Dieser wirkt entzündungshemmend und beruhigend.

Akupressur

Perikard 6 (Pe 6)

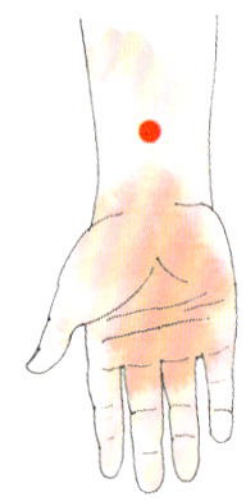

Wo? 3 Querfinger oberhalb der Handgelenksbeugefalte auf der Unterarminnenseite, zwischen zwei Sehnen.
Wie? Sanft drücken und kreisen.
Wie lange? Bei Kindern unter 6 Jahren 30 Sekunden, bei Kindern über 6 Jahre 1 Minute.
Warum? Hilft bei Schmerzen und Koliken in Brustkorb und Oberbauch, bei Übelkeit und Erbrechen.

Konzeptionsgefäß 12 (KG 12)

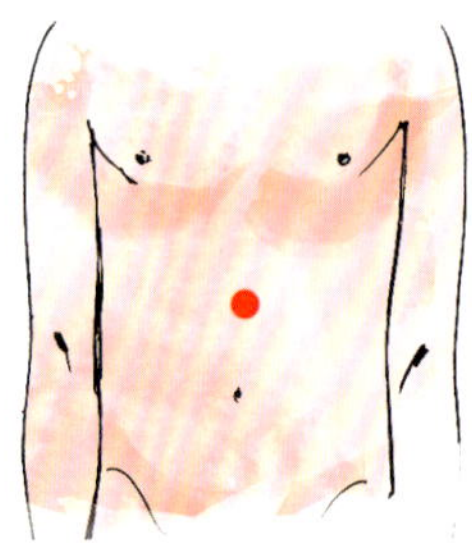

Wo? 4 Daumenbreiten oberhalb des Nabels auf der Mittellinie, circa in der Mitte zwischen Bauchnabel und unterem Rand des Brustbeins.
Wie? Sanft drücken und kreisen.
Wie lange? Bei Kindern unter 6 Jahren 30 Sekunden, bei Kindern über 6 Jahre 1 Minute.
Warum? Lindert Magenschmerzen, Übelkeit und Erbrechen.

Magen 36 (Ma 36)

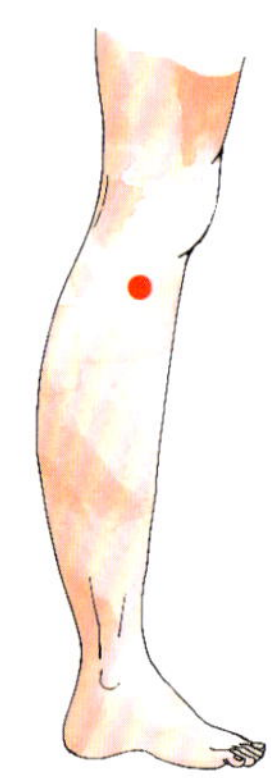

Wo? 4 Querfinger unterhalb des äußeren Randes der Kniescheibe (am besten am gebeugten Knie zu tasten), von hier 1 Daumenbreite nach außen.
Wie? Kräftig drücken, kreisen, dabei leicht vibrieren.
Wie lange? Bei Kindern unter 6 Jahren 30 Sekunden, bei Kindern über 6 Jahre 1 Minute.
Warum? Stärkt und reguliert die Verdauung, kräftigt den Körper.

So können Sie vorbeugen

- Nach dem Klo und vor dem Essen, Hände waschen nicht vergessen – besonders gründlich vor allem dann, wenn im Kindergarten, in der Schule oder im Hort gerade ein Magen-Darm-Infekt umgeht.
- Vermeiden Sie Infektionen durch Lebensmittel: Fleisch durchgegart essen, Hackfleisch frisch kaufen und noch am selben Tag verbrauchen, rohe Eier und Rohmilchprodukte meiden oder sofort essen.
- Auf Reisen gilt: Cook it, peel it or leave it. Trinken Sie kein Wasser aus der Leitung, entfernen Sie Eiswürfel sofort aus dem Glas und lassen Sie die Finger von allem, was man nicht schälen kann.

Homöopathie

Phosphorus C30

Wann? Kind erbricht im Schwall (sogar Wasser, sobald es sich im Magen erwärmt hat), Kind hat viel Durst.
Wie oft? Wie viel? Wie lange? 1 x 3 Globuli, die Gabe kann man nach 2 Stunden wiederholen, dann keine weiteren Gaben mehr – auch nicht am darauffolgenden Tag.

Pulsatilla C30

Wann? Nach Durcheinanderessen von verschiedenen Speisen, nach fettem Essen, Kind verspürt wenig Durst.
Wie oft? Wie viel? Wie lange? 1x 3 Globuli, die Gabe kann man nach 2 Stunden wiederholen, dann keine weiteren Gaben mehr – auch nicht am nächsten Tag.

Veratrum album C30

Wann? Heftiges Erbrechen, gefolgt von Schwäche, einhergehend mit kaltem Schweiß und Kreislaufproblemen.
Wie oft? Wie viel? Wie lange? 1 x 3 Globuli, die Gabe kann man nach 2 Stunden wiederholen, dann keine weiteren Gaben mehr – auch nicht am nächsten Tag.

Wann zum Arzt?

+ SOFORT, wenn Ihr Kind sehr viel Flüssigkeit verliert, Zeichen einer Austrocknung zu sehen sind und Ihr Kind das Trinken verweigert (siehe Seite 74).
+ SOFORT, wenn Ihr Kind zusätzlich zum Erbrechen schwere Krankheitssymptome zeigt und über einen steifen Nacken oder starke Kopfschmerzen klagt.
+ SOFORT, wenn das Erbrechen nach einem Sturz oder Unfall auftritt.
+ SOFORT, wenn Ihr Kind zusätzlich über starke, anhaltende Bauchschmerzen klagt, die sich nicht bessern und es Hinweise auf eine Blinddarmentzündung gibt (siehe Seite 210, Ein Fall für die Notaufnahme?).
+ Wenn das Erbrechen länger als 1 Tag dauert.
+ Wenn Blut im Erbrochenen ist.
+ Wenn das Erbrochene gras- bis dunkelgrün verfärbt ist.
+ Wenn Ihr Kind zusätzlich hohes Fieber über 39 °C hat.

Erkältung und Grippe

Eine Redensart sagt: Eine Erkältung dauert unbehandelt sieben Tage, mit Medikamenten eine Woche. Das soll heißen: Durch eine Erkältung muss man durch. Es gibt keine Therapie gegen die Erkältungsviren, sondern nur Maßnahmen, welche die Symptome lindern oder unterdrücken. Solch eine **Erkältung** oder ein **grippaler Infekt** erwischt meist den ganzen Körper. Viel Ruhe und Schlaf sind die besten Heilmittel. Im Gegensatz zu einem grippalen Infekt kann eine echte **Grippe,** die **Influenza,** deutlich schwerer verlaufen. Die Kinder erkranken sehr plötzlich, fühlen sich äußerst schwach und leiden an hohem Fieber, trockenem Husten und Halsschmerzen sowie Muskel- und Kopfschmerzen. Andererseits bemerken ungefähr 70 Prozent gar nicht, dass sie eine echte Grippe haben: Die Infektion verläuft unbemerkt oder wie eine leichte Erkältung. Ob Ihr Kind eine richtige Grippe hat oder lediglich an einem grippalen Infekt leidet, kann der Kinderarzt durch einen Abstrich feststellen.

Vor einer Grippe kann man sich mit einer Grippeschutzimpfung schützen. Diese macht allerdings nur gegen den Erreger der echten Grippe, den Influenzavirus, immun. Vor der Vielzahl der Erkältungsviren, wie beispielsweise Rhino- oder Adenoviren, ist man dagegen keineswegs sicher. Der beste Schutz vor dem Angriff der Erkältungsviren ist und bleibt daher ein starkes Immunsystem (siehe Seite 234, Die Immunabwehr stärken). Zusätzlich zu den im Folgenden empfohlenen Anwendungen können Sie Begleitsymptome wie Fieber, Halsschmerzen, Husten und Schnupfen mit den Therapien behandeln, die Sie in den entsprechenden Kapiteln finden.

Symptome

- Schnupfen, Halsschmerzen und/oder Husten
- Abgeschlagenheit
- Häufig Fieber
- Kopf- und Gliederschmerzen möglich
- Leichte Bindehautentzündung möglich

Hausmittel

Zitronentrunk

Den Saft von 1 Zitrone in 1 Glas lauwarmes Wasser pressen und mit ½ TL Honig verrühren. Alternativ Sanddornsaft verwenden.
Wie oft? Wie viel? 1–2x täglich 1 Glas.
Warum? Zitrone wirkt antibakteriell, schleimlösend und entzündungshemmend und ist außerdem reich an Vitamin C. Studien zeigen, dass die Einnahme von 1–2 g Vitamin C pro Tag zu Beginn einer Erkältung die Dauer der Erkrankung verkürzen kann.

Zwiebelsaft

1 große Zwiebel schälen, fein würfeln und in ein sauberes Schraubglas füllen. Mit Honig bedecken. Das Glas verschließen und mindestens 3 Stunden, noch besser über Nacht, stehen lassen.
Wie oft? Wie viel? Von dem Saft, der entsteht, geben Sie Ihrem Kind 3–5x täglich 1 TL, Kindern ab 12 Jahren 3x täglich 1 EL.
Warum? Antibakteriell, schleimlösend und entzündungshemmend.

Duftendes Erkältungsbad

3–5 Tropfen eines ätherischen Öls (etwa Thymian oder ein Nadelholz) mit 1 TL Sahne oder Honig verrühren. Die Mischung in das warme Badewasser geben (36–37 °C).
Wie lange? 10–15 Minuten baden, anschließend im warmen Bett nachruhen.
Warum? Erwärmt, vermehrt die Durchblutung der Nasen-Rachen-Schleimhaut, steigert die Abwehr. Die ätherischen Öle werden direkt über die Haut und die Atmung aufgenommen. Nicht bei Fieber anwenden.

Ansteigendes Fußbad

Füllen Sie einen Eimer oder eine Plastikwanne mit warmem Wasser (36–37 °C). Das Kind stellt die Füße hinein, dann gießen Sie langsam mit einer Gießkanne oder dem Duschkopf heißes Wasser dazu, bis die Temperatur auf maximal 39–41 °C ansteigt. Ihr Kind sollte die Temperatur als angenehm empfinden. Es darf die Füße dann noch bis zu 10 Minuten im Wasser lassen. Empfindet es das Bad schon vorher als unangenehm oder bekommt es Schweißausbrüche, beenden Sie es früher. Abtrocknen, dicke Socken anziehen und kurz ausruhen.
Wie oft? Bis zu 2 x täglich.
Warum? Durchblutung und Erwärmung der Füße, führt über die Leitungsbahnen im Körper auch zu einer besseren Durchblutung der Schleimhäute im Nasen-Rachen-Raum.
Tipp: Für Kinder ab 6 Jahren eignet sich auch ein Senfmehlfußbad (siehe Seite 37).

Dampfinhalation

Geben Sie 1 EL reines Meersalz in eine große Schüssel (eventuell 1 EL getrocknete Kamillenblüten hinzufügen) und übergießen Sie dieses mit 1 l kochendem Wasser. Das Wasser kurz abkühlen lassen. Nehmen Sie Ihr Kind auf den Schoß. Legen Sie ein Handtuch über Ihre beiden Köpfe und die Schüssel, sodass kein Dampf entweicht. Nun soll Ihr Kind tief durch die Nase ein- und über den Mund ausatmen. Alternativ können Sie auch einen Dampfinhalator aus der Apotheke benutzen.
Wie oft? Wie lange? Bis zu 2x täglich, jeweils 10 Minuten, danach den Kopf mit einer Mütze oder einem Tuch warm halten.
Warum? Das Dampfbad hilft, dass sich Sekret und Schleim lösen; Kamille wirkt zudem entzündungshemmend.
Achtung: Lassen Sie Ihr Kind nie allein inhalieren, es könnte sich verbrühen.

Pflanzliche Mittel & Tees

Tabletten

Welche? Angocin® Anti Infekt N.
Welches Alter? Ab 6 Jahren.
Wann? Bei grippalem Infekt und echter Grippe.
Wie oft? Wie viel? 3x täglich 3–4 Tabletten.
Warum? Kapuzinerkresse und Meerrettich wirken antiseptisch, antiviral und antibakteriell vor allem im Hals-Nasen-Ohren- und Harntrakt.
Achtung: Bei gleichzeitiger Einnahme mit Coumadin® oder Marcumar® kommt es zu Wechselwirkungen mit Angocin®.

Gesundpunsch

40 g getrocknete Lindenblüten und je 20 g getrocknete Holunderblüten, Mädesüßkraut und Hagebuttenschalen in der Apotheke mischen lassen. 1 TL davon mit 1 Tasse (200 ml) heißem Wasser übergießen, dann 10 Minuten zugedeckt ziehen lassen und abseihen.
Wie oft? Wie viel? Mehrmals täglich 1 Tasse.
Warum? Die Teemischung wirkt wärmend und schweißtreibend, stärkt die Abwehr und hilft, Fieber zu senken.

Ruhe geben und Suppe löffeln

Wichtig ist, dass Sie bei einer beginnenden Erkältung auf Ruhe, Wärme, feuchte Schleimhäute (viel trinken!), hohe Luftfeuchtigkeit und frische Luft achten. Auch viel frisches Obst und Gemüse sind wichtig. Die bekannte Hühnersuppe wirkt schleimlösend und stärkt die Abwehr, auch durch ihren Zinkgehalt (Zink verkürzt die Dauer der Erkältung um bis zu 3 Tage). Bereiten Sie die Suppe am besten mit wärmenden Kräutern zu, wie Thymian, Rosmarin, Knoblauch, Meerrettich und Senfsamen. Das dämmt die Ausbreitung der Krankheitserreger ein.

Akupressur

Dickdarm 4 (Di 4)

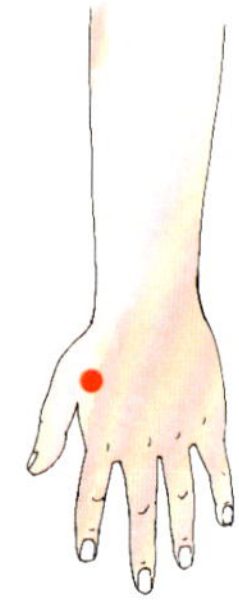

Wo? Legen Sie den Daumen des Kindes an den Zeigefinger an. Di 4 befindet sich auf dem Hautwulst zwischen Daumen und Zeigefinger. Zur Behandlung den Daumen wieder leicht abspreizen und Richtung Handfläche, vom Daumen weg, drücken.
Wie? Kräftig drücken und kreisen.
Wie lange? Bei Kindern unter 6 Jahren 30 Sekunden, bei Kindern über 6 Jahre 1 Minute.
Warum? Meisterpunkt für die Schleimhäute im Bereich des Kopfes und des Gesichts.

Lunge 7 (Lu 7)

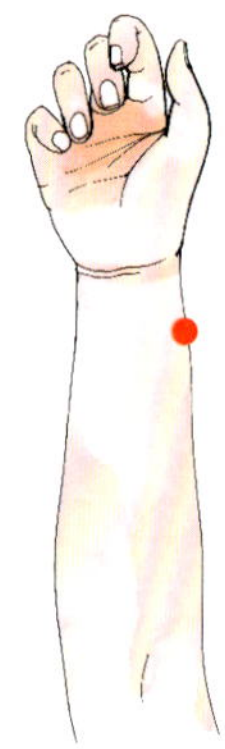

Wo? Daumenseitige Kante des Unterarms, 2 Querfinger von der Handgelenksfalte Richtung Ellenbogen (kurz hinter dem fühlbaren Knochenvorsprung der Speiche), zwischen zwei Sehnen.
Wie? Sanft drücken und kreisen.
Wie lange? Bei Kindern unter 6 Jahren 30 Sekunden, bei Kindern über 6 Jahre 1 Minute.
Warum? Tonisiert die Lunge, beseitigt Schleim, stärkt die Abwehrkräfte.

Magen 36 (Ma 36)

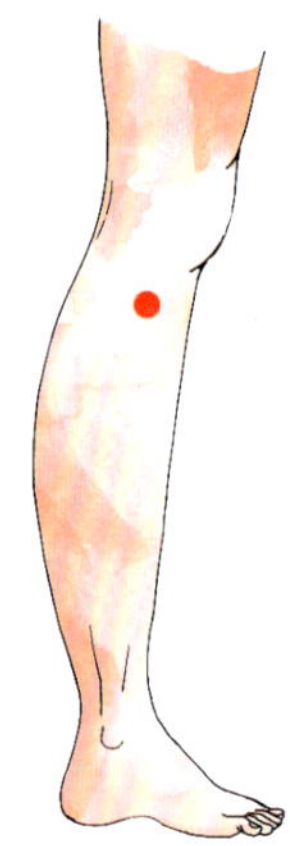

Wo? 4 Querfinger unterhalb des äußeren Randes der Kniescheibe (am gebeugten Knie tasten), von hier 1 Daumenbreite nach außen.
Wie? Kräftig drücken, kreisen, dabei leicht vibrieren.
Wie lange? Bei Kindern unter 6 Jahren 30 Sekunden, bei Kindern über 6 Jahre 1 Minute.
Warum? Unterstützt, reguliert und stärkt die Körperenergie und das Immunsystem, stärkt die Lungenfunktion.

Milz 6 (Mi 6)

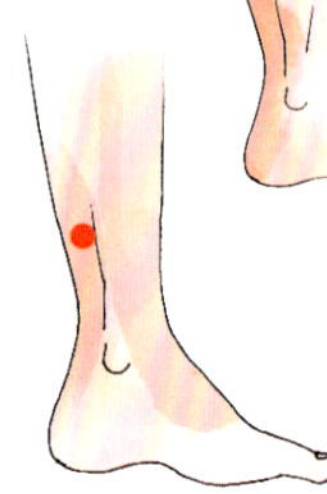

Wo? 4 Querfinger über der höchsten Erhebung des Innenknöchels, an der hinteren Schienbeinkante.
Wie? Sanft drücken und kreisen.
Wie lange? Bei Kindern unter 6 Jahren 30 Sekunden, bei Kindern über 6 Jahre 1 Minute.
Warum? Stärkt die Abwehrkräfte.

Eine Auszeit gönnen

Es hilft nichts: Wenn ein Kind mit Grippe oder Erkältung flachliegt, braucht es vor allem Ruhe. Es sollte in dieser Zeit auch keine Hausaufgaben machen oder lernen, sondern sich ausruhen und wirklich auskurieren. Das Hirn ist in solchen Phasen ohnehin nicht sonderlich aufnahmebereit. Wichtiger als jeder Schulstoff ist, dass Sie Ihrem Kind Zeit geben, gesund zu werden.

So können Sie vorbeugen

- Füße warm halten. So banal es klingt: Kalte Füße machen krank. Denn die Füße sind über Nervenbahnen auch mit dem Nasen-Rachen-Raum verbunden. Aus diesem Grund führen kalte Füße auch zu absinkenden Temperaturen in Ohren, Nase und Hals. Dadurch wiederum werden die Schleimhäute der oberen Atemwege schlechter durchblutet und die Abwehrkräfte geschwächt. Krankheitserreger fühlen sich wohl.
- Gerade in der Erkältungszeit die Hände gründlich mit Seife waschen.
- Regelmäßig lüften.
- Sorgen Sie für tägliche Bewegung an der frischen Luft, auch bei schlechtem Wetter.
- Viel trinken, damit die Schleimhäute feucht bleiben. Trockene Schleimhäute machen anfällig für Infekte, da sich auf ihnen Viren besonders wohlfühlen.
- Vitamin-C-haltiges Obst essen oder Vitamin-C-haltige Säfte trinken, zum Beispiel Schwarze Johannisbeere, Sanddornsaft oder Hagebuttentee.
- Eine Grippe-Impfung ist nur in ausgewählten Fällen nötig (siehe Seite 228, Impfen).

Homöopathie

Aconitum C30

Wann? Bei beginnender Erkältung.
Wie oft? Wie viel? 1 x 3 Globuli, nach 12 Stunden noch 1 x.

Ferrum phosphoricum C12

Wann? Bei beginnender Erkältung, Halskratzen, Niesen, Frösteln, wenn sich die Erkältung hinzieht, wenn das Kind nicht richtig krank, aber auch nicht wirklich gesund wird.
Wie oft? Wie viel? Wie lange? 2 x täglich 3 Globuli, 3–5 Tage lang.

Gelsemium C12

Wann? Schwäche, Kopf- und Gliederschmerzen, Fieber, das Kind ist schwach und hat keinen Durst.
Wie oft? Wie viel? Wie lange? 2 x täglich 3 Globuli, 3–5 Tage lang.

Wann zum Arzt?

+ SOFORT, wenn Ihr Kind über starke Kopf- und Nackenschmerzen klagt, teilnahmslos ist oder Hautausschläge bekommt.
+ Wenn das Fieber länger als 3 Tage über 39 °C anhält.
+ Wenn das Fieber nach einer fieberfreien Phase wiederkommt.
+ Wenn der Allgemeinzustand schlecht ist, Ihr Kind apathisch wirkt und nichts trinken mag.
+ Wenn Halsschmerzen, Husten und Schnupfen nach 5–7 Tagen nicht besser werden oder sich verschlimmern.
+ Bei Verdacht auf echte Grippe (Influenza).

Fieber

Fieber ist keine Krankheit, sondern ein Symptom. Die Höhe des Fiebers sagt nicht unbedingt etwas darüber aus, wie schwer ein Kind erkrankt ist: Wenn ein Kind zu wenig trinkt, zu warm angezogen ist oder viel herumtobt, kann das zu erhöhter Temperatur führen. Von Fieber spricht man erst, wenn die Körpertemperatur höher als 38,5 °C liegt. Temperaturen von 37,5–38 °C gelten als erhöhte Temperatur, liegt diese zwischen 38 und 38,5 °C sprechen Mediziner von leichtem Fieber. Zudem schwanken die Temperaturen im Laufe eines Tages: Morgens liegen sie um 0,5 °C niedriger als abends. Meist entsteht Fieber durch Infektionskrankheiten, die von Viren oder Bakterien ausgelöst werden (eine organische Erkrankung ist sehr selten). Um diese Eindringlinge zu bekämpfen, wirft der Körper sozusagen die Heizung an und fährt die Temperatur hoch. Das verschlechtert zum einen die Lebensbedingungen der Viren und Bakterien, zum anderen wird das Immunsystem des Körpers besonders aktiv: Der Körper bildet Abwehrstoffe, der Stoffwechsel wird angeregt. Daher sollten Sie das Fieber zulassen, sonst können Krankheitserreger nicht ausreichend bekämpft werden. Dann droht ein Rückfall und die Dauer des Infekts verlängert sich möglicherweise.
Als Faustregel gilt: Wenn das Fieber steigt (Kind friert und hat kalte Arme und Beine), braucht das Kind Wärme. Wenn das Kind fiebert (es schwitzt und hat warme Arme und Beine), braucht es Kühlung.

Symptome

- Im Fieberanstieg: Dem Kind ist kalt, es hat Schüttelfrost
- Im Fieber: heiße Stirn, heiße Ohren, rote Wangen, glänzende Augen
- Schneller Puls und schnelle Atmung

Hausmittel

Wadenwickel

Zwei Geschirrtücher oder Stoffwindeln in handwarmes Wasser tauchen und auswringen, sodass sie gerade nicht mehr tropfen. Die Tücher faltenfrei um die Waden des Kindes wickeln, am besten ab dem Fußgelenk bis hoch zur Kniekehle. Je ein trockenes Handtuch darüber winden. Das Kind zudecken und ruhen lassen.
Wie oft? Wie lange? Bis zu 2x täglich: Die Tücher nach etwa 10–20 Minuten abnehmen, auf jeden Fall, bevor sie warm sind. Die Anwendung nach 15–20 Minuten wiederholen. Maximal 3 Durchgänge hintereinander.
Warum? Wadenwickel helfen, die Wärme abzuleiten – allerdings müssen Unterschenkel und Füße des Kindes warm sein. Die Temperatur sollte nicht mehr als 1,5 °C sinken, sonst wird der Kreislauf zu stark belastet. Wenn Sie dem Wasser 1 EL Zitronensaft oder Essig zugeben, verstärken Sie die kühlende Wirkung.

Tipp: Mag Ihr Kind keine Wadenwickel, können Sie stattdessen Pulswickel machen.

Ganzkörperwaschung

Lappen (aus glatter Baumwolle) in lauwarmes Wasser tauchen und auswringen. Körper des Kindes in sanften Bewegungen abreiben – am besten entgegen der Haarwuchsrichtung. Am Handrücken beginnen bis zur Schulter, dann von der Handinnenfläche zur Achsel. Danach vom Fuß zur Leiste und vom Fuß zum Po. Zum Schluss Brust, Bauch, Rücken in Herzrichtung abreiben. Das Kind danach sofort ohne es abzutrocknen ins Bett legen und zudecken.
Wie oft? Bis zu 3x täglich.
Warum? Durch die Verdunstungskälte wird das Fieber gesenkt.
Tipp: Dem Wasser Pfefferminztee zugeben oder 1–3 Tropfen ätherisches Pfefferminzöl auf 1 l Wasser, das verstärkt die kühlende Wirkung.

Essigstrümpfe

Leichtere Variante der Wadenwickel: dünne Woll- oder Baumwollstrümpfe in handwarmes Wasser tauchen, das mit 1 EL Essig versetzt ist. Gut auswringen. Strümpfe bis über die Waden hochziehen, dann dicke trockene Wollsocken darüberziehen.
Wie lange? Wie oft? 10–15 Minuten, eventuell nach 1 Stunde 1x wiederholen.
Warum? Durch die Verdunstungskälte wird das Fieber gesenkt.

Holundersaft

Dunklen 100-prozentigen Holunderdirektsaft ohne Zuckerzusatz (Vorsicht, nicht mit dem hellen Holunderblütensirup verwechseln!) mit Wasser verdünnen, eventuell 1 Schuss frisch gepressten Zitronensaft und/oder etwas Honig zugeben (der Saft ist manchen Kindern sonst zu bitter).
Wie oft? Wie viel? 3x täglich 1 Glas.
Warum? Wärmt, wirkt schweißtreibend, stärkt das Immunsystem.

Pflanzliche Mittel & Tees

Lindenblüten- oder Holunderblütentee

2 TL getrocknete Linden- oder Holunderblüten mit 1 Tasse (200 ml) heißem Wasser übergießen, 10 Minuten zugedeckt ziehen lassen, dann abseihen.
Wie oft? Wie viel? 3–5x täglich bei beginnendem, ansteigendem Fieber 1 Tasse (möglichst warm trinken).
Warum? Wirkt schweißtreibend und wärmend, stärkt die Abwehr.

Was tun bei Fieberkrämpfen?

Manche Kinder neigen bei hohem Fieber zu Fieberkrämpfen. Diese treten vor allem im Alter von 6 Monaten bis zu 5 Jahren auf. Dabei ist nicht die Höhe des Fiebers entscheidend, sondern die Geschwindigkeit des Temperaturanstiegs. Meist sind diese Fälle unkompliziert – so erschreckend ihr Anblick für Eltern auch sein mag. Das Kind macht sich plötzlich ganz steif, überstreckt sich oder es zuckt rhythmisch mit den Armen, den Beinen oder dem gesamten Körper oder wird ganz schlapp. Oft dreht es die Augen dabei nach oben.
Die Anfälle dauern oft nur 2–3 Minuten und hören von selbst wieder auf. Bleiben Sie ruhig, lockern Sie enge Kleidungsstücke, räumen Sie harte oder spitze Gegenstände aus dem Weg, damit sich Ihr Kind nicht verletzen kann. Geben Sie ihm auf keinen Fall etwas zu trinken oder zu essen, stecken Sie ihm keine Gegenstände in den Mund.

Gehen Sie SOFORT zum Kinderarzt oder rufen Sie den Rettungsdienst, wenn …
- der Fieberkrampf zum ersten Mal auftritt.
- das Kind älter als 5 Jahre ist oder jünger als 1 Jahr.

Wenn Ihr Kind schon einmal einen Fieberkrampf hatte, wird Ihnen der Kinderarzt ein krampflösendes Medikament verschrieben haben. Geben Sie dieses, wenn der Anfall nach einigen Minuten nicht aufhört. Nach dem Fieberkrampf sollten Sie mit Ihrem Kind zum Kinderarzt gehen, um schwerwiegende Erkrankungen auszuschließen.

Medikamente gegen Fieber

Medikamente wie Paracetamol oder Ibuprofen senken das Fieber innerhalb von 30 Minuten um 1–2 °C. Setzen Sie diese Mittel aber nicht sofort ein, sondern erst, wenn es Ihrem Kind schlecht geht, es nicht mehr trinkt und Schmerzen hat oder das Fieber über 39,5 °C steigt.

Akupressur

Dickdarm 4 (Di 4)

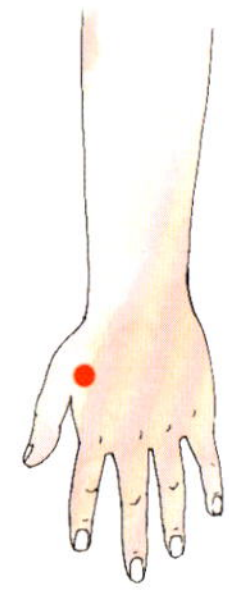

Wo? Legen Sie den Daumen des Kindes an den Zeigefinger an. Di 4 befindet sich auf dem Hautwulst zwischen Daumen und Zeigefinger. Zur Behandlung den Daumen wieder leicht abspreizen und Richtung Handfläche, vom Daumen weg, drücken.
Wie? Kräftig drücken und kreisen.
Wie lange? Bei Kindern unter 6 Jahren 30 Sekunden, bei Kindern über 6 Jahre 1 Minute.
Warum? Schmerzlindernd, Hitze ausleitend.

Lunge 7 (Lu 7)

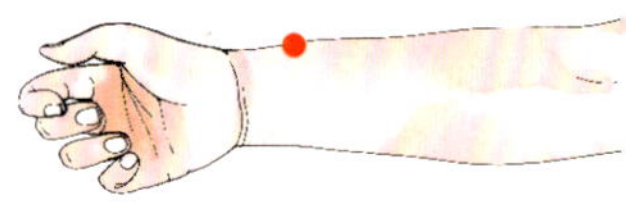

Wo? An der daumenseitigen Kante des Unterarms, 2 Querfinger von der Handgelenksfalte Richtung Ellenbogen (kurz hinter dem fühlbaren Knochenvorsprung der Speiche), zwischen zwei Sehnen.
Wie? Sanft drücken und kreisen.
Wie lange? Bei Kindern unter 6 Jahren 30 Sekunden, bei Kindern über 6 Jahre 1 Minute.
Warum? Stärkt die Abwehrkräfte.

Lenkergefäß 14 (LG 14)

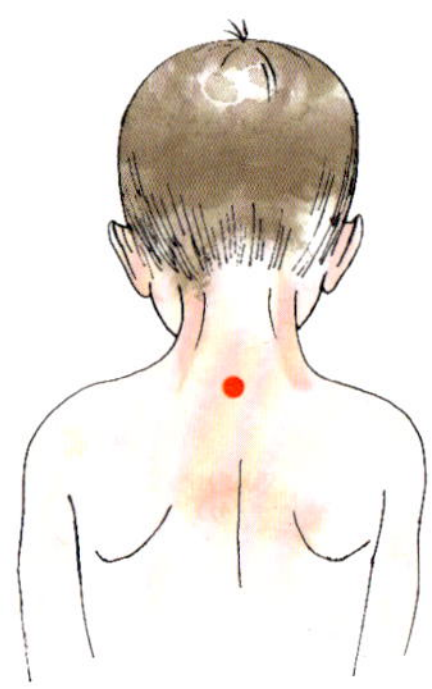

Wo? Unter dem Dornfortsatz des 7. Halswirbels (das ist der Wirbel, der am Übergang Hals/Schulter am weitesten vorsteht) auf der Mittellinie.
Wie? Sanft drücken und vibrieren.
Wie lange? Bei Kindern unter 6 Jahren 30 Sekunden, bei Kindern über 6 Jahre 1 Minute.
Warum? Hitze ausleitend, fiebersenkend, immunstärkend.

Wasser des himmlischen Flusses

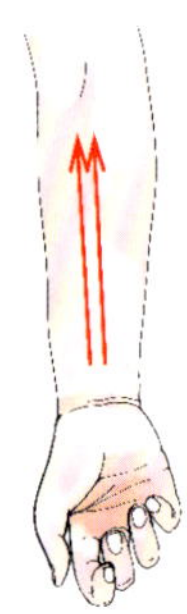

Wo? Unterarminnenseite vom Handgelenk bis zur Ellenbeuge.
Wie? Mit gestrecktem Zeige- und Mittelfinger an der Unterarminnenseite vom Handgelenk bis zur Ellenbeuge mit Druck entlangfahren. Zwischendurch die Finger in kaltes Wasser tauchen und immer wieder auf diese Linie träufeln.
Wie oft? 30 x
Warum? Wirkt fiebersenkend.

Homöopathie

Aconitum C30

Wann? Zu Beginn des Fiebers, Fieber tritt plötzlich auf, oft nach trockener, kalter Witterung, das Kind ist unruhig und ängstlich, es hat Durst auf kaltes Wasser.
Wie oft? Wie viel? Wie lange? Im Akutfall alle 2 Stunden 3 Globuli, höchstens 3x täglich; nur am ersten Tag.

Belladonna C30

Wann? Hohes Fieber, das schnell gestiegen ist, das Kind „glüht", heißer, roter Kopf, oft kalte Hände und Füße.
Wie oft? Wie viel? Wie lange? 1x 3 Globuli, kann nach 2 und 4 Stunden wiederholt werden; nur am ersten Tag, dann Rücksprache mit dem behandelnden Kinderarzt oder Homöopathen. Bei Bedarf (wenn nach einer deutlichen Besserung die Beschwerden in leichter Form wiederkommen) verkleppern (siehe Seite 30).

Ferrum phosphoricum C12

Wann? Geringeres Fieber bis 39 °C, das Kind ist meist wenig beeinträchtigt, die Krankheit scheint mild, das Kind ist blass und rot im Wechsel, zu Beginn eines Infekts.
Wie oft? Wie viel? Wie lange? 2x täglich 3 Globuli, 3–5 Tage lang.

Gelsemium C12

Wann? Grippaler Infekt, das Fieber nimmt allmählich zu, Kopfschmerzen, Nacken- und Gliederschmerzen, das Kind wirkt müde, matt und benommen, es fröstelt und hat wenig Durst. Häufig die richtige Wahl, wenn das Wetter für die Jahreszeit zu warm ist.
Wie oft? Wie viel? Wie lange? 2x täglich 3 Globuli, 3–5 Tage lang.

Richtig Fieber messen

Am genauesten ist die Körpertemperatur, wenn man rektal misst – also im Po. Ab 6 Jahren können Sie auch im Mund (unter der Zunge) oder in der Achselhöhle messen. Dabei darf das Thermometer nicht zu viel bewegt werden, das verfälscht die Messergebnisse. Dasselbe gilt, wenn bei der Messung im Mund Ihr Kind zuvor etwas Heißes oder Kaltes getrunken hat. Und: Bei nicht rektalen Messungen müssen Sie immer etwa 0,5 °C dazurechnen. Verwenden Sie zum Fiebermessen ein digitales Thermometer. Stirnthermometer sind leider sehr ungenau. Ohrthermometer eignen sich vor allem für jüngere Kinder. Achtung: Ohrenschmalz oder Zugluft können die Werte verfälschen.

Wann zum Arzt?

+ SOFORT, wenn Sie kein gutes Gefühl haben: Es gibt schwere Erkrankungen wie Lungenentzündung, Nierenbeckenentzündung oder Hirnhautentzündung, bei denen nicht die Höhe des Fiebers entscheidend ist, sondern der Allgemeinzustand des Kindes.
+ SOFORT, wenn Ihr Kind über starke Kopf- und Nackenschmerzen klagt, teilnahmslos ist oder Hautausschläge auftreten.
+ SOFORT, wenn Ihr Kind zum ersten Mal einen Fieberkrampf bekommt (siehe Seite 85).
+ Wenn das Fieber länger als 3 Tage dauert oder nach wenigen fieberfreien Tagen wiederkehrt.
+ Bei Kindern bis 4 Jahre: wenn die Temperatur auf über 39,5 °C steigt (bei Säuglingen über 38 °C).

Gelenkschmerzen

Manchmal klagen Kinder über Schmerzen im Knie oder in anderen Gelenken. Nicht immer ist dabei jedoch das eigentliche Gelenk betroffen, häufig sind es stattdessen die Muskulatur, Sehnen und Bänder oder Knorpel sowie Knochen, die bei Bewegung schmerzen. Die häufigste Ursache sind Verletzungen. Manchmal kommt es nach einem durchgemachten Infekt zu einer vorübergehenden Entzündung der Gelenkhaut. Tritt dies am Hüftgelenk auf, spricht man von **„Hüftschnupfen" (Coxitis fugax)**. Diese Entzündungen sind harmlos und verschwinden nach einigen Tagen Ruhe und symptomatischer Therapie wieder. Auch sogenannte **Wachstumsschmerzen** können Gelenkschmerzen verursachen (siehe Seite 192, Wachstumsschmerzen).
Manchmal können hinter Gelenkschmerzen aber auch ernsthafte Erkrankungen stecken, etwa kindliches Rheuma oder Borreliose (siehe Seite 207, Zeckenstiche).

Symptome

- Schmerzen im Bereich der Gelenke, meist bei Bewegung
- Manchmal Bewegungseinschränkung
- Manchmal mit Schwellung, Rötung, Überwärmung, Hautausschlag

Hausmittel

Quarkauflage

In die Mitte einer Kompresse oder eines Baumwolltaschentuchs fingerdick Magerquark streichen. Das Tuch einschlagen, sodass der Quark eingepackt ist und nichts herausläuft. Quarkpaket so auf die schmerzende Stelle legen, dass sich nur eine dünne Stoffschicht zwischen Haut und Quark befindet.
Wie oft? Wie lange? Bis zu 3x täglich, jeweils 30–60 Minuten, bis der Quark getrocknet ist.
Warum? Die feuchte Kälte wirkt schmerzlindernd, kühlend und abschwellend. Milchsäurebakterien wirken entzündungshemmend.

Kohlwickel

Aus 1–3 großen Kohlblättern (Wirsing oder Weißkohl) den Strunk in der Mitte entfernen. Blätter mit einem Nudelholz aus Kunststoff oder einer Flasche platt walzen, bis Saft austritt (benutzen Sie kein Holz, da dies den Saft, der die heilsamen Inhaltsstoffe enthält, aufnimmt). Anschließend die Blätter dachziegelartig auf das schmerzende Gelenk legen. Mit einem Stück Frischhaltefolie abdecken (damit der Saft nicht durch die Binde aufgesaugt wird) und das Ganze mit einer Binde fixieren.
Wie oft? Wie lange? 2x täglich, dabei die Blätter möglichst lange, am besten über Nacht, auf dem Gelenk lassen.
Warum? Wirkt entzündungshemmend und schmerzlindernd.

Retterspitzumschlag

Retterspitz® äußerlich mit kühlem Wasser 1:1 mischen (bei empfindlicher Haut stärker verdünnen). Ein kleines Tuch oder eine Kompresse darin tränken, leicht auswringen und dann um das schmerzende Gelenk legen. Mit einem trockenen Tuch umwickeln.
Welches Alter? Ab 6 Jahren.
Wie oft? Wie lange? Bis zu 2x täglich, jeweils bis der Wickel trocken ist (etwa 1–2 Stunden).
Warum? Wirkt entzündungshemmend und lindert den Schmerz.

Sport und Ernährung

Sport trainiert nicht nur die Muskulatur, sondern auch die Sehnen und Bänder und stabilisiert so die Gelenke. Vor allem Schwimmen, Radfahren oder Wandern sind ideal, denn diese Sportarten beanspruchen die Gelenke nicht zu sehr. Bandagen oder Orthesen sollten Sie ohne ärztliche Anordnung nicht längere Zeit verwenden, da sie die Muskulatur schwächen. Kinder mit chronischer Gelenkentzündung sollten täglich mehrere Portionen Obst und Gemüse essen sowie bevorzugt Vollkornprodukte. Reduzieren Sie tierische Lebensmittel wie Fleisch, Wurst und fettreiche Milchprodukte: Sie enthalten viele Arachidonsäuren, die Entzündungsprozesse fördern. Dagegen helfen Omega-3-Fettsäuren, Entzündungen zu reduzieren (siehe ab Seite 242, Ernährung).

Pflanzliche Mittel & Tees

Salbe

Welche? Beinwellsalbe.
Welches Alter? Keine Beschränkung.
Wie? Dünn auftragen, sanft einmassieren und mit einer Binde umwickeln.
Warum? Schmerzstillend, entzündungshemmend, abschwellend; vor allem bei Sportverletzungen (Prellungen, Verstauchungen, Zerrungen, Knie- und Fußgelenkverletzungen).

Dragees, Tabletten oder Tropfen

Welche? Weidenrindenpräparat.
Welches Alter? Ab 12 Jahren.
Wie viel? Bitte beachten Sie die Empfehlungen auf dem Beipackzettel des entsprechenden Präparats.
Warum? Weidenrinde enthält Salicin. Das wird im Magen zu Salicylsäure umgewandelt und diese schmerzlindernd wirkt.

Akupressur

Bei Gelenkschmerzen müssen für die Behandlung je nach Gelenk spezifische Akupressurpunkte gewählt werden.

Homöopathie

Es können keine spezifischen Mittel zur Selbstanwendung empfohlen werden. Eine unterstützende konstitutionelle Therapie ist sinnvoll.

Wann zum Arzt?

+ SOFORT, wenn Ihr Kind gestürzt ist bzw. von einer Verletzung berichtet und sichtbare Knochen- und Gelenkfehlstellungen, Schwellungen oder starke Schmerzen bei Bewegung hat.
+ SOFORT, wenn Fieber und eine Schwellung/Rötung/Überwärmung des Gelenks auftreten.
+ SOFORT bei heftigen Schmerzen oder Belastungsunfähigkeit des Beins.
+ Wenn Ihr Kind länger als 1–2 Tage hinkt.
+ Wenn die Schmerzen immer wieder über einen längeren Zeitraum auftreten.
+ Wenn Ihr Kind vor einigen Wochen einen Zeckenstich hatte (möglicher Hinweis auf Borreliose).

Halsschmerzen und Mandelentzündung

Wenn es im Hals kratzt, ist meist eine Erkältung im Anmarsch. Halsschmerzen können aber auch allein auftreten. Je nachdem, welche Stelle hauptsächlich betroffen ist, unterscheidet man zwischen einer **Rachenentzündung (Pharyngitis), Mandelentzündung (Tonsillitis)** oder einer **Kehlkopfentzündung (Laryngitis).** Meist sind Viren dafür verantwortlich. Die Beschwerden klingen nach einigen Tagen wieder ab. Viren sind auch der Auslöser für das **Pfeiffersche Drüsenfieber (Mononukleose),** an dem vor allem Jugendliche erkranken. Treten rasch hohes Fieber und starke Halsschmerzen mit geschwollenen und belegten Mandeln auf, handelt es sich meist um eine eitrige bakterielle Mandelentzündung, vor allem um die **Streptokokken-Angina.** Diese wird in der Regel mit einem Antibiotikum behandelt. Eine Sonderform dieser Erkrankung ist der **Scharlach (Scarlatina),** der mit einem charakteristischen Hautausschlag verbunden ist (siehe Seite 223, Scharlach). Auch **Epiglottitis (Kehldeckelentzündung)** und **Diphterie** sind zwei schwere Erkrankungen, die mit Halsschmerzen beginnen, aber dank der Impfungen hierzulande kaum noch auftreten. **Grundsätzlich gilt bei Halsschmerzen:** Schal um den Hals, viel trinken und Schleimhäute sowie Raumklima feucht halten. Weiche Nahrungsmittel schonen Hals und Rachen. Auf Fruchtsäfte und starke Gewürze sollte man verzichten, sie brennen oft im Hals.

Symptome

Halsentzündung/Mandelentzündung
- Halsschmerzen, Schluckbeschwerden, Kloßgefühl
- Fieber möglich
- Rachen, Gaumen und Mandeln gerötet, oft geschwollen
- Belegte Zunge
- „Kloßige" Sprache
- Geschwollene Lymphknoten an Hals und unter dem Kiefer möglich

Eitrige Mandelentzündung
- Meist hohes Fieber und starkes Krankheitsgefühl
- Lymphknoten am Hals und hinter den Ohren geschwollen, zum Teil schmerzhaft
- Häufig auch Bauchschmerzen, manchmal Erbrechen
- Rachen stark gerötet, weißlich-gelbliche eitrige Beläge auf den Gaumenmandeln
- Meist deutlicher Mundgeruch (süßlich)

Pfeiffersches Drüsenfieber
- Gaumenmandeln meist massiv geschwollen mit weißlich-gräulichen Belägen
- Hals- und Schluckbeschwerden
- Leistungsschwäche
- Manchmal Bauchschmerzen, dabei Milz und Leber entzündlich vergrößert

Eis am Stiel

Eis als Mittel gegen Halsschmerzen? Ja, es wirkt – zumindest angenehm kühlend. Aber bieten Sie bitte nur Wassereis an. Wer mag, kann auch selbst gemachte Eiswürfel lutschen: aus Salbeitee mit etwas Honig gesüßt. Das schmeckt, kühlt und heilt.

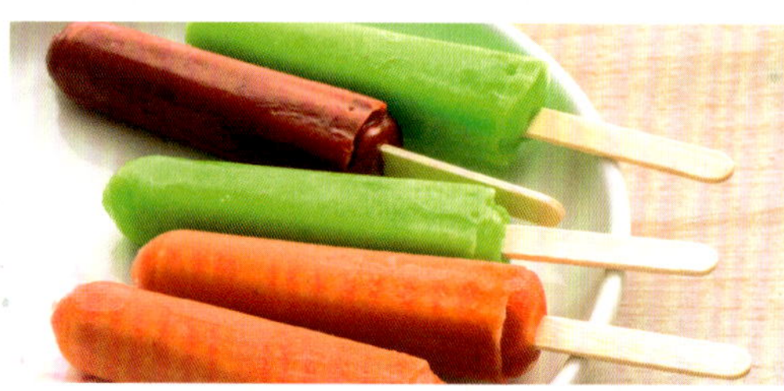

Wissenswertes zum Antibiotikum

Eitrige Mandelentzündungen werden in der Regel mit einem Antibiotikum behandelt. Das greift die Darmflora an und führt oft zu Durchfall oder weichem Stuhl. Geben Sie Ihrem Kind während dieser Zeit Naturjoghurt. Er hilft, die Darmflora zu stärken. Eine routinemäßige Antibiotikatherapie bei eitriger Mandelentzündung wird zunehmend kritisch gesehen. Überlegen Sie in Absprache mit dem Arzt, ob Sie die Krankheit ohne Antibiotikum behandeln wollen (siehe Seite 223, Scharlach).

Hausmittel

Dampfinhalation

1 EL reines Meersalz in eine große Schüssel geben (eventuell 1 EL Kamillenblüten zufügen), mit 1 l kochendem Wasser übergießen. Das Wasser kurz abkühlen lassen. Nehmen Sie Ihr Kind auf den Schoß. Legen Sie ein Handtuch über Ihre beiden Köpfe und die Schüssel, sodass kein Dampf entweicht. Tief durch die Nase ein- und über den Mund ausatmen. Alternative: Dampfinhalator aus der Apotheke.
Wie oft? Wie lange? Bis zu 2 x täglich, jeweils 10 Minuten, danach den Kopf mit einer Mütze oder einem Tuch warm halten.
Warum? Sekret- und schleimlösend; Kamille wirkt zudem entzündungshemmend.
Achtung: Lassen Sie Ihr Kind nie allein inhalieren, es könnte sich verbrühen.

Zwiebelsaft

1 große Zwiebel schälen, würfeln und in ein sauberes Schraubglas füllen. Mit Honig bedecken. Verschließen und mindestens 3 Stunden, besser über Nacht, stehen lassen.
Wie oft? Wie viel? Von dem Saft, der sich bildet, geben Sie Ihrem Kind 3–5 x täglich 1 TL, Kindern ab 12 Jahren 3 x täglich 1 EL.
Warum? Wirkt antibakteriell, schleimlösend und entzündungshemmend.

Halswickel

Hier gilt die Faustregel: Ist Ihrem Kind warm und möchte es kühle Getränke, machen Sie einen kühlen Halswickel. Wenn es fröstelt und warme Getränke mag, legen Sie einen warmen Halswickel an. Falten Sie ein dünnes (Geschirrhand-)Tuch der Länge nach, tränken Sie es in körperwarmem (37 °C) oder kühlem (20 °C) Wasser, wringen Sie es aus und legen Sie es Ihrem Kind um den Hals (dabei die Wirbelsäule frei lassen). Ein trockenes Tuch und eventuell noch einen Schal umlegen.
Wie lange? Warmer Wickel: etwa 30 Minuten, bis er abgekühlt ist. Kühlen Wickel abnehmen, sobald er sich erwärmt hat.
Warum? Schleimhautabschwellend, entzündungshemmend, schmerzlindernd.
Tipp: Sie verstärken die Wirkung, wenn Sie dem Wasser für den kühlen Wickel zusätzlich den Saft von ½ Zitrone oder 1 TL Salz zufügen.

Kartoffelwickel

3–5 ungeschälte gekochte Kartoffeln zerdrücken und auf einem dünnen Tuch verstreichen. Die Seiten einschlagen, abkühlen lassen. Auf der Unterarminnenseite prüfen, ob der Wickel nicht zu heiß ist. Dann um den Hals des Kindes legen, dabei die Wirbelsäule frei lassen.
Wie lange? Bis die Kartoffeln abgekühlt sind.
Warum? Wärmt, lindert Schmerzen.

Quarkwickel

Dünnes Baumwolltuch mittig fingerdick mit zimmerwarmem Magerquark bestreichen. Einschlagen, damit nichts herausläuft, und so auf den Hals legen, dass nur eine dünne Stoffschicht zwischen Haut und Quark ist (Wirbelsäule bleibt frei). Mit einem Handtuch oder Schal umwickeln.
Wie lange? 30–60 Minuten, bis der Quark trocken geworden ist.
Warum? Abschwellend, entzündungshemmend.

Pflanzliche Mittel & Tees

Tabletten

Welche? Angocin® Anti Infekt N.
Welches Alter? Ab 6 Jahren.
Wann? Hals- und Mandelentzündung, die nicht antibiotisch behandelt werden muss.
Wie oft? Wie viel? 3x täglich 3–4 Tabletten.
Warum? Kapuzinerkresse und Meerrettich wirken antiseptisch, antiviral und antibakteriell vor allem im Hals-Nasen-Ohren-Bereich und im Bereich des Harntrakts.
Achtung: Bei gleichzeitiger Einnahme mit Coumadin® oder Marcumar® kommt es zu Wechselwirkungen mit Angocin®.

Saft und Tabletten

Welche? Umckaloabo®.
Welches Alter? Saft: 1–12 Jahre; Tabletten: ab 12 Jahren.
Wann? Bei Mandelentzündung, die nicht antibiotisch behandelt werden muss.
Wie oft? Wie viel? Saft 3x täglich; 1–6 Jahre: 2,5 ml, 7–12 Jahre: 5 ml; ab 12 Jahren: 3x täglich 1 Tablette.
Warum? Der Wurzelextrakt der Kapland-Pelargonie sorgt dafür, dass sich der Schleim leichter abhusten lässt, wirkt antiviral und macht es Bakterien schwerer, an die Schleimhäute zu gelangen.

Gurgeln mit Salbei- oder Kamillentee

2 TL Salbeiblätter oder 2 TL Kamillenblüten mit 1 Tasse (200 ml) heißem Wasser übergießen, 10 Minuten zugedeckt ziehen lassen, dann abseihen. Alternativ können Sie auch eine Gurgellösung mit Emser Salz® verwenden.
Wie oft? Wie lange? 3–5x täglich 2–3 Minuten lang gurgeln. Den Tee vor jedem Gurgeln frisch zubereiten und leicht abkühlen lassen.
Warum? Entzündungshemmend, antibakteriell; Kamille wirkt zudem schleimhautschützend.

Akupressur

Dickdarm 4 (Di 4)

Wo? Legen Sie den Daumen des Kindes an den Zeigefinger an. Di 4 befindet sich auf dem Hautwulst zwischen Daumen und Zeigefinger. Zur Behandlung den Daumen wieder leicht abspreizen und Richtung Handfläche, vom Daumen weg, drücken.
Wie? Kräftig drücken und kreisen.
Wie lange? Bei Kindern unter 6 Jahren 30 Sekunden, bei Kindern über 6 Jahre 1 Minute.
Warum? Wirkt Hitze ausleitend, entzündungshemmend.

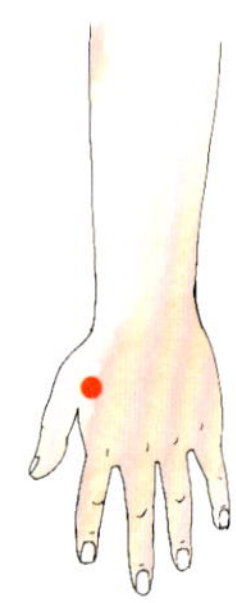

Magen 44 (Ma 44)

Wo? Einige Millimeter oberhalb der sogenannten Schwimmhautfalte zwischen dem 2. und 3. Zeh.
Wie? Sanft drücken und kreisen.
Wie lange? Bei Kindern unter 6 Jahren 30 Sekunden, bei Kindern über 6 Jahre 1 Minute.
Warum? Wirkt Hitze ausleitend, entzündungshemmend.

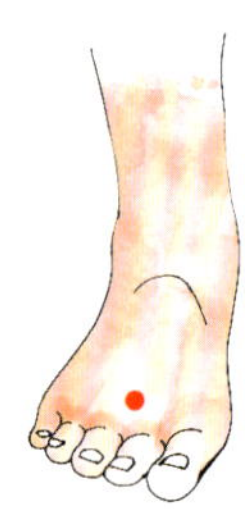

Bei starker Mandelentzündung zusätzlich

Lunge 11 (Lu 11)

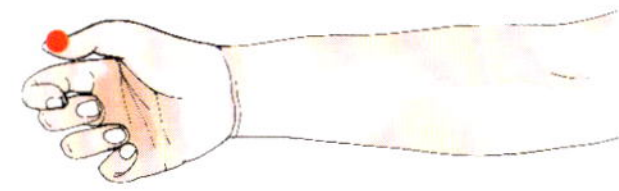

Wo? 1 mm neben dem äußeren Daumennagelwinkel.
Wie? Mit Fingernagel oder Häkelnadel sanft drücken und vibrieren.
Wie lange? Bei Kindern unter 6 Jahren 30 Sekunden, bei Kindern über 6 Jahre 1 Minute.
Warum? Schmerzlindernd, abschwellend für den Hals.

3 Erwärmer 17 (3E 17)

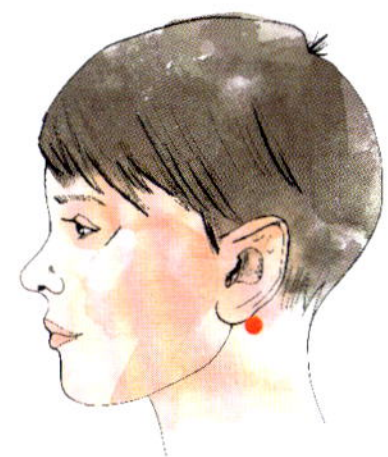

Wo? Am vorderen Rand der knöchernen Erhebung hinter dem Ohrläppchen.
Wie? Sanft drücken und kreisen.
Wie lange? Bei Kindern unter 6 Jahren 30 Sekunden, bei Kindern über 6 Jahre 1 Minute.
Warum? Lokalpunkt für Mandeln.

Homöopathie

Aconitum C30

Wann? Bei beginnender Erkältung, akut und heftig, Fieber steigt schnell, plötzliche Heiserkeit, roter Hals.
Wie oft? Wie viel? 1x 3 Globuli, nach 12 Stunden noch 1x.

Belladonna C30

Wann? Plötzlich auftretende starke Halsschmerzen, Fieber, hellrote, vergrößerte Mandeln, roter Rachen, Heiserkeit.
Wie oft? Wie viel? Wie lange? 1x täglich 3 Globuli, 2 Tage hintereinander, bei Bedarf (wenn nach einer deutlichen Besserung die Beschwerden in leichter Form wiederkommen) zwischendurch verkleppern (siehe Seite 30).

Apis mellifica C30

Wann? Stechende Schmerzen, Trockenheitsgefühl, das Kind hat keinen Durst, Rachen glasig geschwollen.
Wie oft? Wie viel? Wie lange? 1x täglich 3 Globuli, 2 Tage hintereinander, bei Bedarf (wenn nach einer deutlichen Besserung die Beschwerden in leichter Form wiederkommen) zwischendurch verkleppern (siehe Seite 30).

Hepar sulfuris C12

Wann? Mundgeruch, dem Kind ist kalt und es ist kälteempfindlich, allgemein eher überempfindlich, Gefühl von Gräte im Hals.
Wie oft? Wie viel? Wie lange? 2x täglich 3 Globuli, 3–5 Tage lang.

Wann zum Arzt?

+ SOFORT, wenn Ihr Kind durch die stark vergrößerten Mandeln Atemnot bekommt.
+ Wenn Ihr Kind nicht mehr schlucken kann und das Trinken verweigert.
+ Wenn die Halsschmerzen länger als 3 Tage andauern, sich Ihr Kind abgeschlagen fühlt.
+ Wenn zusätzlich hohes Fieber auftritt.
+ Wenn Sie auf den Mandeln weißgelbe Beläge sehen.
+ Wenn zu den Halsschmerzen und zur Mandelentzündung ein Hautausschlag auftritt.

Harnwegsinfekt

Es brennt, juckt und das Kind läuft permanent zur Toilette, doch außer ein paar Tropfen kommt nichts? Typische Anzeichen einer **Blasenentzündung (Cystitis).** Der Grund dafür sind meist Darmbakterien, die in die Harnröhre und bis in die Blase darüber gelangt sind. Von dort können die Keime noch weiter über die Harnleiter bis in das Nierenbecken aufsteigen, man spricht dann von einer **Nierenbeckenentzündung (Pyelonephritis).** Diese geht meist mit Fieber einher.
Entzündungen der Harnwege werden allgemein als Harnwegsinfekte bezeichnet. Mädchen leiden häufiger unter ihnen als Jungen, da ihre Harnröhre kürzer ist und die Keime deswegen schneller nach oben in die Blase gelangen können.

Symptome

- Brennen, Schmerzen beim Wasserlassen
- Gefühl, ständig auf Toilette gehen zu müssen, dabei kommt nur wenig Urin
- Mögliches Einnässen bei Kleinkindern, die eigentlich schon ohne Windel sind
- Manchmal krampfartige Bauchschmerzen
- Trüber Urin, möglicherweise blutig
- Bei Nierenbeckenentzündung: Fieber, manchmal Rückenschmerzen

Hausmittel

Ansteigendes Fußbad

Füllen Sie einen Eimer oder eine Plastikwanne mit warmem Wasser (36–37 °C). Das Kind stellt die Füße hinein, dann gießen Sie mit einer Gießkanne oder dem Duschkopf langsam heißes Wasser dazu, bis die Temperatur auf maximal 39–41 °C ansteigt. Ihr Kind sollte die Temperatur als angenehm empfinden. Es darf die Füße noch bis zu 10 Minuten im warmen Wasser lassen. Falls es das Fußbad vorher als unangenehm empfindet oder Schweißausbrüche bekommt, beenden Sie es früher. Anschließend die Füße abtrocknen, warme Socken anziehen und noch kurz ausruhen.
Wann? Am besten vor dem Zubettgehen.
Warum? Die Durchblutung und Erwärmung der Füße führt über die Leitungsbahnen im Körper auch zu einer besseren Durchblutung der Harnwege.

Kamillensitzbad

Vor allem bei krampfhaften Schmerzen und Harnverhalt hilft ein Kamillensitzbad. Dazu 10–20 ml Kamillentinktur (aus der Apotheke) in eine große Schüssel oder ausrangierte Babybadewanne geben und mit 1 l warmem Wasser mischen. Setzen Sie Ihr Kind hinein und achten Sie darauf, dass der Oberkörper warm ist.
Wie oft? Wie lange? Mehrmals täglich, je 10–15 Minuten.
Warum? Wirkt entzündungshemmend, antibakteriell und krampflösend. Alternativ können Sie auch einen sehr starken Kamillentee brühen und ins Wasser geben.

Preiselbeer- oder Cranberrysaft

Geben Sie Ihrem Kind unterstützend Preiselbeer- oder Cranberrymuttersaft (purer Direktsaft aus der ersten Pressung, 100 Prozent Saftgehalt) oder -nektar zu den Mahlzeiten.
Wie oft? Wie viel? 3x täglich, 8–15 ml Muttersaft oder 30–50 ml Nektar.
Warum? Preiselbeere und Cranberry wirken antibakteriell.

Eukalyptusblasenauflage

Reiben Sie den Unterbauch Ihres Kindes im Blasenbereich mit 5–10 Tropfen 3-prozentigem Eukalyptusöl ein. Mit einem Baumwolltuch oder einer Stoffwindel bedecken. Darauf eine Wärmflasche oder ein Kirschkernkissen legen.

Welches Alter? Ab 6 Jahren.
Wie oft? Wie lange? 2–3 x täglich, jeweils 20–30 Minuten oder über Nacht.
Warum? Die Auflage wirkt durchblutungsfördernd, schmerzlindernd, entkrampfend und blasendesinfizierend. Das Eukalyptusöl wird über die Haut aufgenommen und über die Nieren ausgeschieden.
Hinweis: Sie können auch pures Eukalyptusöl verwenden, müssen dies aber verdünnen: 6 Tropfen pures Öl auf 1 EL Oliven- oder Mandelöl (entspricht 3-prozentiger Lösung).

Pflanzliche Mittel & Tees

Dragees und Tropfen

Welche? Canephron® N.
Welches Alter? Zulassung ab 12 Jahren. Aus Erfahrung kann man die Tropfen aber auch gut ab 1 Jahr und Dragees ab 6 Jahren empfehlen.
Wann? Bei wiederkehrendem Brennen und erneuter Reizung nach durchgemachter Blasenentzündung.
Wie oft? Wie viel? 3 x täglich 2 Dragees bzw. bis zu 2 x täglich 5 ml Tropfen.
Warum? Tausendgüldenkraut, Liebstöckelwurzel und Rosmarinblätter wirken antientzündlich und krampflösend.

Tabletten

Welche? Angocin® Anti Infekt N.
Welches Alter? Ab 6 Jahren, nach ärztlicher Rücksprache auch ab 4 Jahren möglich.
Wann? Bei akuter unkomplizierter Blasenentzündung – alternativ zum Antibiotikum bzw. zur Vorbeugung gegen Harnwegsinfekte.
Wie oft? Wie viel? Wie lange? Akute Blasenentzündung: 3 x täglich 4 Tabletten zu den Mahlzeiten (Zermörsern möglich);
als Prophylaxe: 2 x täglich 1–2 Tabletten über 1–3 Monate.
Warum? Kapuzinerkresse und Meerrettich haben eine antiseptische und antibakterielle Wirkung – vor allem im Harntrakt sowie im Hals-Nasen-Ohren-Bereich.
Achtung: Bei gleichzeitiger Einnahme mit Coumadin® oder Marcumar® kommt es zu Wechselwirkungen mit Angocin®.

Blasentee mit Goldrute

Blasentee gibt es fertig gemischt in Drogerien und Apotheken. Achten Sie darauf, dass neben Goldrute auch Brennnesselkraut, Birkenblätter, Ackerschachtelhalm oder Orthosiphonblätter zugefügt sind. 1 TL der Teemischung mit 1 Tasse (200 ml) heißem Wasser überbrühen und 10–15 Minuten zugedeckt ziehen lassen, dann abseihen.
Welches Alter? Ab 6 Jahren.
Wie oft? Wie viel? Täglich 3–5 Tassen.
Warum? Der Tee wirkt harntreibend und spült so die Harnwege durch.

Ernährung bei Blasenentzündung

Geben Sie Ihrem Kind viel zu trinken, denn so werden die Krankheitserreger aus den Harnwegen gespült. Am besten sind spezielle Blasentees (siehe oben) und stilles Wasser. Vitamin-C-reiche, basische (viel Obst, Gemüse, kein Fleisch) und zuckerarme Ernährung säuern den Urin an und fördern so ein Milieu, in dem sich Bakterien nicht wohlfühlen. Halten Sie den Nierenbereich, den Unterleib und die Füße mit einem Kirschkernkissen und dicken Socken warm.

Kalter Hintern

Es stimmt wirklich: Nasse Badekleidung und das Sitzen auf kalten Stufen oder Böden fördern Harnwegsinfekte. Darum: Raus aus der nassen Badehose, hoch vom kalten Boden – auch wenn es lästig oder uncool ist. Gerade Kinder, die anfällig sind für Blasenentzündungen, sollten diese Empfehlung besonders beherzigen.

Akupressur

Konzeptionsgefäß 3 (KG 3)

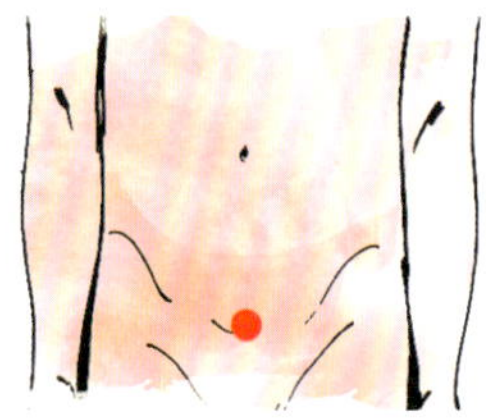

Wo? 4 Daumenbreiten unterhalb des Nabels, 1 Daumenbreite über der Schambeinfuge. Auf der Mittellinie.
Wie? Sanft drücken und kreisen.
Wie lange? Bei Kindern unter 6 Jahren 30 Sekunden, bei Kindern über 6 Jahre 1 Minute.
Warum? Regulierend und harmonisierend bei Blasenproblemen, schmerzlindernd.

Milz 6 (Mi 6)

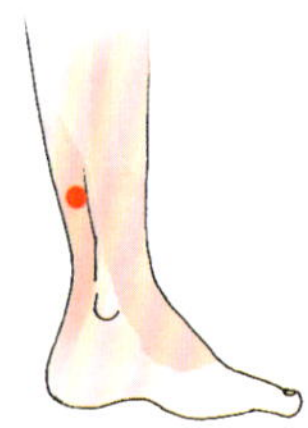

Wo? 4 Querfinger über der höchsten Erhebung des Innenknöchels, hinter dem Schienbein in einer tastbaren Vertiefung.
Wie? Mit etwas verstärktem Druck drücken und kreisen.
Wie lange? Bei Kindern unter 6 Jahren 30 Sekunden, bei Kindern über 6 Jahre 1 Minute.
Warum? Reguliert die Blasenfunktion, stärkt die Nieren, beruhigend.

So können Sie vorbeugen

- Po richtig abwischen: von vorn (Harnröhre) nach hinten (Darmausgang), dann gelangen Darmbakterien nicht so leicht zur Harnröhre.
- Auf regelmäßigen Stuhlgang achten: Verstopfungen begünstigen Harnwegsinfektionen.
- Bei häufigen Harnwegsinfekten können Cranberry-Extrakte, der Einfachzucker D-Mannose oder eine Kur mit Probiotika (Lactobazillen) über 8–12 Wochen helfen.

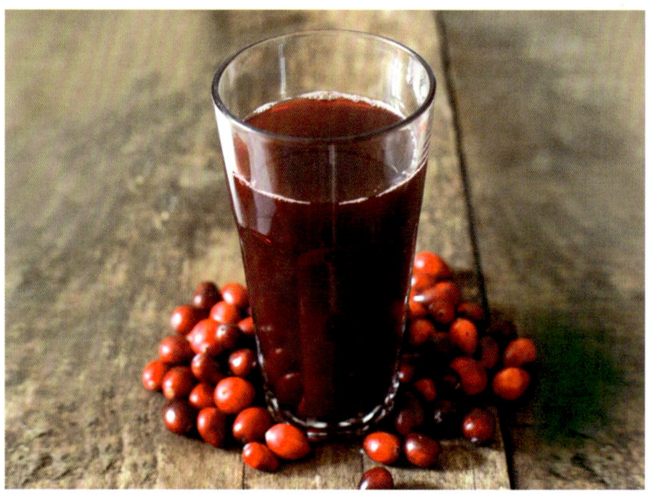

Homöopathie

Aconitum C30

Wann? Beschwerden akut und plötzlich, Blasenentzündung bei und nach Erkältung und Auskühlung.
Wie oft? Wie viel? 1 x 3 Globuli, nach 12 Stunden noch 1 x 3 Globuli möglich; maximal 2 Gaben.

Cantharis C30

Wann? Akute Blasenentzündung, schneidende Unterleibsschmerzen, starker Harndrang, starkes Brennen, Wärme auf dem Bauch und der Blase bringt Linderung.
Wie oft? Wie viel? Wie lange? 1 x täglich 3 Globuli, an 2–3 Tagen in Folge; bei Bedarf (wenn nach einer deutlichen Besserung die Beschwerden in leichter Form wiederkommen) verkleppern (siehe Seite 30).

Dulcamara C12

Wann? Blasenentzündung als Folge von Nässe und Kälte (nach Sitzen auf kaltem Boden, Schwimmen in kaltem Wasser).
Wie oft? Wie viel? Wie lange? 2 x täglich 3 Globuli, 3–5 Tage lang.

Pulsatilla C12

Wann? Wiederkehrende Blasenentzündung, Reizblase als Folge von Unterkühlung, krampfartige Schmerzen, das Kind hat wenig Durst und friert.
Wie oft? Wie viel? Wie lange? 2 x täglich 3 Globuli, 3–5 Tage lang.

Wann zum Arzt?

+ Bei Verdacht auf Blasenentzündung immer: Der Arzt nimmt eine Urinprobe und testet, ob Keime enthalten sind.
+ Bei Blut im Urin, starken Schmerzen.
+ Beginnende Blasenentzündungen können Sie in Rücksprache mit dem Arzt anfangs mit naturheilkundlichen Mitteln und Phytotherapeutika behandeln. Bessert sich die Entzündung nach 2 Tagen nicht, müssen Sie noch mal zum Kinderarzt gehen.
+ Eine Nierenbeckenentzündung muss antibiotisch behandelt werden, um eine Schädigung der Nieren zu vermeiden.

Heiserkeit

Manchen Kindern verschlägt es bei Infekten buchstäblich die Stimme: Aus ihrem Hals kommt nur noch ein Krächzen. Meist sind es Viren, die im Rahmen einer Erkältung eine **Entzündung im Rachen (Pharyngitis)** und im **Kehlkopf (Laryngitis)** hervorrufen. Im Säuglings- und Kleinkindalter kann die Schleimhaut am Kehlkopfausgang stark anschwellen: Es kommt zum **Pseudokrupp** (siehe Seite 161). Sehr selten weist **Heiserkeit (Dysphonie)** auf eine **Entzündung des Kehldeckels** hin **(Epiglottitis).** Heiserkeit kann allerdings auch nach vielem und lautem Singen oder Sprechen auftreten. Und auch bei Stress, Angst oder Liebeskummer kann es Ihrem Kind wortwörtlich die Sprache verschlagen, weil die Stimme einfach wegbleibt. Wenn Heiserkeit länger besteht, kann sie Folge sein von Rauchen, trockener und staubiger Luft, einem Rückfluss von saurem Mageninhalt oder Anzeichen für eine Allergie. Selten sind Veränderungen an den Stimmlippen die Ursache.

Symptome

- Heiserkeit, manchmal bis zur Stimmlosigkeit
- Räusperzwang
- Hustenreiz mit Brennen, Kratzen im Hals
- Fieber möglich (im Rahmen einer Erkältung)

Hausmittel

Zwiebelsaft

1 große Zwiebel schälen, würfeln und in ein sauberes Schraubglas füllen. Mit Honig bedecken. Das Glas verschließen und mindestens 3 Stunden, noch besser über Nacht, stehen lassen.
Wie oft? Wie viel? Von dem Saft, der entsteht, geben Sie Ihrem Kind 3–5 x täglich 1 TL, Kindern ab 12 Jahren 3 x täglich 1 EL.
Warum? Wirkt antibakteriell, schleimlösend und entzündungshemmend.

Dampfinhalation

Geben Sie 1 EL reines Meersalz in eine große Schüssel (eventuell 1 EL Salbeiblätter zufügen), übergießen Sie es mit 1 l kochendem Wasser und lassen Sie dieses kurz abkühlen. Nehmen Sie Ihr Kind auf den Schoß und legen Sie ein Handtuch über Ihre beiden Köpfe und die Schüssel, sodass kein Dampf entweicht. Nun soll Ihr Kind tief durch die Nase ein- und über den Mund ausatmen. Alternativ benutzen Sie einen Dampfinhalator aus der Apotheke.
Wie oft? Wie lange? Bis zu 2 x täglich, jeweils 10 Minuten, danach den Kopf mit einer Mütze oder einem Tuch warm halten.
Warum? Befeuchtet die Schleimhäute, mindert Reizhusten; Salbei wirkt zudem entzündungs- und keimhemmend.
Achtung: Lassen Sie Ihr Kind nie allein inhalieren, es könnte sich verbrühen.

Halswickel

Hier gilt die Faustregel: Ist Ihrem Kind warm und möchte es kühle Getränke, machen Sie einen kühlen Halswickel. Wenn es fröstelt und warme Getränke möchte, legen Sie ihm einen warmen Wickel an. Falten Sie ein dünnes Tuch (etwa ein Geschirrhandtuch) der Länge nach, sodass ein langer Schal entsteht. In körperwarmem (37 °C) oder kühlem (20 °C) Wasser tränken, auswringen und um den Hals legen (Wirbelsäule frei lassen). Mit einem trockenen Tuch umwickeln und eventuell noch einen Schal umlegen.
Wie lange? Warmer Wickel: etwa 30 Minuten, bis er abgekühlt ist; kühlen Wickel abnehmen, sobald er sich erwärmt hat.
Warum? Schleimhautabschwellend, entzündungshemmend, schmerzlindernd.
Tipp: Um die Wirkung zu verstärken, können Sie dem Wasser für den kühlen Wickel den Saft von ½ Zitrone oder 1 TL Salz zufügen.

Kartoffelwickel

3–5 ungeschälte gekochte Kartoffeln zerdrücken und den Brei auf einem dünnen Tuch verstreichen. Die Seiten gut einschlagen. Kurz abkühlen lassen. Auf der Unterarminnenseite prüfen, ob der Wickel nicht zu heiß ist. Den Umschlag um den Hals des Kindes legen, dabei die Wirbelsäule frei lassen.
Wie lange? Bis die Kartoffeln abgekühlt sind.
Warum? Wärmt, lindert Schmerzen.

Quarkwickel

Einen Quarkwickel können Sie bei akuten wie bei bereits länger bestehenden Halsentzündungen anwenden: Auf die Mitte eines dünnen Baumwolltuchs oder einer Mullwindel fingerdick zimmerwarmen Magerquark streichen. Das Tuch so einschlagen, dass der Quark eingepackt ist und nichts herausläuft. Quarkpaket so auf den Hals legen, dass nur eine dünne Stoffschicht zwischen Haut und Quark ist. Die Wirbelsäule bleibt frei. Mit einem Handtuch oder Schal umwickeln.
Wie lange? 30–60 Minuten, bis der Quark trocken geworden ist.
Warum? Wirkt abschwellend und entzündungshemmend.

Pflanzliche Mittel & Tees

Lutschpastillen

Welche? Isla® Moos oder Isla® Junior.
Welches Alter? Ab 4 Jahren.
Wann? Bei Heiserkeit, Schluckbeschwerden, Trockenheitsgefühl, trockenem Husten.
Wie viel? Bis zu 6 Pastillen täglich.
Warum? Isländisches Moos wirkt reizmildernd und antientzündlich.

Hals- und Rachentee

1 TL einer Teemischung aus der Apotheke mit Isländisch Moos, Malvenblättern oder Eibischwurzel mit 1 Tasse (200 ml) heißem Wasser übergießen, 10 Minuten zugedeckt ziehen lassen, dann abseihen.
Wie oft? Wie viel? 3 x täglich 1 Tasse schluckweise trinken oder mit dem Tee gurgeln.
Warum? Die enthaltenen Schleimstoffe beruhigen die geschädigten Schleimhäute.

Gurgeln mit Salbeitee

1 TL getrocknete Salbeiblätter mit 1 Tasse (200 ml) heißem Wasser übergießen und 10 Minuten zugedeckt ziehen lassen, dann abseihen.
Wie oft? Über den Tag verteilt immer wieder mit dem Tee gurgeln (das klappt meist ab dem 5. Lebensjahr).
Warum? Salbei wirkt entzündungshemmend und antibakteriell.
Tipp: Salbeitee schmeckt nicht jedem und Gurgeln liegt auch nicht jedem. Alternativ können Sie Ihrem Kind daher auch selbst gemachte Eiswürfel aus Salbeitee mit etwas Honig zum Lutschen geben.
Alternativ: Statt Salbeitee können Sie auch Kamillentee oder Salzwasser zum Gurgeln verwenden (1 TL reines Meersalz auf 250 ml warmes Wasser).

So können Sie vorbeugen

Achten Sie darauf, dass Ihr Kind ohne Anstrengung oder häufiges Krächzen spricht. Dies kann zu Stimmbandproblemen und Heiserkeit führen.

Tür auf, Mund zu!

Schicken Sie ein heiseres Kind raus an die frische Luft – aber immer mit Schal oder Tuch um den Hals. Fußballspielen oder um die Wette rennen sollte Ihr Kind draußen aber nicht: Körperliche Anstrengung ist tabu, auch zum Sportunterricht darf es erst, wenn es wieder ganz gesund ist. Und bei allem gilt: Klappe halten! Flüstern, räuspern und husten sind sehr anstrengend für die Stimmbänder. Also wenig reden, damit die Entzündung ausheilen kann.

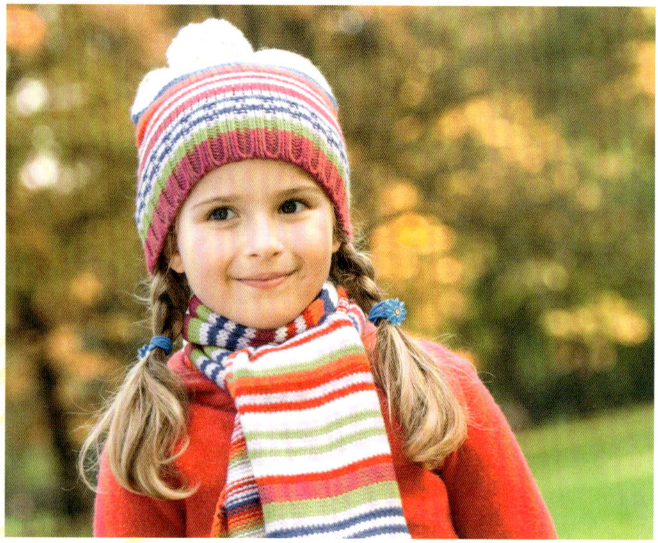

Akupressur

Dickdarm 4 (Di 4)

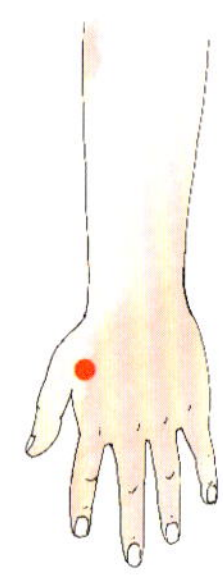

Wo? Legen Sie den Daumen des Kindes an den Zeigefinger an. Di 4 befindet sich auf dem Hautwulst zwischen Daumen und Zeigefinger. Zur Behandlung den Daumen wieder leicht abspreizen und Richtung Handfläche, vom Daumen weg, drücken.
Wie? Kräftig drücken und kreisen.
Wie lange? Bei Kindern unter 6 Jahren 30 Sekunden, bei Kindern über 6 Jahre 1 Minute.
Warum? Entzündungshemmend, Hitze ableitend.

Lunge 11 (Lu 11)

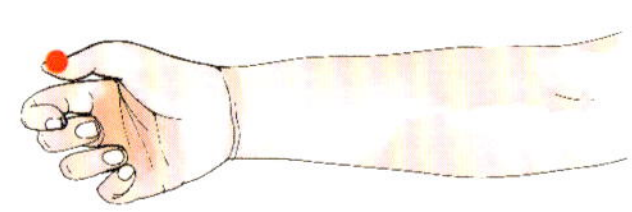

Wo? Am Nagelbett des Daumens am inneren Winkel.
Wie? Mit Fingernagel oder Häkelnadel kräftig drücken und vibrieren.
Wie lange? Bei Kindern unter 6 Jahren 30 Sekunden, bei Kindern über 6 Jahre 1 Minute.
Warum? Schmerzlindernd, abschwellend für den Hals.

Konzeptionsgefäß 22 (KG 22)

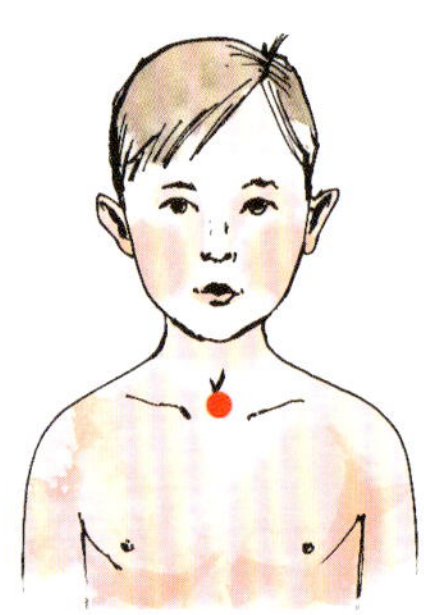

Wo? Mittig am oberen Ende des Brustbeins.
Wie? Druck Richtung Knochen, nicht Richtung Hals richten; sanft drücken und vibrieren.
Wie lange? Bei Kindern unter 6 Jahren 30 Sekunden, bei Kindern über 6 Jahre 1 Minute.
Warum? Bei Kloßgefühl und Stimmverlust.

Unterstützend können Sie noch eine chinesische Massage durchführen

Wo? Mit den Zeigefingern links und rechts vom Adamsapfel sehr sanft drücken, dann in kreisenden Bewegungen den Hals nach unten bis zum vorspringenden Knochen der Schlüsselbeine massieren.
Wie? Sehr sanft drücken und vibrieren.
Wie oft? Bis zu 5x täglich.
Warum? Verbessert die Durchblutung von Muskulatur und Stimmbändern.

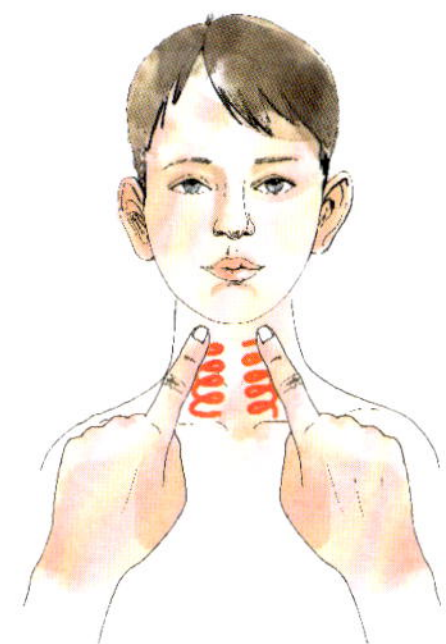

Homöopathie

Aconitum C30

Wann? Bei beginnender Erkältung, akut und heftig, Fieber steigt schnell, plötzlich auftretende Heiserkeit.
Wie oft? Wie viel? 1x 3 Globuli, nach 12 Stunden noch 1x.

Hepar sulfuris C12

Wann? Beschwerden dauern an, das Kind ist auch am nächsten Tag noch sehr heiser, kälteempfindlich und hat heftige, stechende Halsschmerzen („Splitterschmerz").
Wie oft? Wie viel? Wie lange? 2x täglich 3 Globuli, 3–5 Tage lang.

Wann zum Arzt?

+ SOFORT, wenn die Sprache „kloßig" ist, das Kind blass ist, Fieber und Atemnot bekommt und Schmerzen beim Schlucken hat. Dies kann ein Hinweis auf eine Entzündung des Kehldeckels (Epiglottitis) sein. Es besteht Erstickungsgefahr! Die Impfung Hib (Haemophilus influenzae Typ b) schützt vor diesem gefährlichen Krankheitsbild.
+ Wenn die Beschwerden nach 1 Woche nicht besser werden.
+ Bei Verdacht auf Pseudokrupp (siehe Seite 161).

Heuschnupfen (allergischer Schnupfen)

Bei einer **Allergie** ist das körpereigene Abwehrsystem gestört. Der Körper reagiert auf eigentlich ganz harmlose Substanzen wie zum Beispiel eine Birkenpolle mit einer überschießenden Reaktion des Immunsystems: Es bildet Antikörper, die sich mit diesen Substanzen verbinden und eine Entzündungsreaktion in Gang setzen. Das betrifft vor allem die Körperregionen, die am häufigsten mit der Umwelt in Kontakt kommen: Atemwege, Haut und Magen-Darm-Bereich. Mit dem Einatmen gelangen etwa Pollen und Hausstaub in den Körper, über die Haut Allergene aus Kosmetikartikeln und über den Magen-Darm-Trakt Allergene aus Nahrungsmitteln (siehe ab Seite 242, Ernährung). Die Allergie, die am weitesten verbreitet ist, ist der **Heuschnupfen** oder **allergische Schnupfen (Rhinitis allergica).** Wenn Pollen von Blumen, Gräsern, Bäumen oder Getreide die Auslöser für den allergischen Schnupfen sind, dauert dieser **„Heuschnupfen“** in der Regel nur ein paar Wochen – bis die Blütezeit der entsprechenden Allergene vorbei ist. Sind dagegen Tierhaare, Hausstaubmilben oder Schimmelpilze die Auslöser, leiden die Kinder das ganze Jahr unter dem **allergischen Schnupfen.** Diese Überempfindlichkeit gegenüber einem bestimmten Stoff können Kinder vererbt bekommen oder im Laufe des Lebens entwickeln. Häufig treten neben dem Heuschnupfen auch Nahrungsmittelallergien als Kreuzallergien auf. Ein Heuschnupfen kann sich außerdem zu einem allergischen **Asthma bronchiale** (siehe Seite 47) entwickeln.

Symptome

- Juckreiz in Auge, Nase, Rachen
- Wässriger Schnupfen, laufende Nase, aber auch verstopfte Nase möglich (vor allem bei Milbenallergie)
- Gerötete, tränende, juckende Augen
- Heftiges Niesen, oft mehrmals hintereinander
- Atembeschwerden wegen geschwollener Schleimhäute möglich
- Keine Erkältungsanzeichen
- Müdigkeit, Konzentrationsstörungen möglich

Hausmittel

Tautreten

Am Morgen barfuß über das taufrische Gras laufen (nur wenn Ihr Kind davor warme Füße hat). Füße danach nur abstreifen, nicht abtrocknen. Socken anziehen und Füße durch zügiges Gehen wieder erwärmen. Haben Sie keine Wiese vor der Tür, kann Ihr Kind die Füße kurz in kühles Wasser tauchen oder über die kalten Badfliesen oder den Balkon laufen. Auch tagsüber so oft wie möglich barfuß laufen.
Wie oft? Wie lange? Täglich morgens, mit 1–2 Minuten beginnen, dann langsam auf 5 Minuten steigern.
Warum? Stärkt die Abwehrkräfte und das Immunsystem.

Dampfinhalation

Geben Sie 1 EL reines Meersalz in eine große Schüssel (eventuell 1 EL getrocknete Kamillenblüten hinzufügen), übergießen Sie es mit 1 l kochendem Wasser und lassen Sie dieses kurz abkühlen. Nehmen Sie Ihr Kind auf den Schoß. Legen Sie ein Handtuch über Ihre beiden Köpfe und die Schüssel, sodass kein Dampf entweicht. Nun soll Ihr Kind tief durch die Nase ein- und über den Mund wieder ausatmen. Alternativ können Sie auch einen Dampfinhalator aus der Apotheke benutzen.
Wie oft? Wie lange? Bis zu 2 x täglich, jeweils 10 Minuten, danach den Kopf mit einer Mütze oder einem Tuch warm halten.

Warum? Sekret- und schleimlösend; Kamille wirkt zudem entzündungshemmend.
Achtung: Lassen Sie Ihr Kind nie allein inhalieren, es könnte sich verbrühen.

Nasenspülung

Zimmerwarme Kochsalzlösung (9 g Salz auf 1 l Wasser, oder am besten fertige 0,9-prozentige Lösung etwa Emser Salz®) in eine Nasendusche (gibt's in der Apotheke) füllen. Nun muss sich Ihr Kind über das Waschbecken beugen, den Mund weit öffnen und den Kopf zur linken Seite neigen. Lassen Sie das Salzgemisch in das rechte Nasenloch fließen, über das andere Nasenloch fließt es wieder heraus. Die Nasendusche danach jedes Mal unter fließendem Wasser reinigen und gut trocknen lassen. Ist die Schleimhaut zu stark geschwollen und verstopft, vorher eventuell ein abschwellendes Nasenspray benutzen.
Welches Alter? Ab 4 Jahren.
Wie oft? 1–2x täglich.
Warum? Befeuchtet die Nasenschleimhaut, lindert allergischen Schnupfen und spült Allergene aus dem Nasen-Rachen-Raum.
Tipp: Fügen Sie der Salzlösung bei wunder oder stark geröteter Schleimhaut eventuell Calendula-Essenz zu.

Schwarzkümmelölsirup

1 kleine Knoblauchzehe schälen, mit einer Gabel zerdrücken und mit 2 EL Honig und 1 TL gemahlenem Schwarzkümmelsamen mischen. Wenn der Geschmack zu intensiv ist, versuchen Sie es statt mit dieser Mixtur mit purem Schwarzkümmelöl.
Wie oft? Wie viel? Vor dem Frühstück und vor dem Abendessen jeweils 1 TL einnehmen.
Warum? Mehrfach ungesättigte Fettsäuren, Vitamin E und die ätherischen Öle des Schwarzkümmels stärken das Immunsystem und wirken entzündungshemmend.

Wie Sie „Heuschnupfer" unterstützen können

- In den Wochen, in denen Ihr Kind auf die Pollen allergisch reagiert, täglich abends Haare waschen, um die Pollen herauszuspülen.
- Kleidung, die das Kind tagsüber anhatte, nachts nicht im Kinderzimmer lassen.
- Wäsche (des Kindes) drinnen trocknen.
- Nicht in den Morgen- und Abendstunden lüften: Da fliegen die Pollen am stärksten.
- Ideale Urlaubsziele für Pollenallergiker: die Nordseeküste, Gebirgsregionen ab 1500 Meter über dem Meeresspiegel und Inseln.
- Bei Allergie auf Gräserpollen: Rasen häufig mähen.
- Bei Allergie auf Hausstaubmilben: keine Teppichböden und Vorhänge im Kinderzimmer, wenige Plüschtiere (am besten aus Synthetik, diese regelmäßig waschen oder einfrieren, um die Milben abzutöten), für Milben undurchlässige Matratzenbezüge und spezielle Bettwäsche benutzen (bei der Krankenkasse nachfragen, ob sie die Kosten dafür übernimmt). Staubsauger mit Milbenfilter anschaffen. Gut heizen und lüften – Milben mögen es nicht heiß und trocken (siehe auch Seite 148, Neurodermitis).
- Bei starken Symptomen empfehlen Ärzte häufig eine Desensibilisierung. Dazu wird immer wieder eine winzige Menge des Allergens gespritzt, sodass sich das Immunsystem daran gewöhnt und nicht mehr allergisch reagiert.
- Den Darm vor Beginn der Heuschnupfensaison stärken: Verzichten Sie auf Lebensmittel, die weißen Zucker enthalten, und geben Sie Ihrem Kind 8 Wochen lang Probiotika (mit den Stämmen Lactobacillus gasseri, Bifidobacterium bifidum und longum).

Hochzeit für Pollenflüge

Ein Pollenkalender (etwa unter www.allergiecheck.de) hilft Ihnen einzugrenzen, auf welche Pflanzen Ihr Kind allergisch reagiert. Triefen Nase und Augen bereits im Februar und März, können es Erle und Haselnuss sein. Im März blüht die Ulme, im April plagen Pappel, Weide und Esche die „Heuschnupfer", von April bis September fliegen Gräserpollen und im August schniefen Beifußallergiker. Statt auf Wiesen sollten Sie in den kritischen Wochen lieber im Wald spazieren gehen, denn dort ist die Pollenbelastung geringer. Nach einem langen Regen auch.

Pflanzliche Mittel & Tees

Nasenspray

Welches? Kamillosan® Ocean Nasenspray.
Welches Alter? Keine Beschränkung.
Wie oft? Wie viel? Bei Bedarf mehrmals täglich 1–2 Sprühstöße.
Warum? Das enthaltene Kochsalz wirkt leicht abschwellend, die Kamille beruhigend.

Augentropfen

Welche? Euphrasia-Augentropfen.
Welches Alter? Keine Beschränkung.
Wann? Bei Augen, die durch Heuschnupfen gereizt sind.
Wie oft? Wie viel? 2–5 x täglich je 1 Tropfen.
Warum? Reizlindernd, entzündungshemmend.

Akupressur

Mit einer individuellen Akupunkturtherapie über 8–10 Termine können die Beschwerden langfristig gelindert werden. Sie sollte 2 Monate vor Beginn der Heuschnupfenzeit erfolgen. Die folgenden Punkte können Sie als Prophylaxe und im Akutfall anwenden.

Lunge 7 (Lu 7)

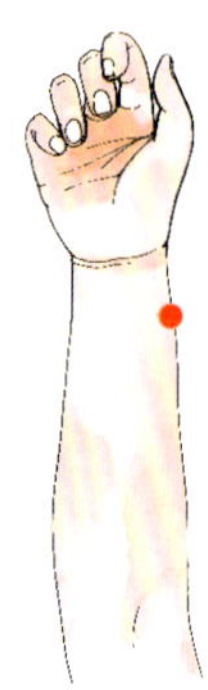

Wo? Daumenseitige Kante des Unterarms, 2 Querfinger von der Handgelenksfalte Richtung Ellenbogen (kurz hinter dem fühlbaren Knochenvorsprung der Speiche), zwischen zwei Sehnen.
Wie? Sanft drücken und kreisen.
Wie lange? Unter 6 Jahren 30 Sekunden, über 6 Jahre 1 Minute.
Warum? Stärkt die Lunge, beseitigt Schleim und öffnet die Nase, stärkt die Abwehrkräfte.

Dickdarm 4 (Di 4)

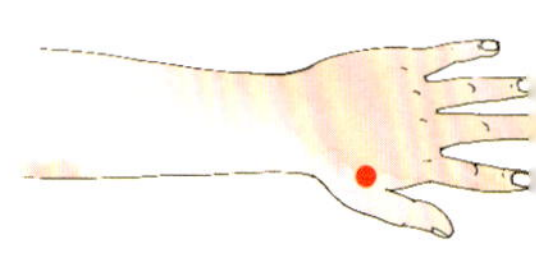

Wo? Legen Sie den Daumen des Kindes an den Zeigefinger an. Di 4 befindet sich auf dem Hautwulst zwischen Daumen und Zeigefinger. Zur Behandlung den Daumen wieder leicht abspreizen in Richtung Handfläche, vom Daumen weg, drücken.
Wie? Kräftig drücken und kreisen.
Wie lange? Unter 6 Jahren 30 Sekunden, über 6 Jahre 1 Minute.
Warum? Meisterpunkt für das Gesicht, Hitze ausleitend.

Dickdarm 20 (Di 20)

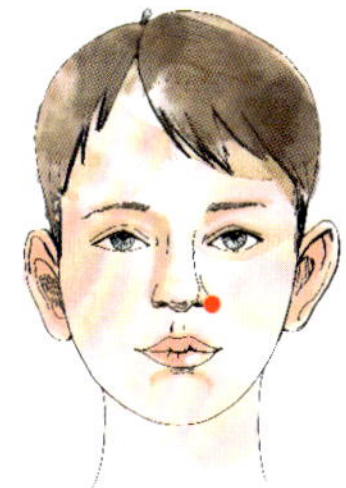

Wo? Am unteren Außenrand des Nasenflügels.
Wie? Sanft drücken und kreisen.
Wie lange? Bei Kindern unter 6 Jahren 30 Sekunden, bei Kindern über 6 Jahre 1 Minute.
Warum? Lokalpunkt für die Nase, stärkt die Lunge.

Extrapunkt Kopf 3 (EX KH 3)

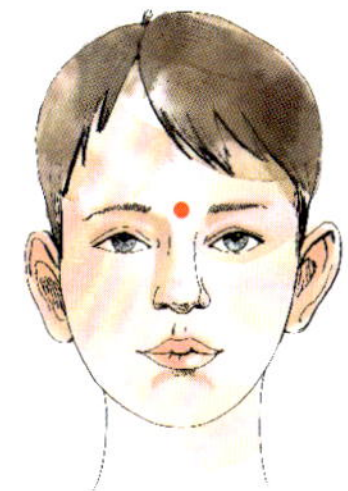

Wo? In der Mitte zwischen den Augenbrauen.
Wie? Sanft drücken und kreisen.
Wie lange? Bei Kindern unter 6 Jahren 30 Sekunden, bei Kindern über 6 Jahre 1 Minute.
Warum? Öffnet die Nase, lindert Augensymptome.

Homöopathie

Um die Symptome zu lindern, empfehlen Homöopathen häufig folgende Arzneimittel. Bei chronischen Beschwerden ist eine unterstützende konstitutionelle Therapie zu empfehlen.

Galphimia glauca C6

Wann? Niesen, Schnupfen, Augenjucken.
Wie oft? Wie viel? Wie lange? 3x täglich 3 Globuli, 3–5 Tage lang.

Euphrasia C6

Wann? Brennendes Augensekret, lichtscheu, mildes Nasensekret, häufiges Niesen.
Wie oft? Wie viel? Wie lange? 3x täglich 3 Globuli, 3–5 Tage lang.

Allium cepa C6

Wann? Wässriger Fließschnupfen, wundmachender Schnupfen, brennende Schleimhäute, mildes Augensekret.
Wie oft? Wie viel? Wie lange? 3x täglich 3 Globuli, 3–5 Tage lang.

Wann zum Arzt?

+ SOFORT bei akuter Atemnot.
+ Bei Verdacht auf allergischen Schnupfen.
+ Wenn sich die Symptome trotz verschiedener Anwendungen nicht bessern.
+ Wenn Anzeichen von Asthma bronchiale dazukommen (siehe Seite 47).

Husten

Die gute Nachricht zuerst: Wenn ein Kind hustet, dann ist das ein Zeichen dafür, dass der Körper die Atemwege vor Erregern, Schleim oder Fremdkörpern schützt. Die schlechte Nachricht: Wenn ein Kind hustet, dann ist nicht auf einen Blick klar, warum. Denn Husten ist keine Krankheit, sondern ein Symptom verschiedener Erkrankungen. Man unterscheidet zwischen trockenem Husten (Reizhusten) und feuchtem (produktiven, verschleimten) Husten. Die hier aufgeführten Anwendungen eignen sich zur unterstützenden Therapie für alle Arten von Husten. Therapien für eine bestimmte Hustenart sind gesondert gekennzeichnet.

SYMPTOME	MÖGLICHE URSACHE
Leichter Husten, zu Beginn in der Regel trocken, mit der Zeit dann lockerer und verschleimt, Schnupfen, Heiserkeit und Halskratzen, Fieber möglich	Erkältung (siehe Seite 80)
Trockener Husten, Schnupfen, Halsschmerzen, Kopf- und Gliederschmerzen, hohes Fieber, schlechtes Allgemeinbefinden	Grippe (siehe Seite 80)
Trockener Husten, Heiserkeit	Heiserkeit (siehe Seite 98)
Husten trocken oder feucht, Pfeifen/Röcheln möglich, meist Fieber	Bronchitis (siehe Seite 70)
Meist feuchter Husten, oft hohes Fieber, schlechter Allgemeinzustand, schnelle, flache oft schmerzhafte Atmung, Atemnot	Lungenentzündung (siehe Seite 70, Bronchitis)
Trockener, anfallsartiger Husten, nachts vermehrt, häufig mit Erbrechen, kein Fieber, tritt etwa 2 Wochen nach Beginn einer Erkältung auf	Keuchhusten (siehe Seite 230, Impfen)
Plötzlich auftretender bellender Husten, abends oder nachts, oft Atemnot, beim Einatmen hörbares Atemgeräusch, vor allem bei Klein- und Kindergartenkindern	Pseudokrupp (siehe Seite 161)
Trockener Reizhusten nach Aufenthalt in verrauchten Räumen, in kalter Luft, nach Anstrengung oder in der „Pollensaison“	Asthma bronchiale (siehe Seite 47)
Plötzlicher trockener Husten, anfallsartig, kein Fieber, keine Krankheitsanzeichen, Atemnot möglich, meist Kleinkinder	Verschlucken eines Fremdkörpers möglich (siehe Seite 272, Erste Hilfe)
Trockener, meist nächtlicher Husten, meist Heiserkeit, Beschwerden im Brustbereich	Sodbrennen (siehe Seite 127, Magenbeschwerden)
Trockener Husten, der länger als 8 Wochen andauert	Chronischer Husten; verschiedene Ursachen möglich (asthmatische Erkrankungen, Nahrungsmittelunverträglichkeiten, chronische Nasennebenhöhlenentzündung, chronische Bronchitis, Reizung durch Luftschadstoffe)

Hausmittel

Bei allen Hustenarten

Honig

Ein Löffelchen voll Honig ist immer noch der beste Hustensaft, das haben verschiedene Studien gezeigt: vor allem Eukalyptus-, Zitronenblüten- oder Buchweizenhonig.

Wie viel? 1 TL Honig abends vor dem Schlafengehen: pur oder in Tee gemischt.

Warum? Entzündungshemmend, antibiotisch; wirkt sehr gut bei Reizhusten; wegen Kariesgefahr nicht über mehrere Wochen anwenden oder danach Zähneputzen.

Zwiebelsaft

1 große Zwiebel schälen, würfeln und in ein sauberes Schraubglas füllen. Mit Honig bedecken. Das Glas verschließen und mindestens 3 Stunden, am besten über Nacht, stehen lassen.

Wie oft? Wie viel? Von dem Saft, der entsteht, geben Sie Ihrem Kind 3–5x täglich 1 TL, Kindern ab 12 Jahren 3x täglich 1 EL.

Warum? Antibakteriell, schleimlösend, entzündungshemmend.

Ölauflage

1 EL Olivenöl auf eine erwärmte Kompresse träufeln und diese auf die Brust legen. Handtuch oder Mullwindel darüberlegen, mit einer Wärmflasche oder einem Kirschkernkissen bedecken. Um die Wirkung zu verstärken, können Sie noch 2–3 Tropfen Lavendel- oder Thymianöl dazugeben.

Wie lange? Mindestens 30 Minuten oder über Nacht liegen lassen.

Warum? Entkrampfend, lindert Hustenreiz, wärmend; Lavendel wirkt beruhigend und entkrampfend, Thymian stärkt die Abwehr, ist schleim- und krampflösend, auswurffördernd und antibakteriell.

Quarkauflage

Auf ein dünnes Baumwolltuch oder eine Mullwindel in die Mitte fingerdick zimmerwarmen Magerquark streichen. Das Tuch so einschlagen, dass der Quark eingepackt ist und nichts herausläuft. Quarkpaket so auf die Brust legen, dass nur eine dünne Stoffschicht zwischen Haut und Quark ist. Mit einem Handtuch oder Schal umwickeln.

Wie lange? 30–60 Minuten, bis der Quark trocken geworden ist.

Warum? So eine Auflage wirkt schleim- und krampflösend, entzündungshemmend und kühlend. Wenden Sie sie daher vor allem an, wenn Ihr Kind Fieber hat. Ist Ihrem Kind kalt, legen Sie einen Kartoffelwickel an (statt Quark einfach ungeschälte gekochte, zerquetschte Kartoffeln verwenden – Vorsicht vor Verbrennungen; siehe Seite 90, Halsschmerzen).

Bienenwachsauflage

Eine Bienenwachsauflage mit einem Föhn leicht erwärmen und am Unterarm die Temperatur der Platte testen. Sie darf nicht zu heiß sein, da sich Ihr Kind sonst verbrennen kann. Die Wachsplatte direkt auf die Brust des Kindes legen, mit einem weichen Baumwoll- oder Seidentuch bedecken und ein eng anliegendes Unterhemd oder T-Shirt darüber ziehen. Je nach Hustenart können Sie Bienenwachsauflagen mit dem Zusatz von Lavendel oder Thymian verwenden (beispielsweise „Husten Brust Wickel Thymian“ von Wachswerk).

Wie lange? Mehrere Stunden oder gerne die ganze Nacht auf der Brust liegen lassen.

Warum? Hustenreiz lindernd, schleimlösend, beruhigend; Thymian wirkt zudem krampflösend, antibakteriell, bei produktivem Husten; Lavendel: beruhigend, bei Reizhusten.

Dampfinhalation

1 EL reines Meersalz in eine große Schüssel geben (eventuell 1 EL Kamillenblüten zufügen), mit 1 l kochendem Wasser übergießen. Das Wasser kurz abkühlen lassen. Nehmen Sie Ihr Kind auf den Schoß. Legen Sie ein Handtuch über Ihre beiden Köpfe und die Schüssel, sodass kein Dampf entweicht. Tief durch die Nase ein- und über den Mund ausatmen. Alternativ können Sie auch einen Dampfinhalator aus der Apotheke benutzen.

Wie oft? Wie lange? Bis 2x täglich, jeweils 10 Minuten, danach den Kopf mit einer Mütze oder einem Tuch warm halten.
Warum? Sekret- und schleimlösend; Kamille wirkt zudem entzündungshemmend.
Achtung: Lassen Sie Ihr Kind nie allein inhalieren, es könnte sich verbrühen.

Ansteigendes Fußbad

Füllen Sie einen Eimer oder eine Plastikwanne mit warmem Wasser (36–37 °C). Das Kind stellt die Füße hinein, danach gießen Sie mit einer Gießkanne oder dem Duschkopf langsam heißes Wasser dazu, bis die Temperatur auf maximal 39–41 °C ansteigt. Ihr Kind sollte die Temperatur als angenehm empfinden. Es darf die Füße jetzt noch bis zu 10 Minuten im warmen Wasser lassen. Falls es Schweißausbrüche bekommt oder das Fußbad vorher als unangenehm empfindet, beenden Sie es früher. Anschließend die Füße gut abtrocknen, warme Socken anziehen und das Kind noch ein wenig ausruhen lassen.

Wie oft? 1–2x täglich.
Warum? Die Durchblutung und Erwärmung der Füße führt über die Leitungsbahnen im Körper auch zu einer besseren Durchblutung des Nasen-Rachen-Raums.
Tipp: Bei Kindern ab 6 Jahren können Sie stattdessen auch ein Senfmehlfußbad machen (siehe Seite 37).

Bei produktivem Husten

Kalter Brustwickel

Ein dünnes Baumwolltuch oder eine Mullwindel mit kühlem Wasser tränken, auswringen und im Bett auf ein Handtuch legen. Das Kind atmet tief ein und legt sich beim Ausatmen schnell mit dem Rücken auf das nasse Tuch. Das kalte Tuch nun eng um den Brustkorb wickeln, anschließend das Handtuch darumlegen. Wichtig: nur anwenden, wenn Ihr Kind warme Füße hat.
Wie oft? Wie lange? 1x täglich, 20–30 Minuten, dann 15 Minuten liegen bleiben und ruhen.
Warum? Regt die Durchblutung des Brustkorbs an.

Pflanzliche Mittel & Tees

Bei allen Hustenarten

Salbe

Welche? Thymian-Myrte-Balsam.
Welches Alter? Keine Beschränkung.
Wie oft? 2x täglich Brust und Rücken des Kindes einreiben.
Warum? Beruhigend, schleimlösend.

Bei trockenem Reizhusten

Sirup

Welcher? Phytohustil®.
Welches Alter? Ab 1 Jahr.
Wann? Unterstützend gegen den Hustenreiz.
Wie oft? Wie viel? 1–3 Jahre: 4x täglich 3 ml, 3–6 Jahre: 4x täglich 4 ml, 6–12 Jahre: 5x täglich 5 ml, ab 12 Jahren: 3–6x täglich 10 ml.
Warum? Der enthaltene Eibisch lindert den Hustenreiz.

Hustentee bei trockenem Husten

Eibischwurzel, Spitzwegerichblätter und Malvenblüten in der Apotheke mischen lassen. 1 TL davon mit 1 Tasse (200 ml) heißem Wasser übergießen, 10 Minuten zugedeckt ziehen lassen, dann abseihen.
Wie oft? Wie viel? 3x täglich 1 Tasse.
Warum? Die Wirkstoffe dämpfen den Hustenreiz und legen sich wie eine Schutzschicht über die Rachenschleimhaut.
Tipp: Hustentee immer mit Honig süßen, da der süße Geschmack die Sekretbildung anregt.

Bei produktivem Husten

Saft und Tropfen

Welche? Bronchipret®.
Welches Alter? Saft ab 1 Jahr, Tropfen ab 6 Jahren.

Wann? Husten mit zähem Schleim, Bronchitis.
Wie oft? Wie viel? Saft 3x täglich; 1–5 Jahre: 3,2 ml, 6–11 Jahre: 4,3 ml, ab 12 Jahren: 5,4 ml; Tropfen 3x täglich: 6–11 Jahre: 1,3 ml, ab 12 Jahren: 2,6 ml.
Warum? Normalisiert das Sekret, wirkt entzündungshemmend.

Hustentee bei feuchtem Husten

In der Apotheke 30 g Thymian, je 20 g Eibischwurzel und Spitzwegerichblätter sowie je 10 g Süßholzwurzel, zerstoßene Fenchelfrüchte und Isländisch Moos mischen lassen. 1 TL davon mit 1 Tasse (200 ml) heißem Wasser übergießen, 10 Minuten zugedeckt ziehen lassen, dann abseihen.
Wie oft? Wie viel? 3x täglich 1 Tasse.
Warum? Verflüssigt den zähen Schleim, fördert das Abhusten, entkrampft die Bronchien, wirkt antientzündlich und antibakteriell.
Tipp: Hustentee immer mit Honig süßen, da der süße Geschmack die Sekretbildung anregt.

Akupressur

Lunge 7 (Lu 7)

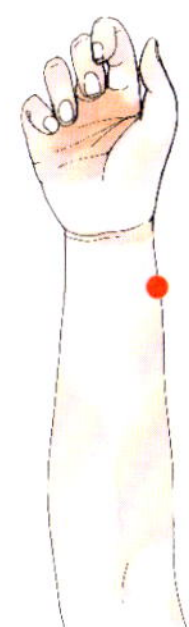

Wo? Daumenseitige Kante des Unterarms, 2 Querfinger von der Handgelenksfalte Richtung Ellenbogen (kurz hinter dem fühlbaren Knochenvorsprung der Speiche), zwischen zwei Sehnen.
Wie? Sanft drücken und kreisen.
Wie lange? Unter 6 Jahren 30 Sekunden, über 6 Jahre 1 Minute.
Warum? Stärkt die Lunge, beseitigt Schleim, stärkt die Abwehrkräfte.

Lunge 5 (Lu 5)

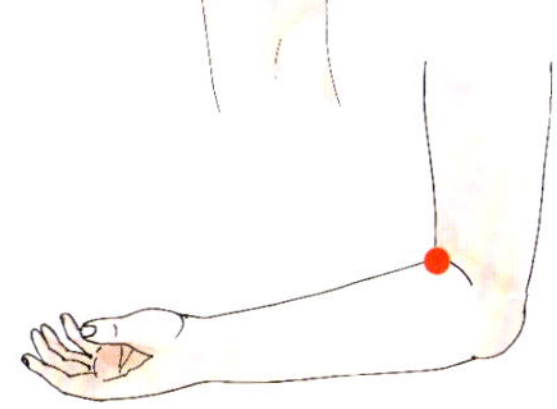

Wo? Bei gebeugtem Ellenbogen in der Mitte der Ellenbeuge, außenseitig neben einer fühlbaren Sehne.
Wie? Sanft drücken und kreisen.
Wie lange? Unter 6 Jahren 30 Sekunden, über 6 Jahre 1 Minute.
Warum? Lindert Husten, löst Schleim, lindert Schmerzen im Brustkorb.

Blase 13 (Bl 13)

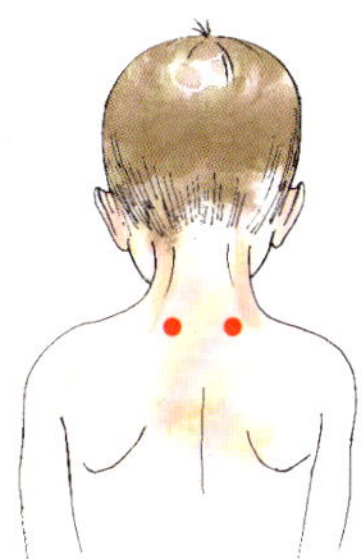

Wo? Jeweils 3 Querfinger links und rechts der Wirbelsäule in Höhe des 7. Dornfortsatzes.
Wie? Kräftig drücken und kreisen oder mit den Fingerkuppen gleichzeitig in Längsrichtung auf und ab reiben.
Wie lange? Unter 6 Jahren 30 Sekunden, über 6 Jahre 1 Minute.
Warum? Reguliert und stärkt die Lungenfunktion, wirkt Hitze ausleitend und beruhigend.

Konzeptionsgefäß 17 (KG 17)

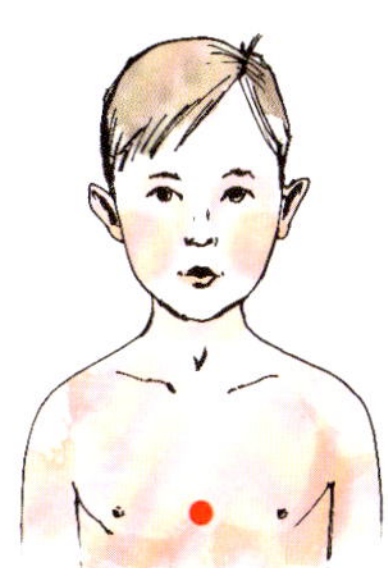

Wo? Mittig auf dem Brustbein, in der Mitte zwischen den Brustwarzen.
Wie? Punkt drücken und kneten, im Anschluss mit beiden Daumen gleichzeitig nach rechts und links Richtung Brustwarzen streichen.
Wie lange? Erst 30 Sekunden drücken und kneten, anschließend 30 Sekunden streichen.
Warum? Öffnet die Brust, hilft bei Husten, Atemnot, lindert Beklemmung und Engegefühl.

So können Sie vorbeugen

- Als Eltern: Verzichten Sie aufs Rauchen, der Qualm reizt die Atemwege zusätzlich.
- Sorgen Sie für ausgewogene Ernährung, ausreichend Schlaf und tägliche Bewegung an der frischen Luft – bei jedem Wetter.
- Regelmäßig lüften, auf ausreichend Luftfeuchtigkeit achten.
- Viel trinken hält die Schleimhäute feucht. Sind sie trocken, fühlen sich Viren besonders wohl.
- Vitamin C tanken, etwa mit Schwarzen Johannisbeeren, Sanddornsaft oder Hagebuttentee.

Homöopathie

Aconitum C30

Wann? Trockener Husten, plötzlicher Beginn, viel Durst, nachts schlimmer, das Kind ist unruhig und ängstlich.
Wie oft? Wie viel? 1 x 3 Globuli als Anfangsmittel (dann ggf. Spongia C30).

Belladonna C30

Wann? Trockener Husten, bellend, krampfartig, zu Beginn eines fieberhaften Infekts, abends im Bett schlimmer, oft roter Kopf.
Wie oft? Wie viel? Wie lange? 1 x täglich 3 Globuli, 2 Tage lang.

Spongia C30

Wann? Husten mit Heiserkeit, bellender Husten, warme Getränke wirken lindernd.
Wie oft? Wie viel? 1 x 3 Globuli als Folgemittel von Aconitum C30, frühestens 2 Stunden später.

Antimonium tartaricum C12

Wann? Bei produktivem Husten, extreme Schwäche, Kälte, viel Schleimrasseln.
Wie oft? Wie viel? Wie lange? 2 x täglich 3 Globuli, 3–5 Tage lang.

Kalium bichromicum C30

Wann? Bei produktivem Husten, mit Schleim, der so zäh ist, dass er Fäden bildet.
Wie oft? Wie viel? 1 x 3 Globuli.

Wann zum Arzt?

+ SOFORT bei akuter Atemnot.
+ SOFORT bei Verdacht auf Fremdkörper in den Atemwegen.
+ Wenn Ihr Kind sehr schnell atmet und Geräusche (Rasseln) beim Ein- und Ausatmen macht.
+ Bei Verdacht auf Pseudokrupp.
+ Bei eitrigem, gelbgrünem Auswurf.
+ Bei schweren Hustenanfällen.
+ Wenn sich der Husten nach 1 Woche nicht bessert.
+ Wenn Ihr Kind 2 Wochen nach einem Infekt starken, anfallsartigen Husten mit starker Verschleimung bekommt. Das kann ein Hinweis auf Keuchhusten sein und auch bei Kindern, die geimpft sind, auftreten.
+ Bei häufig wiederkehrendem Husten (auch ohne Erkältung), um etwaige Allergien oder Asthma bronchiale auszuschließen.

Insektenstiche

Kleine Viecher, große Beißer: Ameisen, Bienen, Flöhe, Hummeln, Mücken, Wanzen, Wespen, Zecken, so einiges, was in Gärten und Wiesen summt, fliegt und krabbelt, kann gemein stechen. Meist sind die Stiche hässlich, aber harmlos. Sie jucken, sind rot und erhaben wie kleine Pickel. In unseren Breiten übertragen nur wenige Insekten Krankheiten: Die **Zecke** kann Hirnhautentzündung und Borreliose übertragen (siehe Seite 207, Zeckenstiche), **Bienen- und Wespenstiche** können für Allergiker gefährlich werden. Wespen ziehen ihren Stachel nach dem Stich meist heraus, Bienenstachel bleiben in der Regel zusammen mit der Giftblase stecken, Sie sollten ihn möglichst rasch entfernen. Pressen Sie den Stachelapparat dabei nicht mit den Fingern zusammen, sondern kratzen Sie ihn vorsichtig mit den Fingern zur Seite heraus. So vermeiden Sie, dass der Giftsack ausgedrückt wird. Bei **Mückenstichen** ist es wichtig, den Juckreiz zu lindern, denn durch das Kratzen kann sich das Sekret weiter im Gewebe verteilen und die Schwellung zunehmen. Hier reicht oft das Abkleben mit einem simplen Heftpflaster.

Symptome

- Rötung, manchmal warm oder heiß
- Schwellung, zum Teil schmerzhaft
- Juckreiz oder Brennen

Hausmittel

Kühlen

Mit kaltem Wasser, Coolpack oder Eiswürfel.
Wie lange? 15 Minuten, dann mindestens 15 Minuten Pause machen – immer im Wechsel, solange es Ihrem Kind angenehm ist.
Warum? Wirkt schmerzlindernd, verhindert rasche Schwellung.

Zwiebel

1 Zwiebel halbieren und den Stich mit dem Saft einreiben. Anschließend noch 1 Zwiebelscheibe auflegen. Sie können die Zwiebel mit Leukoplast festkleben oder mit einer Mullbinde fixieren.
Wie lange? 10 Minuten.
Warum? Die schwefelhaltigen Öle der Zwiebel wirken abschwellend und antibakteriell; kühlt und desinfiziert.
Tipp: Alternativ können Sie den Stich auch mit purem Obstessig oder mit frisch gepresstem Zitronensaft betupfen.

Essigwasserauflage

1 EL Essig oder Salz in 1 Tasse (200 ml) kaltes Wasser rühren. Ein Tuch oder eine Kompresse in die Lösung eintauchen, auswringen und auf den Stich legen.
Wie lange? So lange, bis die Auflage getrocknet ist. Bei Bedarf erneut restliche Lösung darüberträufeln.

Wespe im Mund

Geben Sie Ihrem Kind sofort einen Eiswürfel zum Lutschen, wenn es von einer Biene, Wespe, Hummel oder Hornisse im Mundraum gestochen wurde. Zusätzlich können Sie kalte, feuchte Tücher um den Hals wickeln. Da ein Anschwellen der Schleimhäute gefährlich sein kann, gehen Sie mit Ihrem Kind umgehend zum Arzt.

Warum? Verhindert Anschwellen, lindert den Juckreiz.
Tipp: Statt Essigwasser 10 Tropfen Calendula-Essenz auf 1 Tasse lauwarmes Wasser.

Quarkauflage

Bei starken Schwellungen: Mittig auf einer Kompresse oder einem Baumwolltaschentuch fingerdick Magerquark verstreichen. Das Tuch dann so einschlagen, dass der Quark eingepackt ist und nichts herausläuft. Das Quarkpaket auf den dicken Stich legen, eventuell mit einem Pflaster oder einer Mullbinde fixieren.
Wie lange? 30–60 Minuten, bis der Quark trocken geworden ist.
Warum? Entzündungshemmend, kühlend, abschwellend und juckreizlindernd.

Wiesenpflaster

Pflücken Sie ein frisches Blatt Spitzwegerich. Quetschen Sie es, bis Saft austritt, und legen das zerdrückte Blatt auf den Stich.
Wie oft? Mehrmals täglich möglich.
Warum? Wirkt abschwellend und lindert den Juckreiz.
Tipp: Alternativ können Sie auch Huflattich, Schafgarbe oder Salbei verwenden.

Lavendelöl

1–2 TL Lavendelöl auf eine sterile Kompresse träufeln, auf den Stich legen und eventuell mit einer Binde oder einem Pflaster fixieren. Alternativ die Wundränder mit dem Öl einreiben.
Wie oft? Mehrmals täglich.
Warum? Juckreizlindernd, abschwellend.

Pflanzliche Mittel & Tees

Gel

Welches? Combudoron® Gel.
Welches Alter? Keine Beschränkung.
Wann? Bei starker Schwellung mit Rötung nach Insektenstich.
Wie oft? Mehrmals täglich.
Warum? Kühlend, schmerzlindernd, Auszüge aus Arnika und der Kleinen Brennnessel wirken abschwellend und entzündungshemmend.

Salbe

Welche? Kneipp® Arnika Salbe S.
Welches Alter? Keine Beschränkung.
Wann? Bei starker Schwellung mit Rötung nach Insektenstich.
Wie viel? Mehrmals täglich.
Warum? Die heilenden Inhaltsstoffe der Arnika lassen den Stich abschwellen und wirken entzündungshemmend.

So können Sie vorbeugen

- Duftlampen mit den ätherischen Ölen von Citronella, (Zitronen-)Eukalyptus, Zeder, Pfefferminze und Geranie können Mücken vertreiben, ebenso der Geruch von Tomatenpflanzen und Zitronengras.
- 50 ml Mandel- oder Kokosöl mit je 2 Tropfen Citronella-, Zitronen-Eukalyptus- und Lemongrasöl mischen und das Kind damit einreiben. Vor der Anwendung von ätherischen Ölen an einer kleinen Stelle auf dem Handrücken testen, ob Ihr Kind das Öl verträgt.
- Säfte im Sommer nicht offen herumstehen lassen, vor allem keine Dosen oder andere undurchsichtige Behälter. Lassen Sie Ihr Kind mit einem Strohhalm trinken statt direkt aus dem Glas oder der Dose.
- Wenn Ihr Kind allergisch auf Insektenstiche reagiert, sollte es stets ein Notfallset bei sich tragen. Dieses verschreibt der Kinderarzt.
- Hat Ihr Kind eine Allergie gegen Bienen- oder Wespengift, besteht die Möglichkeit einer Hyposensibilisierung. Besprechen Sie dies mit Ihrem Kinderarzt.

Bremsenstich nicht abbremsen

Erwischen Sie eine Bremse, die gerade das Blut Ihres Kindes saugt, dann lassen Sie sie zu Ende trinken (und stechen)! Das klingt zwar äußerst befremdlich, aber der Stich ist dann nicht so schmerzhaft. Denn nach dem Saugen verschließt die Bremse die Einstichstelle mit einem Sekret.

Akupressur

Dickdarm 11 (Di 11)

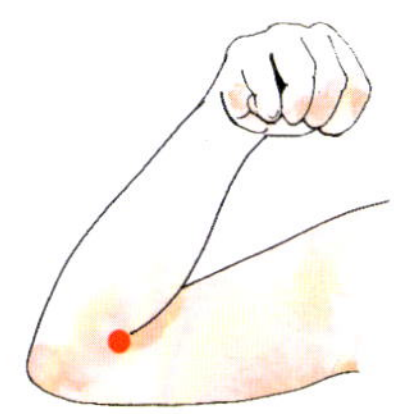

Wo? Beugen Sie den Arm Ihres Kindes im rechten Winkel. Der Punkt befindet sich am äußeren Ende der Ellenbeugenfalte.
Wie? Etwas kräftiger drücken und kreisen.
Wie lange? Unter 6 Jahren 30 Sekunden, über 6 Jahre 1 Minute.
Warum? Hitze ausleitend, entzündungshemmend, juckreizlindernd.

Milz 10 (Mi 10)

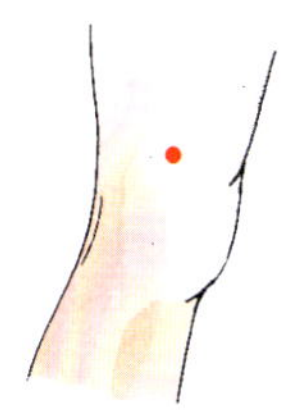

Wo? Beugen Sie das Knie Ihres Kindes leicht. Der Punkt befindet sich 2 Daumenbreit über dem Innenrand der Kniescheibe.
Wie? Sanft drücken und kreisen.
Wie lange? Unter 6 Jahren 30 Sekunden, über 6 Jahre 1 Minute.
Warum? Lindert den Juckreiz.

Homöopathie

Apis mellifica C30

Wann? Nach Insektenstich, bei einem Bienen- oder Wespenstich, blasse, glasige Schwellung.

Wie oft? Wie viel? 1 x 3 Globuli sofort, bei Bedarf nach 2 Stunden noch mal 3 Globuli.

Wann zum Arzt?

+ SOFORT den Notarzt rufen, wenn Ihr Kind auf Bienengift allergisch ist. Typische Zeichen sind: schneller Herzschlag, Schwindel, Schweißausbruch, Kopfschmerzen, Übelkeit, Kribbeln oder Brennen auf der Zunge. Es kann sonst zum anaphylaktischen (durch Allergene ausgelösten) Schock kommen: Der Kreislauf versagt, es kommt zum Atemstillstand.
+ SOFORT den Notarzt rufen, wenn nach dem Stich Atem- oder Schluckbeschwerden auftreten.
+ SOFORT, wenn Ihr Kind von einer Biene oder Weste im Mundraum gestochen wurde.
+ Wenn sich nach Stunden/Tagen ein roter Strich weg vom Stich zeigt (Hinweis auf Blutvergiftung).
+ Wenn der Juckreiz nicht nachlässt.
+ Wenn es eine Häufung der Stiche gibt.

Konzentrationsprobleme

Wie lange sich ein Kind konzentrieren kann, ist bei jedem unterschiedlich. Doch die Fähigkeit, sich zu konzentrieren, kann man trainieren. Wenn sich Kinder nicht längere Zeit mit einer Aufgabe befassen können, spricht man von einer **Konzentrationsstörung.** Sie lassen sich dann leicht ablenken und ihre Gedanken schweifen schnell ab. Grund ist oft eine Überlastung in der Schule oder ein straffer Terminplan in der Freizeit, der keine Pausen lässt. Aber auch körperliche Ursachen können dahinterstecken: Bewegungsmangel, Eisenmangel, Ungleichgewichte im Hormon- und Mineralstoffhaushalt, Unverträglichkeiten (gegenüber Nahrungsmittel oder Chemikalien) oder Schlafmangel. Künstliche Farb- und Konservierungsstoffe können Konzentrationsstörungen verstärken, ebenso wie zu wenig Flüssigkeit, also wenn ein Kind zu wenig trinkt. Naturheilkundliche Mittel können erste Hilfe leisten. Wenn Konzentrationsprobleme aber über längere Zeit auftreten, sollten Sie die Ursachen erforschen und konsequent angehen.

Symptome

- Leicht ablenkbar
- Vergesslich, häufig müde
- Häufige Gedankensprünge
- Oft Lernstörungen, Kind macht Leichtsinnsfehler

Hausmittel

Kalter Armguss

Ihr Kind beugt sich über die Badewanne oder Dusche und streckt den rechten Arm aus. Sie brausen den Arm langsam vom Handrücken bis zur Schulter an der Armaußenseite ab, dann über die Arminnenseite wieder zurück zur Hand. Insgesamt 3x durchführen, anschließend ist der linke Arm an der Reihe. Am Ende das Wasser nur abstreifen, nicht abtrocknen.
Wie lange? 30–60 Sekunden pro Arm.
Warum? Regt den Kreislauf an, fördert die Konzentration.

Omega-3-Fettsäuren

Reich an Omega-3-Fettsäuren sind Raps- und Leinöl sowie fette Seefische wie Makrele, Hering und Lachs. Wenn Sie Fischölkapseln verwenden, achten Sie auf einen hohen Anteil an EPA und DHA sowie eine ausreichende Dosierung (je nach Alter 800–1000 mg).
Wie oft? Wie viel? Täglich 1 EL Raps- oder Leinöl ins Müsli, in den Joghurt, den Salat oder über das gekochte Gemüse geben, 1–2x wöchentlich Fisch essen und als Snack zwischendurch Walnüsse naschen.
Warum? Omega-3-Fettsäuren gehören zu den mehrfach ungesättigten Fettsäuren und sind wichtig für eine normale Hirnstruktur und -funktion. Sie unterstützen die Gedächtnisleistung und verbessern die Konzentration.

Denkduft

In 10 ml (1 EL) Mandelöl folgende ätherische Öle geben: je 1 Tropfen Pfefferminze und Rosmarin sowie 3 Tropfen Zitrone. Für Kinder unter 6 Jahren keine Pfefferminze verwenden. Die Ölmischung in eine Duftlampe geben oder in einen leeren Roll-on (aus dem Kosmetikzubehör) füllen.
Wie oft? Duftlampe höchstens 2x täglich benutzen, mit dem Roll-on bei Bedarf über die Handgelenke reiben. Nicht nach 18 Uhr anwenden, da sonst der Schlaf gestört sein kann.
Warum? Der Duft von Zitrusfrüchten, Nadelhölzern, Pfefferminze, Eukalyptus und Lemongras fördert die Konzentration.

Energiekekse nach Hildegard von Bingen

500 g Dinkelvollkornmehl, 1 TL Backpulver, 200 g Butter, 150 g Honig, 150 g gemahlene

Mandeln, 2 Eier, 10 g Zimt, 10 g geriebene Muskatnuss, 5 g Nelkenpulver und 1 Prise Salz zu einem Mürbeteig verkneten. Den Teig etwa ½ cm dick ausrollen, Plätzchen ausstechen und auf einem mit Backpapier ausgelegten Blech bei 180 °C 8–10 Minuten auf der mittleren Schiene backen.
Wie oft? Wie viel? Täglich maximal 3 Kekse.
Warum? Zimt, Nelke und Muskat stärken die Nerven und die Konzentration und geben Energie. Muskat wirkt stimmungsaufhellend (in höheren Dosen sogar berauschend), daher die Dosis nicht bedenkenlos erhöhen.

Kaugummi

Zuckerfreien Kaugummi kauen, alternativ auch trockenes Brötchen.
Wann? Vor Klassenarbeiten oder Prüfungen.
Warum? Kauen fördert die Durchblutung des Gehirns und verbessert damit Gedächtnisleistung und Konzentration.

Finde-zu-dir-Übung

Gerade hinsetzen, Füße auf den Boden stellen und eine Hand auf den Bauch legen. Die Augen schließen. Mehrmals tief in den Bauch ein- und ausatmen, sodass sich die Hand deutlich hebt und senkt. Wenn möglich beim Ausatmen bis fünf zählen.
Wie oft? Mehrmals täglich 3–5 x am Stück.
Warum? Verbessert die Konzentration und baut Stress ab.

Spielend mehr Konzentration

Einen Gummiball kneten, die Finger turnen lassen (Fingerübungen finden Sie im Internet unter „Brain-Fitness"), immer wieder eine Acht auf ein Blatt Papier malen (klappt sogar, wenn man es nur in Gedanken macht).
Wie oft? Immer wenn die Konzentration sinkt.
Warum? Gleichmäßige Handbewegungen helfen dem Gehirn, Ruhe zu finden, und wirken so konzentrationsfördernd.

Pflanzliche Mittel & Tees

Pastillen

Welche? Ardey Aktiv Pastillen®.
Welches Alter? Ab 6 Jahren.
Wie oft? Wie viel? 3 x täglich 1 Pastille.
Warum? Ginseng, eine der ältesten Heilpflanzen Asiens, fördert die Gehirnaktivität.
Achtung: Bei gleichzeitiger Einnahme von Blutgerinnungsmitteln kommt es zu Wechselwirkungen.

Melissentee

1 TL (Zitronen-)Melissenblätter mit 1 Tasse (200 ml) heißem Wasser übergießen, 10 Minuten zugedeckt ziehen lassen, abseihen.
Wie oft? Wie viel? Täglich 1 Tasse – in der Früh für mehr Konzentration oder abends zum Ruhigwerden.
Warum? Beruhigend und zugleich konzentrationsfördernd.

So können Sie vorbeugen

- Geben Sie Ihrem Kind viel Zeit zum Toben, Spielen und Rennen. Bewegung trainiert auch das Gehirn und baut Stresshormone ab.
- Lassen Sie genug Zeit für Ruhepausen und kurze Tagträume, um das Erlebte zu verarbeiten (siehe ab Seite 250, Mind-Body-Medizin). Bauen Sie Entspannungseinheiten in den Alltag ein.
- Achten Sie auf ausreichend Schlaf und vielfältige Ernährung (siehe ab Seite 242, Ernährung).
- Sorgen Sie dafür, dass sich Ihr Kind viel an der frischen Luft bewegt, das verbessert die Sauerstoffversorgung des Gehirns.

Träumsuse und Zappelphilipp

Ist ein Kind schnell unaufmerksam, heißt es rasch, es könne an ADS (Aufmerksamkeits-Defizit-Syndrom) leiden. Kommen noch ein ausgeprägter Bewegungsdrang, körperliche Unruhe, Hyperaktivität und impulsiv-unüberlegtes Verhalten dazu, spricht man von ADHS (Aufmerksamkeits-Defizit-Hyperaktivitäts-Syndrom). Bei Verdacht auf ADS oder ADHS sollte durch Kinderarzt und Psychologen eine sorgfältige Diagnostik erfolgen, um organische Erkrankungen und Leistungsstörungen auszuschließen. Beginnen Sie zeitig eine umfassende Therapie. Wichtig sind Elterntraining, Verhaltenstherapie, Entspannungstechniken, Sport und Ernährung. In manchen Fällen sind Medikamente nötig.

Akupressur

Chronische Beschwerden müssen individuell behandelt werden, zur Selbstbehandlung sind folgende Punkte zu empfehlen:

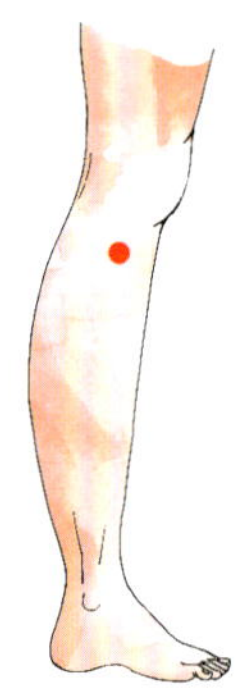

Magen 36 (Ma 36)

Wo? 4 Querfinger unter dem äußeren Rand der Kniescheibe (am besten am gebeugten Knie ertasten), von hier 1 Daumenbreite nach außen.
Wie? Kräftig drücken, kreisen, dabei leicht vibrieren.
Wie lange? Unter 6 Jahren 30 Sekunden, über 6 Jahre 1 Minute.
Warum? Stärkt und kräftigt den Körper.

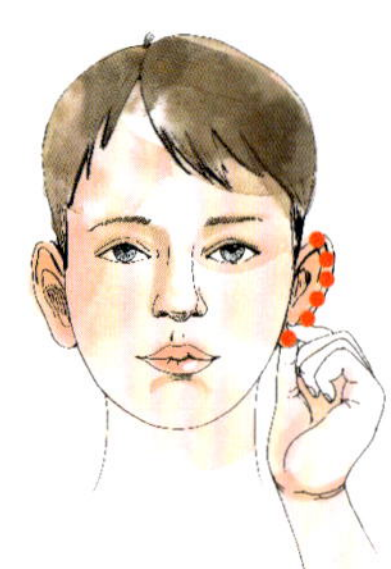

Ohrmassage

Wo? Mit Daumen und Zeigefinger die Ränder der Ohren sanft nach hinten ziehen, als wollte man sie ausfalten und glätten. Ohren von ganz oben bis unten massieren. Mehrmals sanft am Ohrläppchen ziehen.
Wie? Sanft kreisend.
Wie oft? 3–5 x, mehrmals täglich; das kann Ihr Kind auch selbst tun.
Warum? Über 200 Akupunkturpunkte stimulieren den ganzen Körper.

Homöopathie

Es können keine spezifischen Mittel zur Selbstanwendung empfohlen werden, eine unterstützende konstitutionelle Therapie ist möglich.

Wann zum Arzt?

- Wenn sich Ihr Kind nicht über längere Zeit auf eine Sache konzentrieren kann.
- Wenn wegen Konzentrationsstörungen Probleme auftreten oder sich Probleme verstärken.

Kopfschmerzen und Migräne

Kopfschmerzen haben stark zugenommen: Im Vorschulalter klagt jedes fünfte Kind darüber, bis zum 14. Lebensjahr sind es fast 90 Prozent der Kinder. Wenn der Schädel brummt und Ihr Kind über Kopfschmerzen klagt, kann das viele Ursachen haben. Vielleicht hat es eine Mahlzeit ausgelassen, zu wenig getrunken oder geschlafen, vielleicht saß es lange vorm flackernden Bildschirm oder hat Stress in der Schule oder mit Freunden? Oft lindern Ruhe und Entspannung die Schmerzen, nur in jedem fünften Fall ist eine Behandlung nötig.
Auch bei vielen Krankheiten sind Kopfschmerzen ein häufiges Symptom etwa beim grippalen Infekt (siehe Seite 80, Erkältung und Grippe), bei Entzündungen im Kopfbereich wie Nasennebenhöhlenentzündung (siehe Seite 141) oder bei Kreislaufstörungen (siehe Seite 124). Kopfschmerzen auslösen können auch ein niedriger Blutzucker- oder Eisenspiegel, Nahrungsmittel, Zahnspangen oder zu viel Sonne.
Manchmal wächst den Kindern auch sprichwörtlich alles über den Kopf: zu viele Schulaufgaben, Lärm oder Streit – auch dies kann zu Kopfschmerzen führen. Man spricht dann von sekundären Kopfschmerzen.
Die eigentlichen „primären“ Kopfschmerzen werden in **Migräne** und **Spannungskopfschmerzen** unterteilt. Letztere sind die häufigsten. Ursache sind meist Verspannungen im Schulter- und Nackenbereich, Fehlhaltung, eine zu schwere Schultasche, zu wenig Bewegung, Überanstrengung der Augen und psychische Belastung.
Während bei einem Migräneanfall ein Abschirmen von allen Reizen hilft (Ruhe, Hinlegen, abgedunkelter Raum), sollten Kinder mit Spannungskopfschmerz an die frische Luft gehen. Das macht den Kopf wieder frei. Schmerzmittel sind in der Regel nur bei Migräne nötig und sollten nur nach ausführlicher Diagnostik beim Kinderarzt gegeben werden.

Symptome

Spannungskopfschmerz

- Leichte bis mäßige Schmerzen, meist beidseitig
- Schmerzen meist im Bereich der Schläfen/Stirn oder vom Nacken ausgehend
- Dumpfdrückender Schmerz
- Keine Zunahme bei Bewegung

Migräne

- Schmerz tritt anfallsartig auf, pulsierend und pochend, ein- oder beidseitig
- Häufig begleitet von Übelkeit und Erbrechen, manchmal Empfindlichkeit auf Licht und Lärm
- Manchmal vor und während der Migräne sogenannte Aura: vorübergehende Sehstörungen, Gefühlsstörungen in Händen und/oder Armen, Sprachstörungen, vorübergehendes Taubheitsgefühl

Einen Kopfschmerzkalender führen

Klagt Ihr Kind immer wieder über Kopfschmerzen, ist es hilfreich, wenn Sie den Lebensstil hinterfragen: Bewegt es sich ausreichend? Verbringt es viel Zeit vor dem Tablet oder Fernseher? Könnten Schulstress oder Familienkonflikte eine Rolle spielen? Um Auslöser zu entdecken, hilft es, einen Kopfschmerzkalender oder ein Kopfschmerztagebuch zu führen. Wichtig ist, dass Ihr Kind jeden Abend seine Kopfschmerzen, aber auch die schmerzfreien Tage einträgt. Am besten verwenden Sie einen vorgedruckten Fragebogen (etwa www.deutsches-kinderschmerzzentrum.de, „Stichwort Ärztetherapeuten“), in den Sie auch weitere Ereignisse des Tages eintragen, beispielsweise Klassenarbeiten, Medikamenteneinnahme oder das Wetter. Bei etwa jedem zehnten Kind bewirkt allein das Führen eines Tagebuchs, dass die Schmerzen abnehmen.

Heiße Sieben

Bei Spannungskopfschmerzen und beginnendem Migräneanfall hilft das Schüßlersalz Nr. 7 (Magnesium phosphoricum D6) rasch. Einfach 7 Tabletten in ½ Glas heißem Wasser auflösen und die Lösung schluckweise trinken.

Hausmittel

Heiße Nackenrolle

Rollen Sie ein bis zwei Frotteehandtücher fest trichterförmig zusammen. Gießen Sie in diesen Trichter etwa 750 ml kochend heißes Wasser. So wärmt sich die „heiße Rolle" von innen, bleibt außen aber trocken. Prüfen Sie die Temperatur. Wenn sie Ihnen zu heiß erscheint, wickeln Sie ein weiteres trockenes Handtuch drum herum. Rollen und massieren Sie damit ausgiebig den Nacken- und Rückenbereich Ihres Kindes.

Wie oft? Wie lange? Mehrmals täglich möglich, jeweils etwa 15–20 Minuten.

Warum? Entspannt die Muskeln, fördert die Durchblutung, lindert den Schmerz.

Kalte Auflage

Legen Sie einen kalten feuchten Waschlappen oder eine kalte feuchte Kompresse auf die Stirn oder in den Nacken Ihres Kindes. Bei Bedarf können Sie dem Wasser noch eine Handvoll Eiswürfel zugeben, ehe Sie das Tuch darin tränken und auflegen.

Wie lange? Solange es für Ihr Kind angenehm ist.

Warum? Kältereiz lindert Schmerzen.

Armbad

Wenn sich der Kopf heiß, geschwollen, pochend anfühlt, hilft ein Armbad mit absteigender Temperatur. Ein Armbad mit ansteigender Temperatur empfiehlt sich dagegen bei dem Gefühl von Leere und dumpfem Schmerz. Stellen oder setzen Sie Ihr Kind vor das Waschbecken oder eine mit lauwarmem Wasser gefüllte kleine Wanne. Die Unterarme eintauchen. Jetzt je nach gewünschtem Armbad langsam kühles Wasser hinzugeben (temperaturabsteigend) oder heißes Wasser einfüllen, bis 40 °C erreicht sind (temperaturansteigend).

Wie oft? Wie lange? Bis 3x täglich, jeweils ungefähr 10–15 Minuten.

Warum? Armbäder haben Einfluss auf die Durchblutung des Kopfes und wirken dadurch schmerzlindernd.

Tipp: Alternativ zum temperaturabsteigenden Armbad kann Ihr Kind auch einfach die Unterarme unter kühles Wasser halten. Das geht auch in der Schule.

Senfmehlfußbad

Füllen Sie einen Eimer oder eine Plastikwanne knöchelhoch mit warmem Wasser (38 °C) und lösen Sie 1 EL Senfmehl darin auf. Jetzt darf Ihr Kind seine Füße hineinstellen. Beachten Sie die Anwendungsdauer: Zu lange Fußbäder können zu Verbrennungen, Blasen und Juckreiz führen. Danach Füße und Unterschenkel mit klarem Wasser gründlich abspülen (auch zwischen den Zehen), abtrocknen und Oliven- oder Lavendel-Pflegeöl auftragen. Socken anziehen.

Welches Alter? Ab 6 Jahren; bei jüngeren Kindern ein ansteigendes Fußbad durchführen (siehe Seite 36).

Wie oft? Wie lange? 1x täglich, ungefähr 8–10 Minuten. Die Dauer der Anwendung hängt davon ab, wie rot die Haut ist und ob sich das Kind noch wohlfühlt. Senfmehl kribbelt auf der Haut, wird warm und brennt leicht.

Warum? Leitet die Schmerzen vom Kopf ab.

Tipp: Bei Spannungskopfschmerzen geben Sie statt des Senfmehls ½ Tasse Bittersalz (Magnesiumsulfat) dazu. Dies lindert Muskelverspannungen.

Pfefferminzöl

Die Schläfen mit 1 Tropfen Pfefferminzöl (10 Prozent, alternativ Minzstift aus der Apotheke, etwa Euminz® oder „Klarer Kopf" von Primavera®) einreiben.
Wie oft? Mehrmals täglich, eine Schmerzlinderung setzt nach etwa 15 Minuten ein.
Warum? Der Kältereiz des Menthols blockiert die Nervenleitungen, sodass kein Schmerzsignal weitergeleitet wird, die verkrampfte Muskulatur löst sich; besonders wirksam bei Spannungskopfschmerz und erkältungsbedingten Kopfschmerzen. Alternativ können Sie auch Lavendelöl (3–5 Prozent) benutzen.

Pflanzliche Mittel & Tees

Kopfschmerztee

1 Teil Weidenrinde mit jeweils 2 Teilen Mädesüßblüten und Pfefferminzblättern in der Apotheke mischen lassen. 1 TL der Teemischung mit 1 Tasse (200 ml) heißem Wasser übergießen, 10 Minuten zugedeckt ziehen lassen, dann abseihen.
Welches Alter? Ab 12 Jahren.
Wie viel? Bis zu 3 Tassen täglich.
Warum? Akut schmerzlindernd, zudem entzündungshemmend und fiebersenkend.

So können Sie vorbeugen

- Viel trinken und täglich eine halbe Stunde Bewegung an der frischen Luft.
- Ausreichende Entspannungsphasen, Erlernen einer Entspannungstherapie (siehe ab Seite 250, Mind-Body-Medizin).
- Als Prophylaxe von Migräne Magnesium einnehmen (200–400 mg/Tag).
- Bei Verdacht auf einen Eisen- oder Vitamin-D-Mangel kann der Kinderarzt einen Bluttest durchführen.
- Kakao, Schokolade, Haselnüsse und Cola sollte Ihr Kind meiden, sie können Kopfschmerzen und vor allem Migräne auslösen, ebenso wie Lebensmittelfarbstoffe, Geschmacksverstärker, Konservierungsstoffe, Milch (außer Naturjoghurt), Eier und Schweinefleisch. Am besten streichen Sie in Absprache mit dem Kinderarzt all diese Nahrungsmittel 6 Wochen vom Speiseplan und führen danach alle 3 Tage eines davon wieder ein. Wenn keine Kopfschmerzen auftreten, darf Ihr Kind das Nahrungsmittel weiterhin essen.

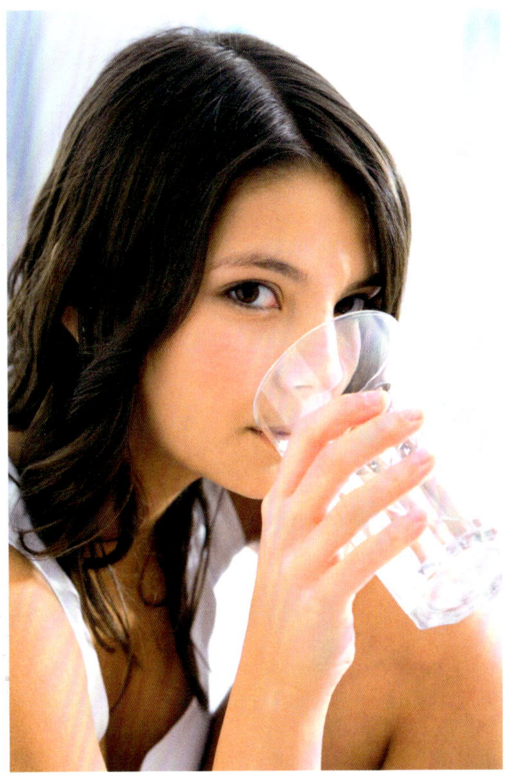

Akupressur

Chronische Kopfschmerzen und Migräne müssen individuell behandelt werden. Um akute Schmerzen zu lindern, können Sie folgende Punkte anwenden:

Dickdarm 4 (Di 4)

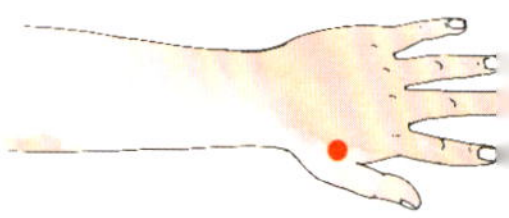

Wo? Legen Sie den Daumen des Kindes an den Zeigefinger an. Di 4 befindet sich auf dem Hautwulst zwischen Daumen und Zeigefinger. Zur Behandlung den Daumen wieder leicht abspreizen und Richtung Handfläche, vom Daumen weg, drücken.
Wie? Kräftig drücken und kreisen.
Wie lange? Unter 6 Jahren 30 Sekunden, über 6 Jahre 1 Minute.
Warum? Lindert Kopfschmerzen aller Art.

Extrapunkt Kopf 3 (Ex KH 3)

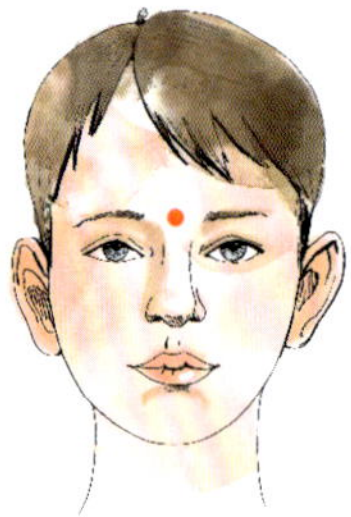

Wo? In der Mitte zwischen den Augenbrauen.ƒ
Wie? Sanft drücken und kreisen, dann 30–50x jeweils mit beiden Daumen zum Haaransatz und über beide Augenbrauen nach außen streichen.
Wie lange? Unter 6 Jahren 30 Sekunden, über 6 Jahre 1 Minute.
Warum? Lindert vor allem Kopfschmerzen im Stirnbereich.

Extrapunkt Kopf 5 (Ex KH 5)

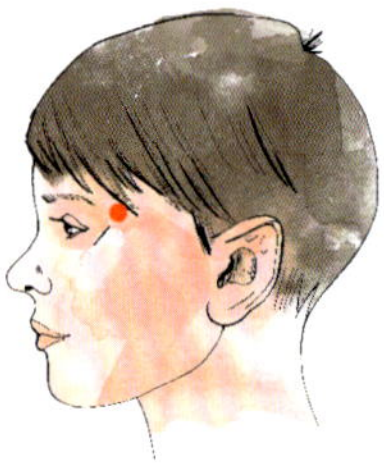

Wo? In einer Vertiefung 1 Querfinger hinter dem Mittelpunkt zwischen dem seitlichen Ende der Augenbraue und dem äußeren Augenwinkel.
Wie? Sanft drücken und kreisen.
Wie lange? Unter 6 Jahren 30 Sekunden, über 6 Jahre 1 Minute.
Warum? Lokalpunkt bei Kopfschmerzen im Bereich der Stirn, der Schläfen und der Augen.

Gallenblase 20 (Gb 20)

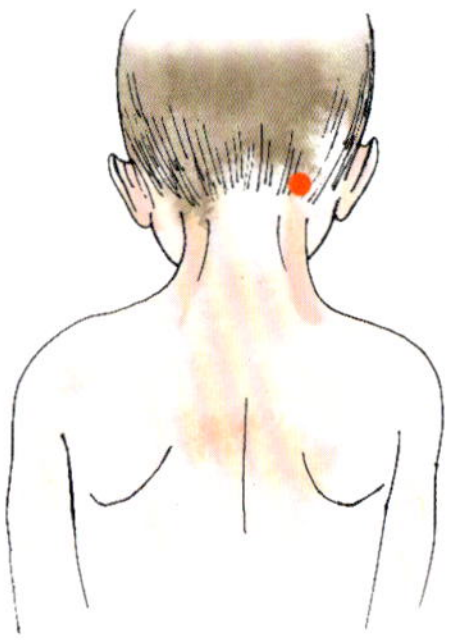

Wo? Am Hinterkopf unterhalb des knöchernen Schädels. 3 Querfinger von der Mittellinie entfernt in einer Vertiefung seitlich des Kopfdrehermuskels.
Wie? Sanft drücken und kreisen.
Wie lange? Unter 6 Jahren 30 Sekunden, über 6 Jahre 1 Minute.
Warum? Lindert vor allem Spannungskopfschmerzen und Kopfschmerzen, die vom Nacken ausgehen.

Leber 3 (Le 3)

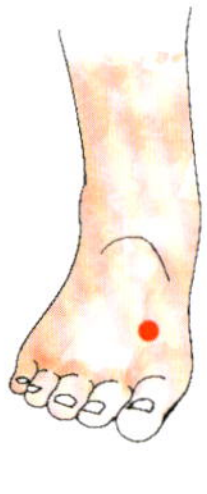

Wo? 2 Daumenbreiten entfernt von der sogenannten Schwimmhautfalte in einer Vertiefung zwischen dem 1. und 2. Zeh.
Wie? Kräftig drücken und kreisen.
Wie lange? Unter 6 Jahren 30 Sekunden, über 6 Jahre 1 Minute.
Warum? Bei seitlichen Kopfschmerzen, Migräne, Anspannung, Stress.

Homöopathie

Chronische Kopfschmerzen können mit einer konstitutionellen Therapie unterstützend behandelt werden. In bestimmten Fällen helfen diese Mittel:

Arnica C30

Wann? Bei Kopfschmerzen nach Sturz, Schlag, Gehirnerschütterung.
Wie oft? Wie viel? 1 x 3 Globuli.

Belladonna C30

Wann? Kopfschmerz nach zu viel Sonne, Hitze.
Wie oft? Wie viel? 1 x 3 Globuli.

Gelsemium C30

Wann? Wenn im Rahmen einer Erkältung und/ oder einer Grippe begleitend Kopfschmerzen auftreten.
Wie oft? Wie viel? 1 x 3 Globuli.

Wann zum Arzt?

+ SOFORT, wenn zusätzlich Nackensteife, hohes Fieber und/oder Erbrechen auftreten.
+ SOFORT, wenn Ihr Kind einen Unfall hatte oder gestürzt ist und in der Folge über Kopfschmerzen klagt.
+ SOFORT, wenn zum Kopfschmerz Erbrechen hinzukommt, Ihr Kind müde und schläfrig wirkt.
+ SOFORT, wenn neurologische Störungen wie zum Beispiel Seh-, Sprach- oder Gefühlsstörungen auftreten.
+ Bei Verdacht auf Migräne, wenn die Schmerzen länger als 2 Stunden andauern und keine Maßnahmen wirken.
+ Wenn Ihr Kind immer wieder Kopfschmerzen hat, um die Ursache abzuklären.

Was tun, wenn mein Kind …

… nicht zum Arzt möchte?

Eigentlich kennt Ihr Kind die Praxis ja schon von den Vorsorgeuntersuchungen. Kranke Kinder ticken aber manchmal anders und sind besonders ängstlich. Oder es steht eine Impfung an und Ihr Kind mag keine Spritzen. Was auch immer der Grund sein mag: Seien Sie ehrlich zu Ihrem Kind. Erzählen Sie nicht „Wir gehen jetzt einkaufen" und parken stattdessen vor der Praxis. Erklären Sie ihm vorher kurz (!), dass der Arzt ihm helfen wird. Langes Reden hat keinen Sinn, ausdiskutieren macht es in der Regel nur schlimmer. Hilfreich kann sein, wenn das Kuscheltier mit zum Arzt darf.
Ist das Thema „Arztbesuch" öfter ein Grund für Geschrei oder Diskussionen, kann auch ein Arztkoffer nützlich sein. Dann kann Ihr Kind selbst in die Rolle des Doktors schlüpfen. Hilft das auch nicht, fragen Sie Ihr Kind (wenn es gesund ist und kein Arzttermin ansteht), warum es nicht in die Praxis möchte. Hat es ein Problem mit dem Arzt selbst? Dann hilft womöglich nur ein Wechsel des Kinderarztes.

… Angst vor Spritzen hat?

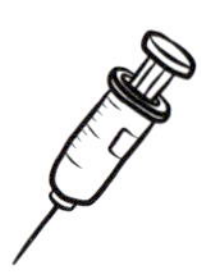

Viele Kinder haben beim Impfen Angst vor Spritzen und davor, dass ihnen der Piks wehtut. Ein paar Tipps, was Sie dagegen tun können:

- Erklären Sie Ihrem Kind, was bei einer Impfung passiert und was es gegen den Piks tun kann: Ihren Arm drücken, auf Ihrem Schoß sitzen, seinem Kuscheltier die Pfote drücken, fest ausatmen … Klappt ab 3 Jahren.
- Lenken Sie Ihr Kind ab: Suchen Sie mit ihm im Wimmelbuch alle Clowns, pusten Sie Seifenblasen in die Luft, geben Sie ihm sein Lieblingsspielzeug in die Hand, unterhalten Sie sich mit ihm über die letzten Ferien oder lassen Sie es ausnahmsweise mal ein kurzes Spiel auf dem Smartphone spielen.
- Fragen Sie Ihren Kinderarzt vorab nach einem „Zauberpflaster": Dieses Lidocain-haltige Schmerzpflaster kleben Sie Ihrem Kind mindestens 30–60 Minuten vorher auf die Stelle, an der später gespritzt wird. Sie können die Stelle vorab auch mit Eisspray betäuben.

… keine Medikamente nehmen mag?

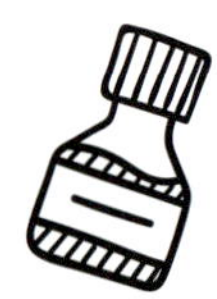

Es hilft nichts: Da müssen Sie konsequent sein – und notfalls etwas tricksen: Tropfen können Sie in Säfte mischen, Tees mit Honig süßen oder mit Orangensaft geschmacklich aufpeppen. Muss Ihr Kind einen scheußlich schmeckenden Saft oder ein Antibiotikum nehmen, gibt es danach ausnahmsweise eine kleine Belohnung oder Sie drapieren ein Stück Banane oder Cornflakes auf dem Löffel mit dem Saft. Fragen Sie auch Ihren Arzt oder Apotheker, ob es die Medizin in verschiedenen Geschmacksrichtungen gibt, und wählen Sie lieber Tropfen statt Saft. Tropfen können Sie Ihrem Kind leichter in Getränken unterjubeln. Wichtig ist aber, dass es das Glas komplett leer trinkt. Tabletten können Sie auch zusammen mit einem Löffel Kartoffelbrei oder Joghurt geben. Fragen Sie aber vorher Ihren Arzt, ob das bei diesem Medikament in Ordnung ist. Einige Medikamente darf man nicht mit Milchprodukten einnehmen.

… keine Tabletten schlucken kann?

Das Schlucken können Sie mit Ihrem Kind gut üben: mit einer Schokolinse und einem großen Schluck Trinken dazu. Das geht meist problemlos. Zeigen Sie Ihrem Kind, dass die Tablette etwa die gleiche Größe und eine ähnliche Form hat – häufig geht das Runterschlucken dann viel besser.
Für Kapseln gibt es einen anderen Tipp: den Nick-Trick. Legen Sie Ihrem Kind die Kapsel auf die Zunge, dann soll es einen Schluck Wasser in den Mund nehmen, aber noch nicht runterschlucken. Jetzt das Kinn auf die Brust legen: Die Kapsel (die leichter ist als Wasser) schwimmt nach oben Richtung Rachen. Zum Schluss legt Ihr Kind den Kopf in den Nacken und schluckt. Und weg ist die Kapsel.
Grundsätzlich gilt: Tabletten immer in aufrechter Haltung und mit ausreichend Flüssigkeit einnehmen. Dann klappt das Schlucken automatisch leichter.

… bestimmte Anwendungen ablehnt?

Drängen Sie es nicht. Bestimmt haben Sie es schon mit Argumenten wie „Aber deine Schwester macht das doch auch“ und kleinen Bestechungen à la „Dann darfst du ein bisschen fernsehen“ versucht. Behandeln Sie einfach die Puppe oder das Kuscheltier Ihres Kindes mit und verpassen Sie dem Spielkameraden ebenfalls eine Quarkauflage oder einen Wadenwickel. Oder verknüpfen Sie die Anwendungen mit einem kleinen Spiel: Während eines Armbads beispielsweise kann Ihr Kind mit geschlossenen Augen kleine Gegenstände im Wasser erfühlen. Will es trotz aller Bemühungen partout keinen Wickel oder keine Auflage, dann wählen Sie eine alternative Anwendung aus. Manchmal lehnen die Kinder absichtlich Dinge ab, die den Geschwistern gefallen, um sich von ihnen abzugrenzen. Manchmal verlangen sie später danach: vielleicht weil sie gesehen haben, wie Sie selbst eine Wasseranwendung genießen. Oder Sie beziehen das Kind (wenn es wieder gesund ist) im Fall eines anderen erkrankten Familienmitglieds als kleine Pflegekraft ein: Zeigen Sie ihm, wie man die Anwendungen durchführt, und lassen Sie es mithelfen.

… nicht im Bett bleibt?

Wenn Ihr Kind richtig krank und matt ist, legt es sich ins Bett. Schwierig ist es bei Kindern, die nicht mehr wirklich krank, aber auch noch nicht wieder richtig gesund sind. Hier müssen Sie kreativ werden:

- Schlagen Sie das Krankenlager im Wohn- oder Arbeitszimmer auf, damit das kranke Kind in Ihrer Nähe ist.
- Gönnen Sie Ihrem Kind eine kleine beruhigende Massage.
- Legen Sie sich mit dem Kind ins Bett: wenn die Geschwisterkinder in Schule oder Kindergarten sind oder selbst eine Mittagspause machen. Ja, das ist nicht leicht, es müsste ja so viel erledigt werden, wenn der Patient endlich mal eine Stunde ruhig im Bett liegt. Aber je drängender Sie auf Ruhe beharren, damit Sie selbst Ruhe haben, desto weniger geht der Plan erfahrungsgemäß auf.
- Das Kind fernsehen oder mit dem Tablet spielen lassen ist nur eine Notlösung. Viele Eindrücke überanstrengen es, es soll sich ja ausruhen. Besser: ein Hörspiel einlegen oder selbst vorlesen. Nachschub (auch zum Downloaden) gibt’s in örtlichen Büchereien. Oder es darf im Bett puzzeln oder malen (Malvorlagen oder Mandalas finden Sie im Internet).

Kreislaufbeschwerden

Wenn Kindern schwindlig oder schwummerig ist, dann läuft es im Blutkreislauf nicht rund. Meist sind es große, schlanke Jugendliche, die über einen niedrigen Blutdruck klagen. Dies ist zwar lästig, aber überwiegend harmlos und verliert sich meist nach der Pubertät. Manchen Kindern ist morgens nach dem Aufstehen oder wenn sie länger stehen müssen schwindlig oder ihnen wird schwarz vor Augen. Der Grund: Nach längeren Ruhephasen versackt das Blut in den Beinen, weniger Blut fließt zum Herzen zurück und das Gehirn wird vorübergehend nicht ausreichend mit Sauerstoff versorgt.
Nur sehr selten stecken ernste Krankheiten wie Herzerkrankungen, Herzrhythmusstörungen, Hormonstörungen (etwa eine Schilddrüsenunterfunktion) oder eine Blutarmut hinter der Kreislaufschwäche. Auch bei Infekten, bei Flüssigkeitsmangel bei großer Hitze oder durch starkes Schwitzen sinkt der Blutdruck oft ab.

Symptome

Niedriger Blutdruck
- Müdigkeit, Leistungsminderung möglich
- Morgens nicht „in die Gänge kommen“
- Neigung zum Frieren, oft kalte Hände und Füße

Kreislaufschwäche
- Nach dem Aufstehen aus dem Liegen oder langem Stehen: Schwindel, Blässe, Herzklopfen, Schweißausbruch, Schwarzwerden vor den Augen
- In ausgeprägten Fällen kurzzeitige Bewusstlosigkeit

Hausmittel

Rosmarinpflege

2–3 Tropfen pures Rosmarinöl ins Duschgel oder in die Bodylotion geben. Damit sollte Ihr Kind morgens duschen oder sich eincremen. Alternativ können Sie auch einen Pflegestift herstellen: 6 Tropfen pures Rosmarinöl mit 1 EL Mandelöl oder Jojobaöl mischen und in einen Roll-on (aus dem Kosmetikzubehör) füllen. Oder gleich in der Apotheke ein 3-prozentiges Rosmarinöl mischen lassen.
Wie oft? Mit dem Roll-on bei Bedarf über die Innenseiten der Handgelenke fahren.
Warum? Regt den Kreislauf an.

Wechseldusche

Kräftig warm oder heiß duschen. Dann mit kühlem Wasser abduschen. Bei den Zehen beginnen: rechtes Bein (erst Außen-, dann Innenseite), linkes Bein, rechter Arm, linker Arm und dann Brust, Bauch, Gesicht.
Welches Alter? Ab 6 Jahren.
Wann? Wie oft? Am besten morgens, 2 Wiederholungen; immer mit dem kühlen Guss abschließen.
Warum? Stabilisiert den Kreislauf, wirkt als Gefäßtraining.

Kalter Armguss

Ihr Kind beugt sich über die Badewanne oder die Dusche und streckt den rechten Arm aus. Brausen Sie nun den Arm mit kaltem Wasser langsam vom Handrücken bis zur Schulter an der Armaußenseite ab, dann über die Arminnenseite wieder zurück zur Hand. Wiederholen Sie dies insgesamt 3 x, ehe Sie anschließend den linken Arm auf die gleiche Weise abduschen. Am Ende das Wasser nur abstreifen, nicht abtrocknen.
Wie lange? 1–2 Minuten pro Arm.
Warum? Wirkt belebend und erfrischend.

So können Sie vorbeugen

- Ausdauersport wie Radfahren, Schwimmen, Joggen und Tanzen stärkt den Kreislauf.
- Mehr Bewegung in den Alltag einbauen, zum Beispiel durch Treppen steigen, mit dem Rad fahren oder zu Fuß zur Schule gehen.
- Viel trinken, am besten Wasser und Tee, denn Cola, Energiegetränke und Kaffee erhöhen nur kurzfristig den Blutdruck und lassen ihn danach wieder fallen.
- Dem Essen ein bisschen mehr Salz zufügen. Salz bindet Wasser, erhöht das Blutvolumen und stützt so den Blutdruck.
- Lieber mehrere kleine Mahlzeiten als wenige große, um den Blutzucker und somit auch den Blutdruck stabil zu halten.
- Muss ein Kind länger stehen, soll es immer wieder seine Wadenmuskulatur anspannen. Damit fördert es aktiv den Rückfluss des Blutes in Richtung Herz.
- Überheizte Räume meiden.

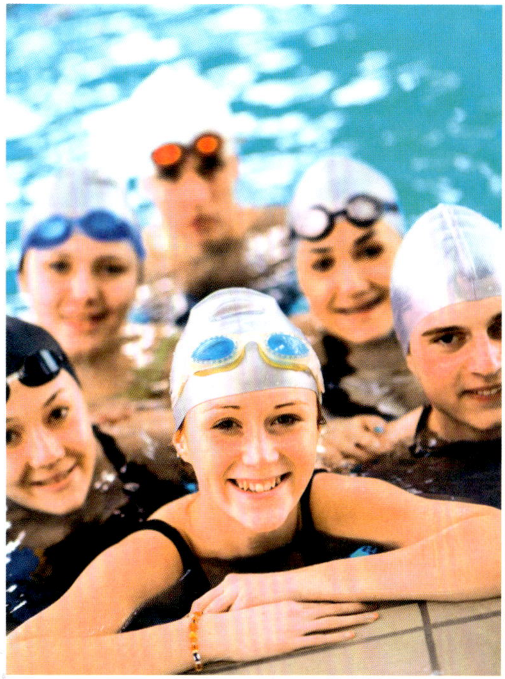

Pflanzliche Mittel & Tees

Salbe

Welche? Cor-Vel® Truw.
Welches Alter? Ab 12 Jahren.
Wann? Bei Kreislaufschwäche, vor allem wenn sie nervös bedingt ist.
Wie oft? 2–3 x täglich über dem Herzen einreiben.
Warum? Die Salbe enthält Campher und Rosmarin, die beide anregend auf den Kreislauf wirken.

Rosmarintee

1 TL Rosmarinblätter zerkleinern, mit 1 Tasse (200 ml) heißem Wasser übergießen, 10–15 Minuten zugedeckt ziehen lassen und abseihen.
Wie oft? Wie viel? Morgens und mittags täglich 1 Tasse trinken. Nicht abends, da es sonst zu Einschlafproblemen kommen kann.
Warum? Regt Kreislauf und Stoffwechsel an, wirkt psychisch ausgleichend.

Beine hoch!

Wenn Ihr Kind umkippt, dann legen Sie es hin und lagern die Beine hoch. Am besten mit einem Kissen unter den Beinen; wenn Sie unterwegs sind und kein Kissen zur Hand haben, halten Sie die Beine hoch. Ein 45-Grad-Winkel genügt, es müssen nicht 90 Grad sein. So fließt das Blut aus den Beinen zurück zum Herzen, der Blutdruck steigt, das Gehirn wird wieder mit mehr Blut versorgt – und Ihrem Kind geht es bald wieder besser.

Akupressur

Lenkergefäß 26 (LG 26)

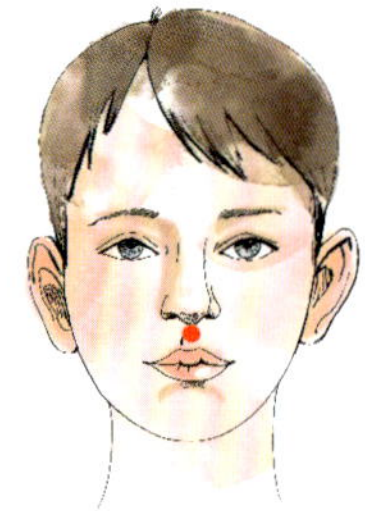

Wo? Im Grübchen zwischen Nase und Oberlippe, etwas oberhalb der Mitte.
Wie? Sanft drücken und vibrieren, bei Kreislaufzusammenbruch mit dem Fingernagel kräftig drücken.
Wie lange? Unter 6 Jahren 30 Sekunden, über 6 Jahre 1 Minute.
Warum? Notfallpunkt, wenn der Blutdruck absackt, krampflösend.

Herz 9 (He 9)

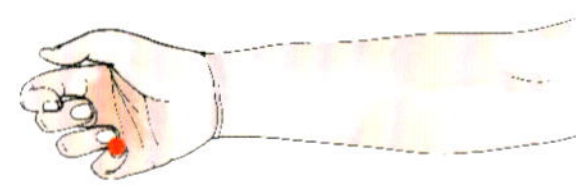

Wo? Am inneren Nagelbett des kleinen Fingers.
Wie? Mit dem Fingernagel kräftig drücken und kreisen.
Wie lange? Unter 6 Jahren 30 Sekunden, über 6 Jahre 1 Minute.
Warum? Belebend, anregend bei niedrigem Blutdruck.

Konzeptionsgefäß 6 (KG 6)

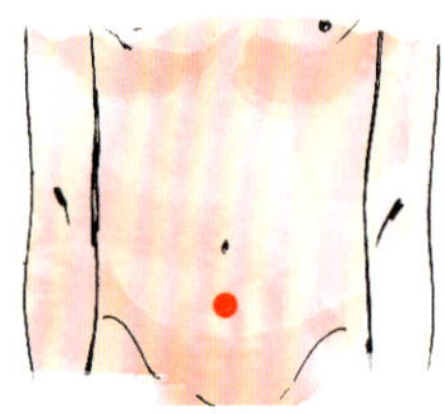

Wo? 2 Querfinger unterhalb des Nabels auf der Mittellinie.
Wie? Sanft drücken und kreisen.
Wie lange? Unter 6 Jahren 30 Sekunden, über 6 Jahre 1 Minute.
Warum? Bei Kraftlosigkeit und Erschöpfung.

Homöopathie

Veratrum album C30

Wann? Bei niedrigem Blutdruck, Kreislaufschwäche etwa im Rahmen eines Magen-Darm-Infekts, Schwindel, Blässe, Schwäche, oft kalter Schweiß, Kind fühlt sich sehr schwach.

Wie oft? Wie viel? 1 x 3 Globuli, anschließend bei Bedarf (wenn nach einer deutlichen Besserung die Beschwerden in leichter Form wiederkommen) verkleppern (siehe Seite 30).

Wann zum Arzt?

+ Wenn Ihr Kind nicht nur morgens Kreislaufprobleme hat, sondern den ganzen Tag über müde und schlapp wirkt.
+ Wenn Ihr Kind kurzzeitig bewusstlos wird.
+ Wenn bei Belastungen wie Treppensteigen oder Radfahren ein „schummriges Gefühl“ oder Schwindel auftreten.
+ Wenn der Schwindel eine „Richtung“ hat, das Kind also zum Beispiel das Gefühl hat, es drehe sich immer nach links oder fahre im Aufzug auf und ab.

Magenbeschwerden

Er ist ein bisschen empfindlich, der Magen, und wer ihn zu sehr reizt, der verdirbt es sich mit ihm. Von einem „verdorbenen Magen" ist dann die Rede. Aber nicht nur verdorbene Speisen sowie zu viel fettes, zu säurehaltiges und zu üppiges Essen können zu Magenbeschwerden führen. Auch zu scharfe Gewürze, Kaffee, Nikotin, Alkohol und manche Medikamente reizen die Magenschleimhaut. Es kann zu einer Entzündung kommen: der **Magenschleimhautentzündung (Gastritis).** Auch Stress und andere seelische Belastungen können dafür der Grund sein, weil Stresshormone ausgeschüttet werden, die eine vermehrte Bildung von Magensäure bewirken.

Von **Sodbrennen (Reflux)** spricht man, wenn Magensaft und saurer Speisebrei in die Speiseröhre zurückfließen und dort die Schleimhaut reizen. Normalerweise verhindert ein Schließmuskel am Mageneingang diesen Rückfluss. Durch Übergewicht, Stress und Nahrungsmittel wie Schokolade und Pfefferminz wird der Druck im Muskel geringer. Wenn die Beschwerden immer wieder und unabhängig von Mahlzeiten auftreten und keine organische Ursache gefunden wird, sind häufig seelische Belastungen der Grund. Man spricht dann vom **Reizmagen (funktionelle Dyspepsie).**

Generell gilt: Geben Sie Ihrem Kind bei Magenbeschwerden keine gekühlten Getränke, sie sollten mindestens zimmerwarm sein.

Symptome

Sodbrennen

- Bitterer Geschmack im Mund
- Schmerzen im Brustbereich
- Schwierigkeiten beim Schlucken
- Gefühl, das Essen bleibe im Hals stecken
- Manchmal trockener Husten
- Häufige Heiserkeit

Magenschleimhautentzündung

- Oberbauchschmerzen v.a. nach dem Essen
- Übelkeit, Erbrechen, Sodbrennen möglich
- Appetitlosigkeit
- Magenregion druckempfindlich

Reizmagen

- Schmerzen im Oberbauch, immer wiederkehrend, unabhängig von Mahlzeiten

Hausmittel

Kartoffelsaft

Rohe, frische Kartoffeln (ohne grüne Stellen!) großzügig schälen und in den Entsafter geben. Alternativ die geschälten Kartoffeln raspeln, in ein Küchentuch füllen und über einer Schüssel ausdrücken. Sie können auch fertigen Kartoffelpresssaft im Reformhaus, Bioladen oder in der Apotheke besorgen.

Wie oft? Wie viel? Morgens und abends ½ Glas trinken.

Warum? Beruhigt die Schleimhaut, wirkt entzündungshemmend.

Tipp: Auch als Pellkartoffel oder hausgemachter Kartoffelbrei ist der Erdapfel ein wirksames Heilmittel: Die Basen puffern die Magensäure.

Leinsamenschleim

1 EL unzerkleinerte Leinsamen in 250 ml kaltes Wasser geben und über Nacht einweichen. Am Morgen kurz aufkochen und dann alles in ein Mulltuch geben und auspressen. Das schleimige warme Wasser in eine Thermoskanne füllen.

Wie oft? Wie viel? Geben Sie Ihrem Kind zu jeder Mahlzeit etwa 1 Schnapsglas voll davon zu trinken (warm).

Warum? Schützt und beruhigt die gereizte Magenschleimhaut.

Tipp: Alternativ können Sie auch 2x täglich 1 TL Heilerde zur innerlichen Anwendung in ½ Glas Wasser rühren und dies Ihrem Kind zu trinken geben.

Melissenbauchauflage

Massieren Sie den Bauch Ihres Kindes mit 3-prozentigem Melissenöl sanft im Uhrzeigersinn (Kinder bis 6 Jahre 1-prozentiges Öl). Legen Sie anschließend eine feuchtwarme Kompresse auf den Bauch. Ein Kirschkernkissen oder eine Wärmflasche in eine Stoffwindel einschlagen und obenauf legen.

Wie oft? Wie lange? Bis zu 3x täglich, jeweils 20–30 Minuten.
Warum? Entkrampfend, beruhigend.
Hinweis: Sie können auch pures Melissenöl verwenden, müssen dies aber verdünnen: 2 Tropfen pures Öl auf 1 EL Oliven- oder Mandelöl entspricht 1-prozentiger Lösung (6 Tropfen auf 1 EL 3-prozentiger Lösung).

Pflanzliche Mittel & Tees

Tropfen

Welche? Iberogast®.
Welches Alter? Ab 3 Jahren.
Wann? Bei Völlegefühl, Unwohlsein.
Wie oft? Wie viel? 3x täglich; 3–5 Jahre: 10 Tropfen, 6–12 Jahre: 15 Tropfen, ab 13 Jahren: 20 Tropfen.
Warum? Die Tropfen enthalten Bestandteile von acht Pflanzen (Iberis Amara oder Bittere Schleifenblume, Kümmelfrüchte, Kamillenblüten, Mariendistelfrüchte, Melissenblätter. Schöllkraut, Pfefferminzblätter und Süßholzwurzel) und wirken entblähend, beruhigend und krampflösend.

Magentee

1 TL getrocknete (Zitronen-)Melissenblätter oder Kamillenblüten mit 1 Tasse (200 ml) heißem Wasser übergießen, 10 Minuten zugedeckt ziehen lassen, dann abseihen.
Wie oft? Wie viel? 3x täglich 1 Tasse möglichst warm trinken.
Warum? Melisse wirkt beruhigend und leicht krampflösend, Kamille krampflösend und entzündungshemmend.

Kaugummi und Lakritze

Kinder, die zu Sodbrennen neigen, dürfen nach dem Essen Kaugummi kauen. Dadurch wird die Speichelproduktion angeregt – und das wiederum neutralisiert die Magensäure schneller. Ein Glas lauwarmes Wasser oder eine Tasse warmer Kräutertee nach dem Essen haben eine ähnliche Wirkung.
Wenn Ihr Kind Lakritze mag, darf es auch die essen: Der in ihr enthaltene Süßholzwurzelextrakt wirkt entzündungshemmend, krampflösend und schützt die Magenschleimhaut. Wichtig: nur Lakritze ohne Zuckerzusatz oder Zuckeraustauschstoffe verwenden – und täglich höchstens 2 mg Lakritze pro Kilo Körpergewicht des Kindes.

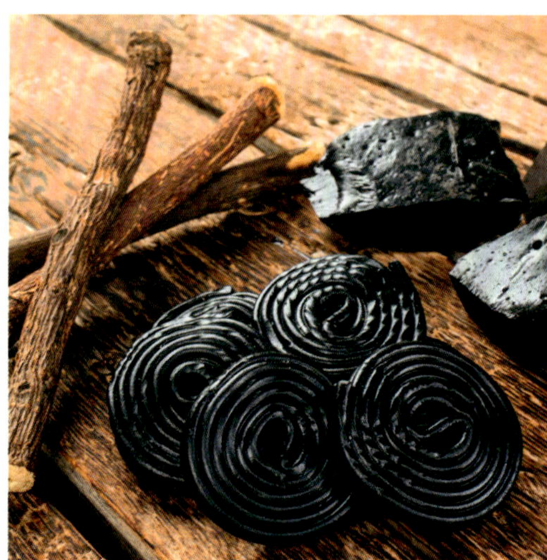

Akupressur

Konzeptionsgefäß 22 (KG 22)

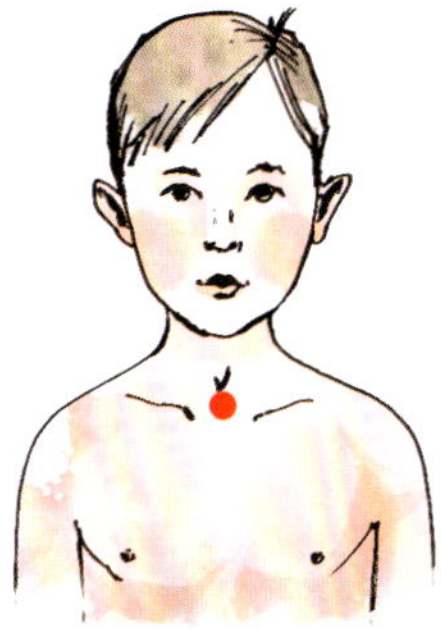

Wo? Mittig am oberen Ende des Brustbeins.
Wie? Druck Richtung Knochen, nicht Richtung Hals richten; den Punkt zart klopfen.
Wie lange? Etwa 30 Sekunden.
Warum? Hilft vor allem bei Sodbrennen zusammen mit KG 12.

Konzeptionsgefäß 12 (KG 12)

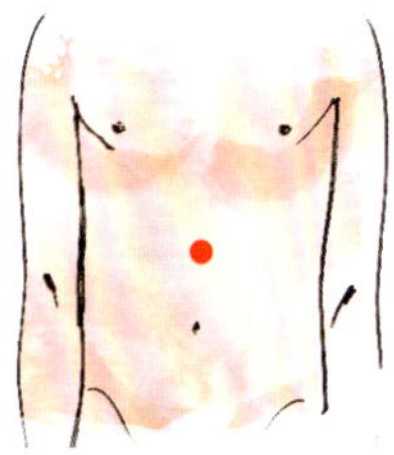

Wo? 4 Daumenbreiten oberhalb des Nabels auf der Mittellinie, etwa in der Mitte zwischen Bauchnabel und unterem Rand des Brustbeins.
Wie? Kräftig drücken und kreisen.
Wie lange? Bei Kindern unter 6 Jahren 30 Sekunden, bei Kindern über 6 Jahre 1 Minute.
Warum? Lindert Magenschmerzen, Übelkeit, Schluckauf.

Magen 36 (Ma 36)

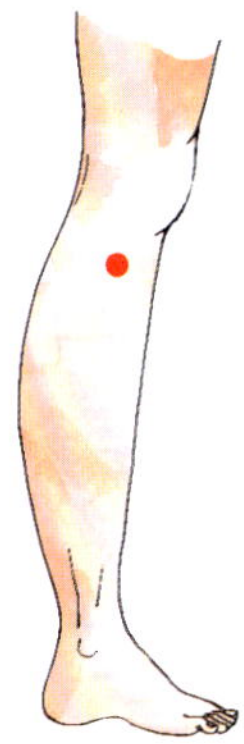

Wo? 4 Querfinger unterhalb des äußeren Randes der Kniescheibe (am besten am gebeugten Knie zu tasten), von hier 1 Daumenbreite nach außen.
Wie? Kräftig drücken, kreisen, dabei leicht vibrieren.
Wie lange? Bei Kindern unter 6 Jahren 30 Sekunden, bei Kindern über 6 Jahre 1 Minute.
Warum? Fördert die Funktion der Verdauungsorgane, insgesamt kräftigend, bei Magenentzündung.

Magen 44 (Ma 44)

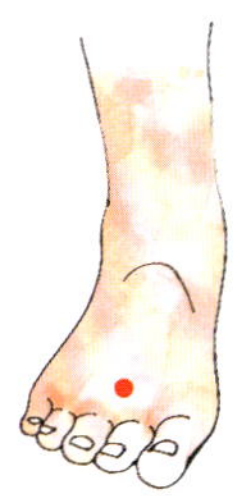

Wo? Einige Millimeter oberhalb der sogenannten Schwimmhautfalte zwischen dem 2. und 3. Zeh.
Wie? Kräftig drücken und kreisen.
Wie lange? Bei Kindern unter 6 Jahren 30 Sekunden, bei Kindern über 6 Jahre 1 Minute.
Warum? Hilft bei brennenden Magenschmerzen.

Perikard 6 (Pe 6)

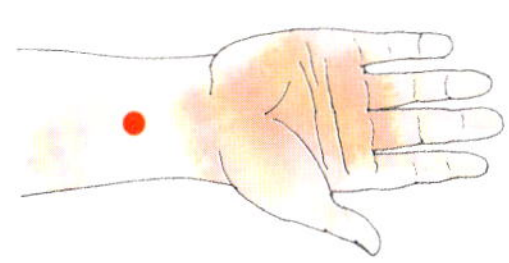

Wo? 3 Querfinger oberhalb der Handgelenksbeugefalte auf der Unterarminnenseite, zwischen zwei Sehnen.
Wie? Drücken und kreisen.
Wie lange? Bei Kindern unter 6 Jahren 30 Sekunden, bei Kindern über 6 Jahre 1 Minute.
Warum? Schmerzen und Spannungsgefühl in Brust und Bauch, bei Sodbrennen, Schluckauf, Aufstoßen.

So können Sie vorbeugen

- Bei Magenbeschwerden und Sodbrennen Zitrusfrüchte und Tomaten meiden, ebenso scharfe Gewürze wie Pfeffer, Curry oder Chili.
- Lieber fünf kleine Mahlzeiten am Tag als drei große, weil große Speisemengen den Druck auf den Schließmuskel des Magens nur noch weiter erhöhen. Ein stark gefüllter Magen regt außerdem die Produktion von Magensäure an.
- Auf Fast Food, Fettreiches, Frittiertes und säurehaltige Getränke (wie beispielsweise Cola) möglichst verzichten.
- Überlegen Sie zusammen mit Ihrem Kind, wo sie Stress vermeiden und reduzieren können. Regelmäßige Entspannungsübungen wie zum Beispiel Traumreisen oder Atemübungen (siehe ab Seite 250, Mind-Body-Medizin) sorgen für Ausgleich.

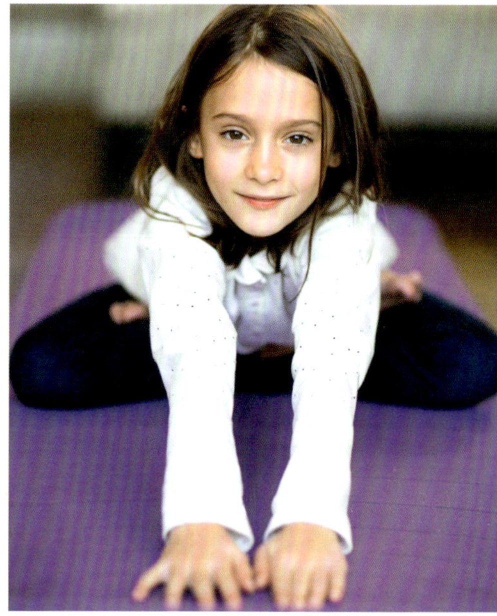

Homöopathie

Nux vomica C30

Wann? Sodbrennen, Überlastung, zu wenig Schlaf, wegen Stress gereizt, Wärme bessert.

Wie oft? Wie viel? 1 x 3 Globuli, nach 12 Stunden noch 1 x.

Wann zum Arzt?

+ SOFORT, wenn Ihr Kind Blut erbricht.
+ Wenn Ihr Kind sehr starke Schmerzen hat.
+ Wenn Ihr Kind über längere Zeit immer wieder über Magenbeschwerden klagt.

Menstruationsbeschwerden

Mens, Regel, Tage, Periode: Für die Regelblutung gibt es viele Namen. Die Menarche, die erste Blutung, tritt etwa 2½ Jahren nach dem Brustwachstum auf und kündigt sich oft mit klarem weißlichem Ausfluss über längere Zeit an. Im Durchschnitt sind die Mädchen dann 12–13 Jahre alt. In den ersten zwei Jahren ist die Blutung bei zwei von drei Mädchen noch unregelmäßig. Dies ist ganz normal und kein Grund zur Sorge. Nur wenn zusätzlich Zeichen von zu viel Androgen im Blut auftreten (beispielsweise starke Akne oder Gesichtsbehaarung), sollten Sie mit Ihrer Tochter zum Arzt gehen. Wenn sich die Monatsblutung eingespielt hat, dauert sie 3–7 Tage, ein Zyklus kann zwischen 26 und 34 Tage lang sein. Stress, Reisen, Klimawechsel und Diäten können den Zyklus schwanken lassen.

Fast die Hälfte aller Mädchen und Frauen leidet unter Beschwerden vor **(prämenstruelles Syndrom, PMS)** und Schmerzen während der Regel **(Dysmenorrhoe).** Bei Mädchen können diese besonders stark sein, da sich der hormonelle Regelkreis noch nicht eingespielt hat. Dass es im Bauch ab und zu zwickt, ist aber in der Regel kein Grund zur Unruhe: Für die Gebärmutter ist es echte Arbeit, die Gebärmutterschleimhaut abzubauen und aus dem Körper zu stoßen. Dabei werden auch körpereigene Schmerzbotenstoffe ausgeschüttet. Nur selten stecken hinter den Regelschmerzen organische Veränderungen wie zum Beispiel eine Endometriose.

Aber starke Schmerzen müssen nicht sein, dagegen sind diverse (Heil-)Kräuter gewachsen. Und wenn die Beschwerden trotz naturheilkundlicher Mittel nicht besser werden, darf Ihre Tochter auch Schmerzmittel wie Ibuprofen einnehmen.

Symptome

Prämenstruelles Syndrom (PMS)

- Beschwerden beginnen meist 7–10 Tage vor der Periode
- Gereiztheit, Stimmungsschwankungen
- Häufig Kopfschmerzen
- Empfindliche, geschwollene, gespannte Brüste
- Völlegefühl, Blähungen, Verstopfung, Durchfall und Übelkeit möglich
- Kreislaufbeschwerden möglich
- Häufig vermehrt fettige Haut und Pickel oder Herpes

Während der Periode

- Krampfartige Schmerzen im Unterbauch, manchmal bis in Rücken und Oberschenkel ausstrahlend
- Kreislaufbeschwerden möglich
- Übelkeit möglich

Ein Mäppchen Frauenkram

Packen Sie zusammen mit Ihrer Tochter rechtzeitig ein kleines Notfallset für die Schultasche. Die erste Blutung kommt oft überraschend – und garantiert dann, wenn Ihr Kind nicht zu Hause ist. Auch bei Klassenfahrten oder Übernachtungspartys sollte Ihre Tochter dieses Mäppchen mit zwei, drei Binden dabeihaben. Sie können auch Tampons mit einpacken, allerdings muss das Einführen erst einmal erklärt und geübt werden.

Hausmittel

Wärme

Ein Kirschkernkissen oder eine Wärmflasche auf den Bauch legen.
Wie lange? Solange es Ihrer Tochter guttut.
Warum? Löst Krämpfe der Gebärmuttermuskulatur, lindert die Schmerzen.

Ingwerschmerzmittel

Geben Sie Ihrer Tochter Ingwer – entweder als Ingwerextrakt (gibt's in der Apotheke) oder indem Sie Ingwerpulver mit Wasser zu einem Ingwertrunk (siehe Seite 77) verrühren.
Wie oft? Wie viel? Wie lange? Täglich 750–1000 mg Ingwerextrakt, 2 Tage vor und in den ersten 3 Tagen der Regel.
Warum? Schmerzlindernd, vergleichbare Wirkung wie Ibuprofen.

Melissenölauflage

Pures Melissenöl auf 3 Prozent verdünnen: 6 Tropfen davon mit 1 EL Oliven- oder Mandelöl mischen. Den Unterbauch sanft mit 5–10 Tropfen des Ölgemischs einreiben. Eine feuchtwarme Kompresse oder ein Geschirrhandtuch darauflegen. Darüber ein Kirschkernkissen oder eine Wärmflasche legen.
Wie oft? Wie lange? Bis 3 x täglich, jeweils 20–30 Minuten.
Warum? Wärmend, krampflösend, beruhigend.
Tipp: Melissenöl können Sie (in 3-prozentiger Verdünnung, wie oben) auch in Roll-ons (aus dem Kosmetikzubehör) abfüllen, dann kann es Ihre Tochter mitnehmen, wenn sie unterwegs ist. Bei Schmerzen direkt auf den Unterbauch und in die Kreuzbeingegend reiben.

Pflanzliche Mittel & Tees

Filmtabletten

Welche? Mönchspfefferpräparat.
Welches Alter? Ab 12 Jahren.
Wann? Bei Regelbeschwerden sowie unregelmäßiger Periode.
Wie oft? Wie viel? 1 x täglich 1 Tablette.
Warum? Mönchspfeffer wirkt sich positiv regulierend auf weibliche Hormone aus. Damit sich ein Erfolg einstellt, muss das Präparat über drei Zyklen eingenommen werden (nur nach Rücksprache mit einem Frauenarzt).

Tabletten

Welche? Styptysat® Bürger.
Welches Alter? Ab 12 Jahren.
Wann? Bei verstärkter Periodenblutung.
Wie oft? Wie viel? Bis zu 3 x täglich 2–3 Tabletten.
Warum? Hirtentäschelkraut wirkt blutstillend, Gebärmutter stärkend.
Tipp: Alternativ können Sie Hirtentäscheltee zubereiten; 2 Tage vor und während der Periode täglich 2–3 Tassen davon zu trinken geben.

Frauenmanteltee

1 TL Frauenmantelkraut mit 1 Tasse (200 ml) heißem Wasser übergießen, 10 Minuten zugedeckt ziehen lassen, dann abseihen.
Wie oft? Wie viel? Während der Periode täglich 2–3 Tassen.
Warum? Frauenmantel wirkt hormonell ausgleichend, krampflösend, schmerzlindernd und zusammenziehend.
Tipp: Um die Wirkung zu verstärken, können Sie zusätzlich noch Schafgarbenkraut, Melissenblätter und Kamillenblüten zugeben.

Schafgarbentee

1 TL getrocknetes Schafgarbenkraut mit 1 Tasse (200 ml) heißem Wasser übergießen und 10 Minuten zugedeckt ziehen lassen, dann abseihen.
Wie oft? Wie viel? Während der Periode täglich 2–3 Tassen.
Warum? Krampflösende, menstruationsregulierende, antibakterielle Wirkung; fördert den Gallenfluss und regt den Appetit an.

Akupressur

Milz 6 (Mi 6)

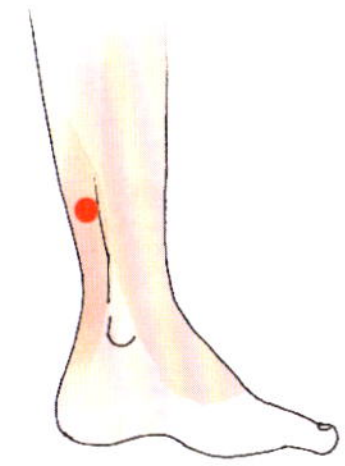

Wo? 4 Querfinger über der höchsten Erhebung des Innenknöchels, an der hinteren Schienbeinkante.
Wie? Kräftig drücken und kreisen.
Wie lange? 2 Minuten, am besten 1 Tag vor der Menstruation beginnen, 1–2 x täglich.
Warum? Lindert unspezifische Regelbeschwerden und Krämpfe der Gebärmuttermuskulatur.

Konzeptionsgefäß 4 (KG 4)

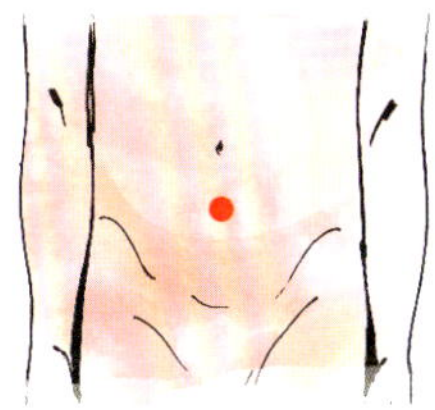

Wo? 4 Querfinger unterhalb des Nabels auf der Mittellinie.
Wie? Sanft drücken und kreisen.
Wie lange? 1 Minute.
Warum? Reguliert die Menstruation, stärkt den Uterus.

So können Sie vorbeugen

- Magnesium beugt Krämpfen vor – nicht nur bei Muskelkater. Geben Sie Ihrer Tochter deswegen in den Tagen vor den Tagen verstärkt Nüsse, Weizenkeime, Hülsenfrüchte und Vollkornreis zu essen.
- 1–2 EL Leinsamen im Müsli wirken durch östrogenähnliche Eigenschaften regulierend auf den Hormonhaushalt.
- Vitamin B6 (Vollkorn, Fisch, Milchprodukte, grünes Gemüse, Bierhefe) und Vitamin E (Vollkorn, Nüsse, Avocado) unterstützen die Nerven und die Zellerneuerung.
- Einige Tage vor und während der Regelblutung ganz besonders auf eisenreiche Ernährung achten. Das hilft beim Neubilden des Blutes und damit gegen Müdigkeit, Antriebslosigkeit und Blutarmut.
- Vorbeugend, aber auch während der Regelblutung lindern Radfahren oder Spazierengehen die Beschwerden.

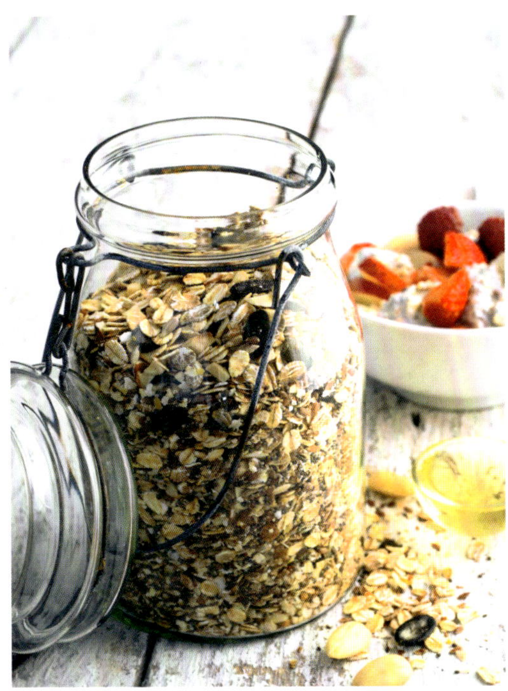

Heiße Sieben

Bei akuten Schmerzen und Krämpfen hilft das Schüßlersalz Nr. 7 (Magnesium phosphoricum D6). Lösen Sie 7 Tabletten in ½ Glas heißem Wasser auf; Ihre Tochter soll dies schluckweise trinken. Die heiße Sieben wirkt sehr rasch und eignet sich daher zur Linderung bei blitzartig einschießenden stechenden und bohrenden Schmerzen, zur Entspannung und Entkrampfung.

Homöopathie

Folgende Mittel können akut angewendet werden. Bei chronischen Beschwerden ist eine konstitutionelle Therapie zu empfehlen.

Veratrum album C30

Wann? Periodenschmerzen, niedriger Blutdruck, Kreislaufprobleme, Übelkeit, Schwindel, Blässe.
Wie oft? Wie viel? 1 x 3 Globuli; bei Bedarf (wenn nach einer deutlichen Besserung die Beschwerden in leichter Form wiederkommen) verkleppern (siehe Seite 30).

Pulsatilla C30

Wann? Unregelmäßige Periode, wechselnde Beschwerden, Wärme und frische Luft verbessern die Beschwerden, frostiges Empfinden, Teenager ist launisch und weinerlich.
Wie oft? Wie viel? 1 x 3 Globuli.

Wann zum Frauenarzt?

+ Bei sehr starken Beschwerden vor oder während der Menstruation.
+ Wenn die Schmerzen so stark sind, dass Ihre Tochter wegen der Periode zu Hause bleiben muss und ihren Alltag nicht leben kann.
+ Wenn sich Ihre Tochter während ihrer Tage stets krank fühlt.
+ Wenn die Schmerzen von Periode zu Periode stärker werden.
+ Wenn die Periode schon vor dem 10. Geburtstag oder bis 16 Jahre noch nicht eingetreten ist bzw. auch 2–3 Jahre nach der Brustentwicklung ausbleibt.

Mundkrankheiten

Manchmal jammern Kinder, dass ihnen der Mund wehtut. Kein Wunder, denn gerade bei kleinen Kindern wandert so ziemlich alles dort hinein. Eine **entzündete Mundschleimhaut (Stomatitis)** ist daher gar nicht so selten. Daneben gibt es noch andere Veränderungen in der Mundschleimhaut, die meist harmlos sind: etwa **Aphthen,** die vor allem Wangenschleimhaut, Zunge, Gaumen und Zahnfleisch befallen. Die Ursache ist meist unklar, kann aber von einer Unverträglichkeit gegen Südfrüchte oder von Druckstellen der Zahnspange kommen. Bläschen und Aphthen im Mund haben auch Kinder, die an der **Hand-Mund-Fuß-Krankheit** leiden, einer Virusinfektion, die häufig im Kindergartenalter auftritt. Etwa 80 Prozent aller 2-Jährigen sind bereits einmal an **Herpes-simplex-Viren** erkrankt. Oft haben sie keine Symptome. Bei manchen Kindern zeigt sie sich aber als **Mundfäule (Stomatitis aphthosa):** mit Fieber, Bläschen und Aphthen im gesamten Mundraum. Wegen der starken Schmerzen im Mund essen und trinken die Kinder kaum. Nach der Krankheit bleibt der Virus im Körper. Durch UV-Strahlung, Krankheiten oder Stress flammt die Erkrankung wieder auf: Es bilden sich Herpes- Bläschen an Lippen und um den Mund. Für Neugeborene ist eine Herpes-Infektion lebensgefährlich. Darum sollten Kinder und Erwachsene, die einen Herpes haben, einen Mundschutz tragen, wenn sie Kontakt zu einem Baby haben.

Erste Maßnahme bei Mundkrankheiten: Geben Sie Ihrem Kind kühle, weiche Speisen, verzichten Sie auf Säure und Schärfe.

Symptome

- **Entzündete Mundschleimhaut:** Rötung, Schwellung
- **Aphthen:** kleine, weißliche Geschwüre im Mund, roter Rand, linsengroß, weiß belegt, schmerzhaft
- **Herpes:** zu Beginn Kribbeln, Schmerzen, Brennen, Spannungsgefühl der Haut, dann Bildung von durchsichtigen, mit Flüssigkeit gefüllten Bläschen in Mundnähe und auf den Lippen; meist gruppiert, später (nach Aufplatzen) verkrustend
- **Mundfäule:** Rötung, Schwellung der Mundschleimhaut, klare, mit Flüssigkeit gefüllte Bläschen an der Schleimhaut im und um den Mund sowie Aphthen, meist sehr schmerzhaft
- **Hand-Mund-Fuß-Krankheit:** Bläschen und Aphthen, rötliche Flecken und kleine Knötchen an Handflächen und Fußsohlen, manchmal auch an Ellenbogen, Knien und Po

Hausmittel

Ölziehen

1 EL Oliven- oder Sesamöl in den Mund nehmen und mehrmals zwischen den Zähnen „durchziehen". Dann ausspucken.

Welches Alter? Ab dem Grundschulalter.

Wie oft? Wie lange? 1–2 x täglich, je etwa 30–60 Sekunden.

Warum? Bindet die Bakterien und Viren im Mundbereich, die dann ausgespuckt werden.

Salbei-„Kaubonbon"

Lassen Sie Ihr Kind auf frischen Salbeiblättern herumkauen. Dadurch werden die darin enthaltenen heilsamen ätherischen Öle freigesetzt.

Wie oft? Mehrmals täglich.

Warum? Wirkt antibakteriell, entzündungshemmend, austrocknend und lindert den Schmerz.

Kräutereis

Kochen Sie zunächst Salbei- oder Kamillentee: 1 TL Teeblätter mit 1 Tasse (200 ml) heißem Wasser übergießen, 10 Minuten zugedeckt ziehen lassen, dann abseihen. Mit etwas Honig süßen. In Eiswürfelbehälter füllen und im Gefrierfach zu Eis werden lassen.
Wann? Mehrfach täglich bei Bedarf lutschen.
Warum? Wirkt schmerzlindernd und entzündungshemmend.

Pflanzliche Mittel & Tees

Tinktur

Welche: Myrrhetinktur.
Welches Alter? Ab 12 Jahren; nach Rücksprache mit dem Arzt auch bei jüngeren Kindern möglich.
Wann? Bei Entzündungen und offenen Stellen (Aphthen) im Mundraum.
Wie oft? Mehrmals täglich gurgeln (dafür 10 Tropfen mit 1 Glas Wasser verdünnen) oder die betroffenen Stellen mit einem Wattestäbchen betupfen.
Warum? Das Harz der Myrrhe desinfiziert, wirkt antientzündlich und fördert die Wundheilung.

Lösung

Welche? Ratanhia comp. Lösung (Weleda).
Welches Alter? Ab 2 Jahren.
Wann? Bei Entzündungen von Zahnfleisch und Mundschleimhaut, bei Druckstellen.
Wie oft? Mehrmals täglich damit den Mund ausspülen (15 Tropfen mit ½ Glas Wasser verdünnen) oder die betroffenen Stellen mit einem Wattestäbchen betupfen; ab 12 Jahren auch unverdünnt anwendbar.
Warum? Myrrhe, Ratanhia und Auszüge aus Eukalyptus, Lavendelöl und Pfefferminzöl wirken entzündungshemmend, kräftigen das Zahnfleisch, beugen Entzündungen und Zahnfleischbluten vor.

Kamillentee

1 TL Kamillenblätter mit 1 Tasse (200 ml) heißem Wasser übergießen, 10 Minuten zugedeckt ziehen lassen, dann abseihen. Alternative: Salbeitee.
Wie oft? Mund 3–4 x täglich damit spülen bzw. die betroffenen Stellen damit betupfen.
Warum? Reizmildernd, entzündungs- und keimhemmend.
Tipp: Für Reisen und unterwegs eignet sich Kamillen-Mundspray aus der Apotheke.

Bei Herpes

Salbe

Welche? Lomaherpan® Salbe.
Welches Alter? Ab 1 Jahr.
Wie oft? Wie viel? Ab dem ersten Kribbeln 4 x täglich etwa 1 mm Creme mit einem Wattestäbchen vorsichtig auf die betroffene Hautpartie auftragen.
Warum? Schützt die Hautzellen vor den Viren und verhindert, dass sie sich weiter ausbreiten.

So können Sie vorbeugen

- Bei Entzündung der Mundschleimhaut und bei Aphten: Achten Sie auf eine gute Zahnhygiene und geben Sie Ihrem Kind keine säurehaltigen oder stark gewürzten Speisen zu essen.
- Bei Herpes: Lippen vor zu viel UV-Strahlung mit einem entsprechenden Lippenbalsam schützen, Stress reduzieren und auf ausreichend Schlaf achten; Küssen ist im Akutstadium tabu.

Akupressur

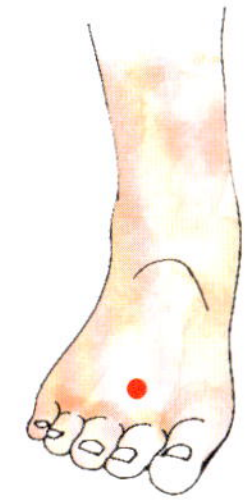

Magen 44 (Ma 44)

Wo? Einige Millimeter oberhalb der sogenannten Schwimmhautfalte zwischen dem 2. und 3. Zeh.
Wie? Kräftig drücken und kreisen.
Wie lange? Unter 6 Jahren 30 Sekunden, über 6 Jahre 1 Minute.
Warum? Hilft bei Entzündungen im Mund-Rachen-Raum.

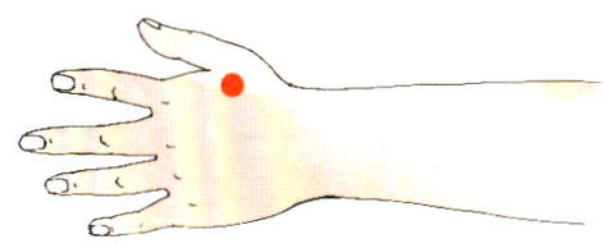

Dickdarm 4 (Di 4)

Wo? Legen Sie den Daumen des Kindes an den Zeigefinger an. Di 4 befindet sich auf dem Hautwulst zwischen Daumen und Zeigefinger. Zur Behandlung den Daumen wieder leicht abspreizen und Richtung Handfläche, vom Daumen weg, drücken.
Wie? Kräftig drücken und kreisen.
Wie lange? Unter 6 Jahren 30 Sekunden, über 6 Jahre 1 Minute.
Warum? Entzündungshemmend, Hitze ausleitend, schmerzlindernd.

Homöopathie

Bei Aphthen

Borax C12

Wann? Bläschen im Mund und um den Mund herum, wunde Nase und übel riechender Harn.
Wie oft? Wie viel? Wie lange? 2 x täglich 3 Globuli, 3–5 Tage lang.

Bei Herpes

Natrium muriaticum C30

Wann? Starke Schmerzen, wenn Sonne Herpes auslöst, Herpes wiederkehrend; nicht, wenn das Kind zum ersten Mal Herpes hat.
Wie oft? Wie viel? Wie lange? 1 x 3 Globuli, höchstens 2 Tage hintereinander, auf keinen Fall länger.

Rhus toxicodendron C30

Wann? Jucken, das Kind hat das Gefühl, dass ein Herumreiben am Bläschen Besserung bewirkt, es ist ständig unruhig und in Bewegung; nicht, wenn das Kind zum ersten Mal Herpes hat.
Wie oft? Wie viel? Wie lange? 1 x täglich 3 Globuli, 2 Tage lang.

Wann zum Arzt?

+ SOFORT bei **Aphthen:** Wenn Ihr Kind wegen der Schmerzen im Mund anhaltend nichts mehr trinken mag.
+ Wenn **Aphthen** immer wiederkehren oder länger als 1 Woche da sind.
+ Bei **Herpes:** Wenn sich die Bläschen immer weiter ausbreiten, sich Ihr Kind richtig krank fühlt, Fieber bekommt oder die Bläschen in der Nähe der Augen auftreten.
+ Wenn zu den Bläschen an der Mundschleimhaut auch Hautausschlag an den Handflächen, den Fußsohlen und im Mund-Lippen-Bereich kommt.

Nasenbluten

Kinder erschrecken oft, wenn sie das erste Mal Nasenbluten haben und das Blut ohne erkenntlichen Grund aus der Nase läuft. Oft passiert das im Winter. Grund sind die trockene Heizungsluft und trockene Schleimhäute bei Schnupfen und Erkältung. Sie machen die Blutgefäße in der Nase empfindlicher und verletzlicher. Es reicht dann heftiges Schnäuzen oder ein bisschen Popeln und das Blut läuft. Auch ein Sturz oder ein Fremdkörper im Nasenloch kann Nasenbluten auslösen. Fast immer platzen die Gefäße innen an der Nasenwand. In der Regel ist Nasenbluten jedoch harmlos.

Symptom

- Blut läuft aus der Nase

Hausmittel

Kälte

Legen Sie Ihrem Kind einen kalten Waschlappen, ein Coolpack oder Eiswürfel in den Nacken (siehe Kasten).

Wie lange? Mehrere Minuten, solange es angenehm ist und bis die Blutung aufhört.
Warum? Wirkt zusammenziehend auf die Gefäße der Nasenschleimhaut.

Pflanzliche Mittel & Tees

Tabletten

Welche? Styptysat® Bürger.
Welches Alter? Ab 12 Jahren.
Wann? Bei wiederkehrendem oder verstärktem Nasenbluten.
Wie oft? Wie viel? Bis zu 3x täglich 2–3 Tabletten.
Warum? Hirtentäschelkraut wirkt blutstillend.

Hirtentäschel-Blutstopp

Einen Minitampon oder ein fest zusammengerolltes Stück Taschentuch mit Hirtentäscheltinktur tränken und vorsichtig ins blutende Nasenloch einführen. Nicht mit Kraft hineinstopfen!
Wie lange? 2–3 Minuten, mehrmals wechseln.
Warum? Wirkt blutstillend.

Nicht lang schnacken – Lappen in den Nacken

Bei Nasenbluten gehört nicht der Kopf in den Nacken, sondern nur ein feuchter kühler Lappen. Ihr Kind setzt sich dazu am besten aufrecht hin, beugt den Kopf nach vorn und stützt die Unterarme auf die Oberschenkel. Den kühlen Waschlappen in den Nacken legen und die Nase des Kindes 5–10 Minuten mit Daumen und Zeigefinger zudrücken (sofern die Nase keine äußere Verletzung hat). Geatmet wird durch den Mund. Ist man unterwegs, stehen bleiben, Kopf nach vorn beugen und Nase zudrücken. Blutet die Nase dann immer noch, wiederholen Sie das Ganze noch einmal 10 Minuten lang. Legt Ihr Kind den Kopf in den Nacken (wie das früher üblich war), besteht die Gefahr, dass es das Blut verschluckt. Dies löst Übelkeit und Brechreiz aus.

So können Sie vorbeugen

- (Schnupfen-)Nase vor allem im Winter oder bei gereizter Nasenschleimhaut pflegen! Schleimhaut mit Kochsalz-Nasentropfen feucht halten, den Naseneingang mit Nasensalbe oder Nasenbalsam bestreichen.

Akupressur

Dickdarm 4 (Di 4)

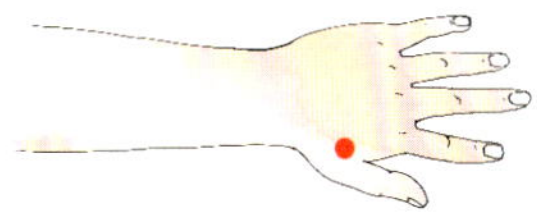

Wo? Legen Sie den Daumen des Kindes an den Zeigefinger an. Di 4 befindet sich auf dem Hautwulst zwischen Daumen und Zeigefinger. Zur Behandlung den Daumen wieder leicht abspreizen und Richtung Handfläche, vom Daumen weg, drücken.
Wie? Kräftig drücken und kreisen.
Wie lange? Unter 6 Jahren 30 Sekunden, über 6 Jahre 1 Minute.
Warum? Meisterpunkt für Beschwerden im Gesichtsbereich.

Lenkergefäß 16 (LG 16)

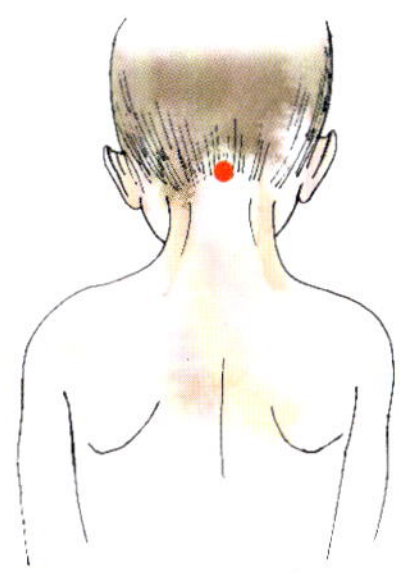

Wo? Mittig im Nacken, etwas oberhalb des Haaransatzes, knapp unterhalb des tastbaren knöchernen Vorsprungs.
Wie? Kräftig drücken und kreisen.
Wie lange? Unter 6 Jahren 30 Sekunden, über 6 Jahre 1 Minute.
Warum? Unterstützt die Blutstillung, schmerzlindernd, beruhigend.

Lenkergefäß 25 (LG 25)

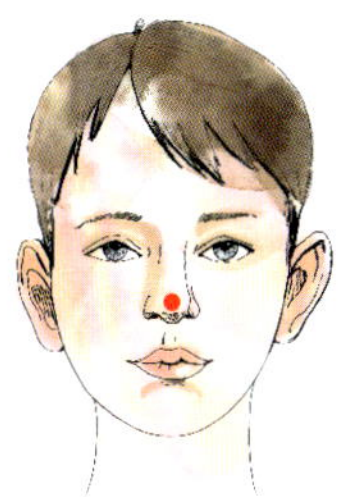

Wo? Auf der Nasenspitze.
Wie? Kräftig drücken und vibrieren.
Wie lange? Unter 6 Jahren 30 Sekunden, über 6 Jahre 1 Minute.
Warum? Lokalpunkt Nase.

Was Sie vermeiden sollten

- Legen Sie Ihr Kind nicht hin: Das erhöht den Druck in den Blutgefäßen im Kopf.
- Nichts Fusselndes und keinen zu großen Pfropfen in die Nase stopfen: Die Gefahr ist groß, dass die Wunde wieder aufreißt, wenn Sie diesen „Stöpsel" entfernen.
- Das Kind nicht gleich wieder schnäuzen lassen: Durch den erhöhten Druck beim Naseputzen kann sich ein frisch gebildeter Schorf wieder lösen und es blutet erneut.

Hilfreicher Haargummi

„Tut nicht weh, doch schafft es Qual,
blutet dir die Nase mal.
Kleinen Finger linker Hand,
mit dem Faden fest umspannt.
Darfst nicht warten, musst dich sputen,
schnell hört Nase auf zu bluten."

Ein altes Hausmittel in einen Reim verpackt: Wickeln Sie einen Haargummi, Haushaltsgummi oder Bindfaden um den kleinen Finger – und zwar um das Gelenk zwischen oberstem und mittlerem Glied. Und dies genau auf der entgegengesetzten Seite der Blutung. Also: Wenn Ihr Kind aus dem rechten Nasenloch blutet, Gummi an den linken kleinen Finger oder andersrum. Blutet Ihr Kind aus beiden Nasenlöchern, umwickeln Sie beide kleinen Finger. Gummi 2 Minuten dran lassen. Warum das wirkt, ist unbekannt – genauso wie der Verfasser des Reims.

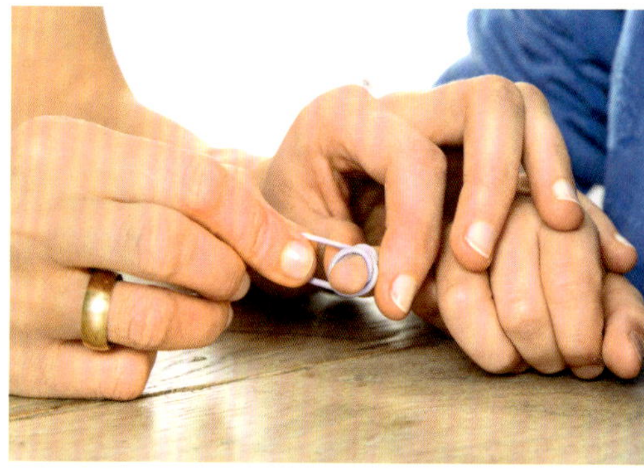

Homöopathie

Phosphorus C30

Wann? Nasenbluten häufig, viel hellrotes Blut.
Wie viel? 1 x 3 Globuli.

Wann zum Arzt?

- Wenn sich die Blutung nicht nach 10 Minuten stillen lässt.
- Wenn Ihr Kind vor dem Nasenbluten einen Schlag auf den Kopf oder die Nase bekommen hat.
- Wenn Ihr Kind droht, einen Schock zu bekommen: Es wird blass, unruhig, schwitzt und redet wirr, wird bewusstlos (siehe Seite 269, Erste Hilfe).

Nasennebenhöhlenentzündung

Höhlen sind immer ein bisschen unheimlich: Man weiß nie genau, was sich in ihnen verbirgt, und oft sind mehrere Höhlen miteinander verbunden. So auch die Nasennebenhöhlen. Diese luftgefüllten Hohlräume im Schädelknochen sind wie die Nase mit Schleimhaut ausgekleidet. Wie viele Nebenhöhlen vorhanden sind und wie groß sie sind, ist bei jedem Menschen unterschiedlich. In der Regel liegen hinter der Nase die Kieferhöhlen, die Stirnhöhlen und die Keilbeinhöhle, zwischen Nase und Augenwinkel außerdem noch viele kleine Höhlen, die sogenannten Siebbeinzellen. Nur die Letzteren sind bereits im Säuglingsalter ausgebildet, die anderen bilden sich erst im Laufe der ersten Lebensjahre. Während also eine Entzündung der Siebbeinzellen schon im Säuglingsalter möglich ist, sind die Kieferhöhlen selten vor dem 4. Lebensjahr, die Stirn- und Keilbeinhöhlen selten vor dem 9. Lebensjahr betroffen.
Eine **Nasennebenhöhlenentzündung (Sinusitis)** ist meist die Folge eines Schnupfens (siehe Seite 173, Schnupfen). Die Schleimhäute schwellen an und verengen – und verstopfen so die Verbindungsgänge von der Nase zu den Nasennebenhöhlen. Die Schleimsekrete können nicht mehr abfließen und bieten somit den idealen Nährboden für Viren und Bakterien. Diese Entzündung kann auf den Knochen übergreifen, in seltenen Fällen kann die Knochenwand sogar durchbrechen und die Entzündung sich auf die Gehirnhaut und die Augenhöhle ausweiten.
Erste Maßnahme bei einer Nasennebenhöhlenentzündung: Stellen Sie im Kinderzimmer einen Wäscheständer auf und hängen Sie feuchte Tücher darüber. Wenn es nicht zu kalt ist, dürfen Sie auch über Nacht das Fenster offen oder gekippt lassen, damit feuchte Luft hereinströmen kann.

Symptome

- Verstopfte Nase, aber Schnäuzen schafft keine Erleichterung
- Manchmal grüngelber Schnupfen
- Kopfschmerzen, Druckgefühl im Stirnbereich, beidseitig neben der Nase oder über den Wangen, wird beim Bücken schlimmer
- Zahnschmerzen möglich
- Manchmal vorübergehender Verlust von Geschmacks- oder Geruchssinn
- Fieber möglich

Hausmittel

Nasenspülung

Zimmerwarme Kochsalzlösung (9 g Salz auf 1 l Wasser oder am besten eine fertige 0,9-prozentige Lösung, etwa Emser Salz®) in eine Nasendusche (Apotheke) füllen. Ihr Kind beugt sich nun über das Waschbecken, öffnet seinen Mund weit und neigt den Kopf zur linken Seite. Lassen Sie das Salzgemisch in sein rechtes Nasenloch fließen lassen – es fließt dann über das andere Nasenloch wieder heraus. Die Nasendusche danach jedes Mal unter fließendem Wasser reinigen und gut trocknen lassen.
Welches Alter? Ab 4 Jahren.
Wie oft? 1–2 x täglich.
Warum? Löst zähflüssigen Schleim, schwemmt Keime aus der Nase, befeuchtet die Nasenschleimhaut und verhindert so, dass sie noch weiter anschwillt.
Tipp: Ist die Schleimhaut zu stark geschwollen und verstopft, vorher eventuell ein abschwellendes Nasenspray benutzen. Bei wunder oder stark geröteter Schleimhaut der Salzlösung eventuell Calendula-Essenz zufügen.

Dampfinhalation

1 EL reines Meersalz in eine große Schüssel geben (eventuell 1 EL Kamillenblüten zufügen), mit 1 l kochendem Wasser übergießen. Das

Wasser kurz abkühlen lassen. Nehmen Sie Ihr Kind auf den Schoß. Legen Sie ein Handtuch über Ihre Köpfe und die Schüssel, sodass kein Dampf entweicht. Tief durch die Nase ein- und über den Mund ausatmen. Alternativ einen Dampfinhalator aus der Apotheke benutzen.
Wie oft? Wie lange? Bis zu 2x täglich, jeweils 10 Minuten, danach den Kopf mit einer Mütze oder einem Tuch warm halten.
Warum? Sekret- und schleimlösend; Kamille wirkt zudem entzündungshemmend.
Achtung: Lassen Sie Ihr Kind nie allein inhalieren, es könnte sich verbrühen.

Senfmehlfußbad

Füllen Sie einen Eimer oder eine Plastikwanne knöchelhoch mit warmem Wasser (38 °C) und lösen Sie 1 EL Senfmehl darin auf. Dann darf das Kind seine Füße hineinstellen. Beachten Sie die Anwendungsdauer: Zu lange Anwendungen können zu Verbrennungen, Blasenbildung und Juckreiz führen. Anschließend Füße und Unterschenkel mit klarem Wasser gründlich abspülen (auch zwischen den Zehen), abtrocknen und die Haut mit Oliven- oder Lavendel-Pflegeöl einreiben. Warme Socken anziehen.
Welches Alter? Ab 6 Jahren; bei jüngeren Kindern ein ansteigendes Fußbad durchführen (siehe Seite 36).
Wie oft? Wie lange? 1x täglich, ungefähr 8–10 Minuten. Die Dauer der Anwendung hängt davon ab, wie rot die Haut ist und ob sich das Kind noch wohlfühlt. Senfmehl kribbelt auf der Haut, wird warm und brennt leicht.
Warum? Regt den Stoffwechsel an, fördert die Durchblutung in den Füßen und führt über die Leitungsbahnen im Körper auch zur besseren Durchblutung der Nasennebenhöhlen.

Leinsamenauflage

1–2 EL geschrotete Leinsamen mit der doppelten Menge Wasser zu einem zähen Brei kochen. Brei auf mehrere Papiertaschentücher streichen, die Ränder umschlagen, sodass nichts ausläuft (oder den Brei in Einwegteebeutel füllen). Möglichst warm auf Stirn- und Kieferhöhlen des Kindes legen. Übrige Päckchen zwischen Wärmflaschen warm halten.
Welches Alter? Ab 3 Jahren.
Wie lange? Jede Kompresse 4–5 Minuten liegen lassen, wenn sie abgekühlt ist, durch eine neue warme ersetzen. Insgesamt nicht länger als 45 Minuten.
Warum? Schleimlösend, schmerzlindernd.

Meerrettichauflage

1 EL frisch geriebenen Meerrettich oder Meerrettich aus dem Glas auf eine Kompresse oder ein Taschentuch streichen und die Ränder umschlagen, sodass nichts ausläuft. Auf den Nacken im Bereich des 7. Halswirbels legen: Das ist der Wirbel, der beim Nach-vorn-Beugen am meisten vorsteht.
Welches Alter? Ab 6 Jahren.
Wie oft? Wie lange? 1x täglich, 2–7 Minuten, jedoch höchstens 5 Tage in Folge; anschließend 2 Tage Pause.
Warum? Regt die Durchblutung der Nasennebenhöhlenschleimhäute an, das löst Schleim.

Rotlichtlampe

Gesicht im Abstand von mindestens 30–50 cm bestrahlen (Herstellerangaben beachten). Wichtig: Augen müssen geschlossen sein.
Wie oft? Wie lange? Bis zu 3x täglich, jeweils etwa 5–10 Minuten.
Warum? Durchblutungsfördernd, schmerzlindernd, schleimlösend.

Das gute Vitamin C

Vitamin-C-reiche Kost fördert ein starkes Immunsystem und hilft damit auch, Erreger der Nasennebenhöhlenentzündung zu bekämpfen. Deswegen gehören Hagebutte, Sanddorn, Paprika, Brennnessel, Rosenkohl & Co. auf den Tisch. Versuchen Sie ruhig auch, Ihr Kind auf den Geschmack von Knoblauch und Meerrettich zu bringen. Beide lassen Sekrete fließen.

Rotz hoch!
Bei einer Nasennebenhöhlenentzündung ist es kontraproduktiv, wenn Sie Ihr Kind ständig zum Schnäuzen anhalten. Denn beim Schnäuzen wird der Schleim in die Kieferhöhlen gepresst und da kommt er so schnell nicht wieder heraus. Beim Hochziehen dagegen entsteht ein Unterdruck, der das Sekret aus den Nasennebenhöhlen saugt. Deshalb darf das Kind den Rotz hochziehen, so nervig das für die übrige Familie oder Schulklasse auch sein mag. Soll der Rotz raus aus der Nase: mit dem Zeigefinger das Nasenbein entlangfahren und das Sekret ausstreichen.

Pflanzliche Mittel & Tees

Saft, Tabletten und Tropfen

Welcher? Sinupret® (meist mögen die Kinder den süßeren Saft lieber).
Welches Alter? Ab 2 Jahren.
Wie oft? Wie viel? Saft 3x täglich; 2–5 Jahre: 2,1 ml, 6–11 Jahre: 3,5 ml, ab 12 Jahren: 7,0 ml. Am besten zum Essen einnehmen.
Warum? Die enthaltenen Pflanzenteile von Schwarzem Holunder, Eisenkraut, Gelbem Enzian, Schlüsselblume und Ampfer verflüssigen den Schleim und sorgen damit für eine bessere Belüftung der Nasennebenhöhlen und des Mittelohrs. Zudem wirken die Inhaltsstoffe antientzündlich.

Nasenspray

Welches? Kamillosan® Ocean Nasenspray.
Welches Alter? Keine Beschränkung.
Wie oft? Wie viel? Bei Bedarf mehrmals täglich 1–2 Sprühstöße.
Warum? Natürliche Meersalze und Kamille wirken leicht abschwellend, feuchtigkeitsspendend und pflegend.

Akupressur

Dickdarm 4 (Di 4)

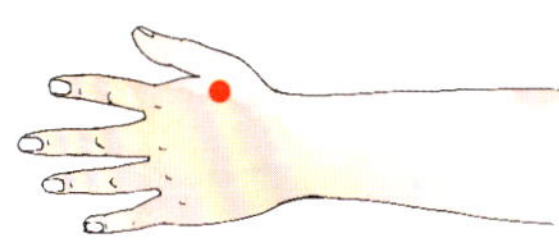

Wo? Legen Sie den Daumen des Kindes an den Zeigefinger an. Di 4 befindet sich auf dem Hautwulst zwischen Daumen und Zeigefinger. Zur Behandlung den Daumen wieder leicht abspreizen und Richtung Handfläche, vom Daumen weg, drücken.
Wie? Kräftig drücken und kreisen.
Wie lange? Bei Kindern unter 6 Jahren 30 Sekunden, bei Kindern über 6 Jahre 1 Minute.
Warum? Schmerzlindernd, Hitze ausleitend.

Dickdarm 20 (Di 20)

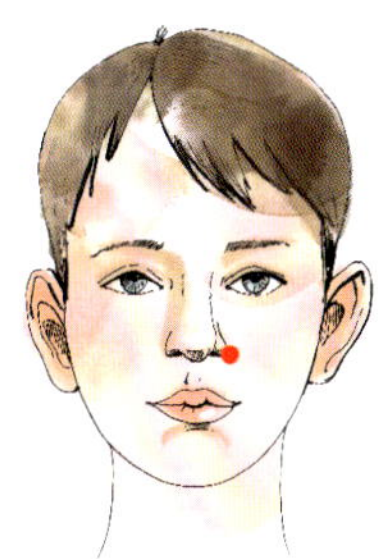

Wo? Am unteren Außenrand des Nasenflügels.
Wie? Sanft drücken und kreisen.
Wie lange? Bei Kindern unter 6 Jahren 30 Sekunden, bei Kindern über 6 Jahre 1 Minute.
Warum? Durchblutungsfördernd und abschwellend.

Extrapunkt Kopf 3 (Ex KH 3)

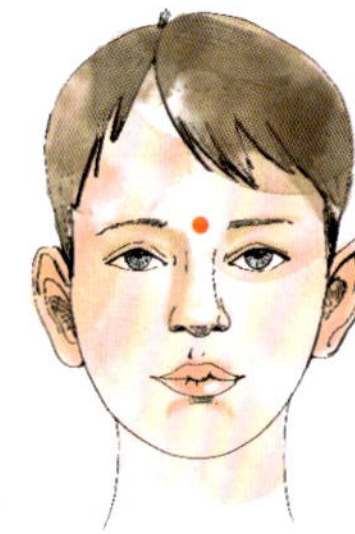

Wo? In der Mitte zwischen den Augenbrauen.
Wie? Sanft drücken und kreisen.
Wie lange? Bei Kindern unter 6 Jahren 30 Sekunden, bei Kindern über 6 Jahre 1 Minute.
Warum? Vor allem bei verstopfter Nase, lindert begleitende Kopfschmerzen.

Blase 2 (Bl 2)

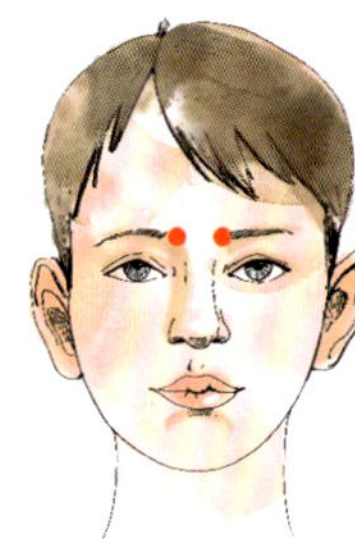

Wo? Am inneren Ende der Augenbraue in einer kleinen Vertiefung.
Wie? Sanft drücken und kreisen.
Wie lange? Bei Kindern unter 6 Jahren 30 Sekunden, bei Kindern über 6 Jahre 1 Minute.
Warum? Vor allem bei Entzündung der Stirnbeinhöhlen.

Homöopathie

Hepar sulfuris C12

Wann? Sekret dick und gelblich-grünlich, Kind ist kälteempfindlich, mag sich einhüllen.
Wie oft? Wie viel? Wie lange? 2x täglich 3 Globuli, 3–5 Tage lang.

Kalium bichromicum C12

Wann? Weißliches Sekret extrem zäh, zieht Fäden.
Wie oft? Wie viel? Wie lange? 2x täglich 3 Globuli, 3–5 Tage lang.

Wann zum Arzt?

+ SOFORT, wenn die Haut um Nasenwurzel, Stirn und Augen anschwillt oder Schmerzen bei Augenbewegungen auftreten.
+ Bei starken Kopfschmerzen, hohem Fieber und/oder wenn der Allgemeinzustand deutlich beeinträchtigt ist.
+ Wenn ein hartnäckiger, grün-gelblicher Schnupfen länger als 1 Woche dauert.
+ Wenn die Beschwerden trotz Behandlung nach 2–3 Tagen nicht besser werden oder sogar noch zunehmen.
+ Bei chronischen, immer wiederkehrenden Entzündungen der Nasennebenhöhlen. Hier kann eine Allergie dahinterstecken oder eine anatomische Veränderung in der Nase. In diesem Fall kann eine osteopathische Behandlung hilfreich sein.

Nervosität

Jedes Kind reagiert auf Reize und ungewohnte Situationen anders. Was das eine Kind gut wegsteckt, bringt das andere zum Grübeln, macht ihm Angst oder lässt es nervös und unruhig werden. Diese Nervosität kann sich in motorischer Unruhe, in Ängstlichkeit, in Konzentrations- und Schlafstörungen zeigen, aber auch in der Neigung zum Erröten. Nur selten jedoch steckt hinter einer Nervosität oder Unruhe eine organische Störung wie zum Beispiel eine Schilddrüsenüberfunktion. Naturheilkundliche Mittel können erste Hilfe leisten. Wenn Ihr Kind allerdings über einen längeren Zeitraum hinweg unruhig und nervös ist, sollten Sie die Ursachen dafür erforschen und danach konsequent angehen.

Symptome

- Motorische Unruhe
- Häufiges Erröten
- Ängstlichkeit
- Herzklopfen
- Konzentrationsprobleme
- Häufig schlechter Schlaf

Hausmittel

Lavendel-Herzauflage

3 Tropfen pures Lavendelöl mit 1 EL Olivenöl mischen (Kinder ab 6 Jahren: 6 Tropfen Lavendelöl) und das Öl mit beiden Händen über das Brustbein bis zum Herzen streichen. Dort kurz mit den Händen ruhen, dann seitlich über die Rippen ausstreichen, 3–5x wiederholen. Anschließend eine kühlfeuchte Kompresse auf die Herz-Brust-Gegend legen und ein trockenes Handtuch oder eine Stoffwindel darüberdecken. Statt der Tropfen können Sie auch eine Lavendelsalbe verwenden, etwa Aurum/Lavandula comp. Creme von Weleda.
Wie oft? Wie lange? Bis zu 2x täglich, mindestens 30 Minuten liegen lassen.
Warum? Beruhigt und wirkt schlaffördernd, vor allem bei Überreizung.

Seelenschmeichler

Auf 1 EL Jojoba- oder Mandelöl je 3 Tropfen ätherisches Lavendel-, Melissen- und Neroliöl geben. Einige Tropfen des Gemischs in eine Duftlampe träufeln oder die Mischung in einen Roll-on (aus dem Kosmetikzubehör) füllen.
Wie oft? Duftlampe höchstens 2x täglich benutzen, mit dem Roll-on bei Bedarf über die Handgelenke reiben.
Warum? Die drei ätherischen Öle wirken nervenstärkend, entspannend und reduzieren die Stresssymptome.

So können Sie vorbeugen

- Lassen Sie Ihrem Kind viel Zeit zum Toben, Spielen und Herumrennen. Bewegung trainiert auch das Gehirn und baut Stresshormone ab.
- Planen Sie neben den Aktivitäten aber auch genug Zeit für Ruhepausen und kurze Tagträume ein, damit Ihr Kind das, was es erlebt, verarbeiten kann. Auch regelmäßige Entspannungseinheiten sind zum Abschalten hilfreich.
- Achten Sie auf ausreichend Schlaf und eine regelmäßige ausgewogene Ernährung.

Pflanzliche Mittel & Tees

Tabletten

Welche? Euvegal® 320/160 mg.
Welches Alter? Ab 6 Jahren.
Wann? Bei Unruhezuständen und Einschlafschwierigkeiten.
Wie oft? Wie viel? Ab 6 Jahren 1x täglich 1 Tablette, ab 12 Jahren 2x täglich 1 Tablette.
Warum? Die Tabletten enthalten Baldrian und Melisse, die beruhigend wirken.

Melissentee

1 TL (Zitrone-)Melissenblätter mit 200 ml heißem Wasser übergießen, 10 Minuten zugedeckt ziehen lassen, dann abseihen.
Wie viel? Täglich 1 Tasse – morgens, vor der Schule, wenn es konzentrationsfördernd sein soll, oder abends, um ruhig zu werden.
Warum? Wirkt beruhigend und zugleich konzentrationsfördernd.

Akupressur

Chronische Beschwerden müssen individuell behandelt werden, zur Selbstbehandlung sind folgende Punkte zu empfehlen:

Herz 7 (He 7)

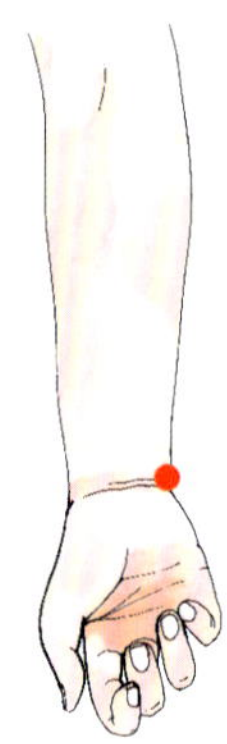

Wo? Das Handgelenk leicht beugen. An der Innenseite des Handgelenks auf der Kleinfingerseite, an der Beugefalte in einer Vertiefung zwischen zwei Sehnen.
Wie? Sanft drücken und kreisen.
Wie lange? Bei Kindern unter 6 Jahren 30 Sekunden, bei Kindern über 6 Jahre 1 Minute.
Warum? Bei Nervosität, Reizbarkeit und Unruhe.

Perikard 6 (Pe 6)

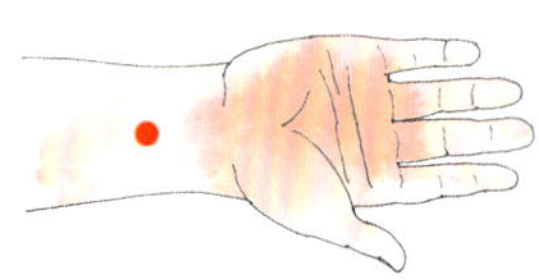

Wo? 3 Querfinger oberhalb der Handgelenksbeugefalte auf der Unterarminnenseite, zwischen 2 Sehnen.
Wie? Drücken und kreisen.
Wie lange? Bei Kindern unter 6 Jahren 30 Sekunden, bei Kindern über 6 Jahre 1 Minute.
Warum? Hilft bei Nervosität, Angst und Unruhe.

Dickdarm 4 (Di 4)

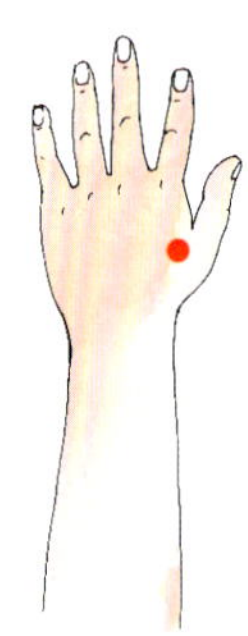

Wo? Legen Sie den Daumen des Kindes an den Zeigefinger an. Di 4 befindet sich auf dem Hautwulst zwischen Daumen und Zeigefinger. Zur Behandlung den Daumen wieder leicht abspreizen und Richtung Handfläche, vom Daumen weg, drücken.
Wie? Kräftig drücken und kreisen.
Wie lange? Bei Kindern unter 6 Jahren 30 Sekunden, bei Kindern über 6 Jahre 1 Minute.
Warum? Wirkt entspannend und unterstützt das Loslassen von Gedanken und Gefühlen.

Leber 3 (Le 3)

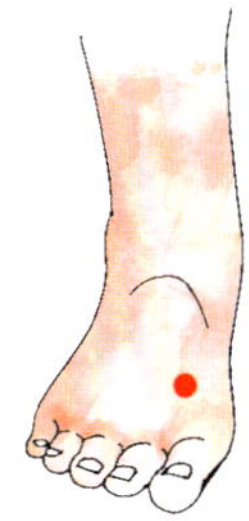

Wo? 2 Daumenbreiten entfernt von der sogenannten Schwimmhautfalte in einer Vertiefung zwischen dem 1. und 2. Zeh.
Wie? Kräftig drücken und kreisen.
Wie lange? Bei Kindern unter 6 Jahren 30 Sekunden, bei Kindern über 6 Jahre 1 Minute.
Warum? Beruhigt und entspannt – vor allem bei Reizbarkeit, Launenhaftigkeit und Ärger.

Homöopathie

Folgende Mittel können akut angewendet werden. Bei chronischen Beschwerden ist eine unterstützende konstitutionelle Therapie zu empfehlen.

Argentum nitricum C30

Wann? Bei Prüfungsangst, Kind ist gehetzt, hektisch, zappelig, leidet unter Vorahnungen, hat Lust auf Süßes, muss häufig auf die Toilette.
Wie oft? Wie viel? 1 x 3 Globuli; am Abend vor der Prüfung, falls das Kind bereits nervös ist und nicht schlafen kann. Oder kurz vor der Prüfung, wenn die Prüfungsangst erst zu diesem Zeitpunkt auftritt.

Gelsemium C30

Wann? Bei Prüfungsangst, das Kind ist wie gelähmt und betäubt, es ist ohne Energie, fühlt sich zittrig, ist schwach, eine Prüfung sitzt ihm im Nacken (zeigt sich bei älteren Kindern oft als Kopfschmerz).
Wie oft? Wie viel? 1 x 3 Globuli; am Abend, falls das Kind vor der Prüfung vor Nervosität nicht schlafen kann. Oder kurz vor der Prüfung, wenn die Angst erst dann auftritt.

Wann zum Arzt?

+ Wenn wegen Nervosität oder Unruhe in der Schule oder zu Hause Probleme auftreten bzw. wenn sich bereits bestehende Probleme verstärken.

Neurodermitis

Die Haut von Kindern mit **Neurodermitis (endogenes** oder **atopisches Ekzem)** braucht besondere Streicheleinheiten: Von pflegeleichter Haut können diese Kinder und ihre Eltern nur träumen. Neurodermitis ist eine chronische Hautkrankheit, die Veranlagung dazu ist angeboren. Ursache ist ein „Barrieredefekt" der Haut: Sie ist durchlässiger als bei anderen Menschen und ihr fehlen wichtige Hautfette. Deshalb verliert sie rasch Wasser, trocknet aus und ist anfälliger für Reize von außen. Die Haut reagiert auch vermehrt auf allergieauslösende Stoffe (Hausstaubmilben, Nahrungsmittel, Tiere oder Pollen). Die Folgen: Überschießende Reaktionen des körpereigenen Abwehrsystems der Haut, es kommt zu Rötung und Juckreiz. Aber nicht alle Neurodermitispatienten haben eine Allergie. Auch andere Faktoren können eine Neurodermitis verschlechtern, etwa feuchte Wärme, Reibung, Reizstoffe (Schweiß, Kleidung, Kosmetika, Rauch), Infektionen und psychische Faktoren (zum Beispiel Stress). Die Krankheit verläuft schubweise, wird aber immer schwächer, je älter das Kind wird. Sie kann nicht geheilt werden, man kann nur die Symptome lindern. Besonders wichtig ist eine gute Pflege der Haut. Dies hilft auch, den Juckreiz zu lindern, da das Kind sonst die Haut aufkratzt und es zu Infektionen kommen kann. **Wichtig:** Verwenden Sie nur seifenfreie, pH-neutrale Duschgele und Waschlotionen.

Symptome

- Haut trocken, rissig, rot, schuppig, bei Entzündungen offen und nässend
- Symptomfreie Phasen wechseln sich mit Ekzemphasen ab
- Oft starker Juckreiz, dadurch Schlafdefizit
- Im 1. Lebensjahr oft ausgeprägter Milchschorf, vor allem die Bereiche hinter den Ohren, die Halsfalten und die Handrücken sind betroffen
- Ab Kleinkindalter sind vor allem Ellenbeugen, Kniekehlen und Nacken betroffen
- Nach der Pubertät meist (nur noch) Hände und Füße betroffen
- Haut insgesamt empfindlicher, anfällig für Infektionen mit Bakterien, Herpesviren und Warzen
- Im Herbst/Winter Verschlechterung
- Zusätzlich allergischer Schnupfen und Nahrungsmittelunverträglichkeiten möglich

Hausmittel

Bei trockenem Ekzem

Kleopatrabad

1–2 EL Olivenöl mit 250 ml Milch verrühren und ins Badewasser (32–36 °C) geben. Danach die Haut abtupfen (nicht abtrocknen), eincremen.
Wie oft? Wie lange? Maximal 1 x wöchentlich, 5–10 Minuten.
Warum? Öl pflegt die Haut und sorgt dafür, dass die Feuchtigkeitsspender, die in der Milch enthalten sind, in die Haut einziehen können.
Achtung: nicht bei Kuhmilchallergie anwenden; stattdessen können Sie dann entzündungshemmende Zusätze wie Haferstrohextrakt oder Weizenkleie ins Badewasser geben.

Stiefmütterchenkompresse

2 TL wildes Stiefmütterchenkraut mit 1 Tasse (200 ml) heißem Wasser übergießen, 10 Minuten zugedeckt ziehen lassen, abseihen und abkühlen lassen. Eine Kompresse in den Tee tauchen, auswringen und die betroffenen Stellen abtupfen oder die Kompresse auflegen und mit einer Mullbinde fixieren.
Wie oft? Wie lange? 1–2 x täglich, jeweils 15–20 Minuten.
Warum? Entzündungshemmend, antibakteriell, zusammenziehend.
Tipp: Unterstützend kann man den Tee (nur 1 TL Kraut!) auch trinken; 2–3 Tassen am Tag.

Bei nässendem, gerötetem Ekzem

Schwarzteeauflage

1 Beutel schwarzen Tee mit 1 Tasse (200 ml) heißem Wasser übergießen, 10–15 Minuten zugedeckt ziehen lassen, abseihen und abkühlen lassen. Eine Kompresse oder ein Stück Mullwindel in den abgekühlten Tee tauchen, auswringen und auf die betroffene Stelle legen oder sie damit abtupfen. Mit einer Mullbinde fixieren.
Wie oft? Wie lange? Bis zu 4x täglich, immer so lange liegen lassen, bis die Kompresse trocken geworden ist.
Warum? Fördert die Austrocknung, wirkt entzündungshemmend und lindert dadurch den Juckreiz.

Omega-3-Fettsäuren

Reich an Omega-3-Fettsäuren sind Raps-, Leinöl sowie fette Seefische wie Makrele, Hering und Lachs. Wenn Sie Fischölkapseln verwenden, auf einen hohen EPA- und DHA-Anteil sowie eine ausreichende Dosierung achten (je nach Alter 800–1000 mg).
Wie oft? Täglich 1 EL Raps- oder Leinöl in Müsli, Joghurt, Salat oder gekochtem Gemüse, 1–2x wöchentlich Fisch, Walnüsse als Snack.
Warum? Omega-3-Fettsäuren gehören zu den mehrfach ungesättigten Fettsäuren und sind wichtig für eine intakte Schutzfunktion der Haut. Sie regulieren die Hautfeuchtigkeit und unterstützen das Immunsystem.

Pflanzliche Mittel & Tees

Creme

Welche? A-Derma Exomega Creme.
Welches Alter? Ab 3 Monaten.
Wie oft? Zur Basispflege das Kind damit 2x täglich eincremen, die Creme aber nicht auf offene Hautstellen auftragen.
Warum? Haferjungpflanze und Nachtkerzenöl wirken beruhigend auf die Haut und lindern den Juckreiz.

Weichkapseln

Welche? Epogam® 1000 mg.
Welches Alter? Ab 12 Monaten.
Wie oft? Wie viel? 2x täglich 2 Kapseln – Sie können diese öffnen und zum Beispiel in Joghurt rühren. Wenn sich das Hautbild Ihres Kindes bessert, die Menge Schritt für Schritt reduzieren.
Warum? Das Nachtkerzenöl wirkt entzündungshemmend, verbessert Schutzfunktion und Feuchtigkeitsregulation der Haut, lindert den Juckreiz.
Tipp: Die Behandlung kann durch die regelmäßige Hautpflege mit Nachtkerzenöl unterstützt werden.

Ackerschachtelhalmtee

1 TL Schachtelhalmkraut mit 1 Tasse (200 ml) Wasser zum Kochen bringen und 20 Minuten zugedeckt köcheln lassen, damit sich die Kieselsäure, die im Schachtelhalm enthalten ist, löst. Dann abseihen.
Wie viel? Bis zu 2 Tassen täglich.
Warum? Regt den Stoffwechsel und die Nierentätigkeit an, Kieselsäure fördert den Aufbau gesunder Haut.

Akupressur

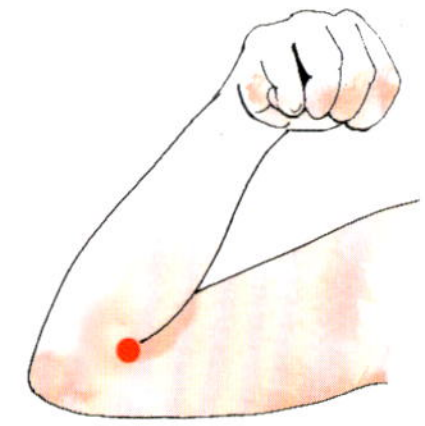

Dickdarm 11 (Di 11)

Wo? Beugen Sie den Arm Ihres Kindes im rechten Winkel. Der Punkt befindet sich am äußeren Ende der Ellenbeugefalte.
Wie? Sanft drücken und kreisen.
Wie lange? Unter 6 Jahren 30 Sekunden, über 6 Jahre 1 Minute.
Warum? Hitze ausleitend, entzündungshemmend, juckreizhemmend.

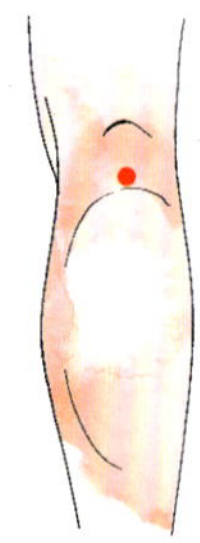

Blase 40 (Bl 40)

Wo? Bei leicht gebeugtem Knie in der Mitte der Kniegelenksfalte.
Wie? Sanft drücken und kreisen.
Wie lange? Unter 6 Jahren 30 Sekunden, über 6 Jahre 1 Minute.
Warum? Blase 40 ist der Antihistaminika- oder Antiallergiepunkt. Meisterpunkt der Haut.

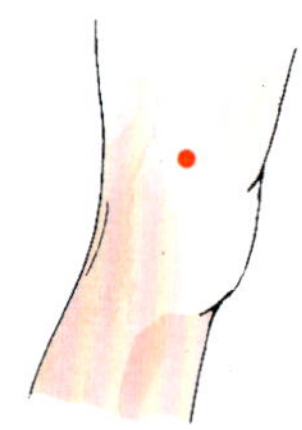

Milz 10 (Mi 10)

Wo? Beugen Sie das Knie Ihres Kindes leicht. Der Punkt befindet sich 2 Daumenbreiten über dem Innenrand der Kniescheibe.
Wie? Sanft drücken und kreisen.
Wie lange? Unter 6 Jahren 30 Sekunden, über 6 Jahre 1 Minute.
Warum? Lindert den Juckreiz.

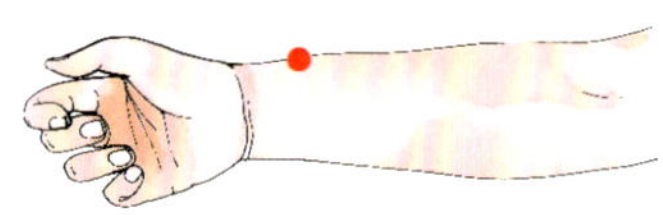

Lunge 7 (Lu 7)

Wo? Daumenseitige Kante des Unterarms, 2 Querfinger von der Handgelenksfalte Richtung Ellenbogen (kurz hinter dem fühlbaren Knochenvorsprung der Speiche), zwischen zwei Sehnen.
Wie? Sanft drücken und kreisen.
Wie lange? Unter 6 Jahren 30 Sekunden, über 6 Jahre 1 Minute.
Warum? Stärkt die Lunge und die Abwehrkräfte.

Cremen und baden

Eltern von Kindern mit Neurodermitis müssen oft viel Geduld haben, bis sie die richtige Hautpflege finden. Je nach Schweregrad ist eine andere Pflege nötig. Man unterscheidet zwischen Fettsalbe, Salbe, Creme und Lotion. Allgemein gilt: Je stärker die Entzündung, desto geringer sollte der Fettanteil und desto höher der Wasseranteil sein. Besonders empfehlenswert sind Zusätze von Harnstoff, Omega-3-Fettsäuren oder pflanzlichen Extrakten wie zum Beispiel Hamamelis oder Nachtkerzenöl. Emulgatoren, Stabilisatoren, Duft- und Konservierungsstoffe sollten Sie bei Neurodermitis unbedingt meiden.
Neurodermitispatienten sollten nicht jeden Tag duschen und auch nicht mehr als zwei Vollbäder pro Woche nehmen. Zu warmes Wasser steigert die Durchblutung und damit auch den Juckreiz. Ideal ist eine Badewassertemperatur von 35–36 °C. Tupfen Sie die Haut anschließend nur sanft ab. Es gibt Neurodermitisschulungen, die Eltern zusammen mit ihrem Kind besuchen können. Informationen bekommen Sie von Ihrem Kinderarzt oder unter www.neurodermitisschulung.de

Wie Sie Ihr Kind unterstützen können

- Allergene meiden, Kuscheltiere nicht mit ins Bett nehmen.
- Kuscheltiere alle 4–6 Wochen bei 60 °C waschen oder 1 x monatlich 12 Stunden ins Eisfach legen.
- Luftdurchlässige Kleidung, am besten aus reiner unbehandelter Baumwolle, glatter Seide oder Leinen. Wolle und reine Kunstfaser wirken häufig reizend; Mischgewebe dagegen wird meist vertragen.
- Kleidung vor dem ersten Tragen waschen und alle Etiketten entfernen; Unterwäsche linksrum tragen – mit den Nähten nach außen.
- Mildes Waschmittel ohne Duftstoffe verwenden, Weichspüler je nach Verträglichkeit.
- Fingernägel kurz halten.
- Sonne und trockene Wärme verbessern oft die Beschwerden (an Sonnenschutz denken); Schwitzen dagegen verursacht oft Juckreiz.
- Sind Hausstaubmilben die krank machenden Allergene, beachten Sie die Tipps bei Heuschnupfen (siehe Seite 102)
- Ideale Urlaubsziele für Neurodermitiker: an der See oder im Hochgebirge.
- Kinder mit Neurodermitis haben oft sprichwörtlich eine „dünne Haut“. Stress, Hektik, Veränderungen oder Streit können einen Schub auslösen. Daher sind ein geregelter Tagesablauf, Rituale und Zeit für Ruhepausen für sie besonders wichtig.

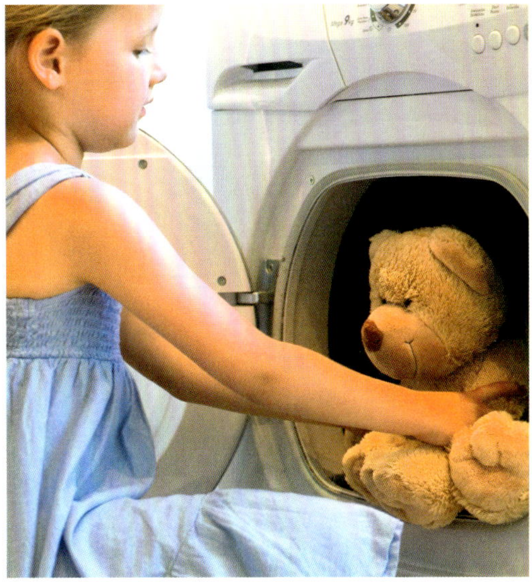

Homöopathie

Folgendes Mittel ist zur Selbsttherapie geeignet. Bei chronischen Beschwerden ist eine unterstützende konstitutionelle Therapie zu empfehlen.

Okoubaka C6

Wann? Haut neigt zu Ausschlägen, Juckreiz und Ekzemen, unregelmäßiger Stuhlgang, Tabakrauch, Infekte, Arzneien verschlimmern.

Wie oft? Wie viel? Wie lange? 3 x täglich 3 Globuli, 2 Wochen lang.

Wann zum Arzt?

+ Bei Verdacht auf Neurodermitis immer; es muss ein individueller Therapieplan erstellt werden.
+ Bei stark nässender, entzündeter Haut bzw. gelben Krusten.

Ohrenschmerzen

Wenn es im Ohr sticht, sind Kinder oft besonders unleidig: Meist treten **Ohrenschmerzen** zusammen mit einer Erkältung oder Grippe auf. Bei Kindern liegen Nasen-Rachen-Raum und Ohr noch nahe beieinander und der Verbindungsgang zwischen beiden, die sogenannte Ohrtrompete, ist sehr eng. Kein Wunder, dass Krankheitserreger schnell in das **Mittelohr** gelangen und dort zu einer **Entzündung** führen **(Otitis media).** Zudem schwellen bei einer Infektion die Schleimhäute der Ohrtrompete schnell an und das Mittelohr kann nicht mehr richtig belüftet werden. Das dort vorhandene Sekret staut sich, das Trommelfell wird weniger beweglich und die Kinder hören schlechter.
Je mehr Sekret sich ansammelt, desto stärker der Druck auf das Trommelfell. Die Folge sind Ohrenschmerzen. Meist klingen diese nach wenigen Tagen ab. Es kann aber auch passieren, dass aus dem Ohr Eiter läuft – dann ist das Trommelfell eingerissen und die Schmerzen hören plötzlich auf. Auch so ein Riss heilt normalerweise nach wenigen Tagen.
In selteneren Fällen ist eine **Gehörgangsentzündung (Otitis externa)** Ursache für die Ohrenschmerzen. Dabei ist die Haut im äußeren Gehörgang durch eindringende Keime entzündet. Das kann durch viel Wasser im Ohr nach dem Schwimmen oder durch Verletzungen (Reinigung mit Wattestäbchen) entstehen.

Symptome

Mittelohrentzündung

- Schmerzen im Ohr, von Kindern häufig als Stechen oder Klopfen beschrieben, meist plötzlich auftretend
- Häufig gleichzeitig hohes Fieber (über 39 °C); bei älteren Kindern kann dieses fehlen
- Schlechteres Hören, dumpfes Gefühl im Ohr
- Meist seit einigen Tagen Schnupfen und Infekt der oberen Atemwege (Nase, Nasennebenhöhlen und Rachenraum)
- Aus dem Ohr kann Eiter fließen

Gehörgangsentzündung

- Ohrenschmerzen, häufig Juckreiz im Gehörgang
- Rote Schwellung des Gehörgangs
- Manchmal auslaufendes Sekret und schlechteres Hören

So können Sie vorbeugen

- Achten Sie darauf, dass bei einer Erkältung die Nase frei ist (siehe Seite 173, Schnupfen), damit das Mittelohr gut belüftet bleibt.
- Im Herbst und Winter nicht mit feuchten oder frisch geföhnten Haaren aus dem Haus gehen.
- Auf Zugluft achten.
- Mütze oder Ohrenschützer tragen.
- Als Eltern: Verzichten Sie aufs Rauchen. Es steigert das Risiko einer Mittelohrentzündung bei den Kindern.
- Ohrenputzen: Ohren haben ein „Selbstreinigungssystem". Mit dem Wattestäbchen nicht zu tief in den Gehörgang hineinfahren, sonst wird das Ohrenschmalz nach hinten geschoben und das Trommelfell kann verletzt werden.

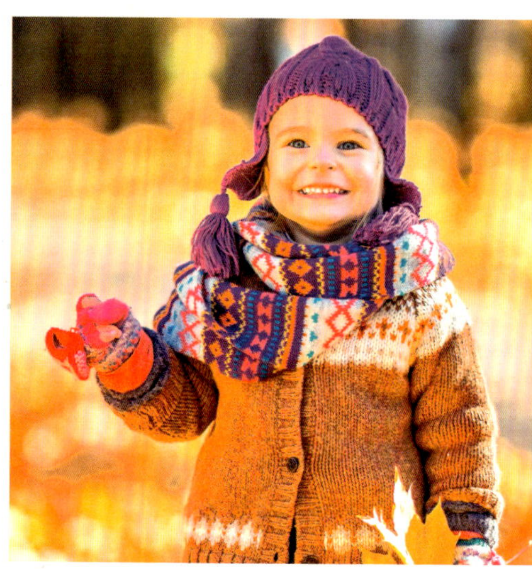

Kaugummi als Medizin

Lassen Sie Ihr Kind viel Kaugummi kauen. Durch das Kauen öffnet sich der Verbindungsgang zwischen Ohr und Nasen-Rachen-Raum. Bei Kindern, die zu Ohrenentzündungen neigen, kann xylitolhaltiger Kaugummi auch präventiv wirken.

Hausmittel

Zwiebelsäckchen

1 Zwiebel würfeln und auf einem umgedrehten Topfdeckel über Wasserdampf erwärmen, bis die Zwiebelstückchen leicht zu riechen beginnen. Danach in eine alte dünne Socke oder einen Einwegteefilter füllen und zubinden. Befestigen Sie das Zwiebelsäckchen mit einem Stirnband über und hinter dem Ohr. Sie können die Zwiebeln auch in eine dünne Baumwollstrumpfhose füllen – am besten oben in ein Bein, gleich beim Einstieg. Die Strumpfhose vor und hinter den Zwiebeln abbinden, das „Säckchen“ auf das schmerzende Ohr legen und mit den schlackernden Beinen am Kopf festbinden.
Wie oft? Wie lange? 2–3 x täglich, 30 Minuten bis 3 Stunden einwirken lassen.
Warum? Wirkt schmerzlindernd, antientzündlich und keimhemmend.

Tipp: Statt Zwiebel können Sie auch 1–2 EL Kamillenblüten verwenden. Das Säckchen dann zwischen zwei Wärmflaschen erwärmen.

Johanniskrautkompresse

5 Tropfen reines Johanniskrautöl auf eine Kompresse träufeln, auf und um das schmerzende Ohr legen, mit Stirnband oder Mütze fixieren.
Wie oft? Wie lange? 2–3 x täglich, mindestens 30 Minuten.
Warum? Wirkt schmerzlindernd, erwärmend, entzündungshemmend und abschwellend.

Ohröl

1 Tropfen lauwarmes Olivenöl ins Ohr geben, aber bitte nur, wenn das Trommelfell intakt ist (das muss ein Kinderarzt feststellen).
Wie viel? 1 Tropfen.
Warum? Wirkt schmerzlindernd.

Pflanzliche Mittel & Tees

Saft, Tabletten und Tropfen

Welche? Sinupret® (meist mögen Kinder den süßeren Saft lieber).
Welches Alter? Ab 2 Jahren.
Wann? Bei Mittelohrentzündung.
Wie oft? Wie viel? Saft 3 x täglich; 2–5 Jahre: 2,1 ml, 6–11 Jahre: 3,5 ml, ab 12 Jahren: 7 ml; am besten zum Essen einnehmen.
Warum? Die enthaltenen Pflanzenteile wirken antientzündlich und verflüssigen den Schleim. Das wiederum sorgt dafür, dass das Mittelohr besser belüftet wird.

Salbe

Welche? Lymphdiaral® sensitiv Salbe N.
Welches Alter? Ab 2 Jahren.
Wann? Bei Entzündung und Schwellung im Bereich der Ohren und des Rachenraums.
Wie? Etwa 2 cm der Salbe hinter und unter dem Ohr auftragen, sanft kreisend abwärts Richtung Schlüsselbeingrube.
Wie oft? 1–3 x täglich.
Warum? Ringelblume und schwarzer Schierling unterstützen die Behandlung des Lymphsystems bei Hals-Nasen-Rachenraum-Infekten.

Pause für Bläser und Schwimmer
Spielt Ihr Kind ein Blasinstrument, sollte es damit pausieren, solange die Ohrenschmerzen anhalten. Durch den Druck, der beim Spielen von Posaune, Tuba oder Trompete erzeugt wird, kann der Schleim im Ohr Richtung Trommelfell gedrückt werden. Der Druck steigt und Schmerzen und Entzündung verschlimmern sich. Nach einer Ohrenentzündung darf Ihr Kind auch nicht gleich wieder ins Schwimmbad, idealerweise warten Sie bis 3 Tage nach Abklingen aller Symptome. Auf das Tauchen noch 2–3 Wochen verzichten.

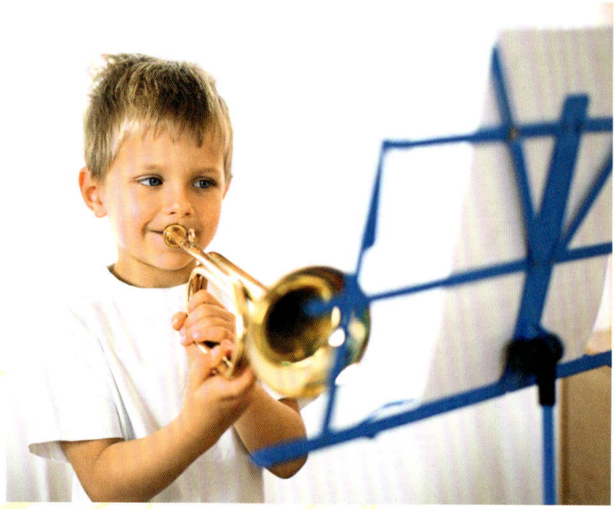

Akupressur

3 Erwärmer 5 (3E 5)

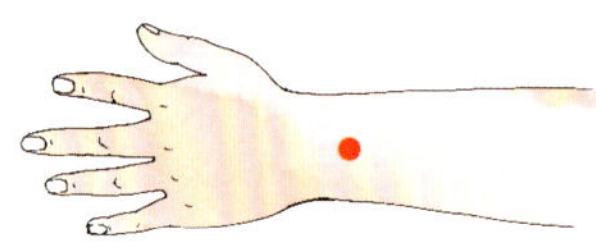

Wo? Auf der Oberseite des Unterarms: 3 Querfinger von der Handgelenksfalte Richtung Ellenbogen, mittig.
Wie? Drücken und kreisen.
Wie lange? Bei Kindern unter 6 Jahren 30 Sekunden, bei Kindern über 6 Jahre 1 Minute.
Warum? Hilft bei Erkältung und grippalen Infekten, gegen Juckreiz, Rötung, Schwellung und Schmerzen im Ohr.

Gallenblase 2 (Gb 2)

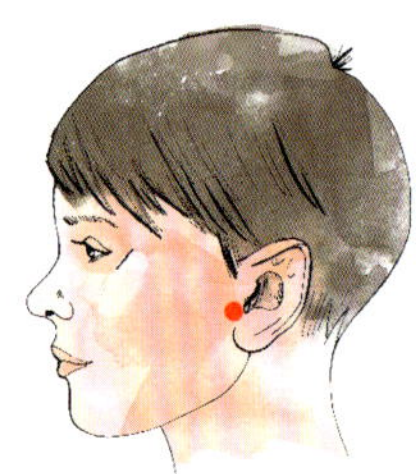

Wo? Am Ansatz des Ohrläppchens. Bei geöffnetem Mund ist der Punkt als leichte Vertiefung tastbar.
Wie? Sanft drücken und kreisen.
Wie lange? Bei Kindern unter 6 Jahren 30 Sekunden, bei Kindern über 6 Jahre 1 Minute.
Warum? Lokalpunkt bei Mittelohrentzündung.

3 Erwärmer 17 (3E 17)

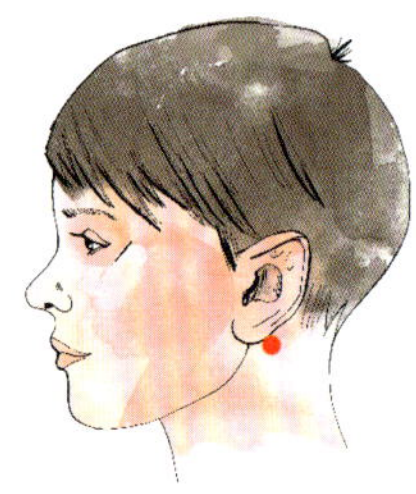

Wo? Am vorderen Rand der knöchernen Erhebung hinter dem Ohrläppchen.
Wie? Drücken und kreisen.
Wie lange? Bei Kindern unter 6 Jahren 30 Sekunden, bei Kindern über 6 Jahre 1 Minute.
Warum? Lindert Ohrenbeschwerden und Ohrenschmerzen, vertreibt Erkältungssymptome.

Homöopathie

Aconitum C30

Wann? Bei Ohrenschmerzen nach Zugluft, kaltem Wetter oder Ostwind, Ohr ist gerötet, Schmerzen plötzlich auftretend, Kind ist unruhig und ängstlich. Zur Erstanwendung, danach ist meist ein Folgemittel nötig.
Wie oft? Wie viel? Wie lange? Maximal 3x 3 Globuli insgesamt, auf 2 Tage verteilt.

Belladonna C30

Wann? Heftige Entzündung, plötzlich einsetzend, Pochen und bohrende Schmerzen, oft rechts, berührungsempfindlich.
Wie oft? Wie viel? Wie lange? Maximal 3x 3 Globuli insgesamt, auf 2 Tage verteilt.

Pulsatilla C12

Wann? Das Kind ist weinerlich und anhänglich, hat trotz Fieber keinen Durst, Schnupfen mit gelblichem Sekret.
Wie oft? Wie viel? Wie lange? 2x täglich 3 Globuli, 3–5 Tage lang.

Ferrum phosphoricum C12

Wann? Undeutliche Symptome, roter Kopf, bei akuten Schmerzen, bei fieberhaften Infekten der oberen Atemwege mit roten Wangen.
Wie oft? Wie viel? Wie lange? 2x täglich 3 Globuli, 3–5 Tage lang.

Wann zum Arzt?

+ SOFORT, wenn Ihr Kind über Druckschmerz oder Schwellungen am Knochen hinter dem Ohr klagt oder die Ohrmuschel absteht.
+ Auch bei leichteren anhaltenden Ohrenschmerzen am nächsten Tag zum Kinderarzt gehen (vor allem, wenn das Allgemeinbefinden beeinträchtigt ist).
+ Bei Ausfluss aus dem Ohr.
+ Bei Verdacht auf eine Gehörgangsentzündung.
+ Wenn das Gefühl, verstopfte Ohren zu haben, längere Zeit andauert, Ihr Kind nur durch den Mund atmet und anhaltend schlecht hört. Dann sollte ein Arzt abklären, ob ein Paukenerguss vorliegt (Flüssigkeit hinter dem Trommelfell).

Pilzerkrankungen

So wie ein Kind im Laufe seines Lebens reift, braucht auch die Haut ein paar Jahre, bis sie reif für alle Aufgaben ist. Es dauert bis zur Pubertät, ehe ihre Schutzfunktionen voll entwickelt sind und sie den Körper richtig vor Umwelteinflüssen schützen und Eindringlinge wie Pilze oder Bakterien abwehren kann. Haben Kinder kleine Verletzungen an der Haut, etwa zwischen den Zehen, haben **Pilze (Tinea)** leichtes Spiel. Am weitesten verbreitet ist **Fußpilz (Tinea pedis),** den man sich häufig im Schwimmbad holt. Aber auch auf **Körper (Tinea corporis)** und **Kopfhaut (Tinea capitis)** können sich Pilze ansiedeln.
Wichtig: Hat Ihr Kind zum ersten Mal einen Pilz, sollten Sie mit ihm zum Arzt gehen. Er verordnet meist eine pilzhemmende Salbe oder einen speziellen Lack für die Nägel. Die folgenden Anwendungen können die Behandlung unterstützen.

Symptome

- **Fußpilz:** leicht gerötet, schuppend oder nässend, gerötete Einrisse zwischen den Zehen oder auch an Fußsohle, meist starker Juckreiz
- **Hautpilz:** blassrosa, oft rund oder oval mit unregelmäßigem Rand, an den Rändern schuppend, juckend
- **Kopfpilz:** schuppend, juckend, durch Kratzen oft entzündet, Abbrechen der Haare oder büschelweiser Haarausfall möglich
- **Nagelpilz:** dicker, brüchiger Nagel, milchigtrüb oder grüngelb verfärbt

Hausmittel

Anti-Pilz-Saft

Saft von ½ Zitrone auspressen, die betroffenen Stellen damit betupfen (mit einem Kosmetiktuch oder einer Kompresse). Auch Knoblauch ist ein guter Pilzhemmer: mit einer halbierten Knoblauchzehe über die Stellen reiben.
Wie oft? Mehrmals täglich.
Warum? Leicht pilz- und entzündungshemmend.

Öltinktur

1 EL Olivenöl mit maximal 6 Tropfen purem Lavendel- oder Teebaumöl mischen und mit einem Wattestäbchen auf die betroffenen Stellen auftragen. Zuvor in der Armbeuge testen, ob Ihr Kind Teebaumöl verträgt. Bei Fußpilz hilft ein Fußbad mit 5 Tropfen Teebaumöl je 1 l Wasser.
Wie oft? Wie lange? Mehrfach täglich auftupfen; Fußbad 10 Minuten.
Warum? Pilzhemmend, desinfizierend.

Apfelessig

Mit einem Wattebausch Apfelessig direkt auf die betroffenen Hautstellen tupfen (eventuell mit etwas Wasser verdünnen). Bei Fußpilz als Fußbad ½ Tasse Essig je 1 l Wasser geben.
Wie oft? Wie lange? Mehrmals täglich, Essig nach 10–15 Minuten abspülen.
Warum? Wirkt keimhemmend und lindert den Juckreiz.

Pilze ausrotten

Bei einer Pilzinfektion gilt: Bettzeug, Socken und Handtücher idealerweise auf 90–95 °C waschen. Bei Hautpilz auf dem Kopf: Kämme und Bürsten wegwerfen und durch neue ersetzen. Bei Fußpilz nach jedem Abtrocknen der Füße frische Handtücher benutzen, nicht barfuß durch die Wohnung laufen (draußen schon!), Schuhe mit Antipilzspray einsprühen. Pilze sind hochansteckend.

So können Sie vorbeugen

- Atmungsaktive Schuhe und Socken mit wenig Synthetikanteil tragen: Synthetische Kleidung begünstigt Pilzerkrankungen, ebenso das Tragen von Turnschuhen.
- Immunsystem stärken: viel Obst und Gemüse, wenig verarbeitete Lebensmittel, keine Fertiggerichte, kein raffinierter Zucker.
- Durchblutung der Füße verbessern, etwa mit Wechselfußbädern (siehe Seite 37).
- Im Schwimmbad die Fußduschen benutzen und Badeschuhe anziehen.
- Im Sommer viel barfuß laufen oder offene Schuhe tragen.
- Auf trockene und warme Füße achten.
- Täglich frische Socken anziehen.

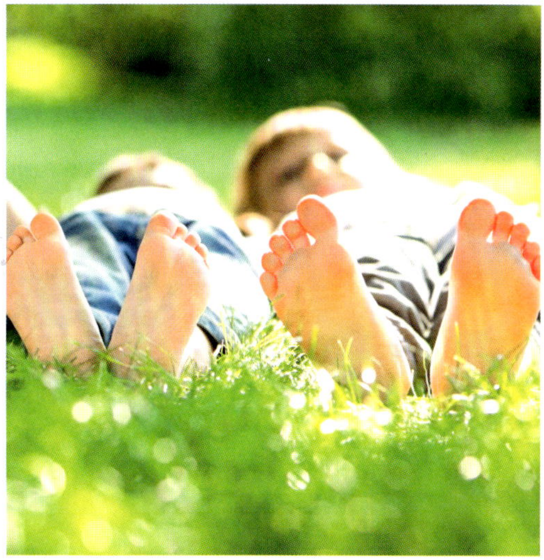

Pflanzliche Mittel & Tees

Hier kann kein Phytotherapeutikum empfohlen werden.

Akupressur

Gegen Pilzerkrankungen können keine spezifischen Punkte empfohlen werden. Bei wiederkehrenden Pilzinfektionen kann Akupunktur zur Stimulation des Immunsystems eingesetzt werden.

Homöopathie

Pilzerkrankungen können mithilfe einer konstitutionellen Therapie unterstützend behandelt werden.

Wann zum Arzt?

- Bei jeder Pilzinfektion (bei Hautpilz auch an die Haustiere denken: Sie sind manchmal die Überträger der Krankheit).

Prellungen, Verstauchungen und Zerrungen

Mal eben umgeknickt, in der Pause zu wild gerangelt oder beim Weitsprung blöd aufgekommen: Schon schmerzen die Hand-, Knie- oder Fußgelenke. Wenn Muskeln, Kapseln oder Bänder eines Gelenks überdehnt werden, spricht man von einer **Zerrung (Distorsion).** Bekam das Kind einen Stoß oder Schlag ab, ist dies eine **Prellung (Kontusion).** Es bildet sich ein Bluterguss, die Stelle schwillt oft rasch an. Bei einer **Verstauchung (Distorsion)** schieben sich durch Umknicken oder Sturz die Flächen des Gelenks kurz voneinander weg. Dabei werden die Gelenkkapsel und die umgebenden Muskeln und Bänder stark überdehnt. **Erste Maßnahme** in all diesen Fällen: Kühlen und den betroffenen Körperteil hochlagern, das hemmt eine Schwellung. In der Regel heilen diese Verletzungen in wenigen Tagen ab.

Manchmal ist es schwierig zu unterscheiden, ob etwas verstaucht oder gebrochen ist. Denn nicht immer zeigt sich dies durch eine Fehlstellung der Gliedmaße oder Bewegungsunfähigkeit (siehe Seite 210, Ein Fall für die Notaufnahme?).

Symptome

- Das Kind schont das Gelenk wegen der Schmerzen
- **Prellung:** starker sofortiger Schmerz, Schwellung, Bluterguss, Druckschmerz
- **Verstauchung:** Schwellung, Bewegungseinschränkung wegen starker Schmerzen, Bluterguss möglich
- **Zerrung:** starker, zum Teil stechender Schmerz, Bluterguss, Bewegungseinschränkung

Hausmittel

Arnika-Notfallwickel

1 EL Arnikatinktur mit 250 ml kaltem Wasser mischen. Kompresse darin tränken, auswringen und auf die betroffene Stelle legen. Ein Coolpack oder einen Beutel mit Eiswürfeln darauflegen. Zur Nachbehandlung stumpfer Verletzungen ist Arnikasalbe geeignet, die Sie gerne über Nacht wirken lassen können.
Wie oft? Wie lange? Bis zu 3x täglich, jeweils 20–30 Minuten, dann die Auflage eventuell erneuern. Insgesamt höchstens 3 Durchgänge hintereinander.
Warum? Wirkt abschwellend, entzündungshemmend, schmerzlindernd und fördert die Rückbildung von Blutergüssen.
Tipp: Neigt Ihr Kind zu stumpfen Verletzungen, können Sie für den Notfall Arnikatinktur verdünnt mit Wasser (1:9) als Eiswürfel einfrieren. Bei einer Verletzung Eiswürfel in eine Kompresse wickeln und auf die betroffene Stelle legen.

Quarkauflage

Mittig auf eine Kompresse oder ein Baumwolltaschentuch fingerdick Magerquark streichen. Das Tuch einschlagen, sodass der Quark eingepackt ist und nichts herausläuft. Das Quarkpaket so auf die schmerzende Stelle legen, dass nur eine dünne Stoffschicht zwischen Haut und Quark ist.
Wie oft? Wie lange? Bis 3x täglich, jeweils 30–60 Minuten, bis der Quark trocken ist.
Warum? Wirkt schmerzlindernd, kühlend, abschwellend und entzündungshemmend.

Johanniskrautauflage

1–2 EL Johanniskrautöl auf eine Kompresse träufeln, diese auf das verletzte Gelenk legen und eventuell mit einer Binde/einem Pflaster fixieren. 3 Tropfen Pfefferminzöl pro EL Johanniskrautöl dazu (ab 6 Jahren) verstärken die kühlende und schmerzlindernde Wirkung.

Wie oft? Wie lange? Bis zu 2x täglich, mindestens 20–30 Minuten einwirken lassen, gerne über Nacht.
Warum? Wirkt entzündungshemmend, fördert das Zurückgehen von Blutergüssen und beschleunigt die Wundheilung.

Retterspitzumschlag

Retterspitz® äußerlich mit kühlem Wasser im Verhältnis 1:1 mischen (bei empfindlicher Haut stärker verdünnen). Ein kleines Tuch oder eine Kompresse darin tränken, auswringen und einen Wickel anlegen. Mit einem trockenen Tuch umwickeln.
Welches Alter? Ab 6 Jahren.
Wie oft? Wie lange? Bis zu 2x täglich, den Retterspitz-Umschlag dabei immer so lange liegenlassen, bis er trocken ist. Das dauert etwa 1–2 Stunden.
Warum? Das Gemisch aus vielen Pflanzen (u.a. Arnika und Thymol) wirkt abschwellend, entzündungshemmend und desinfizierend.

Pflanzliche Mittel & Tees

Salbe

Welche? Kneipp® Arnika Salbe S.
Welches Alter? Keine Beschränkung.
Wann? Bei Prellungen, Verstauchungen.
Wie viel? Mehrmals täglich.
Warum? Arnika wirkt abschwellend und entzündungshemmend.

Salbe

Welche? Beinwellsalbe.
Welches Alter? Keine Beschränkung.
Wann? Besonders bei Sprunggelenksverstauchung, aber auch Prellungen und Zerrungen.
Wie? Die Salbe dick auf die betroffene Stelle streichen, eine Kompresse auflegen und eventuell mit einer Mullbinde umwickeln.
Wie oft? Wie lange? Bis zu 3x täglich, jeweils mindestens 15–30 Minuten. Der Umschlag kann auch gut über Nacht liegen bleiben.
Warum? Beinwell beschleunigt die Wundheilung, wirkt entzündungshemmend, abschwellend und schmerzlindernd.

Hilfreiche PECH-Therapie

Um Schmerzen zu lindern und Schwellungen entgegenzuwirken, hilft bei stumpfen Verletzungen wie Blutergüssen, Prellungen, Quetschungen, Verstauchungen und Zerrungen die sogenannte PECH-Regel:
P wie Pause (für den betroffenen Körperteil),
E wie Eis (auf die verletzte Stelle, 20–30 Minuten),
C wie Compression (mit leichtem Druck (Stütz-)Verband anlegen),
H wie Hochlagern (den verletzten Körperteil, damit sich Schwellungen und Blutergüsse nicht ausbreiten).
Wenden Sie in den ersten 48 Stunden nach einer Prellung oder Verstauchung und in den ersten 72 Stunden nach einer Zerrung kühlende Therapien an. Danach sind wärmende Anwendungen sinnvoll. Sie steigern die Durchblutung und beschleunigen die Regeneration.

Akupressur

Dickdarm 4 (Di 4)

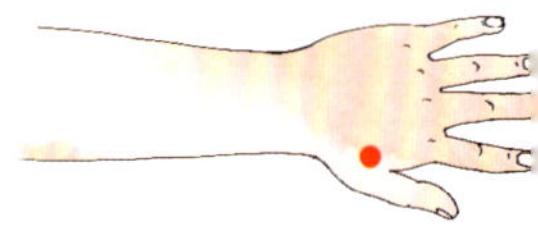

Wo? Legen Sie den Daumen des Kindes an den Zeigefinger an. Di 4 befindet sich auf dem Hautwulst zwischen Daumen und Zeigefinger. Zur Behandlung den Daumen wieder leicht abspreizen und Richtung Handfläche, vom Daumen weg, drücken.
Wie? Kräftig drücken und kreisen.
Wie lange? Bei Kindern unter 6 Jahren 30 Sekunden, bei Kindern über 6 Jahre 1 Minute.
Warum? Wirkt schmerzlindernd.

Gallenblase 34 (Gb 34)

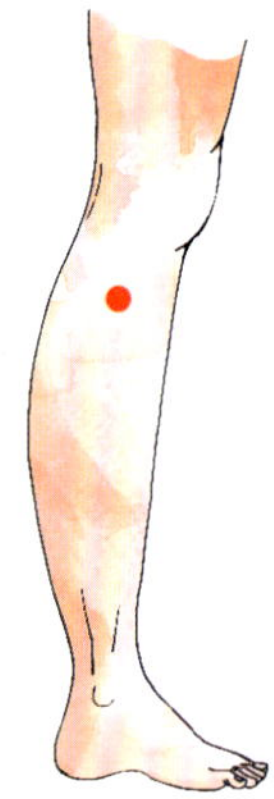

Wo? An der Außenseite des Knies ertasten Sie ein Knochenköpfchen: das Wadenbein. Etwas davor und darunter liegt der Punkt in einer kleinen Vertiefung.
Wie? Kräftig drücken und kreisen.
Wie lange? Bei Kindern unter 6 Jahren 30 Sekunden, bei Kindern über 6 Jahre 1 Minute.
Warum? Meisterpunkt der Muskeln und Sehnen.

Homöopathie

Arnica C30

Wann? Bluterguss, Prellung, Verstauchung, Sportverletzung.
Wie oft? Wie viel? Wie lange? 1 x 3 Globuli sofort nach der Verletzung und 1 x 3 Globuli am nächsten Tag.

Ruta C30

Wann? Verstauchung und Zerrung, wirkt vor allem auf die Bänder und Sehnen.
Wie oft? Wie viel? Wie lange? 1 x 3 Globuli sofort nach der Verletzung und 1 x 3 Globuli am nächsten Tag.

Rhus toxicodendron C12

Wann? Zerrung durch Umknicken, Folgemittel bei Verstauchungen; Schmerzen bei Bewegung anfangs schlimmer, nehmen dann aber ab.
Wie oft? Wie viel? Wie lange? 2 x täglich 3 Globuli, 1 Woche lang.

Wann zum Arzt?

+ Bei starken anhaltenden Schmerzen oder ausgeprägter Schwellung und Bewegungseinschränkung bzw. wenn sich die Schwellung nach einem Tag nicht zurückbildet.
+ Bei Verdacht auf einen Bruch oder Bänderriss.

Pseudokrupp

Er kommt nachts, wenn alles schläft. Er erschreckt das Kind und viele finden ihn ein bisschen unheimlich: **Pseudokrupp (stenosierende Laryngitis).** Dieser bellende Husten bringt meist Atemnot mit sich, Kinder und Eltern geraten daher leicht in Panik, vor allem beim ersten Anfall. Die Erkrankung ist eine Sonderform der Kehlkopfentzündung, die vor allem Kleinkinder im Alter von 6 Monaten bis 6 Jahren bekommen. Die Schleimhaut im Bereich des Kehlkopfes und der Stimmbänder ist entzündet und stark angeschwollen, das verengt die Luftröhre, führt zu Atemnot und anfallsartigem Husten. Meist tritt der Pseudokrupp im Rahmen eines Virusinfekts auf. Besonders häufig kommt er in Herbst- und Winternächten – oder im Sommer, wenn die Ozonbelastung sehr hoch ist.
Die erste Maßnahme: Nehmen Sie Ihr Kind auf den Arm und beruhigen Sie es. Panik verengt die Atemwege zusätzlich. Dann braucht Ihr Kind frische Luft. Öffnen Sie das Fenster oder die Balkontür, die kühle Nachtluft lässt die Schleimhäute abschwellen. Im Sommer: Kühlschrank auf und sich mit dem Kind davorsetzen. Da Pseudokrupp zu schwerster Atemnot führen kann, sollten Sie immer ein Kortisonpräparat im Haus haben, wenn Ihr Kind schon einmal einen Anfall hatte. Innerhalb von 20–45 Minuten geht die Schwellung der Schleimhaut zurück; es kann daher lebensrettend sein.

Symptome

- Plötzlicher Beginn, meist abends oder nachts zwischen 0 und 2 Uhr, wenn der körpereigene Kortisonspiegel am niedrigsten ist
- Anfallsartiger, trockener, bellender Husten
- Heiserkeit
- Ziehende und pfeifende Geräusche beim Einatmen möglich
- Schwere Atemnot möglich

Hausmittel

Dampfinhalation

1 EL reines Meersalz in eine große Schüssel geben, mit 1 l kochendem Wasser übergießen. Kurz abkühlen lassen. Nehmen Sie Ihr Kind auf den Schoß. Legen Sie ein Handtuch über Ihre beiden Köpfe und die Schüssel, sodass kein Dampf entweicht. Tief durch die Nase ein- und über den Mund ausatmen. Alternativ einen Dampfinhalator aus der Apotheke benutzen.

Wie oft? Wie lange? Bis zu 2x täglich, jeweils 10 Minuten. Danach den Kopf mit einer Mütze oder einem Tuch warm halten.
Warum? Feuchtwarme Luft erleichtert das Atmen und befeuchtet die Atemwege.
Achtung: Lassen Sie Ihr Kind nie allein inhalieren, es könnte sich verbrühen.

So können Sie vorbeugen

- Rauchen Sie nicht in der Wohnung, der Rauch reizt die Schleimhäute besonders stark.
- Achten Sie auf eine ausreichend hohe Luftfeuchtigkeit im Kinderschlafzimmer (40–60 Prozent).
- Lüften Sie gerade im Winter das Kinderschlafzimmer vor dem Zubettgehen kurz durch (Stoßlüftung, 5 Minuten), die Raumtemperatur sollte 16–18 °C betragen.
- Lagern Sie den Oberkörper Ihres Kindes im Bett etwas höher, das macht das Atmen leichter.

Kalte Luft, warmer Dampf

Ärzte empfehlen bei Pseudokrupp meist, sich mit dem Kind ans geöffnete Fenster zu stellen und kühle Luft einzuatmen. Das ist sinnvoll und auch die schnellste Maßnahme. Ebenso wirksam wie kühle Luft sind aber auch warme Dämpfe. Sie können also genauso gut mit dem Brausekopf der Dusche heißes Wasser in die Badewanne oder gegen die Fliesen in der Dusche laufen lassen. Das dauert erfahrungsgemäß allerdings etwas länger und Sie können Ihr Kind dabei nicht so gut im Arm halten. Setzen Sie sich dann mit Ihrem Kind auf einen Stuhl neben die Wanne, sodass es die warmen, feuchten Dämpfe gut einatmen kann. Das lässt die Schleimhäute abschwellen. Hat sich Ihr Kind wieder beruhigt, geben Sie ihm etwas Kühles in kleinen Schlucken zu trinken: Wasser oder Tee, aber keine Milch.

Pflanzliche Mittel & Tees

Sirup

Welcher? Phytohustil®.
Welches Alter? Ab 1 Jahr.
Wann? Unterstützend gegen den Hustenreiz.
Wie oft? Wie viel? 1–3 Jahre: 4x täglich 3 ml, 3–6 Jahre: 4x täglich 4 ml, 6–12 Jahre: 5x täglich 5 ml, ab 12 Jahren: 3–6x täglich 10 ml.
Warum? Der enthaltene Eibisch lindert den Hustenreiz.

Thymiantee

1 TL Thymiankraut mit 1 Tasse (200 ml) heißem Wasser übergießen, 10 Minuten zugedeckt ziehen lassen, abseihen. Geben Sie Ihrem Kind davon, wenn es sich beruhigt hat, und an den Folgetagen, um weiteren Anfällen vorzubeugen.
Wie oft? Wie viel? 3x täglich 1 Tasse.
Warum? Schleimlösend, krampflösend für die Bronchien, antibakteriell und antiviral.

Akupressur

Konzeptionsgefäß 17 (KG 17)

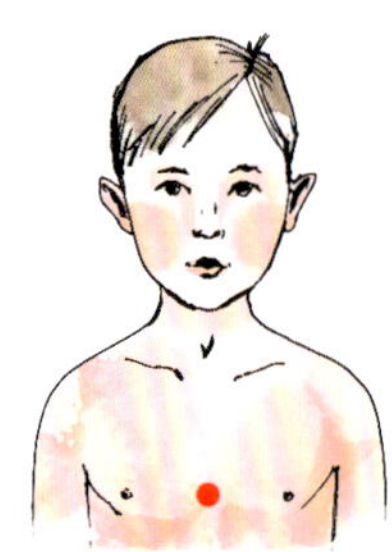

Wo? Mittig auf dem Brustbein, in der Mitte zwischen den Brustwarzen.
Wie? Sanft drücken und kreisen.
Wie lange? Etwa 30 Sekunden.
Warum? Hilft bei Husten, Atemnot, lindert Beklemmung, Engegefühl.

Lunge 5 (Lu 5)

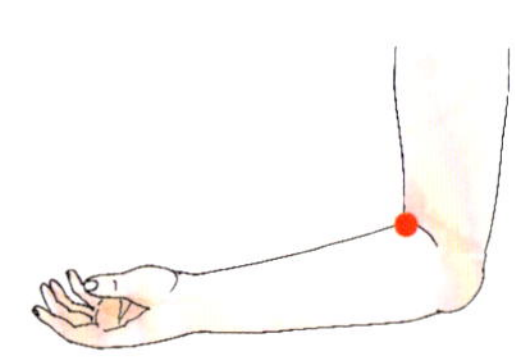

Wo? In der Ellenbeugenfalte, außen neben einer Sehne.
Wie? Sanft drücken und kreisen.
Wie lange? Bei Kindern unter 6 Jahren 30 Sekunden, bei Kindern über 6 Jahre 1 Minute.
Warum? Lindert Husten und Schwellungen im Rachenraum.

Homöopathie

Aconitum C30

Wann? Plötzlicher heftiger Anfall, besoners nachts, Kind ist unruhig und ängstlich.
Wie oft? Wie viel? 1 x 3 Globuli, danach Spongia C30 als Folgemittel (mindestens 2 Stunden pausieren, besser noch 12 Stunden).

Spongia C30

Wann? Husten kurz und bellend, nachts schlimmer.
Wie oft? Wie viel? 1 x 3 Globuli als Folgemittel von Aconitum C30, wenn nach Aconitum zwar eine Besserung auftritt, aber die Beschwerden noch anhalten.

Hepar sulfuris C12

Wann? Die Beschwerden dauern an, das Kind ist auch am nächsten Tag noch sehr heiser, kälteempfindlich und hat heftige Halsschmerzen.
Wie oft? Wie viel? Wie lange? 2x täglich 3 Globuli, 3–5 Tage lang.

Gefährliche Kehldeckelentzündung (Epiglottitis)

Ähnlich wie Pseudokrupp zeigt sich auch eine Kehldeckelentzündung (Epiglottitis). Hier schwillt die Schleimhaut des Kehlkopfdeckels und der Luftwege in kurzer Zeit an: Die Krankheit ist lebensbedrohlich. Typisch sind hohes Fieber, schmerzhaftes Schlucken, „kloßige“ Sprache, vermehrter Speichelfuß und schwere Atemnot. Betroffen sind Kinder zwischen 2 und 6 Jahren. Der Erreger ist das Bakterium Haemophilus influenzae Typ b, gegen das es eine wirksame Impfung gibt (Hib; siehe Seite 230, Impfen).

Wann zum Arzt?

+ SOFORT den Notarzt rufen: bei schwerer Atemnot.
+ SOFORT, wenn die leichte Atemnot nach Erstmaßnahmen nicht besser wird.
+ SOFORT bei hohem Fieber oder „kloßiger“ Stimme.
+ Wenn das Kind zum ersten Mal einen Pseudokruppanfall hat.

Rückenschmerzen

Auch Kinder können Rückenschmerzen haben, zwischen 11 und 14 Jahren leiden etwa 60 Prozent von ihnen daran. Grund ist meist eine schwache Rückenmuskulatur, die vor allem durch fehlende Bewegung und vieles Sitzen entsteht. Haltungsschwächen und Fehlhaltungen wie **Rundrücken (Kyphose)**, **Hohlkreuz (Lordose)** oder **seitliche Verkrümmung (Skoliose)** sind im Kindesalter sehr häufig. Kommt dazu noch eine zu schwere Schultasche (die oft nur über einer Schulter getragen wird), entstehen Verspannungen und Rückenschmerzen. Auch Fehlstellungen der Hüfte und Beine oder Fußfehlstellungen (etwa Plattfüße) können zu Rückenschmerzen führen. Sogar eine Nierenbeckenentzündung kann sich in Rückenschmerzen zeigen. Genauso kann nach dem Toben oder Sport der Rücken wehtun. Meist sind aber nur die Muskeln geprellt und die Schmerzen verschwinden nach kurzer Zeit von allein. Grund für anhaltende Rückenschmerzen können auch Erkrankungen wie **Morbus Scheuermann** (eine Wachstumsstörung der Wirbel) oder seltene entzündliche Erkrankungen der Wirbelsäule sein.

Symptome

- Schmerzen im Rücken, im Bereich der Muskeln, Sehnen, Nerven, Knochen, manchmal in Gesäß, Nacken und Arme ausstrahlend

Hausmittel

Yoga

Bewegung ist bei Rückenschmerzen die beste Medizin, besonders Yoga (siehe Seite 254). Es beugt Rückenschmerzen vor und behandelt diese so erfolgreich wie eine Physiotherapie. (Kinder-)Yogakurse finden Sie in fast allen Städten, oft werden sie auch über die Volkshochschulen angeboten. Schwimmen und Radfahren sind ebenfalls gut, eine „verbotene" Sportart gibt es bei Rückenschmerzen nicht. Was zählt, ist, dass Ihr Kind sie gern macht.
Wie oft? 1 x pro Woche.
Warum? Führt zu Muskelaufbau und Dehnung, erhöht die Flexibilität des Körpers, baut durch Meditation und Atemübungen Stress ab.

Wärme

Ein Kirschkernkissen oder eine feuchtheiße Auflage auf den Rücken legen. Unterstützend können Sie die Haut zuvor mit Aconit-Schmerzöl (mit Lavendel, Kampfer, Blauem Eisenhut; ab 6 Jahren) einreiben. Auch ein Saunagang, ein warmes Bad oder eine Bienenwachsauflage auf dem unteren Rücken lindern Beschwerden.
Wie lange? Bis zu 3 x täglich, solange es Ihrem Kind guttut.
Warum? Wärme lindert die Schmerzen, fördert die Durchblutung und lockert die Muskulatur.

Zapp-Sack-Auflage®

Diese Kompresse mit Ingwerextrakt und drei verschiedenen Getreidesorten gibt es fertig zu kaufen. Man erwärmt sie in der Mikrowelle oder im Backofen (nach Herstellerangaben) und legt sie dann auf den schmerzenden Rücken.
Wie oft? Solange es dem Kind angenehm ist.
Warum? Ingwerextrakt erwärmt, das Getreide speichert Feuchtigkeit und Wärme; alles zusammen steigert die Durchblutung im tiefen Gewebe, entspannt und dehnt die Muskulatur.

Johanniskrautöl

Einige Tropfen Johanniskrautöl in den Händen erwärmen und die betroffenen Bereiche damit sanft massieren.
Wie oft? Morgens und abends.
Warum? Wirkt schmerzlindernd und beruhigt die Nerven.

So können Sie vorbeugen

- Bei Rückenschmerzen wegen Fehlhaltung: leichter Schulranzen; auf einem Ball sitzen statt auf einem Schreibtischstuhl; bestimmte Tätigkeiten im Stehen verrichten statt im Sitzen (zum Beispiel das Musikinstrument üben oder die Hausaufgaben an einem Stehpult erledigen).
- Regelmäßige Bewegung: mit dem Rad in die Schule fahren, Treppen statt Aufzug oder Rolltreppe nehmen, Sport treiben.

Pflanzliche Mittel & Tees

Salbe

Welche? Rheumamed® Salbe.
Welches Alter? Ab 12 Jahren.
Wie viel? Bis zu 4 x täglich dünn auf die betroffenen Regionen auftragen.
Warum? Enthält Capsaicin-Pfeffer, der lokal eine starke Rötung erzeugt, die auch dazu führt, dass sich die tiefer liegende Muskulatur erwärmt. Dies löst Verspannungen.
Tipp: Statt der Salbe können Sie auch ein Schmerzpflaster mit dem Inhaltsstoff Capsaicin auf die betroffene Stelle kleben.

Neues aus der Rückenschule

Einen ganzen Tag in der Schule still zu sitzen, halten viele Kinder nicht aus und lümmeln daher auf ihren Plätzen oder krümmen sich über Hefte und Bücher. Nicht gerade rückenfreundlich. Um Haltungsschäden vorzubeugen, gibt es in vielen (Grund-)Schulen bereits den bewegten Unterricht: In den Schulalltag werden immer wieder Bewegungseinheiten eingebaut oder grammatikalische und mathematische Übungen mit Elementen wie Hüpfen oder Einbeinstand kombiniert. Vielleicht lohnt es sich, auf dem Elternabend oder in der Sprechstunde einmal nachzufragen, ob die eigene Schule bereits ähnliche Ideen in den Schulalltag integriert – ansonsten können Sie dies vielleicht anregen (siehe zum Beispiel: www.bildung-kommt-ins-gleichgewicht.de). Ein Problem sind auch die häufig sehr schweren Schulranzen: Gerade an weiterführenden Schulen mit vielen Fächern und Büchern gibt es jedoch oft Konzepte, die den Kindern einen leichten Ranzen ermöglichen – etwa zweite Büchersätze für den Spind oder das Klassenzimmer. Wenn das an der Schule Ihres Kindes noch nicht eingeführt ist: Sprechen Sie es an! Faustregel: Ein Kind sollte maximal ein Zehntel seines eigenen Körpergewichts tragen.

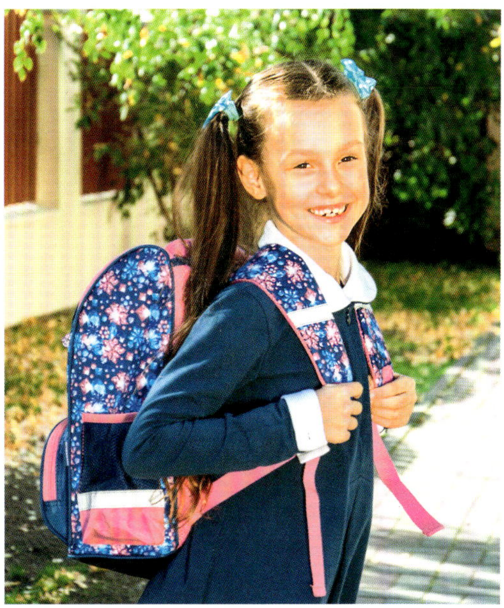

Akupressur

Je nach Schmerzort sind unterschiedliche Akupressurpunkte nötig. Da diese nicht im Einzelnen aufgeführt werden können, wird hier der Schmerz im Bereich der Lendenwirbelsäule genannt. Dieser tritt – wegen mangelnder Bewegung und krummem Sitzen – häufig bei Schulkindern auf.

Extrapunkt Arm/Hand 7 (Ex AH 7)

Wo? Auf dem Handrücken, in der Vertiefung am Ende des knöchernen Zwischenraums von Zeige- und Mittelfinger sowie Ring- und kleinem Finger.
Wie? Beide Punkte gleichzeitig sanft bis kräftig drücken und kreisen, dabei leicht vibrieren.
Wie lange? Bei Kindern unter 6 Jahren 30 Sekunden, bei Kindern über 6 Jahre 1 Minute.
Warum? Lindert Schmerzen der Lendenwirbelsäule.

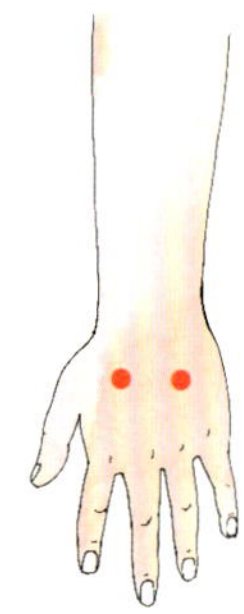

Homöopathie

Rückenschmerzen können mithilfe einer konstitutionellen Therapie unterstützend behandelt werden. In bestimmten Fällen helfen diese Mittel:

Arnica C30

Wann? Rückenschmerzen nach Prellung, Stoß, Verletzung.
Wie viel? 1 x 3 Globuli sofort, nachdem sich das Kind verletzt hat.

Rhus toxicodendron C12

Wann? Rückenschmerzen und Gelenkschmerzen nach Überanstrengung, Unterkühlung oder Durchnässen, Besserung durch Bewegung.
Wie oft? Wie viel? Wie lange? 2 x täglich 3 Globuli, 3–5 Tage lang.

Wann zum Arzt?

- SOFORT bei starken Schmerzen bzw. Bewegungseinschränkung nach einem Sturz oder nach einer Verletzung.
- SOFORT bei Lähmungserscheinungen, Kribbelgefühlen und Sensibilitätsstörungen.
- Wenn sich Ihr Kind gekrümmt hält, die Schmerzen anhalten bzw. sich verstärken.
- Bei anhaltenden oder wiederkehrenden Rückenschmerzen, bei deutlicher Fehlhaltung: Hier ist auch ein Termin bei einem Arzt mit Ausbildung zur Manuellen Medizin sinnvoll.

Schiefhals

Manchmal wachen Kinder morgens auf und können ihren Kopf nicht gerade halten. Ganz logisch, dass sie und ihre Eltern erst einmal verstört sind. Grund für den schiefen Hals ist meist eine Muskelverspannung, die wie ein Hexenschuss ohne Vorwarnung kommt und in der Regel durch starke Zugluft oder unglückliches Liegen in der Nacht verursacht wird. Die Beschwerden verschwinden häufig innerhalb weniger Stunden oder Tage von selbst.
Der **Schiefhals (Torticollis)** kann manchmal aber auch Zeichen für eine Infektion im Halsbereich sein (von Kehlkopf, Mandeln oder Speicheldrüsen). In deren Folge kommt es zu Schwellungen und Schmerzen, weshalb das Kind den Kopf schont und ihn schief hält. In sehr seltenen Fällen kann der Schiefhals auch durch eine Nervenreizung im Bereich der Halswirbelsäule entstehen.
Der akute Schiefhals ist etwas anderes als der angeborene Schiefhals, der hier nicht besprochen wird.

Symptome

- Kopf zur Seite geneigt und gedreht
- Hals kann nicht oder nur schwer bewegt werden
- Große Schmerzen, vor allem bei Bewegung

Hausmittel

Wärme

Ein warmes Kirschkernkissen oder eine Wärmflasche auf Hals und Nacken legen. Halten Sie den Hals auch zwischen den Anwendungen mit einem Tuch oder Schal warm.
Wie lange? Solange es Ihrem Kind guttut.
Warum? Lindert die Schmerzen und entspannt die Muskulatur.

Kartoffelwickel

3–5 ungeschälte gekochte Kartoffeln zerdrücken und den Brei auf einem dünnen Tuch verstreichen. Die Seiten gut einschlagen. Kurz abkühlen lassen (auf der Unterarminnenseite prüfen, ob der Wickel nicht zu heiß ist). Um den Hals legen, dabei die Wirbelsäule frei lassen.
Wie lange? Bis die Kartoffeln abgekühlt sind.
Warum? Wärmt, lindert Schmerzen, entspannt die Muskulatur.

Sanfte Griffe

Physiotherapeuten oder Ärzte für Manuelle Medizin können durch spezielle Griff- und Dehnungstechniken Blockaden und Verspannungen lösen bzw. erleichtern. Eine solche Therapie ist besonders effektiv, wenn sie sehr rasch erfolgt. Wichtig ist, dass der Therapeut Erfahrung in der Behandlung von Kindern hat. Fragen Sie daher Ihren Kinderarzt um Rat, falls er nicht selbst entsprechend geschult ist.

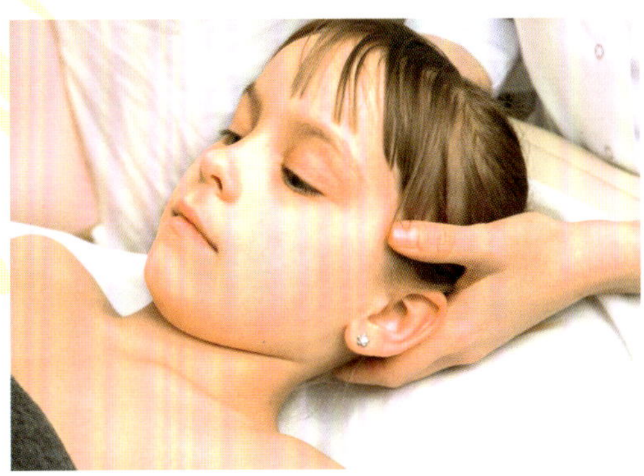

Pflanzliche Mittel & Tees

Paste

Welche? Enelbin® Paste.
Wie viel? Maximale Tagesmenge 50 g
Welches Alter? Keine Beschränkung.
Wie? Wie lange? Die Paste nach Packungsbeilage erwärmen und als Wickel anlegen.
Warum? Erwärmend und durchblutungsfördernd; Lavendel, Thymian, Eukalyptus und Wintergrün wirken beruhigend, krampflösend und entzündungshemmend.

Akupressur

3 Erwärmer 5 (3E 5)

Wo? Auf der Oberseite des Unterarms: 3 Querfinger von der Handgelenksfalte Richtung Ellenbogen, mittig.
Wie? Drücken und kreisen.
Wie lange? Unter 6 Jahren bis zu 2, über 6 Jahre bis zu 3 Minuten.
Warum? Lindert den Schmerz und entspannt die Nackenmuskulatur, sodass sich das Kind rasch wieder besser bewegen kann.

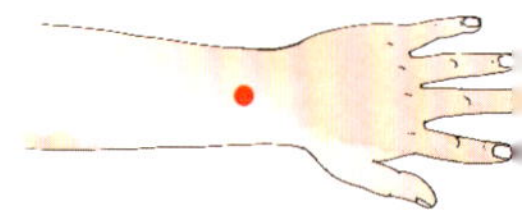

Extrapunkt Arm/Hand 8 (Ex AH 8)

Wo? Am Handrücken, mittig zwischen den Knöcheln von Zeige- und Mittelfinger, 1 Fingerbreite Richtung Handgelenk (auf Beschwerdeseite).
Wie? Kräftig drücken und kreisen, wenn möglich dabei den Nacken leicht hin und her bewegen.
Wie lange? Unter 6 Jahren 30 Sekunden, über 6 Jahre 1 Minute.
Warum? Fernpunkt für akute Nackensteife, reduziert Muskelkrämpfe.

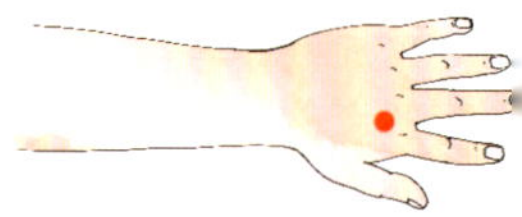

Homöopathie

Aconitum C30

Wann? Akute Beschwerden, Beginn stark und plötzlich, oft nach kaltem Wind, trockener, kalter Witterung.
Wie oft? Wie viel? 1 x 3 Globuli.

Dulcamara C12

Wann? Schiefhals infolge von kalter Nässe, Wärme verbessert, Kälte verschlimmert.
Wie oft? Wie viel? Wie lange? 2 x täglich 3 Globuli, 3–5 Tage lang.

Wann zum Arzt?

- SOFORT, wenn Ihr Kind bereits erkältet ist und plötzlich einen schiefen Hals bekommt.
- SOFORT, wenn Fieber und Verschlechterung des Allgemeinbefindens dazukommen.
- Wenn Selbstmaßnahmen nicht helfen.

Schlafstörungen

Der Körper verarbeitet nachts das Tagesgeschehen – und genauso wie Erwachsene nehmen auch Kinder einschneidende Erlebnisse mit ins Bett. Das kann ein Ereignis im Kindergarten sein, der anstehende Schulbeginn oder auch Krankheit oder Tod von Oma oder Opa. Kein Wunder, dass die Kinder dann phasenweise schlecht schlafen. Reizüberflutung durch Computerspiele oder Fernsehen, lange Schultage und zu wenig Bewegung können ebenfalls zu **Schlafproblemen (Insomnie)** führen. Wenn Kinder nachts plötzlich schreien und dabei nur schlecht zu wecken sind, spricht man von **Nachtschreck (Pavor nocturnus).** Dieser kann durch Schlafmangel, Stress und fieberhafte Infekte verstärkt werden. Das gilt auch für das **Schlafwandeln (Somnambulismus).** Dieses ist an sich ungefährlich, Sie sollten aber unbedingt Wohnungstür und Fenster abschließen sowie Treppen mit einem Gitter absichern. Auch Kinder, die eine verstopfte Nase haben schlafen schlecht (siehe Seite 173, Schnupfen). Sind die Rachenmandeln stark vergrößert, verschließen sie nachts die oberen Atemwege. Das hört man meist schon von Weitem: Das Kind schnarcht. Durch Atemaussetzer kann das Gehirn weniger Sauerstoff bekommen, das Kind schläft unruhig **(Schlafapnoesyndrom).** Unruhiger und schlechter Schlaf kann tagsüber zu Nervosität, Unruhe und Kopfschmerzen führen. **Wichtig:** Achten Sie auf einen geregelten Tagesablauf mit genug Entspannungszeiten, Bewegung und ausgewogener Ernährung.

Symptome

- Einschlaf- oder Durchschlafschwierigkeiten
- Tagesmüdigkeit oder Übermüdungsanzeichen wie Gereiztheit und Konzentrationsprobleme
- **Nachtschreck:** plötzliches Aufwachen in der ersten Nachthälfte, Kind weint, schlägt um sich, die Augen sind geöffnet, es kann sich am Morgen aber nicht daran erinnern
- **Schlafwandeln:** das Kind setzt sich auf oder steht auf, läuft eventuell umher, ist schwer aufzuwecken und kann sich am Morgen an nichts davon erinnern

So können Sie vorbeugen

- Fester Tagesrhythmus, zu regelmäßigen Zeiten ins Bett gehen (auch am Wochenende), eventuell auf einen Mittagsschlaf verzichten.
- Bett nur zum Schlafen nutzen, feste Abendrituale einführen (singen, Geschichte erzählen, vorlesen, beten ...)
- Abends nur ruhige Beschäftigung, keine aufregenden Erzählungen oder Neuigkeiten unmittelbar vor dem Zubettgehen.
- Die Temperatur im Kinderzimmer sollte nachts etwa 18 °C betragen. Gut lüften.
- Auf warme Füße achten.
- Entspannungsübungen, autogenes Training, auch mit Unterstützung einer CD, Traumreisen (siehe Seite 250, Mind-Body-Medizin) helfen, leichter zur Ruhe zu finden.
- Verzichten Sie abends auf schwere Mahlzeiten und geben Sie Ihrem Kind keine koffeinhaltigen Getränke mehr.
- Vermeiden Sie Elektrosmog (keine Elektrogeräte in der Nähe des Bettes).
- Beschäftigung am PC bzw. vor dem Bildschirm in den letzten 1–2 Stunden vor dem Zubettgehen vermeiden: Bildschirme strahlen einen hohen Anteil an blauem Licht aus und dieses unterdrückt das körpereigene Schlafhormon Melatonin. Dagegen helfen kostenlose Blaufilter, die Sie auf Laptops, PC, Handys und Tablets installieren können. f.lux® zum Beispiel ist so ein Programm, welches das Farbspektrum des Bildschirms an die Tageszeit anpasst.

Hausmittel

Heiße Milch mit Honig

1 Tasse Milch erhitzen, 1 EL Honig in die warme (nicht mehr heiße) Milch einrühren.
Wann? Vor dem Zubettgehen trinken.
Warum? Beruhigend und schlaffördernd.

Ansteigendes Fußbad

Füllen Sie einen Eimer oder eine Plastikwanne mit warmem Wasser (36–37 °C). Das Kind stellt die Füße hinein, dann gießen Sie mit der Gießkanne oder dem Duschkopf langsam heißes Wasser dazu, bis die Temperatur auf maximal 39–41 °C ansteigt. Ihr Kind sollte die Temperatur als angenehm empfinden. Es darf die Füße noch bis zu 10 Minuten im warmen Wasser lassen. Falls es dies als unangenehm empfindet oder Schweißausbrüche bekommt, beenden Sie es früher. Abtrocknen, warme Socken anziehen und noch ein wenig ausruhen.
Wann? Vor dem Zubettgehen.
Warum? Schlaffördernd bei kalten Füßen.
Tipp: Für Kinder ab 6 Jahren eignet sich auch ein Senfmehlfußbad (siehe Seite 37).

Kneippsche Socken

Baumwollsocken in kaltem Wasser tränken, gut auswringen und über warme (!) Füße ziehen. Eventuell warme Wollsocken darüberziehen.
Wie lange? Über Nacht.
Warum? Einschlafhilfe bei warmen bzw. heißen Füßen.

Lavendel-Herzauflage

3 Tropfen Lavendelöl mit 1 EL Olivenöl mischen (Kinder ab 6 Jahren: 6 Tropfen Lavendelöl) und das Öl mit beiden Händen vom Brustbein bis zum Herzen streichen. Dort kurz halten, dann seitlich über die Rippen ausstreichen; 3–5 x. Kühlfeuchte Kompresse auf die Herzgegend legen, trockenes Handtuch darüberdecken.
Wie lange? Mindestens 30 Minuten liegen lassen oder das Kind damit einschlafen lassen.
Warum? Beruhigt und fördert den Schlaf, vor allem bei Überreizung.
Tipp: statt Tropfen Lavendelsalbe verwenden (Aurum/Lavandula comp. Creme von Weleda).

Bienenwachsauflage

Eine Bienenwachsauflage (zum Beispiel SchlafschönWickel Lavendel oder Rose von Wachswerk) mit einem Föhn leicht erwärmen und am Unterarm die Temperatur der Platte testen. Sie darf nicht zu heiß sein, damit sich Ihr Kind nicht verbrennt. Die Wachsplatte direkt auf die Brust legen, mit einem weichen Baumwoll- oder Seidentuch bedecken und ein eng anliegendes Unterhemd oder T-Shirt darüberziehen.
Wie lange? Kann die Nacht über aufliegen.
Warum? Regt den Wärmehaushalt an und verbessert so Ruhe- und Entspannungsbereitschaft; schlaffördernd, beruhigend, ausgleichend.

Gardenienduft

Geben Sie 1–2 Tropfen ätherisches Gardenienöl in eine Duftlampe oder auf eine Kompresse. An dieser kann Ihr Kind abends schnuppern oder sie neben sein Kopfkissen legen.
Wann? Abends beim Schlafengehen und wenn Ihr Kind sehr aufgeregt ist.
Warum? Schlaffördernd, angstlösend. Der Duft stimuliert im Gehirn dieselben Rezeptoren wie synthetische Schlafmittel.

Licht ins Dunkel

Viele Kinder haben vor der Dunkelheit Angst. Im Baumarkt gibt es Gutenachtlichter, die Sie einfach in die Steckdose stecken können. Oder Sie lassen die Tür einen Spalt offen und das Licht im Nebenzimmer oder Flur an. Vorteil: Wird Ihr Kind nachts wach und tapst zu Ihnen ins Schlafzimmer oder ruft nach Ihnen, finden sich alle besser zurecht und Sie vermeiden Unfälle.

Von Eulen, Lerchen und Schlafmützen

Je älter Kinder werden, desto weniger Schlaf brauchen sie. Schlafen viele Babys 14–18 Stunden und noch mehrmals am Tag, kommen Kleinkinder bis etwa 4 Jahre mit 10–13 Stunden aus (viele machen noch ein Mittagsschläfchen). Schulkinder schlafen im Schnitt 9–12 Stunden, Jugendliche brauchen etwa 9–10 Stunden Schlaf. In der Pubertät verschiebt sich der Schlafrhythmus (siehe ab Seite 262, Pubertät). Allerdings kann man nicht alle Kinder über einen Kamm scheren: Es gibt die Lang- und Kurzschläfer, „Eulen“ und „Lerchen“.

Pflanzliche Mittel & Tees

Dragees

Welche? Kytta-Sedativum® Dragees.
Welches Alter? Ab 3 Jahren.
Wann? Bei Einschlafschwierigkeiten und Durchschlafstörungen.
Wie viel? 1 Dragee, 30–60 Minuten vor dem Schlafengehen.
Warum? Baldrian, Hopfen und Passionsblume wirken beruhigend und fördern den Schlaf.

Filmtabletten

Welche? Euvegal® 320/160 mg.
Welches Alter? Ab 6 Jahren.
Wann? Bei Einschlafschwierigkeiten und Durchschlafstörungen.
Wie viel? Ab 6 Jahren 1 Tablette 30–60 Minuten vor dem Schlafen; ab 12 Jahren eventuell zusätzlich 1 Tablette am frühen Abend.
Warum? Beruhigend, schlaffördernd.
Achtung: Bei Schlafstörungen pflanzliche Arzneien nicht dauerhaft geben.

Schlaftee

Melissenblätter, Hopfenzapfen, Passionsblumenkraut, Lavendel- und Pomeranzenblüten zu gleichen Teilen in der Apotheke mischen lassen. 1 TL davon mit 1 Tasse (200 ml) heißem Wasser übergießen, 10 Minuten zugedeckt ziehen lassen, dann abseihen.
Wie viel? Etwa 30–60 Minuten vor dem Zubettgehen 1 Tasse.
Warum? Wirkt beruhigend: Melisse entspannt, Hopfen macht müde, Passionsblume löst Ängste und Lavendel hilft bei Unruhe und Reizbarkeit – und die Pomeranze schmeckt einfach gut.

Akupressur

Chronische Beschwerden müssen individuell behandelt werden, zur Selbstbehandlung sind folgende Punkte zu empfehlen:

Herz 7 (He 7)

Wo? Handgelenk leicht beugen: an der Innenseite auf der Kleinfingerseite, an der Beugefalte in einer Vertiefung zwischen zwei Sehnen.
Wie? Sanft drücken und kreisen.
Wie lange? Unter 6 Jahren 30 Sekunden, über 6 Jahre 1 Minute.
Arum? Lindert (Ein-)Schlafstörungen bei konkreten Ängsten, Aufregung nach Geschichten/Filmen oder Neigung zu plötzlichem Erwachen.

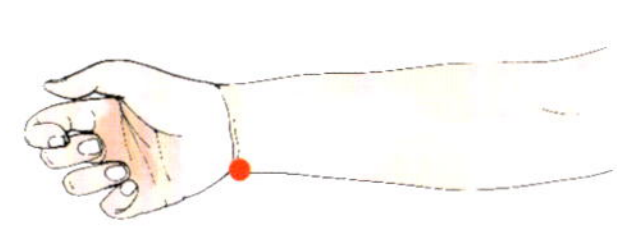

Lenkergefäß 20 (LG 20)

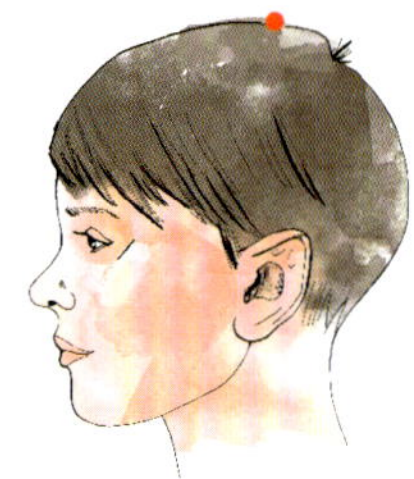

Wo? Auf dem höchsten Punkt des Kopfes, mittig zwischen den Ohren.
Wie? Sanft drücken und kreisen.
Wie lange? Unter 6 Jahren 30 Sekunden, über 6 Jahre 1 Minute.
Warum? Lindert (Ein-)Schlafstörungen und Unruhe.

Leber 3 (Le 3)

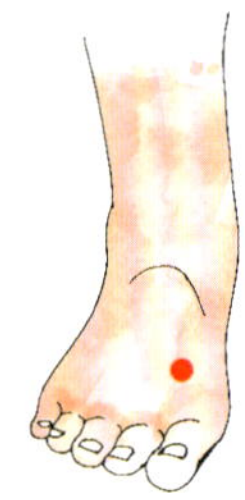

Wo? 2 Daumenbreiten entfernt von der sogenannten Schwimmhautfalte in einer Vertiefung zwischen dem 1. und 2. Zeh.
Wie? Kräftig drücken und kreisen.
Wie lange? Unter 6 Jahren 30 Sekunden, über 6 Jahre 1 Minute.
Warum? Lindert (Ein-)Schlafstörungen, Anspannung, Stress, Trotzverhalten und Wut sowie Unruhe.

Niere 3 (Ni 3)

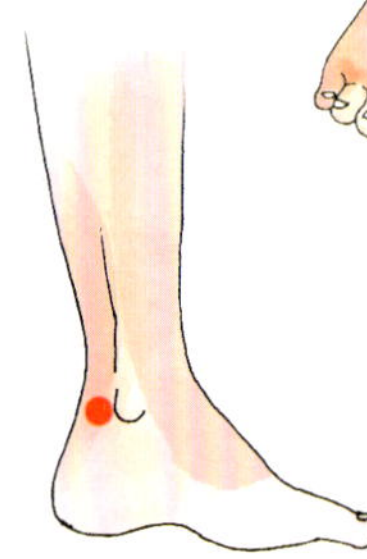

Wo? In der Mitte zwischen Innenknöchel und Achillessehne.
Wie? Sanft drücken und kreisen.
Wie lange? Unter 6 Jahren 30 Sekunden, über 6 Jahre 1 Minute.
Warum? Lindert unspezifische Ängste, kalte Füße und hilft bei Durchschlafstörungen.

Homöopathie

Folgende Mittel können zur Selbstanwendung empfohlen werden. Bei chronischen Beschwerden ist eine unterstützende konstitutionelle Therapie zu empfehlen.

Avena sativa C6

Wann? Nervöse Erschöpfung, Schlaflosigkeit.
Wie viel? Wie lange? Jeden Abend 3 Globuli, 3 Wochen lang.

Coffea C30

Wann? Kind kann abends nicht abschalten, ist überdreht und nervös
Wie viel? Wie lange? 3 Globuli an 3 aufeinander folgenden Abenden.

Ambra C6

Wann? Grüblerisches Kind, kann abends nicht abschalten.
Wie viel? Wie lange? Jeden Abend 3 Globuli, 3 Wochen lang.

Wann zum Arzt?

- Wenn Ihr Kind immer wieder nachts aufwacht oder über 30 Minuten zum Einschlafen braucht.
- Wenn das Schlafverhalten Ihres Kindes die Familie belastet.
- Wenn Kinder, die bislang gut schliefen, plötzlich länger als 2–3 Wochen Schlafstörungen haben.
- Bei Nachtschreck, Schlafwandeln und ungewöhnlichen Bewegungen im Schlaf (Ursachenklärung).
- Bei anhaltendem Schnarchen und wenn sich Kinder trotz Ausschlafens nicht erholen.

Schnupfen

Wenn die Nase läuft, hat der Körper mal wieder auf Abwehr geschalten: Erreger haben sich in den Nasenschleimhäuten angesiedelt. Um sie loszuwerden, niest man. Die Durchblutung in der Nase wird gesteigert, damit Abwehrzellen besser dorthin kommen. Die Schleimhäute schwellen an und sondern vermehrt Sekret ab, um die Erreger wegzuspülen. Die Folge: Aus einer laufenden Nase wird eine verstopfte, die Atmung fällt schwer und der Schlaf wird gestört. So harmlos ein **Schnupfen (Rhinitis)** ist, so unangenehm ist er für das Kind. Oft ist er das Hauptsymptom einer **Erkältung** (siehe Seite 80, Erkältung und Grippe). Wenn das Sekret nicht abfließt, kann das zu einer **Nasennebenhöhlenentzündung** führen (siehe Seite 141). Das Wichtigste, was Sie jetzt tun sollten, ist, die Schleimhäute feucht zu halten: Geben Sie Ihrem Kind viel zu trinken und achten Sie auf eine Vitamin-C-reiche Ernährung.

Wenn die Nase immer wieder läuft, Niesen und Juckreiz dazukommen und die Augen anschwellen, ohne dass ein Infekt vorliegt, kann auch eine **Allergie** dahinterstecken (siehe Seite 102, Heuschnupfen).

Symptome

- Verstopfte oder laufende Nase
- Jucken und Brennen in der Nase, Niesen
- Manchmal dumpfe Kopfschmerzen

Hausmittel

Nasenspülung

Zimmerwarme Kochsalzlösung (9 g Salz auf 1 l Wasser, oder am besten fertige 0,9-prozentige Lösung, etwa Emser Salz®) in eine Nasendusche (gibt's in der Apotheke) füllen. Das Kind beugt sich über das Waschbecken, öffnet den Mund weit und neigt den Kopf zur linken Seite. Sie lassen die Salzgemisch in das rechte Nasenloch fließen – von dort fließt es über das andere Nasenloch wieder heraus.

Welches Alter? Ab 4 Jahren; die Nasendusche danach jedes Mal unter fließendem Wasser gründlich reinigen und gut trocknen lassen.

Wie oft? 1–3 x täglich.

Warum? Löst zähflüssigen Schleim, schwemmt Keime aus der Nase, befeuchtet die Nasenschleimhaut und verhindert so weiteres Anschwellen.

Tipp: Bei wunder oder stark geröteter Schleimhaut eventuell Calendula-Essenz zufügen. Ist die Schleimhaut zu stark geschwollen und verstopft, vorher eventuell ein abschwellendes Nasenspray benutzen.

Balsam für die Nase & Rotz hoch!

Oft ist die Haut am Naseneingang durch das viele Schnäuzen rot und gereizt. Wenn Sie ihr etwas Gutes tun wollen, tunken Sie ein Wattestäbchen in Olivenöl und betupfen vorsichtig die Schleimhäute am Rand des Nasenlochs. Oder Sie cremen die Nasenlöcher mit Engelwurzbalsam ein, der wirkt zugleich abschwellend auf die Schleimhäute. Wichtig, auch wenn es vermutlich gegen Ihre Erziehungsgrundsätze geht: Ein Kind mit Schnupfen darf den Rotz hochziehen. Das ist sogar besser als Schnäuzen. Denn beim Schnäuzen wird der Schleim aus der Nase in die Kieferhöhlen gepresst. Hochziehen erzeugt Unterdruck, der das Sekret aus den Nebenhöhlen saugt.

Dampfinhalation

1 EL reines Meersalz in eine große Schüssel geben (eventuell 1 EL Kamillenblüten zufügen), mit 1 l kochendem Wasser übergießen, kurz abkühlen lassen. Kind auf den Schoß nehmen, ein Handtuch über beide Köpfe und die Schüssel legen, sodass kein Dampf entweicht. Tief durch die Nase ein- und den Mund ausatmen. Alternativ: Dampfinhalator aus der Apotheke.
Wie oft? Wie lange? Bis zu 2x täglich, jeweils 10 Minuten, danach den Kopf warm halten.
Warum? Sekret- und schleimlösend; Kamille wirkt zudem entzündungshemmend.
Achtung: Lassen Sie Ihr Kind nie allein inhalieren, es könnte sich verbrühen.

Zwiebelsocken

1 geschälte Zwiebel in Scheiben schneiden, auf einem umgedrehten Topfdeckel über dem Wasserbad erwärmen, dann an die nackten Fußsohlen legen. Achten Sie darauf, dass Ihr Kind warme Füße hat. Mit einer Binde fixieren und dicke Wollsocken darüberziehen.
Wie lange? 30 Minuten oder über Nacht.
Warum? Zwiebeln wirken entzündungshemmend, schleimlösend, durchblutungsfördernd – und dies über die Leitungsbahnen im Körper von den Fußsohlen bis zum Kopf.

Ansteigendes Fußbad

Füllen Sie einen Eimer oder eine Plastikwanne mit warmem Wasser (36–37 °C). Das Kind stellt die Füße hinein, dann gießen Sie mit der Gießkanne oder dem Duschkopf langsam heißes Wasser dazu, bis die Temperatur auf maximal 39–41 °C steigt. Ihr Kind sollte die Temperatur als angenehm empfinden. Es darf die Füße noch bis zu 10 Minuten im Wasser lassen. Empfindet es das Bad vorher als unangenehm oder bekommt es Schweißausbrüche, beenden Sie es früher. Abtrocknen, warme Socken anziehen und kurz ausruhen.
Wie oft? 1x bis maximal 2x täglich.
Warum? Durchblutet und erwärmt die Füße; das steigert über die Leitungsbahnen die Durchblutung der Schleimhäute im Nasen-Rachen-Raum.

Pflanzliche Mittel & Tees

Salbe

Welche? Engelwurzbalsam.
Welches Alter? Keine Beschränkung, für Kleinkinder besonders gut geeignet.
Wie oft? Wie viel? Bis zu 5x täglich eine dünne Schicht auf die Nasenflügel bzw. den Naseneingang auftragen.
Warum? Durchwärmend, durchblutungssteigernd, schleimlösend, wundheilend bei gereizter Nasenhaut.

Nasenspray

Welches? Kamillosan® Ocean Nasenspray.
Welches Alter? Keine Beschränkung.
Wie oft? Wie viel? Bei Bedarf mehrmals täglich 1–2 Sprühstöße.
Warum? Meersalz und Kamille wirken beide leicht abschwellend, feuchtigkeitsspendend und pflegend.

Kopf hoch!

Kinder, deren Nase verstopft ist, schlafen schlecht. Das Atmen fällt leichter, wenn Sie den Oberkörper Ihres Kindes im Bett etwas hochlagern: Ein gefaltetes Handtuch unter der Matratze am Kopfende sorgt für Schräglage.

Akupressur

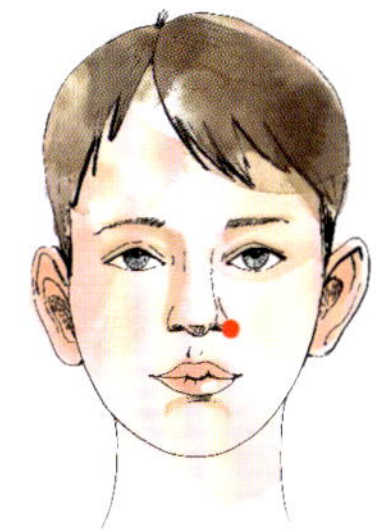

Dickdarm 20 (Di 20)

Wo? Am unteren Außenrand des Nasenflügels.
Wie? Sanft drücken und kreisen.
Wie lange? Unter 6 Jahren 30 Sekunden, über 6 Jahre 1 Minute.
Warum? Durchblutungsfördernd und abschwellend.
Tipp: Sie können zusätzlich eine Nasenmassage durchführen. Dazu vom Punkt Di 20 beidseitig mit Zeige- oder Mittelfinger entlang der Nasenflügel bis zum inneren Augenwinkel mit sanftem Druck streichen; das Ganze etwa 15 x auf- und abwärts wiederholen.

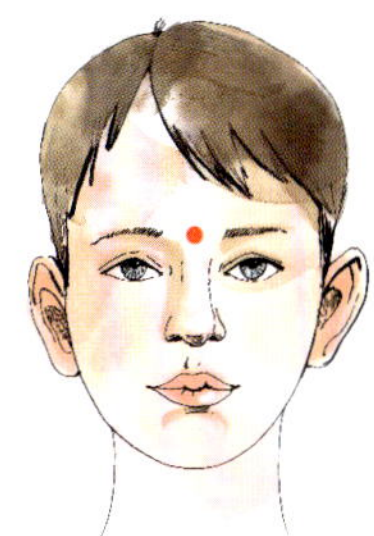

Extrapunkt Kopf 3 (Ex KH3)

Wo? In der Mitte zwischen den Augenbrauen.
Wie? Sanft drücken und kreisen.
Wie lange? Unter 6 Jahren 30 Sekunden, über 6 Jahre 1 Minute.
Warum? Öffnet die Nase, lindert Augensymptome.

Homöopathie

Aconitum C30

Wann? Plötzlicher Schnupfen, bei kaltem, trockenem Wetter, Kind friert.
Wie oft? Wie viel? 1 x 3 Globuli, nach 12 Stunden noch 1 x.

Pulsatilla C12

Wann? Milder Schnupfen, schleimig, weiß bis grün, Kind ist anhänglicher und weinerlicher als sonst, frische Luft lindert, festsitzender Schnupfen, Nase ist zu, gelbes Sekret löst sich nicht.
Wie oft? Wie viel? Wie lange? 2 x täglich 3 Globuli, 3–5 Tage lang.

Ferrum Phosphoricum C12

Wann? Bei Halskratzen, Niesen und Frösteln, wenn sich die Erkältung hinzieht und das Kind nicht richtig krank ist, aber auch nicht wirklich gesund.
Wie oft? Wie viel? Wie lange? 2 x täglich 3 Globuli, 3–5 Tage lang.

Wann zum Arzt?

+ Wenn ein Schnupfen länger als 1 Woche dauert.
+ Wenn Ihr Kind zusätzlich über anhaltende Kopf- und/oder Zahnschmerzen klagt. Dies kann ein Hinweis auf eine Nasennebenhöhlenentzündung sein.
+ Wenn das Sekret gelb-grünlich wird und übel riecht.
+ Wenn Ihr Kind ständig eine verstopfte Nase hat und durch den Mund atmet.
+ Wenn ein leichter Schnupfen über mehrere Wochen andauert und juckende und tränende Augen dazukommen.

Sehschwäche

Ist die Hornhaut verkrümmt oder der Augapfel zu lang oder zu kurz, braucht Ihr Kind eine Brille. Denn die Lichtstrahlen können nicht richtig auf der Netzhaut gebündelt werden und es sieht unscharf. Ärzte sprechen von **Kurz-** und **Weitsichtigkeit (Myopie** und **Hyperopie)** oder **Hornhautverkrümmung (Astigmatismus).**
Kurzsichtige Kinder können nur in der Nähe klar sehen. Alles, was weiter entfernt ist, sehen sie unscharf. Eine Weitsichtigkeit dagegen können Kinder häufig sehr lange ausgleichen, indem sie mit den Augenmuskeln eine Veränderung der Linsenkrümmung und damit der Brechkraft bewirken. So sehen sie auch in der Nähe scharf. Auf Dauer strengt dies das Auge aber zu sehr an.
Solche Sehschwächen können mit Brillen ausgeglichen werden. Da sich eine Fehlsichtigkeit bei Kindern oft binnen Monaten verändert, ist es jedoch wichtig, dass Sie regelmäßig zum Augenarzt gehen. Mit dem Ende der Pubertät hat sich dann die Stärke der Kurzsichtigkeit meist eingependelt.
Schielen entsteht durch eine Fehlstellung der Augen zueinander, weshalb die Sehachsen nicht auf dieselbe Stelle treffen und das Gehirn zwei verschiedene Bilder dargestellt bekommt. Wer schielt, kann nichts räumlich wahrnehmen und sieht häufig Doppelbilder. Diese Augenkrankheit kann angeboren sein oder sich erst später entwickeln, etwa wenn eine Fehlsichtigkeit nicht erkannt wird. Schielen muss früh behandelt werden, sonst beachtet das Gehirn das schielende Auge nicht mehr, wodurch es seine Sehkraft verliert. Meist erfolgt eine sogenannte Okklusionstherapie, bei der das normalsichtige Auge regelmäßig abgedeckt wird. Eine Operation ist nur selten nötig.
Bei der **Farbfehlsichtigkeit** ist die Rot-Grün-Blindheit am weitesten verbreitet. Da sie genetisch bedingt ist und über das X-Chromosom weitergegeben wird, sind Jungen häufiger von ihr betroffen als Mädchen (die ja noch ein zweites X-Chromosom besitzen).

Symptome

Sehschwäche

- Reiben oder Zusammenkneifen der Augen, häufiges Blinzeln
- Das Kind hält alles nah vor die Augen, setzt sich nah an den Fernseher, malt oder schreibt mit dem Gesicht dicht am Papier
- Augenschmerzen, Kopfschmerzen (vor allem bei Weitsichtigkeit: das Auge muss sich den ganzen Tag stark anstrengen um Gegenstände in der Nähe scharf zu sehen)

Schielen

- Abweichen eines Auges, meist nach innen (manchmal sieht man dies auch nur, wenn das Kind müde ist)
- Stolpern oder Danebengreifen

Rot-Grün-Blindheit

- Das Kind benennt Grüntöne oft als Braun- oder Grautöne

Kontaktlinsen tragen

Auch wenn Brillen spätestens seit Harry Potter ziemlich cool sind, wünschen sich viele Kinder Kontaktlinsen. Ab wann diese für ein Kind geeignet sind, hängt vor allem davon ab, ob das Kind in der Lage ist, sich selbst zuverlässig um die Pflege und das Handling zu kümmern. Oft klappt das schon ab 8 Jahren. Allerdings sollten Eltern hier noch „ein Auge draufhaben", da die meisten Probleme mit Kontaktlinsen (etwa Entzündungen oder Verletzungen) durch einen falschen Umgang mit ihnen entstehen. Für den Sport empfehlenswert sind Einmallinsen. Kontaktlinsen sollten immer von einem Augenarzt angepasst werden.

So können Sie vorbeugen

- Bei Sehschwäche auf gute Beleuchtung beim Lesen, Malen und Schreiben, aber auch am Computer achten (gute, strahlungsarme Bildschirme, die ausreichend hell sind, aber nicht blenden).
- Regelmäßige Bildschirmpausen machen, in denen Ihr Kind Augenübungen durchführt.
- Stellen Sie eine große/lesefreundliche Schrift auf dem Display ein.
- Viel draußen sein: Kinder, die mindestens 2 Stunden am Tag Tageslicht tanken, werden seltener kurzsichtig. Möglicherweise liegt das am Sonnenlicht, da das Hormon Dopamin, das im Freien ausgeschüttet wird, auf den Augapfel wachstumshemmend wirkt.

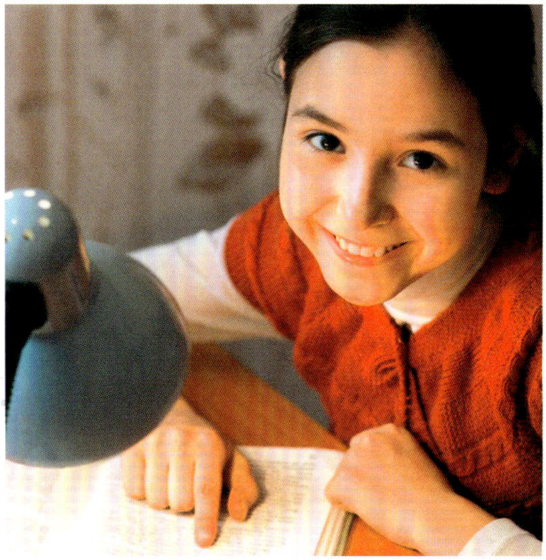

Hausmittel

Übungen bei Sehschwäche

Es gibt Augenübungen, mit denen man Sehschwächen oder Schielen verbessern kann, etwa das Palmieren und dass Akkomodieren (siehe unten). Sie sind für Kinder ab 6 Jahren geeignet. Sie können mit Ihrem Kind auch in eine Sehschule gehen. Dort lernen Sie weitere Augenübungen, mit denen Sie Sehschwächen oder Schielen verbessern können.

Palmieren

Mit beiden Handflächen die Augenhöhlen bedecken, dabei sanft mit dem Daumen die Schläfen massieren (siehe Seite 178, Akupressurpunkt Ex KH 5).
Wie oft? Mehrmals täglich, je bis zu 1 Minute.

Akkomodieren

Zeigefinger im Abstand von etwa 10 cm vor das Gesicht halten und einen zweiten Finger oder länglichen Gegenstand (Stift) in ungefähr 70–80 cm Entfernung. Ihr Kind soll dann mit beiden Augen abwechselnd auf den nahen Finger und den entfernten Finger/Stift schauen.
Wie oft? Täglich mehrere Male.

Karotten & Co.

Es stimmt wirklich: Wer schlecht sieht, sollte Karotten essen. Genauso wirksam sind auch Brokkoli, Kürbis, Aprikosen und Melonen.
Warum? Reich an Vitamin A, das ein Bestandteil des Sehfarbstoffs ist und die Regeneration von Haut und Schleimhäuten unterstützt.

Pflanzliche Mittel & Tees

Hier kann kein Phytotherapeutikum empfohlen werden.

Akupressur

Für eine chinesische Massage gegen Kurzsichtigkeit werden die folgenden fünf Akupressurpunkte hintereinander stimuliert. Damit sich ein Erfolg einstellt, sollten Sie oder Ihr Kind die Massage 3x täglich 6–8 Wochen lang durchführen.

Obere Augenhöhle

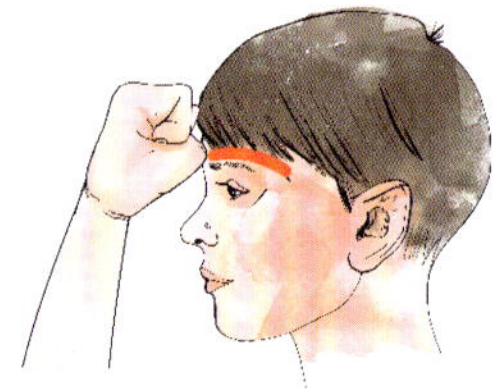

Wo? Direkt über den Augenbrauen.
Wie? Hände zu Fäusten schließen und Daumen beugen. Mit dem vorstehenden Mittelgelenk des Daumens entlang der Augenbrauen massieren.
Wie oft? Etwa 30x.

Blase 1 (Bl 1)

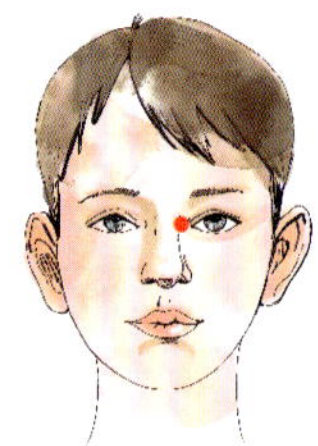

Wo? Seitlich an der Nasenwurzel, neben dem inneren Augenwinkel.
Wie? Mit Zeigefinger und Daumen kneifen und drücken, dabei leicht vibrieren.
Wie oft? Etwa 200x.

Extrapunkt Kopf 5 (Ex KH 5)

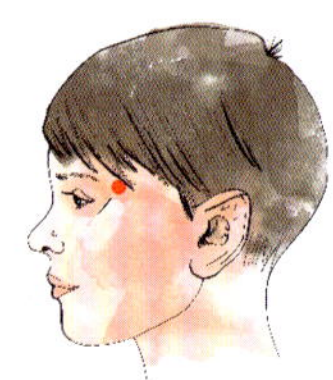

Wo? In einer Vertiefung 1 Querfinger hinter dem Mittelpunkt zwischen dem seitlichen Ende der Augenbraue und dem äußeren Augenwinkel.
Wie? Mit dem Zeigefinger beidseitig kräftig drücken und kreisen.
Wie oft? Etwa 50x.

Gallenblase 20 (Gb 20)

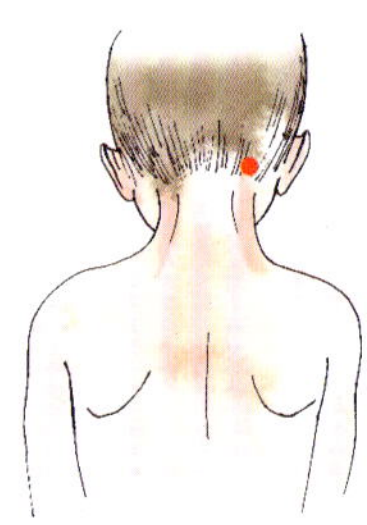

Wo? Am Hinterkopf unterhalb des knöchernen Schädels. 3 Querfinger von der Mittellinie entfernt in einer Vertiefung seitlich des Kopfdrehermuskels.
Wie? Mit dem Daumen beidseitig kräftig drücken und kreisen.
Wie oft? Etwa 50x.

Dickdarm 4 (Di 4)

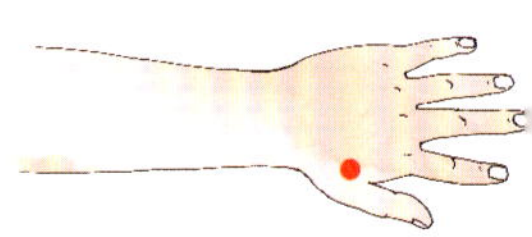

Wo? Legen Sie den Daumen des Kindes an den Zeigefinger an. Di 4 befindet sich auf dem Hautwulst zwischen Daumen und Zeigefinger. Zur Behandlung den Daumen wieder leicht abspreizen und Richtung Handfläche, vom Daumen weg, drücken.
Wie? Kräftig drücken und kreisen.
Wie oft? Etwa 50x.

Homöopathie

Es können keine spezifischen Mittel zur Selbstanwendung empfohlen werden. Eine unterstützende konstitutionelle Therapie ist möglich.

Sonnenbrand

Natürlich zieht es Kinder nach draußen, wenn die Sonne scheint. Und natürlich muss die Haut dann geschützt werden – das weiß heute jedes Kind. Denn jeder Sonnenbrand ist einer zu viel: je mehr Sonnenbrände im Kindesalter, desto höher die Wahrscheinlichkeit, später Hautkrebs zu bekommen. Und da die dünne und pigmentarme Kinderhaut noch viel empfindlicher ist als die von Erwachsenen, reichen schon 20–30 Minuten Sonne auf der ungeschützten Haut, um einen Sonnenbrand zu bekommen. Das kann selbst den umsichtigsten Eltern schnell passieren. 3–4 Stunden nach der Sonnenbestrahlung wird die Haut rot und heiß, schmerzt und schwillt an. Bei schweren Verbrennungen können auch Blasen auftreten, die vom Kinderarzt behandelt werden müssen. Öffnen Sie diese nicht selbst, da es sonst zu Infektionen kommen kann. Vor allem bei Kindern besteht bei übermäßiger Sonneneinstrahlung zudem die Gefahr eines **Sonnenstichs** oder sogar eines **Hitzschlags. Allgemein gilt:** Bei Sonnenbrand verliert Ihr Kind ziemlich viel Flüssigkeit, es sollte daher reichlich trinken.

Symptome

- Heiße, gerötete, gespannte und geschwollene Haut (Verbrennung 1. Grades)
- Haut brennt, ist berührungsempfindlich, manchmal juckend
- In schweren Fällen Blasenbildung (Verbrennung 2. Grades, siehe Seite 185, Verbrennungen)
- **Sonnenstich:** hochroter Kopf, kühle Haut, Schüttelfrost möglich, Kopfschmerzen, Erbrechen, Schwindel
- **Hitzschlag:** hochroter Kopf, heiße, gerötete Haut, schneller Puls, Schwindel, Verwirrtheit, Ohnmacht möglich

Hausmittel

Kühle Teeumschläge

2 EL Grüntee oder 2 EL Kamillenblüten mit 1 Tasse (200 ml) heißem Wasser übergießen, 10–15 Minuten zugedeckt ziehen lassen, abseihen und abkühlen lassen. Eine Kompresse eintauchen, auswringen und auf die gerötete Haut legen. Statt Kamillentee können Sie auch 1:2 verdünnte Kamillentinktur verwenden.
Wie lange? Solange es für Ihr Kind angenehm ist. Wechseln Sie die Kompresse aber, sobald sich das Tuch erwärmt hat. Das ist wichtig, weil es sonst zu einem Hitzestau kommt.
Warum? Kühlt, mindert Entzündungen und lindert den Schmerz. Grüner Tee wirkt durch die Gerbstoffe zudem hautberuhigend.

Quarkauflage

Eine Kompresse oder ein Baumwolltaschentuch in der Mitte fingerdick mit Magerquark (oder Naturjoghurt-Buttermilch-Mischung) bestreichen. Einschlagen, damit nichts herausläuft, und das Quarkpaket so auf die gerötete Partie legen, dass nur eine dünne Stoffschicht zwischen Haut und Quark ist.
Wie lange? 30–60 Minuten, bis der Quark trocken geworden ist.
Warum? Lindert Schmerz, spendet Feuchtigkeit, regeneriert den Säureschutzmantel.

Johanniskrautauflage

1–2 TL Johanniskrautöl auf eine sterile Kompresse träufeln, auf die gerötete Haut legen und eventuell mit einer Binde oder einem Pflaster fixieren. Nicht anwenden, wenn sich Blasen gebildet haben.
Wie lange? 2–3x täglich, etwa 30 Minuten.
Warum? Entzündungshemmend, wundheilend und schmerzstillend.
Tipp: Alternativ können Sie Lavendelöl verwenden. Auf kleinen Flächen auch unverdünnt.

Was Sie über Sonnenallergie und Sonnenstich wissen sollten
Wenn nach Sonneneinstrahlung kleine Quaddeln, juckende Flecken oder Bläschen auftreten, kann es sich um eine Sonnenallergie handeln. Bei Teenagern können auch akneartige Knötchen auftreten. Ihr Kind sollte dann in den nächsten Tagen die Sonne unbedingt meiden. Eventuell kann das Sonnenschutzmittel der Auslöser für die Allergie sein. Lassen Sie sich in der Apotheke beraten, welche hautfreundlichen Sonnencremes es gibt.
Erste Hilfe bei Sonnenstich: Legen Sie Ihr Kind in den Schatten oder besser in ein kühles, abgedunkeltes Zimmer. Lockern Sie seine Kleidung, lagern Sie seinen Kopf hoch und kühlen Sie seine Stirn und seinen Nacken mit einem feuchten Tuch. Geben Sie Ihrem Kind viel zu trinken und etwas Salziges zu essen, das hebt den Blutdruck. Ist Ihr Kind apathisch oder nicht richtig bei Bewusstsein: Notarzt rufen! Es könnte einen schweren Sonnenstich oder gar einen Hitzschlag haben. Bis der Notarzt eintrifft, kühlen Sie Ihr Kind mit feuchten Tüchern. Wichtig: auch den Kopf kühlen, am besten die Haare nass machen. Ist Ihr Kind bewusstlos, bringen Sie es in die stabile Seitenlage (siehe Seite 270, Erste Hilfe).

Pflanzliche Mittel & Tees

Gel

Welches? Combudoron® Gel.
Welches Alter? Keine Beschränkung.
Wann? Sonnenbrand, Verbrennungen 1.Grades.
Wie oft? Mehrmals täglich.
Warum? Kühlt, lindert den Schmerz. Auszüge aus Arnika und Kleiner Brennnessel wirken abschwellend und entzündungshemmend.

Aloe-vera-Gel

Welches Alter? Keine Beschränkung.
Wie oft? Mehrmals täglich.
Warum? Wirkt befeuchtend, reizlindernd, kühlend und fördert die Wundheilung.
Tipp: Haben Sie eine Aloe-vera-Pflanze zu Hause, können Sie einfach ein Blatt abbrechen, anritzen und das austretende Gel aufstreichen.

So können Sie vorbeugen

- Luftige, weite, helle Kleidung und einen Sonnenhut mit breiter Krempe anziehen.
- Das Kind etwa 30 Minuten, bevor es an die Sonne geht, eincremen (Lichtschutzfaktor 20 und mehr, Schutz vor UV-A- und UV-B-Strahlung, mineralischer Filter, denn chemische stehen in Verdacht, hormonähnlich zu wirken).
- Kind nach jedem Baden neu eincremen (auch bei wasserabweisender Sonnenmilch).
- Eine kleine Tube Sonnencreme in den Schulranzen packen – zum Nachcremen.
- Auch im Winter oder beim Wanderurlaub eincremen nicht vergessen. In den Bergen ist die UV-Strahlung besonders hoch.
- Sonnenbrille mit gutem UV-Schutz kaufen.

Akupressur

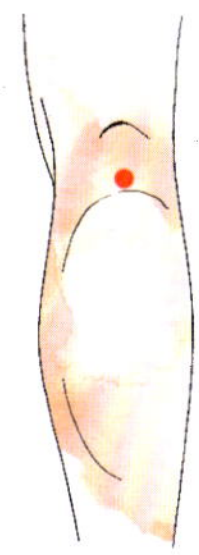

Blase 40 (Bl 40)

Wo? Bei leicht gebeugtem Knie in der Mitte der Kniegelenksfalte.
Wie? Kräftig drücken und kreisen.
Wie lange? Unter 6 Jahren 30 Sekunden, über 6 Jahre 1 Minute.
Warum? Meisterpunkt der Haut, entzündungshemmend.

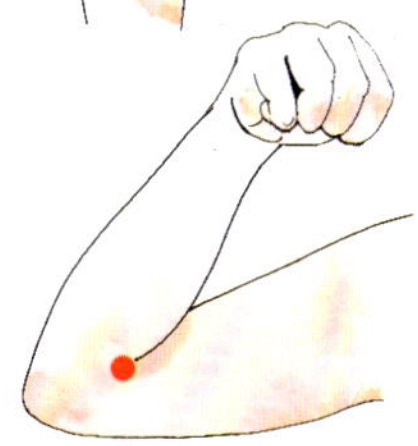

Dickdarm 11 (Di 11)

Wo? Beugen Sie den Arm Ihres Kindes im rechten Winkel. Der Punkt befindet sich am äußeren Ende der Ellenbeugefalte.
Wie? Sanft drücken und kreisen.
Wie lange? Unter 6 Jahren 30 Sekunden, über 6 Jahre 1 Minute.
Warum? Hitze ausleitend, entzündungshemmend, juckreizhemmend.

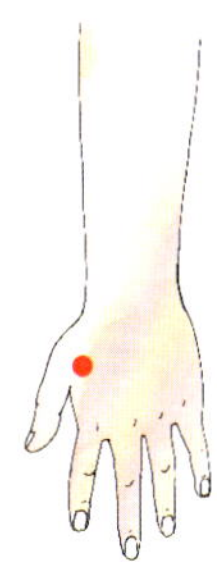

Dickdarm 4 (Di 4)

Wo? Legen Sie den Daumen des Kindes an den Zeigefinger an. Di 4 befindet sich auf dem Hautwulst zwischen Daumen und Zeigefinger. Zur Behandlung den Daumen wieder leicht abspreizen und Richtung Handfläche, vom Daumen weg, drücken.
Wie? Kräftig drücken und kreisen.
Wie lange? Bei Kindern unter 6 Jahren 30 Sekunden, bei Kindern über 6 Jahre 1 Minute.
Warum? Schmerzlindernd, Hitze ausleitend.

Homöopathie

Belladonna C30

Wann? Sonnenbrand, Haut rot und heiß, vor allem der Kopf, Kind ist sehr licht- und geräuschempfindlich, Fieber möglich.
Wie oft? Wie viel? 1 x 3 Globuli; bei Bedarf (wenn nach einer deutlichen Besserung die Beschwerden in leichter Form wiederkommen) verkleppern (siehe Seite 30).

Apis mellifica C30

Wann? Haut hellrot, geschwollen, das Kind hat Kopfschmerzen und wenig Durst.
Wie oft? Wie viel? 1 x 3 Globuli; bei Bedarf (wenn nach einer deutlichen Besserung die Beschwerden in leichter Form wiederkommen) verkleppern (siehe Seite 30).

Wann zum Arzt?

+ SOFORT bei Verdacht auf einen Hitzschlag oder einen Sonnenstich.
+ Wenn sich auf der Haut Blasen gebildet haben.

Übelkeit

Gar nicht so übel ist es, wenn einem Kind schnell übel wird. Denn mit Übelkeit reagiert der Körper auf alles, was schlecht für ihn ist: auf unverträgliche, belastende oder giftige Stoffe genauso wie auf Situationen, die ihm nicht geheuer sind.
Meist steckt ein **Magen-Darm-Infekt** hinter der **Übelkeit,** die bald zu **Erbrechen** (siehe Seite 77) und/oder **Durchfall** (siehe Seite 73) führt. Übelkeit kann aber auch ein Zeichen für andere Krankheiten sein, wie **Migräne** (siehe Seite 117, Kopfschmerzen), psychisches Unwohlsein oder **Vergiftungen** (siehe Seite 272, Erste Hilfe). Wird Kindern auf Reisen schlecht, spricht man von **Reiseübelkeit** oder **Reisekrankheit.** Der Grund dafür: Die Informationen, die von den Augen und dem Gleichgewichtsorgan im Innenohr ans Gehirn geschickt werden, widersprechen sich. Während das Gleichgewichtsorgan eine Bewegung und ein Schaukeln spürt, meldet das Auge einen Stillstand, weil sich das Auto (aus der Perspektive des Kindes) ja nicht bewegt. Bei den 8-Jährigen leiden noch 80 Prozent an Reiseübelkeit. In der Pubertät erledigt sich dieses Problem aber dann meist ganz von allein.

Symptome

- Flaues Gefühl im Magen
- Manchmal Bauchschmerzen

Hausmittel

Ingwertrunk

1 Stück frische Ingwerwurzel (etwa 5 cm lang) schälen, mit 1 l heißem Wasser übergießen und 10 Minuten zugedeckt ziehen lassen. Ingwer entfernen. Bei Bedarf etwas Honig zugeben.
Wie oft? Den Tag über schluckweise trinken.
Warum? Lindert Übelkeit und Erbrechen, wirkt keimhemmend und erwärmend.
Tipp: Zu scharf? Dann geben Sie Ihrem Kind Pfefferminztee, Kamillentee oder Ginger Ale (Kohlensäure vorher rausschütteln).

Superzitrone

Geben Sie Ihrem Kind ein 1 Stück unbehandelte Zitronenschale zum Darauf-Herumkauen (Zitrone vorher gründlich unter heißem Waser waschen). Oder nutzen Sie das Aroma der Zitrusfrucht für eine Duftkompresse: Dazu träufeln Sie 3 Tropfen ätherisches Zitronenöl auf eine Kompresse oder ein Taschentuch und lassen Ihr Kind ab und zu daran riechen.
Warum? Lindert Übelkeit und Erbrechen, sorgt für frischen Geschmack im Mund.

Pflanzliche Mittel & Tees

Kapseln

Welche? Zintona® (Ingwerwurzel).
Welches Alter? Ab 6 Jahren.
Wann? Bei Übelkeit bedingt durch Bewegung (Reisekrankheit).
Wie viel? Wie lange? 30 Minuten vor Reisebeginn 2 Kapseln unzerkaut mit Flüssigkeit einnehmen, dann 2 Kapseln alle 4 Stunden. Maximale Tagesdosis: 6 Kapseln.
Warum? Ingwer lindert Übelkeit.

Tropfen

Welche? Iberogast®.
Welches Alter? Ab 3 Jahren.
Wann? Bei Übelkeit, außerdem bei Völlegefühl und Reizdarm.
Wie oft? Wie viel? 1x täglich (bei Bedarf auch bis zu 3x täglich möglich); 3–5 Jahre: 10 Tropfen, 6–12 Jahre: 15 Tropfen, ab 13 Jahren: 20 Tropfen.
Warum? Wirkt beruhigend, krampflösend und reguliert die Säurebildung im Magen.

Pfefferminztee

1 TL frische oder getrocknete Pfefferminze mit 1 Tasse (200 ml) heißem Wasser übergießen, 10 Minuten zugedeckt ziehen lassen, abseihen.
Wie viel? Bis 3 Tassen am Tag schluckweise.
Warum? Schmerzlindernd, krampflösend und antiseptisch.
Tipp: Alternativ können Sie auch einen Tee aus Kamillenblüten zubereiten; er wirkt beruhigend und entzündungshemmend.

Akupressur

Perikard 6 (Pe 6)

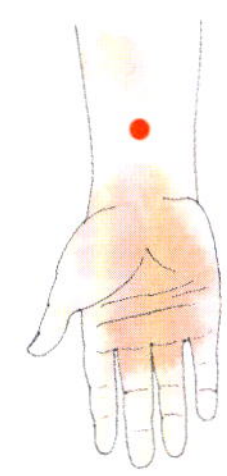

Wo? 3 Querfinger oberhalb der Handgelenksbeugefalte auf der Unterarminnenseite, zwischen zwei Sehnen.
Wie? Sanft drücken und kreisen.
Wie lange? Bei Kindern unter 6 Jahren 30 Sekunden, bei Kindern über 6 Jahre 1 Minute.
Warum? Hilft bei Schmerzen und Koliken in Brustkorb und Oberbauch, bei Übelkeit und Erbrechen.

Konzeptionsgefäß 12 (KG 12)

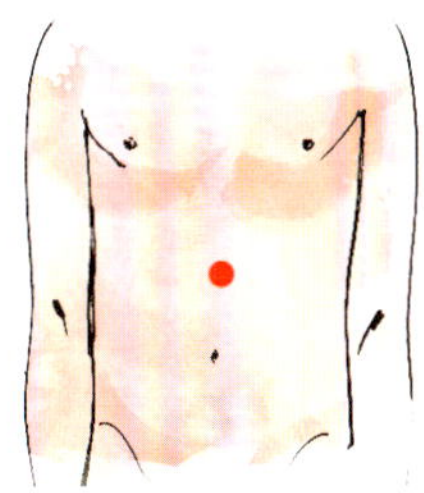

Wo? 4 Daumenbreiten oberhalb des Nabels auf der Mittellinie, circa in der Mitte zwischen Bauchnabel und unterem Rand des Brustbeins.
Wie? Sanft drücken und kreisen.
Wie lange? Bei Kindern unter 6 Jahren 30 Sekunden, bei Kindern über 6 Jahre 1 Minute.
Warum? Lindert Magenschmerzen, Übelkeit und Erbrechen.

Magen 36 (Ma 36)

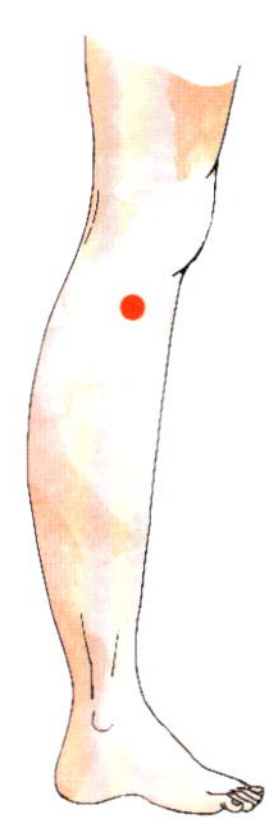

Wo? 4 Querfinger unterhalb des äußeren Rands der Kniescheibe (am besten am gebeugten Knie zu tasten), von hier 1 Daumenbreite nach außen.
Wie? Kräftig drücken und kreisen, dabei leicht vibrieren.
Wie lange? Bei Kindern unter 6 Jahren 30 Sekunden, bei Kindern über 6 Jahre 1 Minute.
Warum? Stärkt und reguliert die Verdauung, kräftigt den Körper.

Tipps gegen Reiseübelkeit

Autoreisen mit Kindern, denen schnell schlecht wird, sind anstrengend. Dagegen hilft:

- Lassen Sie Ihr Kind vorne auf dem Beifahrersitz mitfahren. Auf der Rückbank sollte es in der Mitte sitzen, sodass es die Straße beobachten kann.
- Lenken Sie Ihr Kind ab – mit Hörspielen oder indem Sie zum Beispiel gemeinsam Autos in der gleichen Farbe zählen oder Sätze aus den Buchstaben der Nummernschilder vorausfahrender Autos bilden.
- Geben Sie auf Reisen keine kohlesäurehaltigen Getränke, stattdessen stilles Wasser, Tee oder Ingwertrunk (siehe Seite 182).
- Lassen Sie Ihr Kind auf 1 Stück getrockneter Ingwerwurzel oder einem frischen Pfefferminzblatt herumkauen.
- Wenn Ihr Kind schon älter ist, geben Sie ihm etwa ½ Stunde vor der Fahrt das Fertigpräparat Zintona® (siehe Seite 182).

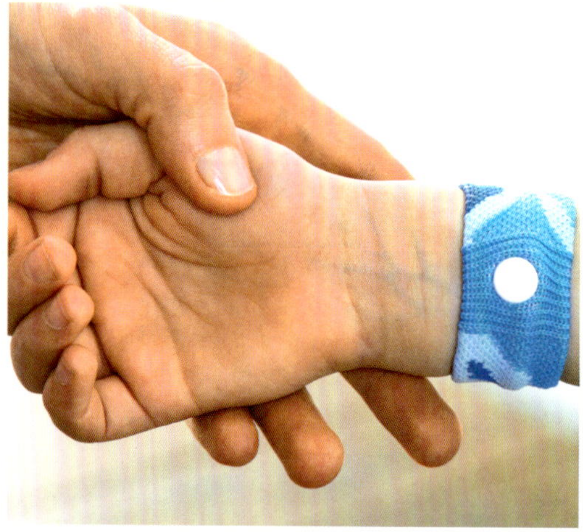

- Kaufen Sie in der Apotheke ein Sea-Band® und streifen Sie es Ihrem Kind 10–15 Minuten vor der Fahrt wie ein Schweißband an beiden Armen über. Kleine Noppen an der Bandinnenseite üben Druck auf den Akupunkturpunkt Pe 6 aus (siehe Seite 183).

Homöopathie

Cocculus C30

Wann? Reiseübelkeit und Schlafmangel.
Wie oft? Wie viel? 1 x 3 Globuli vor Antritt der Fahrt oder während der Fahrt, bei den ersten Anzeichen, dass es zu Übelkeit kommen könnte; nur ein einziges Mal geben.

Bei anderen Arten der Übelkeit bitte Rücksprache mit dem Homöopathen halten.

Wann zum Arzt?

+ Wenn die Übelkeit über mehrere Tage anhält.

Verbrennungen und Verbrühungen

Eine **Verbrennung** ist schnell geschehen, ein kurzer Griff des Kindes auf die noch heiße Herdplatte, ans Bügeleisen oder in eine Flamme genügt. Sind heiße Flüssigkeiten wie eine umgekippte Teetasse oder Wasserdampf der Grund für die verbrannte Haut, spricht man von **Verbrühungen.** Beide werden je nach Schweregrad in drei Stufen unterteilt (1., 2., 3. Grades). Nur Verbrennungen und Verbrühungen 1. Grades dürfen Sie selbst behandeln, in allen anderen Fällen müssen Sie zum Arzt gehen oder den Rettungsdienst rufen.
Hat sich Ihr Kind verbrannt, ist die Gefahr groß, dass es schnell Flüssigkeit verliert, denn die Haut schützt den Körper unter anderem vor Austrocknung. Geben Sie Ihrem Kind deshalb viel zu trinken. Zudem kann es leicht zu weiteren Infektionen kommen, da durch die verletzte Haut schnell Keime ins Innere des Körpers gelangen können.

Symptome

- Schmerzhaft gerötete Haut, eventuell Schwellung: Grad 1
- Sehr schmerzhaft, Blasenbildung, auch noch Stunden später möglich: Grad 2
- Zerstörte Haut und tieferliegende Gewebeschichten weiß-grau verfärbt, gefühllos: Grad 3

Hausmittel

ACHTUNG: Wenden Sie folgende Maßnahmen und Mittel nur bei kleinflächigen Verbrennungen und Verbrühungen 1. Grades an.

Kühle Umschläge

Kühlen Sie verbrannte Finger, Hände, Arme oder Beine so schnell wie möglich unter fließendem kühlem Wasser. Alternativ können Sie auch Tücher oder Waschlappen in kaltes Wasser tauchen, auswringen und diese auf die verbrannte Haut auflegen.
Wie lange? Solange Ihrem Kind die Kühlung angenehm ist, maximal 10 Minuten. Anschließend die verbrannte Stelle eventuell mit einem sterilen Tuch abdecken.
Warum? Kaltes Wasser lindert Schmerzen und Schwellungen und verhindert, dass das tiefer liegende Hautgewebe geschädigt wird. Dies gilt allerdings nur, wenn es sofort angewandt wird.

Johanniskrautauflage

Nach dem Kühlen: 1–2 TL Johanniskrautöl auf eine sterile Kompresse träufeln, auf die gerötete Haut legen und eventuell mit einer Binde oder einem Pflaster fixieren. Alternativ können Sie die betroffene Region auch leicht mit dem Öl massieren. Statt Johanniskrautöl eignet sich dazu auch Lavendelöl.
Wie oft? Wie lange? Bis zu 3x täglich, die Kompresse dabei jeweils etwa 30 Minuten liegen lassen.
Warum? Entzündungshemmend, antibakteriell, schmerzstillend, fördert die Wundheilung.

Calendula-Essenz

Geben Sie 10 Tropfen Calendula-Essenz in 200 ml warmes Wasser, tauchen Sie eine Mullkompresse hinein, wringen Sie diese aus und legen Sie sie dann auf die betroffene Stelle. Eventuell mit einer Mullbinde fixieren.
Wie oft? Mehrmals täglich.
Warum? Hemmt Entzündungen und fördert die Wundheilung.

Pflanzliche Mittel & Tees

Gel

Welches? Combudoron® Gel.
Welches Alter? Keine Beschränkung.
Wann? Verbrennungen/Verbrühungen 1. Grades.
Wie oft? Mehrmals täglich.
Warum? Kühlt und lindert den Schmerz. Auszüge aus Arnika und der Kleinen Brennnessel wirken zudem abschwellend und entzündungshemmend.

Aloe-vera-Gel

Welches Alter? Keine Beschränkung.
Wann? Verbrennungen/Verbrühungen 1. Grades.
Wie oft? Mehrmals täglich.
Warum? Wirkt befeuchtend, reizlindernd, kühlend und fördert die Wundheilung.
Tipp: Haben Sie eine Aloe-vera-Pflanze, können Sie ein Blatt abbrechen, anritzen und das austretende Gel auf die Haut streichen.

Erste Hilfe bei Verbrennungen

- Brennt ein Kleidungsstück Ihres Kindes: Das Kind sofort mit Wasser übergießen oder das Feuer mit einer Wolldecke oder durch Wälzen am Boden ersticken. Anliegende Kleidung dann, sofern sie nicht mit der Haut verklebt ist, von der verbrannten Hautstelle entfernen, da sich hier die Hitze staut.
- Kühlen Sie kleinflächige Verbrennungen maximal 10 Minuten unter lauwarmem fließendem Wasser. Achten Sie darauf, dass das Wasser nicht zu kalt ist und Sie die verbrannte Partie nicht zu lange kühlen, denn das kann die Haut weiter schädigen.
- Bei Verbrennungen besteht die Gefahr der Auskühlung: Halten Sie Ihr Kind daher warm und stellen Sie es nicht komplett unter die kalte Dusche oder in eine kalte Badewanne. Durch den starken Kältereiz könnte es einen Kälteschock bekommen.
- Bei Verbrennungen im Gesicht setzen Sie Ihr Kind aufrecht hin, um ihm die Atmung zu erleichtern und rufen dann sofort den Rettungsdienst.

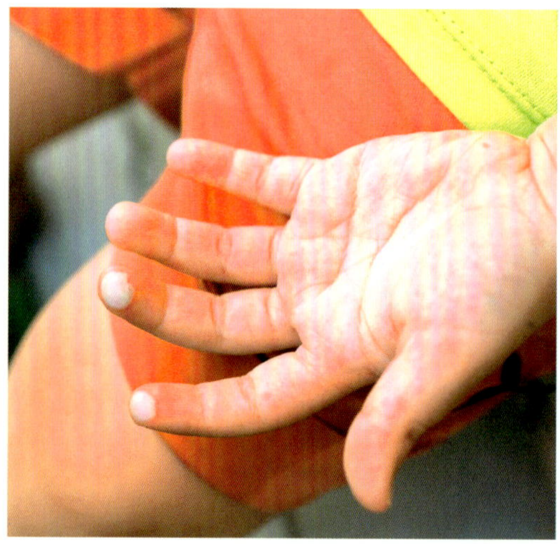

- Bei Verbrennungen 2. und 3. Grades eine sterile Kompresse oder spezielle Brandfolie auflegen und sofort den Rettungsdienst verständigen.
- **Bei allen Verbrennungen gilt:** Auf keinen Fall Salben, Puder oder sogenannte Hausmittel wie Mehl oder Butter auftragen! Und Brandblasen niemals öffnen!

So können Sie vorbeugen

- Stellen Sie Tassen oder Gefäße mit heißen Getränken immer in die Mitte des Tischs. Verwenden Sie (bei Kleinkindern) keine herabhängenden Tischdecken.
- Sichern Sie den Herd mit einem Herdschutzgitter. Drehen Sie außerdem Topf- und Pfannengriffe beim Kochen nach hinten.
- Lassen Sie Ihr Kind nicht unbeaufsichtigt in der Nähe von offenem Feuer wie zum Beispiel Kerzen oder Hitzequellen, das gilt auch für ein bereits ausgestecktes, aber noch warmes Bügeleisen.
- Bewahren Sie Feuerzeuge und Zündhölzer so auf, dass Ihr Kind nicht allein daran kann. Obwohl Kinder im Kindergarten- und Schulalter die Gefahren, die von Feuer ausgehen, in der Regel kennen, können sie dem Spiel damit oft nicht widerstehen.

Akupressur

Zur Behandlung von Verbrennungen und Verbrühungen können keine spezifischen Akupunkturpunkte empfohlen werden.

Homöopathie

Cantharis C30

Wann? Begleitend bei akuten Verbrennungen mit Blasenbildung sowie bei brennenden Schmerzen.
Wie viel? 1 x 3 Globuli, begleitend zur Notfallversorgung.

Silicea C12

Wann? Zum Abheilen der Brandwunden, als Schutz vor Entzündungen, unterstützt die Wundheilung.
Wie oft? Wie viel? Wie lange? 2 x täglich 3 Globuli, 2 Wochen lang.

Wann zum Arzt?

+ **SOFORT bedeutet hier den Rettungsdienst zu rufen, weil dieser weiß, welche Kliniken auf Verbrennungen spezialisiert sind und Ihrem Kind am besten helfen können.**
+ SOFORT bei großflächigen Verbrennungen 2. und allen Verbrennungen 3. Grades. Bei Kleinkindern ist schon eine Verbrennung von 8 Prozent der Körperoberfläche lebensbedrohlich (entspricht weniger als der Fläche eines Arms).
+ SOFORT bei Brandwunden im Gesicht oder Genitalbereich.
+ SOFORT, wenn sich Anzeichen eines Schocks zeigen: Das Kind wird unruhig oder schlapp, die Haut ist kalt, feucht, blass, Puls und Atmung sind flach und schnell.
+ Bei allen Verbrennungen 2. Grades.
+ Wenn die verbrühte oder verbrannte Haut größer ist als die Handfläche des Kindes.
+ Wenn Finger und/oder Gelenke betroffen sind.

Verstopfung

Kann ein Kind einen Tag oder zwei Tage nicht auf die Toilette gehen, ist das noch kein Grund zur Unruhe. Es gibt keine Regel, wie oft ein Kind Stuhlgang haben sollte. Manche müssen 3x am Tag, andere nur 3x pro Woche. Entscheidend ist vor allem, dass Ihr Kind dabei keine Beschwerden hat. Muss es seltener als 3x pro Woche „groß“, ist der Stuhl sehr hart und kann er nur mit großer Anstrengung oder unter Schmerzen abgesetzt werden, spricht man von **Verstopfung (Obstipation).** Wenn diese länger als 2 Monate andauert, sprechen Mediziner von „chronischer Verstopfung“. Ursachen dafür können Nahrungsmittelunverträglichkeiten (vor allem Kuhmilch), eine Schilddrüsenunterfunktion, seltene Darmerkrankungen oder die Nebenwirkung von Medikamenten (Eisenpräparate) sein. Meist sind aber „nur“ eine fehlerhafte Ernährung (zu viel Süßes und Weißmehl, zu wenig Ballaststoffe aus Obst, Gemüse und Vollkornprodukten) und zu wenig Flüssigkeit Schuld an der Verstopfung (siehe ab Seite 242, Ernährung). Hat das Kind wegen des harten Stuhls Schmerzen beim Toilettengang und hält es den Stuhl deshalb umso stärker zurück, hat dies einen noch härteren Kot zur Folge. Es kann dann passieren, dass der Stuhl, der sich hinter dem verstopfenden Pfropf angestaut hat, gärt und unkontrolliert am harten Kotballen vorbeirutscht: In der Unterhose zeigen sich häufig Stuhlschmieren.

Aber nicht nur Schmerzen können dazu führen, dass Kinder den Stuhldrang unterdrücken. Manche haben auch das Gefühl, zum Beispiel im Kindergarten etwas zu verpassen, und gehen deshalb nicht aufs Klo. Andere haben eine Abneigung gegen „fremde“ Toiletten in der Schule oder auf Reisen. Auch eine seelische Belastung kann die Ursache sein: Die Kinder halten etwas zurück.

Symptome

- Seltener, harter, trockener Stuhl
- Schmerzen beim Toilettengang
- Stuhlschmieren in der Unterhose
- Bauchschmerzen
- Appetitlosigkeit
- Manchmal Übelkeit, Erbrechen
- Gespannter, geblähter Bauch

Den Toilettengang trainieren

- Erklären Sie Ihrem Kind die Darmfunktion in einfachen Worten – welchen Weg die Nahrung durch den Körper nimmt und dass der alles, was er nicht verwerten kann, als Kot wieder ausscheidet.
- Erinnern Sie Ihr Kind nach den Hauptmahlzeiten daran, auf die Toilette zu gehen. Dies ist der beste Zeitpunkt, denn die Nahrungsaufnahme regt die Darmtätigkeit an. Es sollte dort ungefähr 5 Minuten sitzen bleiben, auch wenn es erfolglos ist.
- Wichtig ist, dass Ihr Kind bequem sitzt, den Oberkörper leicht nach vorn beugt und die Füße auf einen Hocker stellt. So wird der Darm gestreckt und das Pressen einfacher.

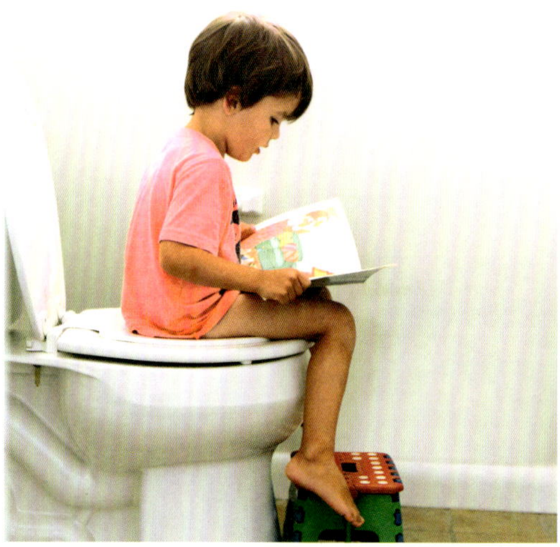

Gesunde Darmbakterien

Bei chronischer Verstopfung kann eine zusätzliche Gabe von Probiotika über 4–6 Wochen helfen (zum Beispiel E. coli Nissle 1917 oder Lactobacillus Casei Shirota).

Hausmittel

Morgentrunk

1 Glas Birnendicksaft 1:3 mit lauwarmem Wasser verdünnen und dem Kind zu trinken geben. Oder nur 1 Glas warmes Wasser.
Wann? Morgens vor dem Frühstück.
Warum? Regt die Verdauung an.

Haferkleie

Geben Sie täglich Kleie in Müsli, Joghurt, Kefir oder Buttermilch. Dazu soll Ihr Kind mindestens 1 Glas Wasser trinken (keine Milch!). Erst durch die Flüssigkeit quillt die Kleie auf und wirkt abführend. Anderenfalls stopft sie.
Wie oft? Wie viel? Wie lange? Kleinkinder täglich 5 g, Schulkinder täglich 15 g. Der Erfolg zeigt sich nicht sofort. Dazu ist eine regelmäßige Einnahme über mindestens 4 Wochen notwendig.
Warum? Quellstoffe in der Kleie wirken abführend, zudem entzündungshemmend, cholesterinsenkend.
Alternativ: Statt Kleie können Sie 2–3 x täglich zu den Mahlzeiten 1 TL Leinsamen geben. Auch hier das Trinken nicht vergessen!
Vorsicht: Nimmt Ihr Kind Medikamente ein, einen Abstand von mindestens 1 Stunde einhalten, weil sonst deren Aufnahme vermindert sein kann.

Trockenobst

Trockenobst (zum Beispiel 3 Pflaumen, Feigen oder Aprikosen) über Nacht in Wasser einweichen. Am nächsten Morgen geben Sie Ihrem Kind die Früchte zu essen und das Wasser zu trinken. Eine Alternative sind Zirkulin-Früchtewürfel aus Feige, Pflaumen, Milchzucker, Tamarindenkonzentrat und Apfelpektin.
Wie lange? Auch hier stellt sich der Erfolg nicht sofort ein. Dafür ist eine regelmäßige Einnahme über mindestens 4 Wochen nötig.
Warum? Trockenobst wirkt stuhlaufweichend und abführend.

Springen, spielen, toben

Bringt den Darm in Schwung, massiert die Bauchorgane und regt die Durchblutung an.

Bauchmassage

Den Bauch Ihres Kindes mit der flachen Hand sanft kreisend massieren. Dabei im Uhrzeigersinn dem Darmverlauf folgen: rechts unten beginnen, dann nach rechts oben, links oben, links unten und zum Schluss Richtung Darmausgang.
Wie oft? 3–5 x kreisen, bis 3 x täglich.
Warum? Regt die Darmbewegung an.

Pflanzliche Mittel & Tees

Granulat?

Welches? Mucofalk® Orange/Apfel.
Welches Alter? Ab 12 Jahren.
Wann? Bei chronischer Verstopfung.
Wie oft? Wie viel? 2–3 x täglich 1 gestrichenen Messlöffel in 150 ml Wasser auflösen.
Warum? Die Flohsamenschalen machen den Stuhl weich.

Akupressur

Bei kräftigem Kind, übel riechendem Stuhl und wenn sich Verstopfung mit Durchfall abwechselt:

3 Erwärmer 6 (3E 6)

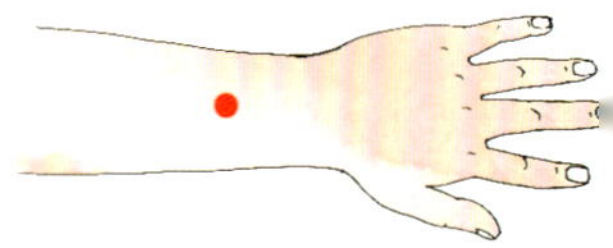

Wo? 4 Querfinger von der Handgelenksbeugefalte entfernt an der Unterarmaußenseite.
Wie? Sanft drücken und kreisen.
Wie lange? Bei Kindern unter 6 Jahren 30 Sekunden, bei Kindern über 6 Jahre 1 Minute.
Warum? Punkt für Verstopfung, reguliert die Verdauung.

Magen 25 (Ma 25)

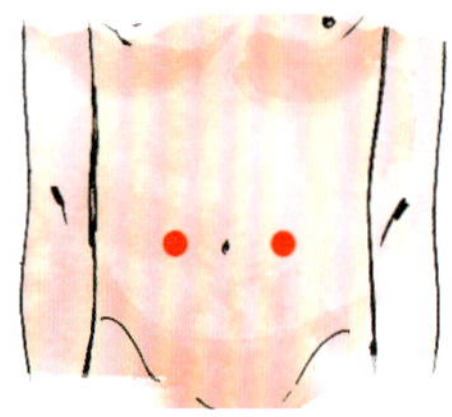

Wo? 2 Daumenbreiten neben dem Bauchnabel.
Wie? Beide Punkte sanft drücken und kreisen.
Wie lange? Bei Kindern unter 6 Jahren 30 Sekunden, bei Kindern über 6 Jahre 1 Minute.
Warum? Reguliert und harmonisiert die Verdauung, lindert Blähungen.

Wenn Ihr Kind eher schwach und zart ist und keinen Appetit hat, verwenden Sie folgende Punkte:

Magen 36 (Ma 36)

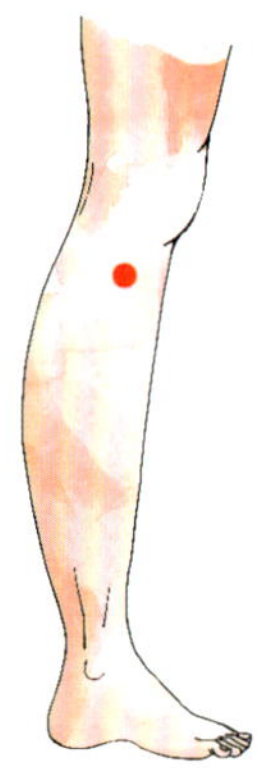

Wo? 4 Querfinger unterhalb des äußeren Randes der Kniescheibe (am besten am gebeugten Knie zu tasten), von hier 1 Daumenbreite nach außen.
Wie? Kräftig drücken, kreisen, dabei leicht vibrieren.
Wie lange? Bei Kindern unter 6 Jahren 30 Sekunden, bei Kindern über 6 Jahre 1 Minute.
Warum? Stärkt und reguliert die Verdauung, kräftigt den Körper.

Milz 6 (Mi 6)

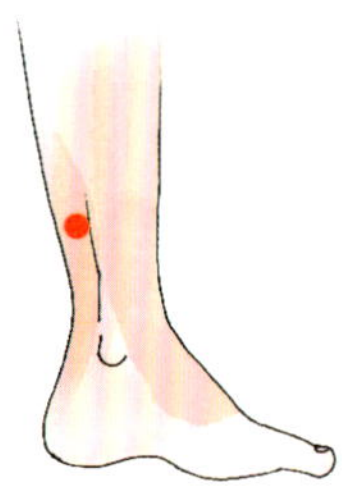

Wo? 4 Querfinger über der höchsten Erhebung des Innenknöchels, an der hinteren Schienbeinkante.
Wie? Kräftig drücken und kreisen.
Wie lange? Bei Kindern unter 6 Jahren 30 Sekunden, bei Kindern über 6 Jahre 1 Minute.
Warum? Hilft bei Völlegefühl, gegen Appetitlosigkeit und bei Spannungsgefühl im Bauch.

So können Sie vorbeugen

- Achten Sie auf abwechslungsreiche ballaststoffreiche Kost mit hohem Anteil an pflanzlichen Lebensmitteln – also viel Obst und Gemüse (und damit Ballaststoffe). Reduzieren Sie Süßigkeiten und Milch.
- Für alle Lebensmittel gilt: Gut gekaut ist halb verdaut.
- Reichlich und regelmäßig trinken, vor allem Tee und stilles Wasser.
- Regelmäßige Bewegung, dadurch wird auch die Bewegung des Darms angeregt.

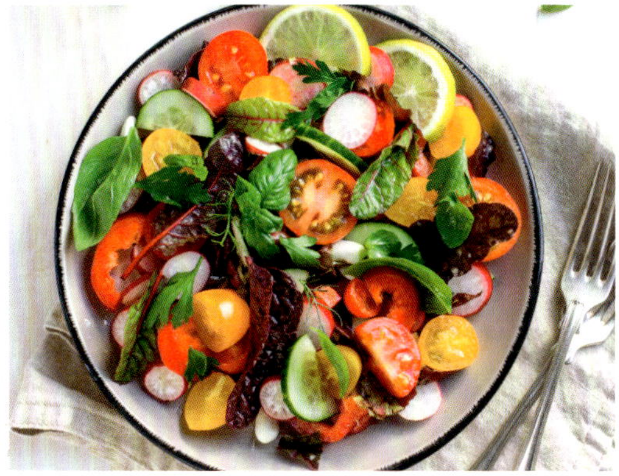

Homöopathie

Folgende Mittel können im Akufall angewendet werden. Bei chronischen Beschwerden ist eine unterstützende konstitutionelle Therapie zu empfehlen.

Nux vomica C12

Wann? Stuhldrang, aber Toilettengang hat keinen Erfolg, das Kind ist reizbar und zornig.
Wie oft? Wie viel? Wie lange? 2x täglich 3 Globuli, 3–5 Tage lang.

Silicea C12

Wann? Stuhl wird aus Angst vor Schmerzen zurückgehalten, Kind oft blass und mager.
Wie oft? Wie viel? Wie lange? 2x täglich 3 Globuli, 3–5 Tage lang.

Lycopodium C12

Wann? Bei Kindern, die zu viel Süßes mögen, oft vergeblicher Stuhldrang, Druck am Bauch oder ein Gürtel wird nicht ertragen.
Wie oft? Wie viel? Wie lange? 2x täglich 3 Globuli, 3–5 Tage lang.

Wann zum Arzt?

- Bei starken Bauchschmerzen, eventuell benötigt das Kind einen Einlauf zur Darmentleerung; danach sind meist auch die Schmerzen verschwunden.
- Bei blutigem Stuhl.
- Wenn Ihr Kind auch mit der Anwendung von naturheilkundlichen Mitteln immer wieder Verstopfungen hat, zur weiteren Abklärung der Beschwerden.

Wachsstumsschmerzen

„Du bist aber gewachsen!“ Wer hat diesen Satz noch nicht gehört oder sogar selbst schon gesagt? Ja, was soll ein Kind denn sonst tun? Etwa 4 Zentimeter wächst ein Grundschüler im Jahr, es gibt aber auch Phasen, da schießen die Kinder geradezu in die Höhe: In der Pubertät sind 13 Zentimeter im Jahr bei Jungs bzw. 7 Zentimeter für Mädchen keine Seltenheit. Viele Kinder merken das und reagieren mit Schmerzen in den Beinen, vor allem abends und nachts. Die Wachstumsschmerzen treten meist zwischen dem 5. und 10. Lebensjahr auf, aber auch jüngere Kinder und Jugendliche bis 16 Jahre können sie spüren. Die genaue Ursache ist unklar: Vermutlich gehen die Schmerzen von den gedehnten Sehnen und Bändern aus, die mit dem Wachstum der Knochen nicht so schnell mithalten können. Durch das Ausschütten von Wachstumshormonen (vor allem nachts) kommt es zu Wachstumsschüben von bis zu 0,2 mm pro Stunde. Möglich ist aber auch, dass die Schmerzen durch Überanstrengung entstehen oder durch eine Dehnung der schmerzleitenden Fasern in der Knochenhaut. Die gute Nachricht: Nach kurzer Zeit hört der Schmerz wieder von ganz allein auf.

Symptome

- Schmerzen in Waden und Schienbein; seltener in Knie und Oberschenkel, der Ort ist nicht exakt zu lokalisieren
- Schmerz wandert, wechselt häufig die Seiten
- Schmerzen dumpf, diffus
- Schmerzen abends und nachts, am nächsten Morgen verschwunden
- Häufig vermehrt nach intensiver körperlicher Betätigung oder nach Sport, aber nicht während der Belastung

Hausmittel

Beinmassage

Beine sanft von unten nach oben massieren, am besten mit wärmenden Ölen wie Aconit Schmerzöl (Wala) oder Arnika-Massageöl. Danach eine Kuschelrunde einlegen und die Beine warm halten. Manchen Kindern tut es auch gut, wenn sie selbst aktiv werden und im Bett mit den Beinen in der Luft Fahrrad fahren.
Wie oft? Bei Bedarf.
Warum? Muskelentspannend, durchblutungssteigernd; Zuwendung lindert die Beschwerden häufig zusätzlich.

Johanniskrautöl

1–2 TL Johanniskrautöl in den Händen erwärmen und die betroffenen Stellen damit einreiben. Ein Kirschkernkissen oder eine Wärmflasche verstärkt den erwärmenden Effekt.
Wie oft? 2–3 x täglich.
Warum? Erwärmend, schmerzlindernd, entspannend.

Kühle Auflage

Wenn Ihr Kind lieber Kälte mag, um Beschwerden zu lindern: ein kleines Handtuch in kühles Wasser tauchen und einige Spritzer Zitronensaft oder Calendula-Essenz hinzufügen, das Tuch auswringen und auf die schmerzende Stelle legen.
Wie oft? Wie lange? Bei Bedarf, solange es Ihrem Kind angenehm ist.
Warum? Schmerzlindernd.

Gurkenwasser

Wenn Ihr Kind Muskelkrämpfe hat, müssen Sie nicht zu Magnesium greifen, sondern lieber in den Kühlschrank – sofern sich dort ein Glas Essiggurken befindet. Geben Sie Ihrem Kind von dem Sud zu trinken, in den die Gurken eingelegt sind.
Wie viel? Ein ordentlicher Schluck.
Warum? Lindert die Muskelschmerzen; wirkt auch prophylaktisch.

Schmerzen im Knie

Bei sportlichen Kindern und Jugendlichen schmerzen die Knie oft beim Treppensteigen oder wenn sie in die Knie gehen. Treten diese Schmerzen häufiger auf, sollten Sie vom Kinderarzt oder Orthopäden abklären lassen, was dahintersteckt. Oft ist es eine Veränderung und Rückbildung des Knorpels hinter der Kniescheibe (Chondropathia patellae) oder eine Verknöcherungsstörung des Schienbeinkopfes (Morbus Osgood-Schlatter). Der Grund ist meist ein Ungleichgewicht der Beinmuskulatur oder dass Kinder in der Wachstumsphase ihr Knie zu stark beanspruchen. Heranwachsende müssen dann für einige Wochen auf ihren Sport verzichten, oft eine Bandage tragen, ein gezieltes physiotherapeutisches Übungsprogramm durchführen und vorübergehend Rad fahren und schwimmen statt Fußball und Basketball spielen. Im Kapitel Gelenkschmerzen (siehe Seite 88) erfahren Sie, was unterstützend bei akuten Beschwerden hilft.

Pflanzliche Mittel & Tees

Hier kann kein Phytotherapeutikum empfohlen werden.

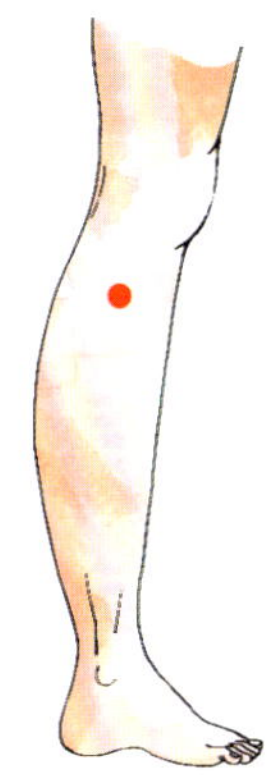

Akupressur

Gallenblase 34 (Gb 34)

Wo? An der Außenseite des Knies ertasten Sie ein Knochenköpfchen: das Wadenbein. Etwas davor und darunter liegt der Punkt in einer kleinen Vertiefung.
Wie? Kräftig drücken und kreisen.
Wie lange? Unter 6 Jahren 30 Sekunden, über 6 Jahre 1 Minute.
Warum? Lindert Muskelschmerzen, entspannt Sehnen und Bänder.

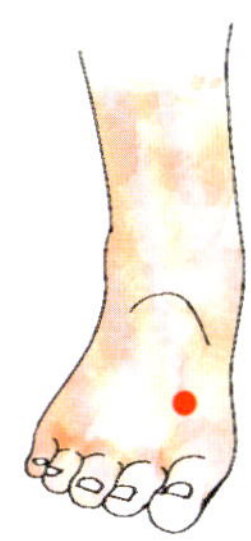

Leber 3 (Le 3)

Wo? 2 Daumenbreiten entfernt von der Schwimmhautfalte in einer Vertiefung zwischen dem 1. und 2. Zeh.
Wie? Kräftig drücken und kreisen.
Wie lange? Unter 6 Jahren 30 Sekunden, über 6 Jahre 1 Minute.
Warum? Schmerzlindernd, vor allem bei innerer Anspannung.

Schmerzmittel sind auch mal erlaubt

Wenn die Schmerzen plötzlich auftreten und so stark sind, dass Ihr Kind sie nicht mehr aushält, können Sie ausnahmsweise auch mal ein Schmerzmittel geben, zum Beispiel Ibuprofen oder Paracetamol. Achten Sie aber auf die altersgerechte Dosierung.

So können Sie vorbeugen

Um Schmerzen in der Nacht vorzubeugen, empfiehlt es sich, die Beinmuskulatur vor dem Zubettgehen zu dehnen:

- Zuerst legt sich Ihr Kind auf den Bauch und drückt die Fersen nacheinander Richtung Po.
- Anschließend streckt es die Unterschenkel senkrecht nach oben, die Fußsohlen zeigen Richtung Decke.
- Drücken Sie nun nacheinander mit der flachen Hand auf die beiden Fußsohlen und überstrecken Sie diese leicht nach unten.
- Dann dreht sich Ihr Kind auf den Rücken und streckt die Beine nach vorn aus.
- Drücken Sie nun seine Füße sanft in Richtung des Körpers.
- Zum Schluss die gestreckten Beine abwechselnd Richtung Brust drücken. Halten Sie jede Übung 10–20 Sekunden.

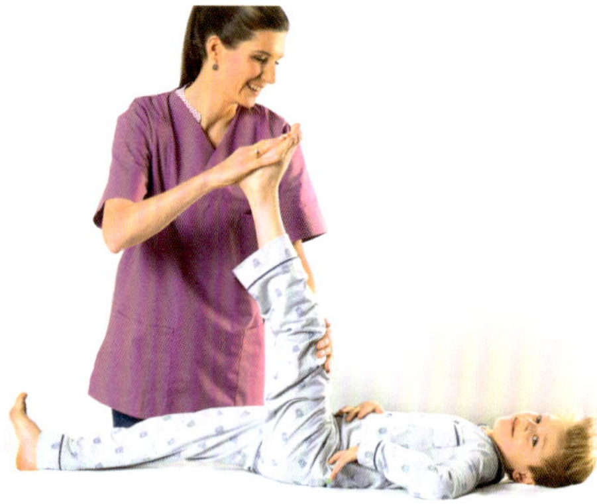

Homöopathie

Calcium phosphoricum C12

Wann? Wachstumsschmerzen zusammen mit Magen- und Bauchweh, Gefühl von Langeweile.

Wie oft? Wie viel? 2x täglich 3 Globuli, an den Tagen mit Beschwerden.

Wann zum Arzt?

- SOFORT bei heftigen Schmerzen oder Belastungsunfähigkeit des Beins.
- SOFORT, wenn eine lokale Schwellung, Überwärmung oder Fieber dazukommt.
- SOFORT, wenn die Schmerzen ganz plötzlich auftreten (zum Beispiel nach dem Toben auf dem Spielplatz).
- Wenn die Schmerzen auch morgens auftreten und/oder immer an derselben Stelle sind.
- Wenn der Ort der Schmerzen ganz genau lokalisiert werden kann.
- Wenn Ihr Kind länger als 1–2 Tage hinkt.
- Wenn die Schmerzen zunehmen oder länger als 1 Woche anhalten.

Warzen

Warzen finden viele Kinder gruselig, weil sie sie mit Hexen in Verbindung bringen. Dabei sind **Warzen (Verrucae)** auch nur eine Viruserkrankung, die man sich beim Hautkontakt oder beim Anfassen gemeinsam benutzter Gegenstände einfängt. Wie Pilze holt man sie sich oft in Schwimmbädern, in dem feuchten Milieu dort fühlen sich die Viren besonders wohl. Warzen verschwinden meist nach einiger Zeit von allein wieder. Allerdings kann dies bis zu 2 Jahre dauern. Behandeln braucht man sie nur, wenn sie stören. Schmerzhafte **Dornwarzen** oder **Feigwarzen** im Intimbereich dagegen müssen behandelt werden. Da Warzen sehr hartnäckig sind müssen Sie alle Therapien regelmäßig über längere Zeit anwenden. Und weil sie ansteckend sind, sollten Sie darauf achten, dass Ihr Kind nicht an ihnen kratzt, denn so steckt es sich wieder selbst an. Um Warzen vorzubeugen, können Sie das Immunsystem Ihres Kindes stärken (siehe Seite 234, Die Immunabwehr stärken).

Symptome

- Punktförmige oder längliche Wucherungen der obersten Hautschicht
- Einzeln oder in Gruppen auftretend
- Meist schmerzlos
- **Flachwarzen:** flach, hautfarben, vor allem auf Gesicht und Händen, teils in Gruppen
- **Gewöhnliche Warzen:** leicht erhaben, graugelb, zerklüftet, vor allem an Händen/Füßen
- **Dellwarzen:** hautfarben bis gelblich, perlartig, einzeln oder in Gruppen, kleine Delle in der Mitte, in Gesicht, an Oberkörper, Hals und Oberarmen (hoch infektiös!)
- **Dornwarzen:** schwarze Pünktchen auf der Fußsohle, wachsen nach innen, beim Gehen oft schmerzhaft
- **Feigwarzen:** rosafarben, weich, erhaben, in Gruppen auftretend, an Schleimhäuten, im Mund-Lippen-Bereich, Anal-, Genitalbereich

Hausmittel

Warzensaft

Den Saft von ½ Zitrone auspressen und die betroffenen Partien damit betupfen. Auch Knoblauch ist ein guter Warzenhemmer: statt Zitronensaft einfach mit einer halbierten Knoblauchzehe darüberreiben.
Wie oft? Mehrmals täglich.
Warum? Leicht viren-/entzündungshemmend.

Apfelessigtinktur

So viel Kochsalz wie möglich in 1 TL Apfelessig auflösen, 3 Tropfen Lavendelöl dazugeben. Mit einem Wattestäbchen auf die Warzen tupfen.
Wie oft? 2 x täglich.
Warum? Leicht viren-/entzündungshemmend.

Spucke

Wattebausch oder Taschentuch mit Speichel tränken und dann die Warze damit betupfen.
Wie oft? Mehrmals täglich.
Warum? Speichel wirkt leicht viren- und entzündungshemmend, fördert die Wundheilung.

Warzenmilch

Milch aus dem Stängel des Löwenzahns oder Schöllkrautsaft (aus der Apotheke) auftropfen.
Wie oft? Mehrmals täglich.
Warum? Unterstützt das Abheilen, leicht virenhemmend.
Achtung: Schöllkraut ist giftig. Nicht in die Augen oder an die Schleimhäute bringen!

Hilfe aus der Apotheke

Gegen Warzen helfen auch Vereisungsstifte aus der Apotheke. Mit diesen Stiften betupft man die Warzen. Sie können sie bei Kindern ab 4 Jahren anwenden. Für Dornwarzen gibt es salicylsäurehaltige Tinkturen oder Pflaster: Dornwarze mit Duofilm® einpinseln, dann Guttaplast®-Pflaster aufkleben und 2 Tage einwirken lassen. Nach dem Entfernen des Pflasters die weiß gefärbte obere Hornschicht mit einem Bimsstein abreiben, die Prozedur eventuell öfters wiederholen.

Pflanzliche Mittel & Tees

Tinktur

Welche? Thuja-Urtinktur
Welches Alter? Ab 2 Jahren.
Wie oft? Die Warze 2–3x täglich betupfen.
Warum? Das giftige Thujon wirkt sich hemmend auf das Zellwachstum aus.

Akupressur

Gegen Warzen können keine spezifischen Punkte empfohlen werden. Bei wiederkehrenden Warzen kann Akupunktur zur Stimulation des Immunsystems eingesetzt werden.

Homöopathie

Thuja occidentalis C6

Wann? Bewährtes Mittel, vor allem für Dornwarzen.
Wie oft? Wie viel? Wie lange? 3x täglich 3 Globuli, 2–4 Wochen lang unter ärztlicher Beobachtung.

Wann zum Arzt?

- Bei Dellwarzen, die sich ausbreiten.
- Wenn Warzen stören oder wehtun.
- Wenn sich die Warzen trotz Selbstbehandlung nicht bessern.
- Bei Auftreten von Warzen an Schleimhäuten oder im Anal- und Genitalbereich.

Wunden

Beim Klettern das Knie aufgeschürft, beim Toben mit der Katze eine Kratzwunde zugezogen, beim Barfußlaufen eine Schnittwunde, beim Hinfallen eine Platzwunde am Kinn: Meist sind es zum Glück nur kleine Blessuren, die sich Kinder im Alltag holen. Kleine **Schnitt-** und **Schürfwunden** können Sie in der Regel selbst versorgen, bei **Platz-, Kratz-** oder **Bisswunden** sollten Sie zum Arzt gehen. Eine Wunde im Gesicht sollte besonders rasch versorgt werden, dann heilt sie umso besser.

Erste Maßnahmen bei Wunden: Stillen Sie Blutungen und spülen Sie kleine Schürfwunden unter fließendem Wasser, sodass Steinchen oder Dreck rausgespült werden. Dann die Wunde desinfizieren. Am besten mit Octenisept® Lösung, die brennt nicht. Achten Sie darauf, dass Ihr Kind die Wunde nicht anleckt. Speichel enthält zu viele Keime. Kleinere Schürfwunden heilen am besten an der Luft. Auf kleine Verletzungen, die nur wenig bluten, kleben Sie ein Pflaster. Damit es nicht zu einer Infektion kommt, sollten Sie es täglich wechseln. Salben und Cremes, die Narbenbildung entgegenwirken oder den Heilungsprozess beschleunigen, sollten Sie erst verwenden, wenn die Hautverletzung ganz geschlossen ist. Größere Wunden, Platz- oder Schnittwunden decken Sie mit einer sterilen Kompresse ab und gehen zum Arzt.

Symptome

- Hautverletzung, mehr oder weniger stark blutend
- **Entzündung:** Rötung, Schwellung, Schmerz, Eiter, Fieber möglich
- **Blutvergiftung:** roter Streifen von der Wunde ausgehend, Richtung Rumpf ziehend

Hausmittel

Wiesenpflaster

Wenn Sie gerade unterwegs sind und Ihr Kind trägt eine kleine Schürfwunde davon: Pflücken Sie ein frisches Spitzwegerichblatt, quetschen Sie es, bis Saft austritt, und legen Sie das zerdrückte Blatt dann auf die Wunde.

Wie lange? So lange, bis der erste Schreck überstanden ist.

Warum? Der Saft fördert die Blutgerinnung und wirkt wundheilend.

Calendula-Essenz

Geben Sie 10 Tropfen Calendula-Essenz in 200 ml warmes Wasser und tauchen Sie eine Mullkompresse ein. Wringen Sie diese aus und legen Sie die Kompresse auf die betroffene Stelle, eventuell mit einer Mullbinde fixieren. Vor allem für solche Wunden geeignet, die schlecht heilen.

Wie oft? Wie lange? Bis zu 3x täglich, etwa 10 Minuten, bis die Kompresse trocken ist.

Warum? Antibakteriell, entzündungshemmend und wundheilend.

Johanniskrautauflage

1–2 TL Johanniskrautöl auf eine sterile Kompresse träufeln, auf die Wunde legen und eventuell mit einer Binde oder einem Pflaster fixieren. Alternativ die Wundränder direkt mit Johanniskrautöl einreiben. Auch diese Maßnahme ist vor allem für solche Wunden geeignet, die schlecht heilen.

Wie oft? Wie lange? 2–3x täglich, jeweils mindestens 15–20 Minuten einwirken lassen, gern auch über Nacht.

Warum? Johnniskraut wirkt antibakteriell, zudem hemmt es Entzündungen und fördert die Wundheilung.

Kamillenauflage

2 EL getrocknete Kamillenblüten mit 1 Tasse (200 ml) heißem Wasser übergießen, 10 Minuten zugedeckt ziehen lassen, dann abseihen. 5–10 ml Kamillentinktur zugeben, Kamillentee allein ist nicht wirksam genug. Eine Kompresse mit dem Gemisch tränken, leicht auswringen und auf die Wunde legen.
Wie oft? Wie lange? Bis zu 3x täglich, jeweils 10–20 Minuten, eventuell noch mal erneuern.
Warum? Antibakteriell, unterstützt die Wundheilung und das Trocknen nässender Wunden.

Pflanzliche Mittel & Tees

Salbe

Welche? Hametum® Wund- und Heilsalbe.
Welches Alter? Keine Beschränkung.
Wie oft? Mehrmals täglich dünn auf die betroffene Hautverletzung auftragen.
Warum? Die Blätter und Zweige der Hamamelis hemmen Juckreiz, wirken antientzündlich und fördern die Wundheilung.

Akupressur

Dickdarm 4 (Di 4)

Wo? Legen Sie den Daumen des Kindes an den Zeigefinger an. Di 4 befindet sich auf dem Hautwulst zwischen Daumen und Zeigefinger. Zur Behandlung den Daumen wieder leicht abspreizen und Richtung Handfläche, vom Daumen weg, drücken.
Wie? Kräftig drücken und kreisen.
Wie lange? Unter 6 Jahren 30 Sekunden, über 6 Jahre 1 Minute.
Warum? Schmerzlindernd.

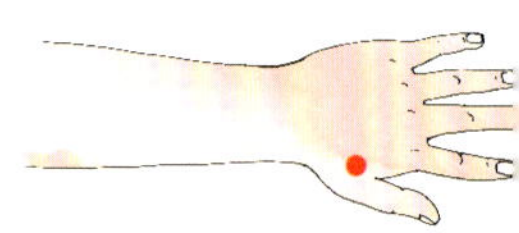

Lenkergefäß 26 (LG 26)

Wo? Im Grübchen zwischen Nase und Oberlippe, etwas über der Mitte.
Wie? Sanft drücken und vibrieren, bei starkem Schock mit dem Fingernagel kräftig drücken.
Wie lange? Unter 6 Jahren 30 Sekunden, über 6 Jahre 1 Minute.
Warum? Notfallpunkt bei starker Aufregung oder Panik wegen der Verletzung oder des Blutes.

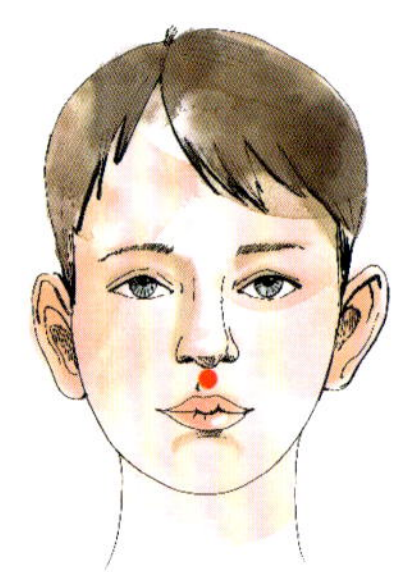

Notfall-Tropfen gegen den ersten Schreck

Manche Kinder werden panisch oder starr vor Schreck, wenn sie sich verletzen. Da reichen schon kleine Schnitte oder Schürfwunden. Für solche Fälle sollten Sie Bachblüten-Rescue-Tropfen zu Hause haben. Diese helfen Ihrem Kind, sich schnell zu beruhigen. Träufeln Sie einfach 1–2 Tropfen auf die Lippen oder direkt in den Mund.

Erste Hilfe bei stark blutenden Wunden

- Stark blutende Wunden nicht berühren, nicht auswaschen und nicht desinfizieren. Eine sterile Kompresse (notfalls ein sauberes Taschentuch) aufdrücken, die verletzte Partie hochhalten, dann einen Druckverband anlegen und ab zum Arzt.
- Für den Druckverband eine sterile Kompresse auf die Wunde legen, mit einer Binde 2–3x locker umwickeln, ein elastisches Druckpolster auflegen (etwa ein Verbandspäckchen oder ein Päckchen Taschentücher). Mit der Mullbinde fest umwickeln, damit es Druck auf die Wunde ausübt.
- Können Sie keinen Druckverband anlegen, weil Sie keine Binde zur Hand haben, pressen Sie das Druckpolster fest auf die Wunde, bis der Notarzt kommt.
- Fremdkörper auf keinen Fall entfernen, sondern Wunde rundherum etwa mit Verbandpäckchen oder Kompressen abpolstern und zum Arzt gehen. Ausnahme: oberflächliche Verletzungen mit Kies oder Schmutz, den Sie vorsichtig mit einer spitzen, desinfizierten Pinzette entfernen.

Homöopathie

Arnica C30

Wann? Erste Wahl bei allen Verletzungen (vor allem durch Stoß), bei Wunden mit Bluterguss.
Wie viel? 1x 3 Globuli sofort, nachdem sich das Kind verletzt hat.

Hypericum C30

Wann? Verletzungen nervenreichen Gewebes wie Fingerspitzen (typisch: Finger eingeklemmt).
Wie viel? 1x 3 Globuli sofort, nachdem sich das Kind verletzt hat.

Ledum C30

Wann? Schnitt- und Bissverletzungen, Stichwunden (etwa durch Nägel oder Nadeln).
Wie viel? 1x 3 Globuli sofort, nachdem sich das Kind verletzt hat.

Silicea C12

Wann? Bei Splitter in der Wunde, unterstützt die Wundheilung.
Wie oft? Wie viel? Wie lange? 2x täglich 3 Globuli, 2 Wochen lang.

Wann zum Arzt?

- SOFORT, wenn sich von der Wunde ausgehend ein roter Streifen bildet. Dies ist ein Zeichen für eine Blutvergiftung.
- Bei allen offenen Verletzungen: Der Arzt muss klären, ob der Tetanusschutz noch ausreichend ist (also ob die letzte Impfung nicht länger als 5 Jahre zurückliegt); bei Hundebissen muss geklärt werden, ob eine Impfung gegen Tollwut nötig ist.
- Bei stark blutenden Wunden, großen Platzwunden und klaffenden Wunden.
- Bei Platzwunden im Gesicht.
- Bei Biss- und Kratzwunden.
- Bei größeren Fremdkörpern in der Wunde oder wenn sich kleinere Splitter nicht vollständig entfernen lassen.
- Wenn eine Wunde nicht zuheilt, sondern sich entzündet: Wenn eine Rötung oder Schwellung am Rand auftritt, die Wunde pocht und vielleicht sogar eitert.

Wurmerkrankungen

Wurminfektionen kommen in den besten Familien vor und haben meist nichts mit mangelnder Hygiene zu tun. Würmer (Maden- und Spulwürmer) werden entweder durch schlecht gewaschenes Obst und Gemüse übertragen oder durch Schmierinfektion, zum Beispiel wenn Kinder Spielzeug, Türgriffe oder Wasserhähne anfassen, an denen die Wurmeier haften. Oder wenn sie im Sandkasten buddeln und dort verwurmten Hunde- oder Katzenkot erwischen. Die Wurmeier bleiben unter den Fingernägeln kleben, die Kinder stecken die Finger in den Mund und schon ist der Wurm im Körper. Auch wenn eine Katze oder ein Hund das Kind ableckt, kann es sich mit Würmern infizieren.
Am häufigsten, auch in Kindertagesstätten, sind **Madenwürmer:** Der Wurm entwickelt sich im Darm, nachts kriechen Weibchen zum After und legen dort ihre Eier ab. Weil es juckt, kratzen sich die Kinder, die Eier bleiben dabei unter den Fingernägeln hängen und gelangen leicht wieder über den Mund in den Darm.

Spul- und **Bandwürmer** kommen seltener vor: Mit Bandwürmern infiziert man sich meist durch rohes oder halbrohes Schweine- und Rindfleisch, das mit Larven verseucht ist.
Wichtig: Bei Wurmerkrankungen kann Naturheilkunde nur unterstützend und begleitend angewendet werden. Ohne schulmedizinische Medikamente gibt es meist keine Heilung.

Symptome

Madenwürmer

- Juckreiz am After, vor allem nachts
- Bei Mädchen: manchmal Scheide gerötet, geschwollen
- Unruhe, Bauchschmerzen, oft Augenringe
- Etwa 1 cm lange weiße Würmer im Stuhl – nicht immer deutlich zu erkennen.

Spul- und Bandwürmer

- Bauchschmerzen, Übelkeit, Blähungen, selten mit Fieber und Husten
- Appetitlosigkeit oder Heißhunger

Wurmalarm!

Es ist schwer, genau nachzuweisen, wo sich ein Kind Würmer eingefangen hat. Da aber Wurmeier überall kleben, ist die Waschmaschine jetzt im Dauereinsatz: Wechseln Sie täglich Handtücher, Bett- und Unterwäsche des erkrankten Kindes und waschen Sie diese auf 95 °C. Auch Spielzeug muss gründlich gereinigt werden – das eigene wie auch das in der Kindertagesstätte oder im Hort. Wenn es geht, stecken Sie Puppenkleider und Kuscheltiere in die Waschmaschine, Bauklötzchen und Plastikspielzeug waschen Sie sehr heiß ab. Türgriffe mit Seife oder Spülmittel reinigen.

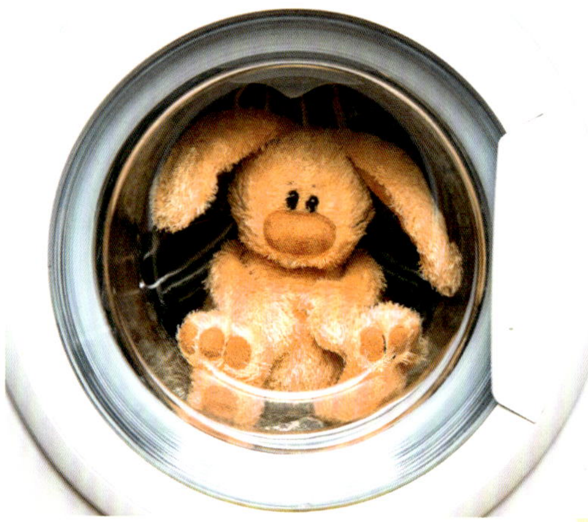

So können Sie vorbeugen

- Bei Haustieren regelmäßig eine Wurmkur durchführen.
- Nach dem Spielen draußen oder mit einem Tier immer gründlich Hände waschen.
- Gemüse und Salat gut waschen, vor allem Waldbeeren und Waldpilze.
- Fleisch gut durchbraten.
- Fingernägel kurz halten.
- Eigenes Handtuch für jedes Familienmitglied.

Hausmittel

Wichtig: Jede Kur mit Hausmitteln müssen Sie nach 2 Wochen wiederholen, da die Mittel nur die Würmer abtöten, nicht aber die Eier.

Papayasamen

Mischen Sie 4 g gemahlene Papayasamen in 2 EL Honig und geben Sie das Ihrem Kind zu essen, vielleicht in Müsli oder Joghurt gerührt. Alternativ können Sie auch ein Papayasamenpräparat aus der Apotheke anwenden.
Wie oft? Wie lange? 1 x täglich, 7 Tage.
Warum? Das enthaltene Enzym Papain tötet Darmparasiten ab.

Knoblauchkur

1–2 Knoblauchzehen zerdrücken, in etwas Milch oder Joghurt geben, eventuell mit etwas Honig süßen.
Wie oft? Wie lange? Täglich schluckweise trinken (am besten morgens nüchtern), etwa 2 Wochen lang.
Warum? Die ätherischen Öle des Knoblauchs verändern die Darmflora und unterstützen das Ausscheiden der Würmer.
Tipp: Alternativ können Sie statt Knoblauch Bärlauch verwenden.

Karottenkur

Rohe Karotten essen und Karottensaft trinken.
Wie viel? Wie lange? Mindestens 2–3 rohe Karotten pro Tag, etwa 2 Wochen lang.
Warum? Die ätherischen Öle wirken wurmtreibend. Sie lähmen die Darmbewohner, die dann einfacher ausgeschieden werden können.

Kürbiskerne

Geben Sie Ihrem Kind Kürbiskerne pur, geröstet oder im Müsli.
Wie viel? Täglich 1 Handvoll (am besten morgens nüchtern), etwa 2 Wochen lang.
Warum? Vertreibt Parasiten.

Sauerkrautkur

Rohes Sauerkraut oder andere fermentierte Lebensmittel essen oder Sauerkrautsaft, verdünnten Apfelsaft oder Kombucha trinken.
Wie viel? Täglich 1 Portion.
Warum? Regt die Verdauung an und unterstützt die gesunde Darmflora.

Pflanzliche Mittel & Tees

Salbe

Welche? Hametum® Wund- und Heilsalbe.
Welches Alter? Keine Beschränkung.
Wann? Bei Madenwürmern.
Wie oft? Mehrmals täglich auftragen, danach unbedingt gründlich Hände waschen.
Warum? Die Blätter und Zweige der Hamamelis hemmen den Juckreiz am After.

Akupressur

Wenn Sie Beschwerden wie Bauchschmerzen, Blähungen oder Übelkeit lindern möchten, finden Sie die entsprechenden Akupressurpunkte bei den jeweiligen Krankheitsbildern.

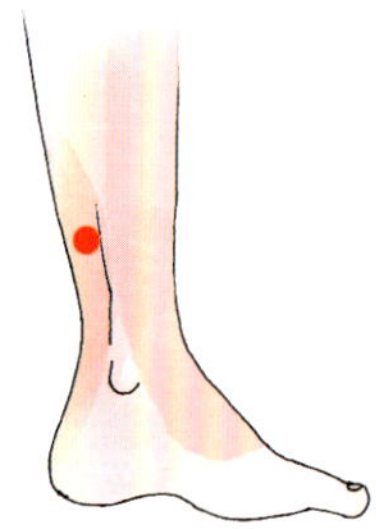

Milz 6 (Mi 6)

Wo? 4 Querfinger über der höchsten Erhebung des Innenknöchels, an der hinteren Schienbeinkante.
Wie? Kräftig drücken und kreisen.
Wie lange? Bei Kindern unter 6 Jahren 30 Sekunden, bei Kindern über 6 Jahre 1 Minute.
Warum? Gegen Appetitlosigkeit, stärkt und reguliert die Verdauung.

Homöopathie

Es können keine spezifischen Mittel zur Selbstanwendung empfohlen werden, eine unterstützende konstitutionelle Therapie ist möglich.

Wann zum Arzt?

+ Bei Verdacht auf Würmer immer – allenfalls bei Madenwürmern können Sie versuchen, diese mit naturheilkundlichen Mitteln zu bekämpfen. Bessern sich die Beschwerden jedoch nicht oder nur vorübergehend, sollten Sie wurmabtötende Medikamente geben.

Zahnbeschwerden

Vielleicht kennen Sie noch die Geschichte von Karius und Baktus, die in den Zähnen von Jens wohnen und sich jedesmal freuen, wenn Jens Süßigkeiten isst: Da werden sie so richtig munter und bauen eifrig an ihren Höhlen in den Zähnen weiter. Kein Wunder, dass Jens am Ende schlimme **Zahnschmerzen** hat. Meist ist Karies der Grund dafür: Die Bakterien im Mund vergären den Zucker zu Säure, der den Zahnschmelz angreift. Besonders betroffen sind Eck- und Schneidezähne. Und wenn ein Kind schon auf den Milchzähnen Karies hat, können dadurch auch die bleibenden Zähne geschädigt werden.
Zahnfleischentzündungen und Reizungen durch Druckstellen (etwa von der Zahnspange) können ebenfalls Schmerzen auslösen. Beides kann zu **Zahnfleischbluten** führen. Ist Ihr Kind erkältet und leidet es unter verstopften Nasennebenhöhlen, kann auch das der Grund für die Zahnschmerzen sein (siehe Seite 141, Nasennebenhöhlenentzündung).
Wichtig: Wenn Ihr Kind Zahnschmerzen oder wiederkehrende Zahnfleischprobleme hat, sollten Sie mit ihm immer zum Zahnarzt gehen. Die hier vorgestellten Therapien helfen nur überbrückend bis zum Termin. Denn meist kommen Zahnschmerzen ja abends, im Urlaub oder am Wochenende.

Symptome

- Zähne und Zahnfleisch reagieren auf Heißes, Kaltes, Saures oder Süßes empfindlich
- Pochende, dumpfe, pulsierende Schmerzen
- **Karies:** weiße Flecken auf den Zähnen, später bräunlich
- **Zahndurchbruch, Druck von Zahnspange:** Spannung und Druckgefühl
- **Zahnfleischentzündung:** Zahnfleisch rot, blutend und geschwollen

Hausmittel

Kälte

Einfach, aber wirkungsvoll: Halten Sie einen feuchtkalten Waschlappen, ein Coolpack oder Eiswürfel von außen gegen die Wange. Eiswürfel und Coolpack sollten Sie in ein Tuch wickeln und nicht direkt auf die Haut legen. Ihr Kind kann auch den Mund mit kaltem Wasser spülen oder einen Eiswürfel auf die schmerzende Stelle legen und schmelzen lassen (nicht bei Kälteempfindlichkeit).
Wie oft? Bei Bedarf mehrmals täglich.
Warum? Schmerzlindernd.

Kohlauflage

Aus einem Kohlblatt (Wirsing oder Weißkohl) den Strunk in der Mitte entfernen. Blatt mit einem Nudelholz aus Kunststoff oder einer Flasche platt walzen, bis Saft austritt. Benutzen Sie kein Holz, da dies den Saft aufnimmt, der die wirksamen Inhaltsstoffe enthält. Das Blatt außen auf die schmerzende Wange legen.
Wie oft? Wie lange? Bis zu 3x täglich, jeweils mindestens 30 Minuten.
Warum? Wirkt entzündungshemmend und schmerzlindernd.

Zwiebelsäckchen

Für das Zwiebelsäckchen 1 ganze Zwiebel klein hacken, auf eine Kompresse, ein Baumwolltaschentuch oder in einen Einwegteefilter geben und die Ränder einschlagen. Säckchen auf die schmerzende Wange legen.
Wie oft? Wie lange? Bis zu 3x täglich, jeweils mindestens 30 Minuten.
Warum? Die Inhaltsstoffe der Zwiebel wirken schmerzlindernd und antientzündlich.

Nelken-Kaubonbon

Lassen Sie Ihr Kind eine Gewürznelke kauen, dadurch werden ätherische Öle freigesetzt. Oder quetschen Sie die Nelke leicht und legen Sie sie in die Wangentasche neben den Zahn.
Wie oft? Wie lange? Mehrfach möglich, überbrückend bis zum Zahnarztbesuch.
Warum? Lokal betäubend, keimhemmend, antibakteriell.
Alternativ: 1–2 Tropfen verdünntes Nelkenöl mit einem Wattestäbchen auf den schmerzenden Zahn tupfen (Kinder unter 6 Jahren: 2 Tropfen ätherisches Öl auf 1 EL Oliven- oder Mandelöl, Kinder über 6 Jahre: 6 Tropfen auf 1 EL).

Ölziehen

1 EL Oliven- oder Sesamöl in den Mund nehmen und mehrmals zwischen den Zähnen „durchziehen". Dann wieder ausspucken.
Welches Alter? Ab dem Grundschulalter.
Wie oft? Wie lange? 1–2 x täglich, ungefähr 30–60 Sekunden lang.
Warum? Bindet die Erreger und Giftstoffe im Mund, sodass sie ausgespuckt werden können.

Pflanzliche Mittel & Tees

Lösung

Welche? Ratanhia comp. Lösung (Weleda).
Welches Alter? Ab 2 Jahren.
Wann? Bei Entzündungen von Zahnfleisch und Mundschleimhaut, bei Druckstellen.
Wie oft? Mehrmals täglich damit den Mund ausspülen (15 Tropfen mit ½ Glas Wasser verdünnen) oder die betroffenen Stellen mit einem Wattestäbchen betupfen; ab 12 Jahren auch unverdünnt anwendbar.
Warum? Myrrhe, Ratanhia und Auszüge aus Eukalyptus, Lavendelöl, Pfefferminzöl wirken entzündungshemmend, kräftigen das Zahnfleisch und beugen Entzündungen sowie Zahnfleischbluten vor.

Tinktur

Welche? Myrrhetinktur.
Welches Alter? Ab 12 Jahren; nach Rücksprache mit dem Arzt aber auch bei jüngeren Kindern möglich.
Wann? Bei Entzündungen im Mundraum.
Wie oft? Die betroffenen Stellen mithilfe eines Wattestäbchens mit der Tinktur betupfen oder mehrmals täglich damit gurgeln (dafür 10 Tropfen mit 1 Glas Wasser verdünnen).
Warum? Myrrhe wirkt desinfizierend, antientzündlich und fördert die Wundheilung.

Gurgeln mit Salbei- oder Kamillentee

2 TL Salbeiblätter oder 2 TL Kamillenblüten mit 1 Tasse (200 ml) heißem Wasser übergießen, 10 Minuten zugedeckt ziehen lassen, dann abseihen. Den Tee vor jedem Gurgeln frisch zubereiten und leicht abkühlen lassen. Alternativ verdünnte Kamillentinktur benutzen (50 Tropfen auf ½ Glas Wasser).
Wie oft? Wie lange? 3–5 x täglich 2–3 Minuten lang gurgeln oder den Tee mehrmals täglich mit einem Wattestäbchen lokal auf den schmerzenden Zahn bzw. das wunde Zahnfleisch auftragen oder auf ein Läppchen geben und das Kind darauf herumkauen lassen.
Warum? Salbei wirkt desinfizierend und zusammenziehend auf das entzündete Zahnfleisch, Kamille entzündungshemmend und schleimhautschützend.
Alternativ: Wenn es schnell gehen muss, kann Ihr Kind auch einfach auf einem frischen Salbeiblatt herumkauen.

Wenn ein Zahn fehlt

Sie rennen, hüpfen, fahren Rad oder skaten: Kein Wunder, dass sich über 20 Prozent aller Kinder einmal die Zähne anschlagen. Meist sind die oberen Scheidezähne betroffen. Sie sollten dann immer zum Zahnarzt gehen, auch wenn der Zahn nur wackelt – und selbstverständlich wenn ein Teil des Zahns abgebrochen ist. Ist ein Zahn ausgeschlagen, müssen Sie diesen unbedingt mitnehmen und dafür feucht und steril transportieren. Am besten geht das in Zahnrettungsboxen aus der Apotheke. Weil Sie diese vermutlich nicht zu Hause haben, können Sie den Zahn auch in kalte H-Milch legen. Je schneller der Zahn wieder eingesetzt wird, umso höher ist die Chance, dass er wieder anwächst.

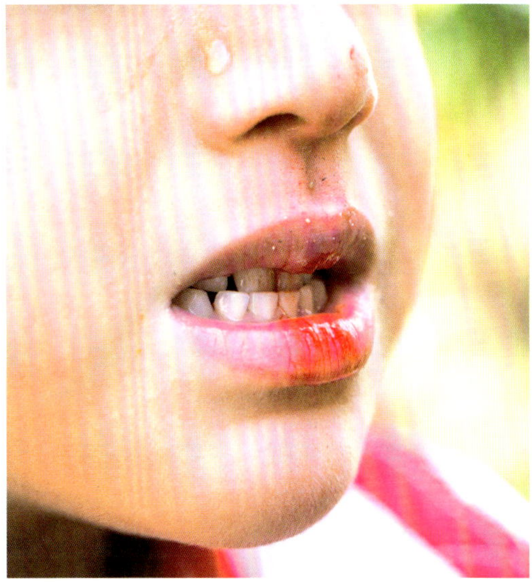

Akupressur

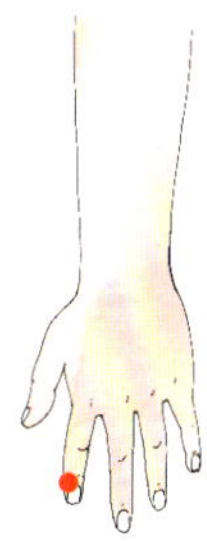

Dickdarm 1 (Di 1)

Wo? An der äußeren Nagelkante des Zeigefingers.
Wie? Mit dem Daumennagel kräftig drücken.
Wie lange? Unter 6 Jahren 30 Sekunden, über 6 Jahre 1 Minute.
Warum? Lindert akute Zahnschmerzen.

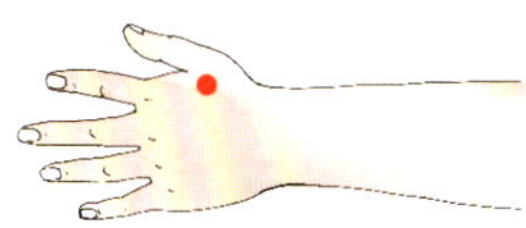

Dickdarm 4 (Di 4)

Wo? Legen Sie den Daumen des Kindes an den Zeigefinger an. Di 4 befindet sich auf dem Hautwulst zwischen Daumen und Zeigefinger. Zur Behandlung den Daumen wieder leicht abspreizen und Richtung Handfläche, vom Daumen weg, drücken.
Wie? Kräftig drücken und kreisen.
Wie lange? Unter 6 Jahren 30 Sekunden, über 6 Jahre 1 Minute.
Warum? Wirkt allgemein schmerzlindernd, Hitze ausleitend und entzündungshemmend.

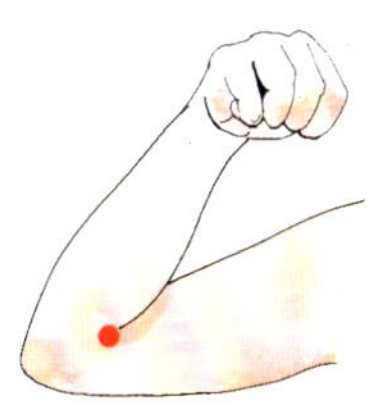

Dickdarm 11 (Di 11)

Wo? Beugen Sie den Arm Ihres Kindes im rechten Winkel. Der Punkt befindet sich am äußeren Ende der Ellenbeugefalte.
Wie? Drücken und kreisen.
Wie lange? Unter 6 Jahren 30 Sekunden, über 6 Jahre 1 Minute.
Warum? Hitze ausleitend, entzündungshemmend, auch bei Zähnen.

So können Sie vorbeugen

- Zähne richtig pflegen: Der Zahnarzt zeigt Ihrem Kind, wie es richtig putzt. Erst wenn Ihr Kind gut schreiben kann, kann es auch ganz selbstständig Zähne putzen. Bis dahin heißt es: nachputzen.
- Zähne nach jeder Mahlzeit mit Kinderzahnpasta putzen. Sie enthält die richtige Menge Fluorid (500 ppm). In Erwachsenenzahncreme steckt mehr Fluorid, die sollten erst Kinder ab 6 Jahren verwenden. Zusätzliche Fluoridtabletten sind nicht nötig.
- Gehen Sie 2x im Jahr mit Ihrem Kind zur Kontrolle beim Zahnarzt.
- Geben Sie Ihrem Kind Kaugummi mit Xylit zum Kauen, das senkt die Anzahl der Bakterien im Mund (aber Vorsicht: Zu viel davon kann Blähungen und Bauchweh verursachen).
- Auf Zucker und säurehaltige Lebensmittel möglichst verzichten. Sie schädigen die Zahnsubstanz besonders stark. Wenn Ihr Kind Fruchtsaft trinkt, sollten Sie diesen mit Wasser verdünnen.

Homöopathie

Wenn Sie nicht sofort einen Termin für Ihr Kind beim Zahnarzt bekommen, empfehlen Homöopathen zur Überbrückung häufig die folgenden Mittel:

Belladonna C30

Wann? Plötzlicher Beginn, Zahnfleisch dick und geschwollen, Gesicht rot, Fieber, Schmerzen werden abends schwächer.
Wie oft? Wie viel? 1x 3 Globuli.

Aconitum C30

Wann? Plötzliche Zahnschmerzen, heftig, nachts besonders schlimm, kalter Wind oder Zugluft verschlimmern.
Wie oft? Wie viel? 1x 3 Globuli.

Chamomilla C30

Wann? Bei Zahndurchbruch, starkes Schmerzempfinden, roter heißer Kopf, Kind ist gereizt und kann nicht zufriedengestellt werden.
Wie oft? Wie viel? 1x 3 Globuli.

Wann zum Arzt?

+ Bei Zahnschmerzen und anhaltenden Zahnfleischproblemen immer.

Zeckenstiche

Sie sitzen in hohem Gras und in Büschen, also genau da, wo Kinder gerne herumstreifen: die Zecken. Lautlos beißen sich die Insekten am Körper fest, ihr Stich tut nicht weh. Deshalb findet man sie meist nur zufällig oder beim abendlichen Absuchen des Körpers. Besonders gerne saugen sich Zecken an warmen, gut durchbluteten Körperstellen fest, etwa unter Achseln, in Kniekehlen, an der Leiste, hinter dem Ohr und auf dem Kopf. Werden sie nicht gefunden, saugen sie sich etwa 6 Tage lang voll Blut, bis sie abfallen.

Ein Zeckenstich selbst ist harmlos, allerdings können die Blutsauger Krankheiten übertragen, beispielweise **Borreliose** oder die **Frühsommer-Meningoenzephalitis (FSME),** eine Gehirnhautentzündung. Es gibt Risikogebiete in Deutschland, in denen 0,1–5 Prozent der Zecken das FSME-Virus in sich tragen. Wer in so einem Risikogebiet lebt oder dorthin reist und durch Wald und Wiesen stromert, dem wird eine FSME-Impfung empfohlen. Mit der Borreliose dagegen kann man sich überall, wo es Zecken gibt, infizieren. Etwa 5–35 Prozent der Zecken sind mit Borrelien befallen, aber nur jeder zehnte Stich einer infizierten Zecke führt zu einer Infektion. Zudem kommt es nur bei 2–4 Prozent der Infizierten zu einer Erkrankung, vor allem in Form der sogenannten Wanderröte. Je länger eine infizierte Zecke unentdeckt bleibt, desto höher die Gefahr, dass sie Krankheiten überträgt. Deshalb ist es wichtig, dass Sie Zecken immer rasch entfernen.

Symptome Borreliose

Frühstadium – wenige Tage bis 4 Wochen nach Stich (90 Prozent)

- Ringförmige, sich ausbreitende Rötung an der Stelle des Zeckenstiches (Wanderröte), bis zu 4 Wochen nach Entfernung der Zecke
- Häufig mit unspezifischen grippeähnlichen Symptomen, Kopfschmerzen, leichten Gelenkschmerzen, Müdigkeit und einer Schwellung der Lymphknoten
- Selten harte Schwellung und Rötung an Ohrläppchen, Brustwarze, Hodensack

Spätstadium: Wochen bis Jahre nach dem Stich (10 Prozent)

- Nervenstörungen, Hirnhautentzündung, meist einseitige Gesichtslähmung (Facialisparese), psychische Veränderungen, Konzentrationsstörungen, selten auch Herzentzündungen
- Gelenkentzündungen (vor allem des Knies)
- Rheumatische Beschwerden

Symptome FSME

- Bei Kindern läuft die Infektion meist gutartiger ab als bei Erwachsenen, häufig sogar unbemerkt und harmlos; danach besitzt man lebenslange Immunität
- 3 bis maximal 14 Tage nach dem Zeckenstich grippeähnliche Symptome, Abgeschlagenheit, Kopf- und Gliederschmerzen, Fieber
- Nach 1–3 Wochen stärkste Kopfschmerzen, steifer Nacken, hohes Fieber, Erbrechen
- Sehr selten Lähmungen und Krampfanfälle

Das richtige Zeckenwerkzeug

Um Zecken zu entfernen, eignen sich Zeckenzangen, -karten oder -haken aus der Apotheke. Zeckenhaken erinnern an eine Gabel mit umgeknickten Spitzen. Man kann sie direkt am Kopf des Blutsaugers ansetzen und zerquetscht so beim Herausziehen nicht den Körper. Dabei besteht nämlich die Gefahr, dass erregerhaltiges Sekret in die Bisswunde gelangt. Ein Zeckenhaken ist handlich und lässt sich am Schlüsselbund befestigen – so hat man ihn immer dabei. Zeckenkarten sind so groß wie eine Scheckkarte und passen in den Geldbeutel. Weniger sinnvoll sind Zeckenpinzetten aus Plastik: Hier ist die Gefahr groß, dass man die Zecke beim Entfernen zerquetscht.

Hausmittel

Lavendelöl

1–2 TL Lavendelöl auf eine sterile Kompresse träufeln, auf den Zeckenstich auflegen und eventuell mit einer Binde oder einem Pflaster fixieren. Alternativ die Wundränder direkt mit dem Öl einreiben. Statt Lavendelöl können Sie auch Kamillentinktur verwenden.
Wie oft? Mehrmals täglich wenige Tropfen unverdünnt direkt auf den Stich auftragen.
Warum? Verhindert, dass sich Erreger weiter ausbreiten, wirkt zudem juckreizlindernd und abschwellend.

Probiotikum

Wenn Ihr Kind wegen Borreliose ein Antibiotikum einnehmen muss, sollten Sie ihm während und nach der Antibiose ein Probiotikum geben (Lactobazillen und Bifidobakterien) und auch in die Ernährung Milchsäurebakterien einbauen, zum Beispiel Sauerkraut, Kefir oder Naturjoghurt.
Wie lange? Bis zu 4 Wochen nach der Antibiotika-Einnahme.
Warum? Hilft, die gesunde Darmflora wieder aufzubauen.

Pflanzliche Mittel & Tees

Gel

Welches? Combudoron® Gel.
Welches Alter? Keine Beschränkung.
Wann? Bei starker Schwellung mit Rötung nach einem Zeckenstich.
Wie oft? Mehrmals täglich.
Warum? Kühlend, schmerzlindernd; Auszüge aus Arnika und der Kleinen Brennnessel wirken abschwellend und entzündungshemmend.

Salbe

Welche? Kneipp® Arnika Salbe S.
Welches Alter? Keine Beschränkung.
Wann? Bei starker Schwellung mit Rötung nach einem Zeckenstich.
Wie viel? Mehrmals täglich.
Warum? Arnika wirkt abschwellend und entzündungshemmend.

Zecken entfernen

Viele Eltern trauen sich nicht, eine Zecke selbst zu entfernen – aus Sorge, nicht das ganze Tier zu erwischen, sondern ihm womöglich nur den Körper abzureißen, während der Kopf in der Haut stecken bleibt. Doch selbst wenn das passieren sollte, ist das kein Grund zur Panik. Der Kopf allein ist im Körper nicht überlebensfähig. In der Regel entzündet sich in so einem Fall die Bissstelle leicht und der Körper des Kindes stößt den Kopf nach wenigen Tagen selbst ab. Wichtig: Ziehen Sie die Zecke gerade heraus. So ist die Gefahr geringer, dass Sie den Kopf abreißen. Es ist zwar richtig, dass die Zecke ihr Gebiss in die Haut einschraubt. Dennoch ist das Geradeherausziehen sicherer, als wenn Sie gleichzeitig an der Zecke drehen und ziehen. Von sogenannten Hausmitteln wie dem Abtöten der Zecke mit Alkohol, Öl, Klebstoff oder Nagellack oder gar dem Abbrennen mit einem glühenden Streichholzkopf sollten Sie unbedingt die Finger lassen. Das begünstigt nicht nur Entzündungen, sondern stresst auch die Zecke. In der Folge sondert sie möglicherweise noch mehr erregerhaltigen Speichel in die Bissstelle ab und die Infektionsgefahr erhöht sich.

So können Sie vorbeugen

- Ziehen Sie Ihrem Kind feste Schuhe und Strümpfe, langärmlige T-Shirts und lange Hosen an – vor allem beim Spielen im Wald und im hohen Gras.
- Das Kind am Abend nach Zecken absuchen.
- Insektenschutzspray benutzen, das auch bei Zecken wirkt. Vorsicht aber bei synthetischen Produkten, da sie Schleimhäute und Augen von Kindern reizen können. Bevorzugen Sie Mittel mit Icaridin statt DEET.
- Reiben Sie Ihr Kind mit naturbelassenem hochwertigem Kokosöl ein (bis zu 60 Prozent Laurinsäure) oder nutzen Sie ätherische Öle wie Zitronengras und Zitroneneukalyptus.
- Lassen Sie Ihr Kind gegen FSME impfen.

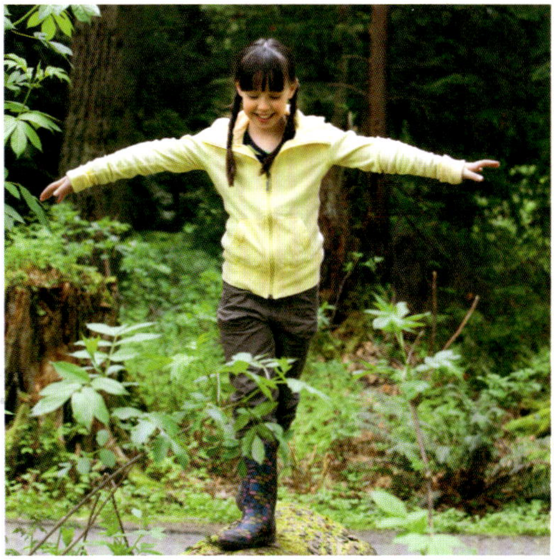

Akupressur

Zur Behandlung von Zeckenstichen können keine spezifischen Punkte empfohlen werden. Bei einer Borreliose mit einseitiger Gesichtslähmung hilft eine begleitende Akupunkturbehandlung sehr gut. Sprechen Sie darüber mit Ihrem Akupunkteur.

Homöopathie

Ledum C30

Wann? Wenn nach einem Zeckenstich eine kleine Rötung an der Einstichstelle auftritt und eine gefährliche Gewebeentzündung ausgeschlossen wurde.
Wie viel? 1 x 3 Globuli.

Wann zum Arzt?

+ SOFORT, wenn Ihr Kind hohes Fieber bekommt und über sehr starke Kopfschmerzen klagt.
+ SOFORT bei steifem Nacken, Lähmungserscheinungen und Krämpfen.
+ Wenn sich an der Stichstelle eine ringförmige Rötung zeigt, die sich ausbreitet; diese kann bis zu 4 Wochen nach dem Stich auftreten.
+ Wenn plötzlich Schwellungen auftreten, ein großes Gelenk (wie das Knie) entzündet ist, ohne dass eine Verletzung oder Überbelastung vorliegt.

Ein Fall für die Notaufnahme?

Sie kennen das bestimmt: Ausgerechnet dann, wenn die Kinderarztpraxis geschlossen ist, am Abend oder am Wochenende, klagt Ihr Kind über einen schmerzenden Bauch, fällt vom Trampolin oder schlägt sich das Kinn auf. Eltern sind dann oft verunsichert: Muss ich in die Notaufnahme oder kann ich abwarten? Diese Tipps können Ihnen helfen, den Ernst der Lage schnell zu erkennen:

BAUCHSCHMERZEN ODER BLINDDARMENTZÜNDUNG?

Klagt Ihr Kind über starke Bauchschmerzen, kann das verschiedene Ursachen haben – vom Magen-Darm-Infekt bis hin zur Verstopfung (siehe Seite 56, Bauchschmerzen). Manchmal ist auch ein entzündeter Blinddarm schuld.

So erkennen Sie das:

Lassen Sie Ihr Kind auf dem rechten Bein hüpfen. Wird der Schmerz im Bauch dadurch stärker? Klagt es über Schmerzen rund um den Bauchnabel, die in den rechten Unterbauch wandern? Ist der Bauch hart und druckempfindlich? Ist Ihrem Kind schlecht? Dann heißt es: **ab in die Notaufnahme!**

GESTAUCHT ODER GEBROCHEN?

Ihr Kind ist auf den Arm gefallen und hat Schmerzen im Arm. Es sind keine Verletzungen sichtbar und Ihr Kind spielt erst mal normal weiter (siehe auch Seite 268, Erste Hilfe). Gebrochen oder nur verstaucht?

So erkennen Sie das:

Geben Sie Ihrem Kind die Hand. Lassen Sie es fest zudrücken. Hat es dabei starke Schmerzen, ist der Arm vermutlich gebrochen: **ab in die Notaufnahme!**

KOPF GEPRELLT ODER GEHIRNERSCHÜTTERUNG?

Ihr Kind hat mit dem Laufrad zu spät gebremst und ist gegen die Autotür geprallt oder es ist beim Fußballspielen mit einem Mitspieler zusammengekracht. Auf der Stirn wächst eine Beule und es klagt über Kopfschmerzen. Geprellt oder eine Gehirnerschütterung?

So erkennen Sie das:

Wenn Ihr Kind unmittelbar nach dem Unfall einmal erbricht, kann das die Folge des Schrecks sein. Halten Übelkeit oder Erbrechen an und wirkt Ihr Kind zudem apathisch oder hat Erinnerungslücken und starke Kopfschmerzen: **ab in die Notaufnahme!**

Wichtig: Diese Anzeichen müssen nicht sofort nach dem Unfall auftreten, sondern können sich auch erst mehrere Stunden später zeigen. Beobachten Sie Ihr Kind deshalb in den nächsten 24 Stunden gut. Auch nachts. Das heißt: Wecken Sie Ihr Kind alle 3 Stunden, um zu schauen, ob es normal reagiert. Kontrollieren Sie seine Pupillen, indem Sie mit einer Taschenlampe kurz in beide Augen leuchten: Beim Lichteinfall ziehen sich die Pupillen zusammen, ohne Licht weiten sie sich wieder. Reagieren die Pupillen unterschiedlich schnell auf das Licht und werden sie unterschiedlich weit, dann: **ab in die Notaufnahme!**

ALLTÄGLICHES FIEBER ODER ALARMZEICHEN?

Die Nase läuft, Ihr Kind fühlt sich schlapp und dann zeigt das Fieberthermometer auch noch 39,5 °C. Klarer Fall: ein einfacher Infekt. Oder ist das ein Alarmsignal?

So erkennen Sie das:

Die Höhe des Fiebers sagt nichts darüber aus, wie schwer ein Kind erkrankt ist. Denn Fieber ist keine Krankheit, sondern eine Schutzreaktion des Körpers gegen Infektionen. Trinkt Ihr Kind, ist zwar erschöpft, aber nicht extrem schlapp? Dann können Sie abwarten, Wadenwickel machen und (je nach Alter) erst am nächsten Tag oder später zum Arzt gehen. Klagt Ihr Kind über sehr starke Kopf- und Nackenschmerzen, ist es teilnahmslos und reagiert wenig oder tritt ein Hautausschlag auf? Sinkt das Fieber trotz des Wadenwickels (oder des fiebersenkenden Mittels) nicht? **Ab in die Notaufnahme!** Bei Säuglingen bis 3 Monate gilt: bei jedem Temperaturanstieg über 38 °C sofort zum Arzt! Kinder bis 1 Jahr besonders gut beobachten. Wenn Sie unsicher sind: **den Arzt aufsuchen!**

MUSS DAS RAUS ODER KANN ES DRINBLEIBEN?

Gerade war er noch da, der Knopf, der Euro, der Magnet. Jetzt ist er wie vom Erdboden verschwunden. Verloren oder verschluckt? Kann ich abwarten, bis er wieder rauskommt?

So entscheiden Sie das:

Würgt Ihr Kind? Hat es Atembeschwerden oder anhaltenden Husten? Dann: **ab in die Notaufnahme!**

Kleine, abgerundete Dinge wie ein Knopf oder der Kopf einer Legofigur wandern meist ungehindert durch den Magen-Darm-Trakt. Zu Verletzungen kommt es nur sehr selten, daher können Sie abwarten. Gefährlich sind spitze Gegenstände, die größer als 2 cm sind, Magnete und Batterien: **ab in die Notaufnahme!** Bei kleinen Cent-Münzen können Sie bis zu 7 Tage abwarten, müssen aber den Stuhl immer sehr gut kontrollieren. Taucht das Geldstück nach 1 Woche nicht auf: **ab in die Notaufnahme!** Ebenso wenn Ihr Kind ausländische Währungen verschluckt hat: US-Cents etwa können durch Korrosion in der Magensäure scharfkantige Ränder bilden.)

EIN PFLASTER KLEBEN ODER DIE PLATZWUNDE NÄHEN LASSEN?

Nach einem Sturz blutet Ihr Kind im Gesicht; an Kinn, Stirn oder Wange klafft ein Riss. Reicht ein Pflaster oder muss genäht werden?

So erkennen Sie das:

Ist es nur eine kleine Schürfwunde, die nur wenig blutet? Desinfizieren und Pflaster drauf (siehe Seite 197, Wunden). Ist die Wunde groß, klaffend, tief und blutet stark? Oder ist sie im Gesicht, am Mund, an den Händen oder im Genitalbereich? Wurde Ihr Kind gebissen? In all diesen Fällen gilt: **ab in die Notaufnahme!** Und zwar so rasch wie möglich. Denn je schneller Wunden versorgt werden, desto besser können Sie Narben vermeiden.

Generell gilt im Zweifel: lieber einmal zu viel in die Notaufnahme als einmal zu wenig! Wenn Sie unsicher sind, rufen Sie vorher beim ärztlichen Bereitschaftsdienst an.

Gut geschützt

KLASSISCHE KINDER-KRANKHEITEN

Kinderkrankheiten sind längst nicht so harmlos, wie ihr Name vermuten lässt. Meist können Sie Ihr Kind aber durch Impfen davor schützen.

Masern

Derzeit liegt es im Trend, Kinder nicht gegen Masern impfen zu lassen. Manche Eltern veranstalten sogar „Masern-Partys", damit sich ihr Kind diese Virusinfektion holt. Dabei sind **Masern (Morbilli)** eine nicht zu unterschätzende und hochansteckende Kinderkrankheit. Besonders dort, wo es viele Impfgegner gibt, kann es zu regelrechten Epidemien kommen. Masern werden über Tröpfchen übertragen, etwa beim Niesen oder Sprechen. Wer sie einmal hatte, ist lebenslang immun. Zwar werden die meisten Masernpatienten nicht schwer krank, schwere und selten auch lebensbedrohliche Krankheitsverläufe sind aber durchaus möglich. Masern schwächen zudem für mindestens 6 Wochen das Immunsystem; daher kommt es in einem Fünftel der Fälle zu Komplikationen wie Bronchitis oder Lungenentzündung. Ein bis zwei von 1000 Masernerkrankten entwickeln eine Gehirnentzündung. Hier kommt es 4–7 Tage nach Auftreten des Ausschlags zu Kopfschmerzen, Fieber und Bewusstseinsstörungen bis hin zum Koma. 10–20 Prozent von diesen Erkrankten sterben, bei 20–30 Prozent bleiben schwere Schäden wie geistige Behinderungen oder Lähmungen zurück. Sehr selten (in vier von 100.000 Fällen) kommt es 6–8 Jahre nach der Erkrankung zur sogenannten SSPE (subakute sklerosierende Panenzephalitis). Sie verläuft immer tödlich. Bei Kindern unter 5 Jahren steigt das Risiko dieser Erkrankung auf 0,06 Prozent. Der beste Schutz gegen Masern ist Impfen. Als mögliche Reaktion kann nach 5–14 Tagen Fieber, selten nicht ansteckender Ausschlag auftreten („Impfmasern"). Sehr selten vermindern sich vorübergehend die Blutplättchen. Gehirnentzündungen gab es weltweit in sehr wenigen Einzelfällen. Kinder, die Masern haben, sollten viel trinken und im Bett bleiben – nicht nur bis das Fieber verschwunden ist, sondern noch 2 Tage länger. Danach sollten sie sich noch ungefähr 2 Wochen schonen. Vollwertiges und vitaminreiches Essen ist wichtig, es stärkt das Immunsystem.

Symptome

Zweigipfliger Verlauf

- Zunächst grippeähnliche Symptome: hohes Fieber, Bindehautentzündung, Lichtempfindlichkeit, Schnupfen, Husten, oft kalkspritzerartige weiße Flecken auf der Mundschleimhaut
- Ab 3.–7. Tag: Beginn des Ausschlags, meist mit erneutem Fieberanstieg verbunden
- Große, erhabene Flecken, ineinander übergehend, bräunlich-rosafarben, erst hinter den Ohren, dann auf dem gesamten Körper
- 5.–7. Tag: Fieber sinkt, Ausschlag blasst ab

Inkubationszeit (Zeit zwischen Ansteckung und Ausbruch der Krankheit)

- 8–10 Tage bis zum Auftreten der ersten Beschwerden, bis zum Ausbruch des typischen Hautausschlags meist 14 Tage

Ansteckend

- 3–5 Tage vor Auftreten des Ausschlags bis 4 Tage nach dessen Verschwinden

So können Sie vorbeugen

Masernimpfung (siehe Seite 228, Impfen) in Kombination mit Mumps und Röteln

Schnell noch impfen

Hatten ungeimpfte Personen Kontakt zu einem an Masern erkrankten Kind, ist auch eine kurzfristige Impfung möglich. Wichtig ist, dass diese innerhalb der nächsten 3 Tage erfolgt. Sinnvoll ist das vor allem für jüngere (Geschwister-)Kinder und ältere Personen – etwa die Großeltern.

Masernkinder brauchen viel Fürsorge

Ein Masernkind muss 2–4 Wochen richtig umsorgt werden. Besprechen Sie, wer sich kümmern kann, vielleicht (geimpfte!) Großeltern. Wichtig ist, dass Ihr Kind viel Wärme, Zuwendung und Ruhe hat, viel trinkt, nicht fernsieht und das Zimmer wegen der lichtempfindlichen Augen abgedunkelt ist.

Hausmittel, pflanzliche Mittel & Tees und Homöopathie

Sie können nur die Symptome wie Fieber, Bindehautentzündung oder Husten behandeln. Dazu empfehlen sich alle Mittel, die in den jeweiligen Kapiteln genannt sind. Besonders geeignet sind Dampfinhalation, Halswickel, Nasenspülung, Zwiebelsaft, Lindenblütentee, Thymiantee, Salbeitee zum Gurgeln, Euphrasia-Augentropfen sowie die homöopathischen Mittel Aconitum und Belladonna.

Salzwasserwäsche

1 TL Salz in 250 ml lauwarmem Wasser auflösen und das Kind damit von Kopf bis Fuß abwaschen (warmes Zimmer!). Kräftig abtrocknen, warm anziehen und wieder ab ins Bett.

Wie oft? 1 x täglich bis zum vollständigen „Aufblühen" des Ausschlags.
Warum? Unterstützt das „Aufblühen" und reduziert somit wahrscheinlich das Auftreten von Komplikationen.

Akupressur

Je nach Stadium werden bei Masern unterschiedliche Akupressurpunkte angewendet.

Bis zum Auftreten des Ausschlags:

Dickdarm 4 (Di 4) und **Lunge 7 (Lu 7),** siehe Seite 82
3 Erwärmer 5 (3E 5), siehe Seite 154

Ab Auftreten des Ausschlags:

Dickdarm 4 (Di 4) und **Lenkergefäß 14 (LG 14),** siehe Seite 86
Dickdarm 11 (Di 11), siehe Seite 150
Leber 3 (Le 3), siehe Seite 120

Mit Abblassen des Ausschlags:

Magen 36 (Ma 36) und **Milz 6 (Mi 6),** siehe Seite 82

Wann zum Arzt?

- Bei Verdacht auf Masern immer. Die Krankheit ist meldepflichtig.
- SOFORT, wenn Ihr Kind über starke Ohrenschmerzen, Atemnot, Kurzatmigkeit, Kopfschmerzen, einen steifen Hals oder steifen Nacken klagt.

Mumps

Für kaum eine andere Kinderkrankheit gibt es wohl so viele Bezeichnungen: Ziegenpeter, Bauernwetzel, Wochendippel oder Wochentölpel wird **Mumps (Parotitis epidemica)** im Volksmund auch genannt. Übertragen wird der hochansteckende Mumpsvirus durch Tröpfcheninfektion, zum Beispiel beim Husten. In einem Drittel aller Fälle bleibt Mumps unbemerkt: Vor allem bei Kindern unter 5 Jahren zeigt er sich häufig nur mit Husten und Halsschmerzen, die typische Schwellung der Ohrspeicheldrüse bleibt dagegen aus.
Ein Kind, das an Mumps erkrankt ist, sollte unbedingt 1 Woche lang im Bett bleiben, auch wenn es kein Fieber hat. So ist die Wahrscheinlichkeit geringer, dass es eine Folgeerkrankung wie Bauchspeicheldrüsen-, Hirnhaut-, Hoden- oder Eierstockentzündung bekommt. Die beiden Letztgenannten können die Zeugungsfähigkeit einschränken. Sie treten bei Jugendlichen auf, die nach der Pubertät an Mumps erkranken (etwa bei einem Drittel der Jungen bzw. 4 Prozent der Mädchen). Eine den Mumps begleitende Hirnhautentzündung ist häufig, verläuft aber meist unbemerkt und ohne weitere Folgeschäden.
Wer die Krankheit einmal durchgemacht hat, ist in der Regel lebenslang davor geschützt. Nur sehr selten kommt es zu einer erneuten Infektion mit dem Mumpsvirus.

Symptome

- Leichte Erkältungssymptome mit Fieber, Kopfschmerzen, Unwohlsein, Appetitverlust möglich
- Dicke Backen, ausgelöst durch eine schmerzhafte Entzündung/Schwellung der Ohrspeicheldrüse unter Anhebung des Ohrläppchens (meist erst einseitig, dann in 70–80 Prozent beidseitig)
- Schmerzen in der Backe, ausstrahlend in Ohr und Hals, werden beim Öffnen des Mundes und Kauen stärker
- Fieber, 3–4 Tage lang
- Schmerzen in den Hoden bzw. im Unterleib möglich, 4–8 Tage nach Beginn der Krankheit

Inkubationszeit (Zeit zwischen Ansteckung und Ausbruch der Krankheit)

12–25 Tage möglich, in der Regel 16–18 Tage

Ansteckend

7 Tage vor bis 9 Tage nach Beginn der Schwellung; die größte Gefahr besteht 2 Tage vor bis 4 Tage nach der Schwellung (auch wenn diese nicht sichtbar wird)

So können Sie vorbeugen

Mumpsimpfung (siehe Seite 228, Impfen) als Kombinationsimpfung mit Masern und Röteln

Brei und Püree

Weil das Kauen schmerzt, geben Sie Ihrem Kind am besten weiche und fettarme Nahrung, wie Kartoffel- oder Gemüsebrei, Grießbrei oder Suppen. Manche Kinder freuen sich auch über ein Gläschen Babybrei. Auf säurehaltige Speisen (dazu gehören auch Joghurt und Südfrüchte) sollten Sie verzichten. Sie regen nämlich die Speichelproduktion an und das kann die Schmerzen noch verstärken.

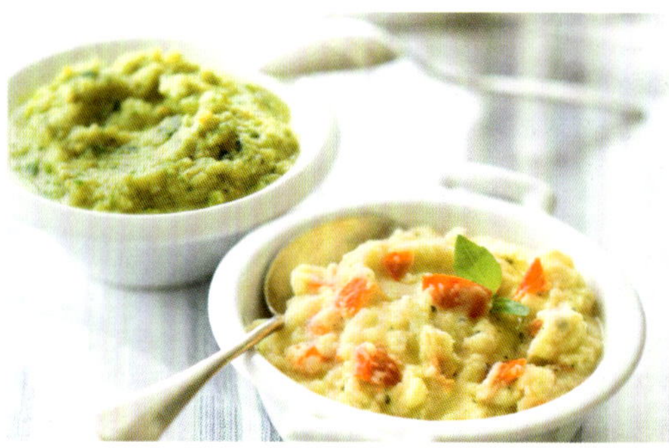

Hausmittel

Wärme

Ein Kirschkernkissen oder einen Waschlappen, den Sie in warmem Wasser tränken, auf die geschwollene Backe und Halspartie legen.
Wie oft? Wie lange? Mehrmals täglich, jeweils 5–10 Minuten.
Warum? Steigert die Durchblutung, reduziert Schwellung und Schmerzen.
Tipp: Geben Sie dem Wasser Apfelessig (1:1 verdünnt) zu, das verstärkt die Wirkung.

Quarkauflage

Magerquark fingerdick auf eine Kompresse oder ein Baumwolltuch streichen und das Tuch einschlagen, damit nichts herausläuft. Das Quarkpaket so auf die Wange bzw. um den Hals und die Lymphknoten legen, dass nur eine dünne Stoffschicht zwischen Haut und Quark ist.
Wie lange? 30–60 Minuten, bis der Quark trocken geworden ist.
Warum? Schmerzlindernd, abschwellend, entzündungshemmend.
Alternative: Mag Ihr Kind lieber warme Wickel, geben Sie statt Quark warmes Oliven- oder Ringelblumenöl auf das Tuch.
Tipp: Bei Fieber können Sie Ihrem Kind Wadenwickel oder Essigstrümpfe machen (siehe Seite 84, Fieber).

Pflanzliche Mittel & Tees

Kamillenteespülung

2 TL Kamillenblüten mit 1 Tasse (200 ml) heißem Wasser übergießen, 10 Minuten zugedeckt ziehen lassen, abseihen. Etwas abkühlen lassen. Ein Baumwolltuch eintunken, auswringen und den Mund des Kindes auswischen.
Wie oft? Mehrmals täglich.
Warum? Entzündungshemmend, desinfizierend.
Tipp: Ältere Kinder können auch mit Kamillen- oder Salbeitee gurgeln.

Akupressur

3 Erwärmer 17 (3E 17)

Wo? Am vorderen Rand der knöchernen Erhebung hinter dem Ohrläppchen.
Wie? Drücken und kreisen.
Wie lange? Unter 6 Jahren 30 Sekunden, über 6 Jahre 1 Minute.
Warum? Lokalpunkt zur Behandlung bei Mumps.

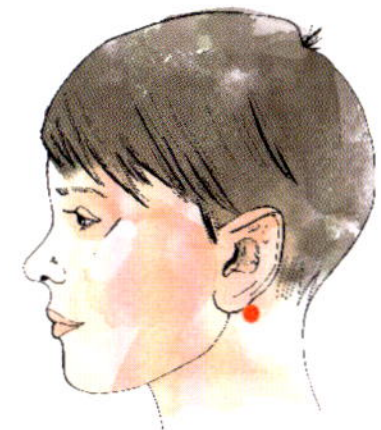

Magen 6 (Ma 6)

Wo? 1 Fingerbreite vor und über dem Kieferwinkel, am höchsten Punkt des Kaumuskels bei geschlossenem Kiefer, in der Mitte des Muskels.
Wie? Drücken und kreisen.
Wie lange? Unter 6 Jahren 30 Sekunden, über 6 Jahre 1 Minute.
Warum? Lokalpunkt zur Behandlung bei Mumps.

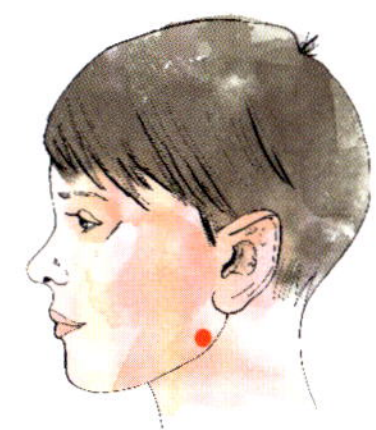

Dickdarm 4 (Di 4)

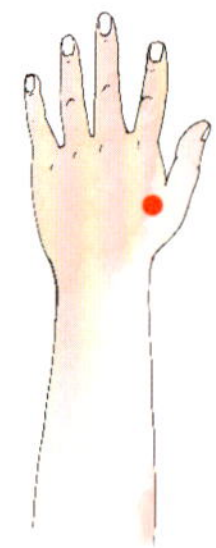

Wo? Legen Sie den Daumen des Kindes an den Zeigefinger an. Di 4 befindet sich auf dem Hautwulst zwischen Daumen und Zeigefinger. Zur Behandlung den Daumen wieder leicht abspreizen und Richtung Handfläche, vom Daumen weg, drücken.
Wie? Kräftig drücken und kreisen.
Wie lange? Bei Kindern unter 6 Jahren 30 Sekunden, bei Kindern über 6 Jahre 1 Minute.
Warum? Meisterpunkt für Schmerzen und Entzündungen im Gesichtsbereich, schmerzlindernd, Hitze ausleitend.

Bei Fieber zusätzlich

Lenkergefäß 14 (LG 14)

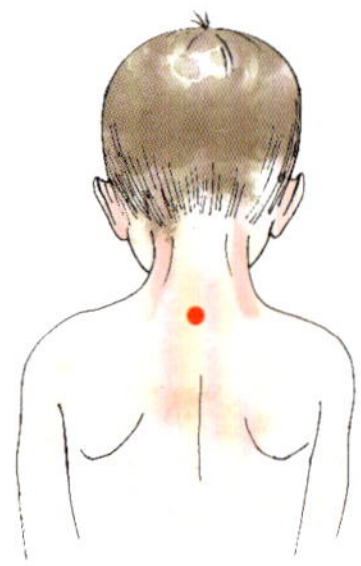

Wo? Unter dem Dornfortsatz des 7. Halswirbels (das ist der Wirbel, der am Übergang Hals/Schulter am weitesten vorsteht), auf der Mittellinie.
Wie? Sanft drücken und vibrieren.
Wie lange? Bei Kindern unter 6 Jahren 30 Sekunden, bei Kindern über 6 Jahre 1 Minute.
Warum? Hitze ausleitend, fiebersenkend, immunstärkend.

Homöopathie

Bei Fieber können Sie Ihrem Kind alle Mittel geben, die im entsprechenden Kapitel genannt sind (siehe Seite 84, Fieber).

Wann zum Arzt?

- Bei Verdacht auf Mumps immer. Die Krankheit ist meldepflichtig.
- SOFORT, wenn Ihr Kind starke Kopfschmerzen bekommt, einen steifen Nacken hat oder Bewusstseinsveränderungen zeigt.
- Wenn zu den dicken Backen Bauchschmerzen, Übelkeit oder Erbrechen dazukommen.
- Wenn bei Jungen Schmerzen oder Schwellungen der Hoden bzw. bei Mädchen Unterleibsschmerzen auftreten.

Ringelröteln

Ringelröteln sind etwas hinterhältig, denn häufig merkt man kaum, dass ein Kind sie hat. Die Virusinfektion verläuft völlig unbemerkt oder wie ein leichter grippaler Infekt mit etwas Temperatur und Unwohlsein. Nur etwa jedes fünfte Kind, das an **Ringelröteln (Erythema infectiosum)** erkrankt, bekommt den typischen Ausschlag. Erst dann kommt Eltern oft der Verdacht, dass ihr Kind Ringelröteln haben könnte. Das Vertrackte daran: Das Kind ist dann meist nicht mehr ansteckend. Die Ansteckungsgefahr ist in den Tagen vor dem Ausschlag am höchsten – also genau zu dem Zeitpunkt, wenn die Krankheit häufig noch unentdeckt ist.

Übertragen werden Ringelröteln durch Tröpfcheninfektion beim Niesen, Husten, Sprechen, aber auch durch verunreinigte Gegenstände. Gefährlich ist das Virus nur für Schwangere, die noch nicht an Ringelröteln erkrankt waren (siehe Kasten) und für Kinder mit schwachem Immunsystem. Bei ihnen können sie zu einer schweren Blutarmut führen. Wer die Krankheit einmal durchgemacht hat, ist sein Leben lang dagegen immun. Mit Röteln hat die Erkrankung bis auf den Namen nichts gemeinsam.

Gegen Ringelröteln gibt es keine Medikamente und keine Impfung: Den auslösenden Parovirus B19 muss der Körper selbst bekämpfen. Was Sie tun können, ist, die Haut Ihres Kindes nach der Erkrankung ein bisschen zu verwöhnen: Ölbäder und fettfeuchte Lotionen tun jetzt gut, denn die Haut ist oft rau und schuppig.

Symptome

- Haut auf Wangen und Nase des Kindes ist großfleckig gerötet, der Mund ist dabei ausgespart, deshalb sehen die Flecken schmetterlingsförmig aus
- 1–2 Tage später vor allem an den Außenseiten der Arme und Beine roter, fleckiger Ausschlag; dieser wird dann zu blassrosafarbenen Ringen, die girlandenartig nebeneinanderliegen, abblassen und dann wieder verstärkt auftreten können
- Der Ausschlag verschwindet in der Regel nach 7–10 Tagen, kann aber innerhalb der nächsten 7 Wochen erneut auftreten
- Kein oder wenig Krankheitsgefühl
- Leichtes Fieber möglich
- Manchmal Juckreiz möglich
- Anschließend oft mehrere Wochen lang trockene Haut
- Gelenkschmerzen möglich

Inkubationszeit (Zeit zwischen Ansteckung und Ausbruch der Krankheit)

4–21 Tage, meist 7–14 Tage

Ansteckend

- Etwa 4–10 Tage nach der Infektion ist die Gefahr der Ansteckung am höchsten
- Nach Auftreten des Ausschlags ist eine Ansteckung theoretisch zwar noch bis zu 1 Woche lang möglich, aber nicht mehr wahrscheinlich

Schwangerschaft und Ringelröteln

Schwangere Frauen, die Kontakt zu Kindern mit Ringelröteln hatten, sollten unbedingt zum Frauenarzt gehen. Denn Ringelröteln können bei ungeborenen Kindern schwere Schäden verursachen. Gefährdet sind vor allem Frauen in der 13.–20. Schwangerschaftswoche. Bei dem Ungeborenen kann es zu schweren Blutbildungsstörungen mit Wassereinlagerungen kommen, auch die Gefahr einer Fehl- oder Totgeburt besteht. Informieren Sie deshalb auch immer schwangere Bekannte, Erzieherinnen oder Lehrerinnen von der Krankheit Ihres Kindes.

Hausmittel

Stiefmütterchenwaschung

1 EL wildes Stiefmütterchenkraut mit 1 Tasse (200 ml) heißem Wasser übergießen, 10 Minuten zugedeckt ziehen lassen, dann abseihen. Abkühlen lassen. Eine Kompresse oder ein Baumwolltuch in der kalten Flüssigkeit tränken, auswringen und als Umschlag auflegen oder damit die Haut abwaschen. Alternativ können Sie für die Waschung auch Pfefferminztee zubereiten.
Wie oft? Mehrmals täglich.
Warum? Wirkt entzündungshemmend und juckreizlindernd. Die Waschung aktiviert zudem den Hautstoffwechsel.

Tipp: Unterstützend können Sie Ihrem Kind auch 2x täglich eine Tasse Stiefmütterchentee zu trinken geben.

Kleiebad

100 g Weizenkleie mit 1 l heißem Wasser übergießen. 20 Minuten ziehen lassen, die Flüssigkeit abseihen und ins 36–38 °C warme Badewasser geben. Alternativ können Sie Fertigprodukte (etwa Töpfer Kinderkleiebad) nutzen.
Wie lange? 10–15 Minuten.
Warum? Hemmt Entzündungen, lindert Juckreiz, unterstützt die Regeneration der Haut und hilft, den Feuchtigkeitshaushalt zu regulieren.

Pflanzliche Mittel & Tees und Homöopathie

Die Erkrankung verläuft bis auf die Hautausschläge meist symptomlos. Daher sind eine weitere pflanzliche Therapie und eine unterstützende Behandlung mit Akupressur oder Homöopathie nicht nötig. Bei Fieber können Sie Maßnahmen aus dem entsprechenden Kapitel anwenden (siehe Seite 84, Fieber).

Wann zum Arzt?

- Bei Verdacht auf Ringelröteln.
- Bei anhaltenden Gelenkbeschwerden.

Röteln

Etwa die Hälfte aller Kinder machen **Röteln (Rubella)** fast unbemerkt durch. Sie haben entweder gar keine Beschwerden oder nur solche einer leichten Erkältung. Doch auch wenn der typische Hautausschlag fehlt, sind die Kinder ansteckend: Übertragen wird das Rötelnvirus durch Tröpfcheninfektion – also beim Niesen, Husten oder Sprechen. Wer erkrankt, ist lebenslang immun und bekommt Röteln kein zweites Mal. Frauen, die sich Kinder wünschen, sollten diese Immunität testen lassen, da Röteln für Ungeborene sehr gefährlich sein können (siehe Kasten). Im Kindesalter dagegen treten Komplikationen wie zum Beispiel Gelenkentzündung, Bronchitis, Ohrentzündung, Gehirnentzündung oder Herzmuskelentzündung nur sehr selten auf.

Symptome

- Feiner blassroter Hautausschlag (von den Ohren über den ganzen Körper ausbreitend, Punkte nicht ineinanderlaufend), der nach 1–3 Tagen wieder verschwindet
- Vor Auftreten des Hautausschlags leichte Erkältungssymptome möglich (mit Schnupfen, Bindehautentzündung, leichtem Fieber)
- Schwellung der Lymphknoten hinter den Ohren und am Nacken: Die Lymphknoten sind wie eine Perlenschnur aufgereiht und häufig druckempfindlich
- Auch gar keine Krankheitszeichen möglich

Inkubationszeit (Zeit zwischen Ansteckung und Ausbruch der Krankheit)
2–3 Wochen

Ansteckend
1 Woche vor und bis 10 Tage nach Beginn des Ausschlags

So können Sie vorbeugen

Rötelnimpfung (siehe Seite 228, Impfen) als Kombinationsimpfung mit Mumps und Masern.

Röteln und Schwangerschaft

Genau wie Ringelröteln (siehe Seite 219) sind auch Röteln für ungeborene Kinder sehr gefährlich. Erkrankt eine Schwangere an Röteln, kann der Embryo über die Plazenta damit angesteckt werden. Vor allem in den ersten 4 Schwangerschaftsmonaten ist das Risiko hoch, dass es durch die Infektion entweder zu einer Fehlgeburt kommt oder dass das Kind geistige und organische Schäden davonträgt.
Um werdende Mütter vor einer Rötelninfektion zu schützen, sollten Sie Ihr krankes Kind von der Schule oder Kindertagesstätte zu Hause lassen, solange es ansteckend ist. Nehmen Sie Ihr Kind bitte auch nicht mit zum Einkaufen oder zu anderen Erledigungen!

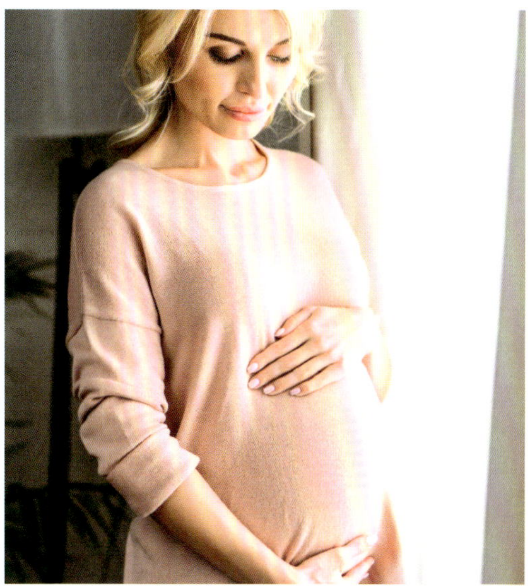

Hausmittel

Wärme

Wenn die Lymphknoten schmerzen, können Sie Ihrem Kind ein warmes Kirschkernsäckchen oder einen Waschlappen auflegen, den Sie zuvor in warmem Wasser getränkt haben (gut auswringen).

Wie oft? Wie lange? Mehrmals täglich, jeweils 5–10 Minuten.
Warum? Steigert die Durchblutung, reduziert die Schwellung und Schmerzen.
Tipp: Wasser 1:1 mit Apfelessig verdünnen, das verstärkt die Wirkung.

Pflanzliche Mittel & Tees

Salbe

Welche? Lymphdiaral® sensitiv Salbe N.
Welches Alter? Ab 2 Jahren.
Wann? Bei stark geschwollenen Lymphknoten.
Wie? Einen jeweils 1–2 cm langen Strang Salbe hinter und unter den Ohren auftragen und in kreisenden Bewegungen sanft abwärts Richtung der beiden Schlüsselbeingruben verstreichen.
Wie oft? 1–3x täglich.
Warum? Die Hauptbestandteile Ringelblume und Gefleckter Schierling unterstützen die Behandlung des Lymphsystems bei Infekten des Hals-Nasen-Rachen-Raums.

Akupressur und Homöopathie

Bei Röteln können Sie die Symptome wie Fieber, Schnupfen oder Bindehautentzündung behandeln. Die jeweiligen Akupressurpunkte und homöopathischen Mittel finden Sie in den entsprechenden Kapiteln.

Wann zum Arzt?

+ Bei Verdacht auf Röteln immer. Die Krankheit ist meldepflichtig.
+ SOFORT, wenn Ihr Kind einen steifen Nacken, Krämpfe oder starke Kopfschmerzen bekommt oder teilnahmslos wirkt.

Scharlach

„Wir haben Scharlach", warnt häufig ein Zettel an den Eingangstüren von Kindergarten und Schule. Damit gemeint ist eine Infektion mit Streptokokken der Gruppe A, die sich von der „normalen" Streptokokkeninfektion, der Mandelentzündung (siehe Seite 90) unterscheidet. Die Scharlacherreger bilden Stoffwechselprodukte, die den für diese Krankheit typischen Ausschlag hervorrufen.
Da es mehrere Streptokokkentypen gibt, kann man **Scharlach (Scarlatina)** öfter bekommen. Wegen der Gefahr von Folgeerkrankungen an Ohren, Gelenken, Herz und Nieren sollten Sie bei Verdacht auf Scharlach immer zum Arzt gehen. Er verordnet in der Regel ein Antibiotikum. Spätkomplikationen (nach 2–3 Wochen) wie das rheumatische Fieber oder Herz- und Nierenentzündungen treten in Industrienationen selten auf. Trotzdem ist Scharlach eine ernst zu nehmende Erkrankung, die sorgfältig behandelt und mit ausreichend langer Bettruhe gründlich auskuriert werden sollte. Kinder, die wegen Scharlach ein Antibiotikum bekommen haben, sollten nach der Erkrankung noch weitere 2 Wochen auf Sport verzichten. Eine Impfung gibt es nicht.
Damit sich der Rest der Familie nicht ansteckt, stärken Sie die Abwehrkräfte im Mund mit Milchsäurebakterien: täglich wenige Gabeln rohes Sauerkraut essen oder 2x täglich mit 10–20 Tropfen Symbioflor® 1 (Probiotikum) gurgeln und dann schlucken.

Wichtig: Wechseln Sie nach überstandener Krankheit unbedingt die Zahnbürste Ihres Kindes, damit es sich nicht erneut ansteckt.

Symptome

- Meist starke Halsschmerzen, Schluckbeschwerden, Mundgeruch (süßlich)
- Rachen stark gerötet
- Gerötete und geschwollene Mandeln mit gelblich-weißlichen Belägen
- Lymphknoten am Kieferwinkel stark geschwollen und berührungsempfindlich
- Häufig Kopf- und Gliederschmerzen
- Plötzlich auftretendes hohes Fieber
- Wangen stark gerötet, daher wirkt der Mund auffällig blass
- Nach 1–3 Tagen typischer Ausschlag: blassrosa, kleinfleckig, leicht erhaben, in der Achsel- oder Leistenregion beginnend
- Zunge weiß belegt, nach 3–4 Tagen „Him-/Erdbeerzunge", verdickte Zungenbläschen
- Nach 1–3 Wochen: Schuppung der Haut an Handflächen und Fußsohlen möglich

Inkubationszeit (Zeit zwischen Ansteckung und Ausbruch der Krankheit)

1–3 Tage, selten länger

Ansteckend

1 Tag vor Ausbruch der Krankheit bis 24 Stunden nach Beginn der Antibiotikagabe, unbehandelt bis zu 3 Wochen

Scharlach ohne Antibiotikum

Eine routinemäßige Antibiotikatherapie gegen Scharlach wird auch kritisch gesehen. Zwar gibt es heutzutage immer seltener Folgeerkrankungen, wenn sie aber auftreten, sind sie schwerwiegend. Besprechen Sie dieses Thema ausführlich mit Ihrem Kinderarzt. Unbehandelt dauert Scharlach etwa 3–4 Wochen, Ihr Kind muss in dieser Zeit zu Hause bleiben und das Bett hüten. Ruhe und Erholung sind wichtig, damit es nicht zu Komplikationen kommt – etwa Herz- oder Nierenerkrankungen. Ihr Kinderarzt muss die Krankheit begleiten. Haben mehrere Familienmitglieder zugleich Scharlach, ist eine Antibiotikabehandlung sinnvoll, damit sie sich nicht immer wieder gegenseitig anstecken. Auch wenn ein Kind bereits rheumatisches Fieber durchgemacht oder eine chronische Erkrankung hat, ist ein Antibiotikum nötig.

Hausmittel

Um das Fieber zu senken und die Halsschmerzen zu lindern, können Sie alle Therapien aus den entsprechenden Kapiteln anwenden. Gegen die Halsschmerzen helfen Halswickel besonders gut.

Pflanzliche Mittel & Tees

Sirup

Welcher? Phytohustil®.
Welches Alter? Ab 1 Jahr.
Wann? Bei gereiztem Rachen und Hustenreiz.
Wie oft? Wie viel? 1–3 Jahre: 4x täglich 3 ml; 3–6 Jahre: 4x täglich 4 ml; 6–12 Jahre: 5x täglich 5 ml; ab 12 Jahren: 3–6x täglich 10 ml.
Warum? Eibisch lindert den Hustenreiz und das Halsweh.

Salbe

Welche? Calendulasalbe.
Welches Alter? Keine Beschränkung.
Wie? Nach dem Abschuppen der Haut betroffene Körperstellen in sanft kreisenden Bewegungen einreiben.
Wie oft? Morgens und abends.
Warum? Ringelblume fördert die Regeneration der Haut und beugt Folgeinfektionen vor.

Akupressur

Je nach Intensität der Halsschmerzen werden folgende Akupressurpunkte angewendet:

Dickdarm 4 (Di 4), Magen 44 (Ma 44), Lunge 11 (Lu 11) und **3 Erwärmer 17 (3E 17),** siehe Seite 92

Homöopathie

Belladonna C30

Wann? Fieber hoch und plötzlich, Gesicht heiß und rot, Halsschmerzen, Zunge feuerrot, gegen Entzündung.
Wie oft? Wie viel? Wie lange? 1x täglich 3 Globuli, 2 Tage lang.
Tipp: Weitere Mittel gegen Halsschmerzen und Fieber finden Sie in den jeweiligen Kapiteln.

Wann zum Arzt?

- Bei Verdacht auf Scharlach immer.
- Falls in Absprache mit dem Kinderarzt keine antibiotische Behandlung erfolgt, muss der Arzt die Therapie begleiten.

Windpocken

Weit wie der Wind können die Viren fliegen, die Windpocken auslösen … Nun ja, nicht ganz, aber doch immerhin einige Meter weit. Deshalb können einen diese Viren buchstäblich „anfliegen" oder über Tröpfcheninfektion beim Niesen, Husten oder Sprechen übertragen werden. Die Viruserkrankung, die man nur einmal im Leben bekommt, ist hochansteckend.
Da die Inkubationszeit (also die Zeit zwischen Ansteckung und Ausbruch der Krankheit), mehrere Wochen beträgt und die Krankheit selbst etwa 7–10 Tage dauert, können **Windpocken (Varizellen)** eine Familie mit mehreren Kindern über Wochen hinweg lahmlegen. Wer sich berufsbedingt keine wochenlangen Ausfälle leisten kann oder will, kann über eine Impfung gegen Windpocken nachdenken (siehe Seite 228, Impfen).
In den meisten Fällen verläuft die Infektion harmlos. Für Menschen mit geschwächtem Abwehrsystem ist sie jedoch gefährlich. Komplikationen sind bakterielle Hautinfektionen und das Entstehen von Narben. 2–6 Prozent aller Erkrankten müssen in der Klinik behandelt werden, selten kommt es zu Folgen wie einer Mittelohr-, Lungen-, Kleinhirn- oder Hirnhautentzündung. In den ersten 5 Monaten einer Schwangerschaft können Windpocken zu schweren Fehlbildungen des Kindes führen, für Neugeborene sind sie lebensgefährlich.
Wichtig: Ein Kind, das Windpocken hat, sollte nicht baden. Die Bläschen können sich sonst infizieren. Zudem verstärkt feuchte Wärme den Juckreiz (deshalb bei hohem Fieber auch keine Wadenwickel machen!). Kurzes Duschen ist erlaubt, danach das Kind aber nicht mit einem Handtuch abrubbeln, sondern nur sanft trockentupfen. Sonst können aus Versehen Krusten abreißen.

Symptome

- Zu Beginn leichtes Krankheitsgefühl, Fieber möglich
- Zunächst rote Flecken, Stunden später Bläschen, mit klarer Flüssigkeit gefüllt, die dann platzen und sich verkrusten: am ganzen Körper, auch auf der Kopfhaut, im Mund und im Genitalbereich
- Alle drei Stadien gleichzeitig („Sternenhimmelmuster"), da der Ausbruch der roten Flecken über mehrere Tage andauert
- Starker Juckreiz

Inkubationszeit (Zeit zwischen Ansteckung und Ausbruch der Krankheit)
12–21 Tage

Ansteckend
2 Tage vor Ausbruch der Krankheit bis zur Verkrustung aller Bläschen (etwa 7–10 Tage nach Beginn der Krankheit)

So können Sie vorbeugen

Windpocken-Impfung (siehe Seite 228, Impfen)

Hausmittel

Gurgeln

Lassen Sie Ihr Kind mit Salzwasser gurgeln (das können Kinder meist ab 5 Jahren). Dazu 1 TL Speisesalz in 1 Glas Wasser auflösen.
Wie oft? Mehrmals täglich.
Warum? Lindert den Juckreiz im Mund.

Manuka-Honig

Tupfen Sie mit einem Wattestäbchen ein wenig von dem neuseeländischen Honig auf die Pusteln.
Wie oft? Mehrmals täglich.
Warum? Wirkt antiviral und heilend.

Stiefmütterchentupfung

1 EL Wildes Stiefmütterchenkraut mit 1 Tasse (200 ml) heißem Wasser übergießen, dann 10 Minuten zugedeckt ziehen lassen und dann abseihen. Den Tee mit einem Tuch auf die abheilenden Pusteln tupfen.

Wie oft? Mehrmals täglich.
Warum? Unterstützt die Regeneration der Haut, wirkt entzündungshemmend und juckreizlindernd – vor allem bei offenen, gereizten und wunden Stellen.
Tipp: Geht auch mit Stiefmütterchen-Urtinktur.

Pflanzliche Mittel & Tees

Gel

Welches? Combudoron® Gel.
Welches Alter? Keine Beschränkung.
Wie oft? Mehrmals täglich auf die betroffenen Stellen tupfen.
Warum? Kühlt und lindert den Juckreiz, Auszüge aus Arnika und der Kleinen Brennnessel wirken abschwellend und entzündungshemmend.

Kamillenkonzentrat

Welches Alter? Je nach Präparat, meist ab 6 Jahren.
Wie viel? Mehrmals täglich auf die Bläschen tupfen.
Warum? Reizlindernd, leicht austrocknend.
Tipp: Alternativ können Sie auch einen Beutel Kamillentee überbrühen, abkühlen lassen und die Pusteln damit betupfen.

Akupressur

Um den Juckreiz zu lindern, können Sie folgende Akupressurpunkte anwenden: **Dickdarm 11 (Di 11)** und **Milz 10 (Mi 10),** siehe Seite 150

Dieses verdammte Jucken …

Ein paar Tipps, wie Sie das Jucken lindern können, denn wer kratzt, behält Narben zurück:

- Schneiden Sie Ihrem Kind die Fingernägel kurz oder ziehen Sie ihm nachts dünne Handschuhe über.
- Baumwollkleidung reizt die Haut weniger als Mischgewebe oder Polyester.
- Enge Klamotten verstärken den Juckreiz, lieber luftige Kleidung anziehen.
- Zinkhaltige Schüttelmixturen wie Lotio alba oder Tannosynth® aus der Apotheke helfen ebenfalls und wirken zudem noch austrocknend: 2x täglich auf die Bläschen auftupfen.
- Ablenkung hilft, etwa gemeinsam puzzlen.

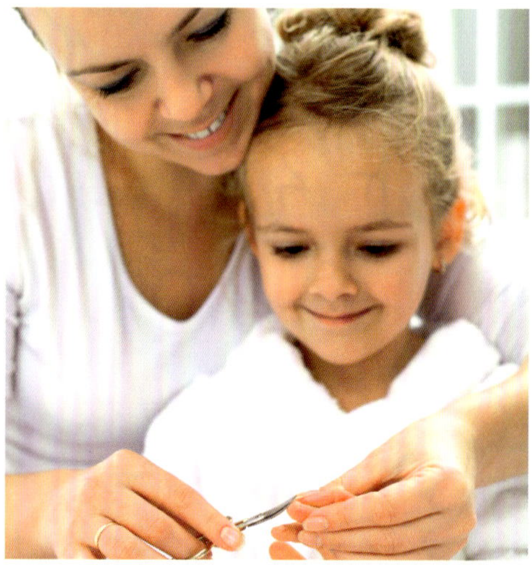

Gürtelrose

Manchmal bekommen Kinder in der Pubertät oder Erwachsene **Gürtelrose (Zoster).** Diese ist sozusagen ein Ableger der Windpocken: Wer als Kind Windpocken hatte, trägt die Erreger noch in den Nervenzellen nahe des Rückenmarks. Wenn das Immunsystem geschwächt ist, brechen diese Erreger erneut durch – und zwar als gruppenförmige Bläschen meist am Rumpf, einseitig und gürtelförmig. In der Regel beginnt die Erkrankung mit brennenden Schmerzen der Haut, einige Tage später erscheinen die mit Flüssigkeit gefüllten Bläschen. Gürtelrose ist ansteckend und kann bei anderen Windpocken auslösen. Bei Verdacht auf Gürtelrose sollten Sie immer zum Arzt gehen (bei einem Befall im Gesicht bitte sofort).

Homöopathie

Rhus toxicodendron C12

Wann? Juckende, brennende Bläschen auf roter Haut, Kind ruhelos, will sich bewegen, Wärme verbessert; lindert den Juckreiz.
Wie oft? Wie viel? Wie lange? 2x täglich 3 Globuli, 3–5 Tage lang.

Antimonium tartaricum C12

Wann? Kind ist sehr schwach, kalt abwaschen verbessert, während der Verkrustung weißer Zungenbelag, gegen Narbenbildung.
Wie oft? Wie viel? Wie lange? 2x täglich 3 Globuli, 3–5 Tage lang.

Silicea C12

Wann? Nach der Erkrankung, zur Unterstützung des Abheilens aufgekratzter Stellen, wirkt Narbenbildung entgegen, zur Vorbeugung von Entzündungen.
Wie oft? Wie viel? Wie lange? 2x täglich 3 Globuli, bis die aufgekratzten Stellen verheilt sind (maximal 2 Wochen lang).

Wann zum Arzt?

+ Bei Verdacht auf Windpocken immer. Die Krankheit ist meldepflichtig.
+ SOFORT, wenn starke Kopfschmerzen, hohes Fieber und ein steifer Nacken dazukommen.

IMPFEN

Über kaum ein Thema diskutieren junge Eltern so viel wie über das Impfen: Was ist dran an den Berichten und Gerüchten über die Nebenwirkungen? Braucht unser Kind das überhaupt? Fakt ist: In Deutschland, Österreich und der Schweiz besteht keine Impfpflicht. Ob Eltern ihr Kind impfen lassen oder nicht, entscheiden sie selbst. Allerdings müssen sie eine Impfberatung nachweisen, wenn sie ihr Kind in der Krippe oder dem Kindergarten anmelden wollen.

Impfen ja oder nein?

Die Empfehlungen der Ständigen Impfkommission (STIKO) des Robert Koch-Instituts sind genau das: reine Empfehlungen. Nach derzeitigem Wissen sind Impfungen jedoch immer noch der beste und größtmögliche Schutz vor bestimmten Infektionserkrankungen. Sie als Eltern sollten sich daher sorgfältig über Nutzen und Risiken informieren. Etwa auf der Webseite des Robert Koch-Instituts (www.rki.de) oder unter www.impfen-info.de, einer Webseite der Bundeszentrale für gesundheitliche Aufklärung. Ein wichtiger Ansprechpartner in Sachen Impfen ist auch Ihr Kinderarzt.

Ihnen als Eltern sollte bewusst sein, dass viele vermeintlich harmlose Kinderkrankheiten schwere Komplikationen mit sich bringen oder sogar tödlich sein können (siehe klassische Kinderkrankheiten, ab 214). Und ja, es ist auch richtig, dass es Kinder gibt, die durch Impfungen Schäden davon getragen haben. Aber diese Zahlen sind äußerst gering. Sie können diese in einer Datenbank des Bundesinstituts für Impfstoffe einsehen, dem Paul-Ehrlich-Institut (www.pei.de/db-uaw). Nachweise, dass Impfungen mit schweren Erkrankungen wie chronischen Darmentzündungen, Diabetes oder Autismus im Zusammenhang stehen, wurden bisher nicht bestätigt. Die modernen Impfungen werden sehr gut vertragen, das liegt auch daran, dass die Impfstoffe in den vergangenen Jahren regelmäßig überprüft und weiterentwickelt wurden. Insgesamt geht die Zahl der (gemeldeten) Impfschäden in den letzten Jahren anhaltend zurück.Leidet Ihr Kind an einer chronischen Krankheit oder einer Allergie, müssen Sie mit Ihrem Kinderarzt klären, welche Impfungen für Ihr Kind die richtigen sind. Durch die Schutzimpfungen sind Krankheiten wie die Pocken oder die Kinderlähmung (Polio) in Europa heute ganz bzw. so gut wie ausgerottet. Jedoch hat in den letzten Jahren die Zahl der Impfgegner zugenommen. Deshalb treten Krankheiten wie Masern oder Keuchhusten wieder öfter auf. Sie sind hochansteckend, können sich schnell ausbreiten und daher auch Personen befallen, die besonders gefährdet sind. Mit einer Impfung schützen Sie also nicht nur Ihr Kind, sondern durch den Herdenschutz auch immungeschwächte Personen, Säuglinge und Schwangere.

Was passiert bei einer Impfung?

Bei einer Erkrankung bildet das Immunsystem normalerweise spezifische Abwehrstoffe (Antikörper) gegen Bestandteile der Erreger. Sogenannte Gedächtniszellen speichern die „Bauanleitung“ dieser Abwehrstoffe. Kommt der Körper irgendwann erneut mit dem Erreger in Kontakt, produzieren die Gedächtniszellen die passenden Abwehrstoffe. So werden die Erreger unschädlich gemacht und eine weitere Infektion wird verhindert. Bei einer Impfung wird eine solche natürliche Infektion nachgeahmt: Es werden entweder abgeschwächte Erreger (Lebendimpfstoffe) oder Bestandteile davon (Totimpfstoffe) gespritzt, woraufhin der Körper die Gedächtniszellen und die Abwehrstoffe bildet. Kommt Ihr Kind dann in Kontakt mit einem der echten Erreger (beispielsweise weil es mit Freunden spielt, die an Röteln oder

Windpocken erkrankt sind), aktiviert der Körper seine Gedächtniszellen und „baut" die entsprechenden Abwehrstoffe. Das geimpfte Kind bleibt gesund. Allerdings können sich auch Gedächtniszellen nicht jede Information unbegrenzt lange merken. Deshalb sind bei einigen Impfungen Auffrischungen nötig.

Kombi-Impfungen

Heute wird nicht mehr gegen jede einzelne Krankheit geimpft. Stattdessen wird meist mit einer Spritze eine Kombination mehrerer Impfstoffe gegeben. Dadurch wird die Anzahl der empfohlenen Impfungen im Säuglings- und Kleinkindalter stark reduziert. Kritiker meinen, dass Kombinationsimpfstoffe mehr Nebenwirkungen auslösen als Einzelimpfstoffe. Jedoch konnte dies in verschiedenen Untersuchungen bisher nicht nachgewiesen werden. Welche Kombinationen möglich und sinnvoll sind, besprechen Sie am besten mit Ihrem Kinderarzt.

Impfreaktionen

Es kann sein, dass Ihr Kind auf die Impfungen reagiert und Fieber sowie grippeähnliche Symptome bekommt oder dass an der Impfstelle eine Schwellung oder Rötung auftritt oder Ihr Kind dort Schmerzen empfindet. Dies kommt bei etwa 7–10 Prozent der Kinder vor. In der Regel sind diese Nebenwirkungen harmlos und verschwinden nach 1–2 Tagen wieder von allein. Bei Lebendimpfstoffen (wie Masern) können auch noch bis zu 2 Wochen nach der Impfung leichte Erkältungssymptome und Fieber auftreten. Bei 1 Prozent der Impfungen können sich an der Impfstelle knötchenartige Verhärtungen bilden. Dies ist meist eine Reaktion auf die Lösungsmittelzusätze im Impfstoff. Die Verhärtungen verschwinden in der Regel ebenfalls von selbst wieder. Verletzungen von Blutgefäßen oder Nerven durchs Impfen sind selten. Bleibende Beschwerden (Missempfindungen oder Narben) gibt es extrem selten, ebenso eitrige Abszesse an der Injektionsstelle. Auch allergische Reaktionen, Erkrankungen des Nervensystems oder Veränderungen im Blutbild kommen höchstens bei einem von 10.000 geimpften Kindern vor. Bei Autoimmunerkrankungen allerdings können Impfungen einen Krankheitsschub auslösen.

Der richtige Zeitpunkt

Impftermine sollten Sie am besten für den Vormittag oder Wochenanfang vereinbaren. Dann ist Ihr Kinderarzt erreichbar, wenn in den Stunden oder am Tag nach der Impfung Reaktionen erfolgen. Zudem sollten Sie am Tag danach keine größeren Aktivitäten geplant haben, etwa eine Fahrt in den Urlaub oder einen Sportwettkampf. Ein krankes Kind sollte nicht geimpft werden. Wenn Ihr Kind Fieber hat oder die Nase läuft und eine Erkältung im Anmarsch ist, verschieben Sie den Impftermin. Zudem sollten Sie Ihrem Kind vor oder nach einer Impfung nie vorbeugend Paracetamol oder Ibuprofen geben. Denn dann werden nicht so viele Abwehrstoffe gebildet und die Schutzwirkung der Impfung ist wahrscheinlich vermindert. Falls Ihr Kind nach der Impfung Fieber bekommt, können Sie dieses mit den Anwendungen aus diesem Buch behandeln (siehe Seite 84, Fieber).

Impfempfehlungen

Die STIKO am Robert Koch-Institut aktualisiert ihre Impfempfehlungen jährlich auf Basis aktueller Forschungen und Erfahrungen. Wann welche Impfungen empfohlen werden, sehen Sie im aktuellen Impfkalender (www.rki.de). Diese Empfehlungen weichen in anderen EU-Ländern teilweise deutlich ab. So wird zum Beispiel in Österreich die Sechsfachimpfung nur dreimal gegeben, in Deutschland viermal. Der Impfschutz ist der gleiche. Sie können deswegen mit Ihrem Kinderarzt besprechen, ob Sie Ihren individuellen Impfplan dementsprechend anpassen.

Was und wie schlimm sind …

Es gibt Krankheiten, die schlimme Folgen haben können, wenn man nicht dagegen impft – das gilt übrigens nicht nur für Kinder, sondern auch für Erwachsene. Neben den Impfungen gegen sogenannte Kinderkrankheiten wie Masern oder Windpocken (siehe ab Seite 212, Klassische Kinderkrankheiten) empfiehlt die STIKO daher folgende weitere Schutzimpfungen.

Diphtherie (echter Krupp)

- Lebensgefährliche Atemwegserkrankung, ausgelöst durch Bakterien und deren Giftstoffe, die auch zu Herz- und Nierenschädigung führen kann.
- 5–10 von 100 Erkrankten sterben daran, bei schlechter medizinischer Versorgung sind es bis zu 25 Prozent.
- Impfung führt sehr selten zu (in der Regel vorübergehender) Nervenlähmung.

Haemophilus influenzae Typ b (Hib)

- Bakterium, das vor allem bei Kleinkindern Hirnhaut- und Kehldeckelentzündungen hervorruft (Erstickungsgefahr!).
- Vor Einführung der Impfung der häufigste Erreger von Hirnhautentzündung bei Kindern unter 5 Jahren.
- Bei Erkrankung trotz Antibiotikatherapie Sterblichkeit bis zu 10 Prozent, unbehandelt bis zu 80 Prozent.
- Häufig bleiben Hör- oder Sehstörungen oder Schäden des Nervensystems bis zu geistigen Behinderungen zurück.

Hepatitis B

- Infektionskrankheit der Leber, die bei 90 Prozent der erkrankten Kinder zu einer dauerhaften Leberschädigung führt.
- Ansteckung durch Blut oder Körpersekrete.
- Das Haupterkrankungsalter liegt zwischen 14 und 25 Jahren.

Humane Papillomaviren (HPV)

- Über 100 verschiedene Typen bekannt, einige davon sind für die Entstehung von Gebärmutterhalskrebs mit verantwortlich. Über 70 Prozent werden durch die Typen, die in der Impfung enthalten sind, verursacht.
- Übertragung durch direkten Schleimhautkontakt, also vor allem sexuell (nur selten während der Geburt).
- Für einen bestmöglichen Impfschutz sollte das Kind nicht mit HPV infiziert sein: Impfung für Mädchen und Jungen (!) daher vor dem Beginn sexueller Kontakte.
- Die Impfung wird in vielen Ländern kontrovers diskutiert, da es Hinweise auf vermehrte Nebenwirkungen gab.

Keuchhusten (Pertussis)

- Hochansteckende Atemwegserkrankung, ausgelöst durch Bakterien.
- Krankheitsverlauf langwierig und äußerst pflegeintensiv.
- In bis zu 4 Prozent der Fälle Komplikationen: Lungen-, Gehirn- und Mittelohrentzündung.
- 1 von 100 erkrankten Kindern stirbt (Todesfälle vor allem im 1. Lebensjahr wegen Atemaussetzern).

Kinderlähmung (Poliomyelitis)

- Durch Viren hervorgerufen.
- Verläuft in 95 Prozent der Fälle symptomlos.
- 2–4 Prozent erkranken, ohne dass Lähmungserscheinungen auftreten; die Kinder haben nur grippeähnliche Symptome, Kopf- und Rückenschmerzen, Nackensteifigkeit und Muskelkrämpfe.
- In 0,1–1 Prozent kann sie zur dauerhaften Lähmung von Armen und Beinen, aber auch der Atemwege führen.
- Dank Impfung gilt Deutschland zum aktuellen Zeitpunkt als poliofrei.

Meningokokken

- Hauptverursacher von bakteriellen Hirnhautentzündungen – es sind 13 verschiedene Typen bekannt.
- In Deutschland werden die meisten Erkrankungen durch Typ B verursacht, gefolgt von Typ C.
- Säuglinge und Kinder sind für schwere Verläufe besonders gefährdet.
- Sterblichkeit je nach Schwere der Erkrankung bei 1–30 Prozent.
- 10–20 Prozent behalten schwere Dauerschäden wie Hörschäden, Epilepsie oder Entwicklungsverzögerung zurück.

Pneumokokken

- Bakterien, von denen 90 verschiedene Typen bekannt sind. Der aktuelle Impfstoff enthält die 23 Typen, die in 80 Prozent der Fälle für Pneumokokkeninfektionen verantwortlich sind. Seit Einführung der Impfung nehmen allerdings Erkrankungen der nicht impfbaren Typen zu.

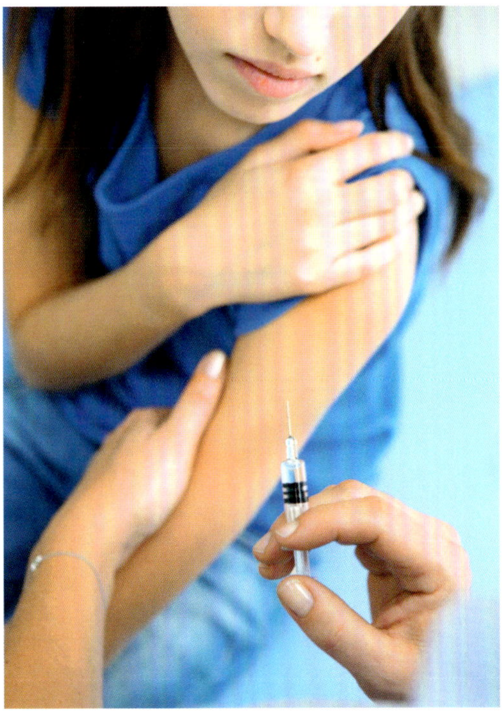

Keine Angst vor dem Piks: Impfen muss nicht wehtun. Tipps finden Sie auf Seite 122.

- Auslöser von Mittelohr-, Hirnhaut- und Lungenentzündung und Blutvergiftung.
- Gefährdet sind vor allem Säuglinge und Kleinkinder bis 5 Jahre.
- 8–10 Prozent der Erkrankten sterben trotz Antibiotikatherapie.
- Bei bis zu 15 Prozent der Kinder bleiben Schäden wie Hörstörungen, Epilepsie oder eine Entwicklungsverzögerung zurück.

Rotaviren

- Häufigste Ursache für schweren Brechdurchfall bei Kindern bis 2 Jahre.
- Besonders bei Säuglingen besteht die Gefahr der Austrocknung; Behandlung im Krankenhaus nötig.
- In Entwicklungsländern hohe Sterblichkeit wegen fehlender ärztlicher Versorgung.

Tetanus (Wundstarrkrampf)

- Lebensbedrohliche Muskelkrämpfe, ausgelöst durch Gifte von Bakterien, die durch verschmutzte große und kleine Verletzungen oder Verbrennungen in den Körper eindringen.
- Ein Viertel der Erkrankten stirbt daran.
- Weltweit verbreitet, in Europa und Nordamerika dank Impfung Erkrankungszahlen drastisch gesunken auf unter 5 Fälle pro Jahr.

Masern, Mumps, Röteln und Windpocken: siehe Seiten 214–227.

Weitere Impfungen

Bestimmen Personengruppen empfiehlt die STIKO zusätzliche Impfungen:

Grippe: Kinder mit Immunschwäche oder schweren chronischen Erkrankungen.

FSME (Hirnhautentzündung, die vor allem durch Zeckenstiche übertragen wird, siehe Seite 207, Zeckenstiche): Personen, die in einem Hochrisikogebiet leben; eine aktuelle Karte findet man auf der Webseite des Robert Koch-Instituts (www.rki.de).

Reiseimpfungen wie zum Beispiel Gelbfieber, Hepatitis A, Meningokokken Typ ACWY, Tollwut oder Typhus: wenn Sie in Länder reisen, für die eine solche Impfung empfohlen wird. Ihr Kinderarzt kann Sie beraten.

Vorbeugen

KLEINER GESUNDHEITS-RATGEBER

Wie Sie Ihren Alltag gestalten, trägt viel dazu bei, dass sich Ihr Kind gut entwickelt und gesund durch die Kinder- und Jugendjahre kommt. Los geht's!

Die Immunabwehr stärken

An apple a day keeps the doctor away: An diesem Spruch ist viel Wahres dran. Denn im Apfel steckt alles, was gesund ist: Vitamine, Ballaststoffe und Spurenelemente. Genauso sind frische Luft bei jedem Wetter, genügend Schlaf und viel zu trinken die besten Mittel, um Erkältungen vorzubeugen. Aber es gibt noch mehr Tricks, mit denen Sie das Immunsystem Ihres Kindes stärken können.

Anfeuern von innen: richtig essen

Je vielfältiger, bunter, naturbelassener und vollwertiger die Nahrung ist, desto besser wird Ihr Kind mit Nährstoffen und Vitaminen versorgt. Nach der chinesischen Ernährungslehre sollte man in der kalten Jahreszeit vor allem warme und gut gewürzte Speisen essen. Sie befeuern den Körper von innen heraus. So wärmt zum Beispiel ein Porridge am Morgen, ein Kräutertee stärkt und eine Hühnerbrühe kräftigt (die Suppe unbedingt mit Knochen und schön lange kochen, dann enthält sie viel Zink, das beugt den Infekten vor). Auch Vitamine wehren Infekte ab, vor allem Vitamin C. Das meiste davon steckt nicht in Orangen und Mandarinen, sondern in Sanddorn und Hagebutte. Kommen auf 100 Gramm Zitrusfrucht etwa 50 Milligramm Vitamin C, sind es in derselben Menge Hagebutte 400–3000 Milligramm. Ein perfekter Start in den Tag ist deshalb, eine Tasse Hagebuttentee zu trinken, eine Hagebutte pur (entkernt und ohne Härchen) zu essen oder 1–2 EL Hagebutten-Sanddorn-Elixier zu schlucken (gibt's in Drogerien und Apotheken). Zucker und Fertigessen sollten Sie vermeiden: 30 Minuten nach dem Verzehr von Einfachzucker sinkt die Immunabwehr deutlich. Die weißen Blutkörperchen (das sind die Abwehrzellen des Körpers) verlieren etwa 50 Prozent ihrer Kraft, um Keime abzutöten. Und dieser negative Effekt hält bis zu 5 Stunden an.

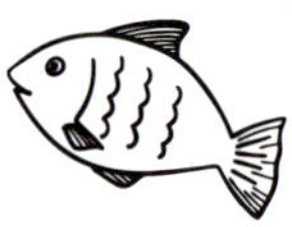

Halte deine Füße warm

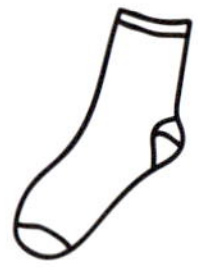

Es stimmt wirklich: Kalte Füße machen krank. Weil die Füße über Nervenbahnen mit dem Nasen-Rachen-Raum verbunden sind, führen kalte Füße auch zu absinkenden Temperaturen in Ohr, Nase und Hals. Zudem werden die Schleimhäute der oberen Atemwege schlechter durchblutet, es werden weniger Abwehrzellen ins Gewebe transportiert und das Immunsystem arbeitet bei kalten Temperaturen nicht so effektiv. Machen Sie Ihrem Kind also abends warme Fußbäder, bei Kindern ab 6 Jahren können Sie auch schwarzes Senfmehl dazugeben (siehe Seite 37). Vor allem wenn Ihr Kind nach dem Spielen mit kalten, feuchten Füßen nach Hause kommt, lässt sich der Schnupfen so meist verhindern. Außerdem sorgen Fußbäder für einen guten Schlaf. Und der ist wichtig, um das Immunsystem weiter zu stärken. Denn wer viel schläft, bildet vermehrt natürliche Abwehrzellen.

Gesund im Mund

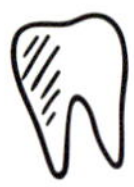

Lassen Sie Ihr Kind 1 EL kaltgepresstes Oliven- oder Sonnenblumenöl im Mund etwa 5–10 Minuten hin und her spülen und durch die Zähne ziehen. Das bindet die Keime in der Mundhöhle und zwischen den Zähnen. Danach das Öl (das jetzt weißlich verfärbt ist) ausspucken. Mehrmals mit klarem Wasser nachspülen und anschließend die Zähne putzen.

Druck macht stark

Auch mit Akupressur können Sie das Immunsystem stärken und die Selbstheilungskräfte des Körpers anregen. Drücken Sie folgende drei Punkte in der angegebenen Reihenfolge und zwar jeweils auf beiden Körperhälften. Milz 6 (Mi 6), Magen 36 (Ma 36), Lunge 7 (Lu 7) (siehe Seite 80, Erkältung und Grippe). Dann rollen Sie den Rücken Ihres Kindes. Greifen Sie mit Daumen und Zeigefinger eine waagrechte Hautfalte rechts und links der Wirbelsäule etwa auf Höhe des Beckens. Dann schieben Sie diese Hautfalte bis zur Halswirbelsäule nach oben. Das machen Sie 3–5x hintereinander. Führen Sie diese Akupressur am besten ein bis zwei Mal pro Woche durch. Damit stärken Sie nicht nur das Immunsystem Ihres Kindes, sondern regen auch seinen Appetit an und unterstützen sein Wachstum.

Heiße Dinge

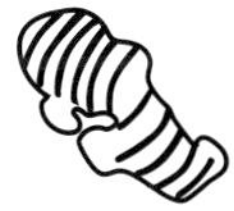

Brühen Sie Ihrem Kind einen Ingwertrunk: Dazu 1 Stück frische Ingwerwurzel (etwa 2 cm lang) schälen, in Scheiben schneiden oder kleinraspeln, mit 200 ml heißem Wasser übergießen und 10 Minuten zugedeckt ziehen lassen. Den Ingwer entfernen und bei Bedarf etwas Honig zugeben. Jeden Tag eine Tasse davon trinken oder dann, wenn Ihr Kind verfroren von draußen hereinkommt. Die Scharfstoffe des Ingwers werfen die „Körperheizung" an: Sie aktivieren die körpereigenen Wärmerezeptoren und sorgen für eine stärkere Durchblutung der Nasenschleimhäute. Das transportiert Keime schneller ab und beugt Erkältungen vor. Außerdem wirkt Ingwer anregend auf den Stoffwechsel und somit auf das Immunsystem. Sie können den Ingwer nicht nur als Trunk zubereiten, sondern auch Suppen, Saucen, Gemüse und Fleisch damit würzen.

Gib dem Darm Saures

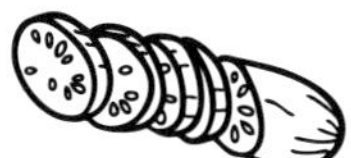

Ist die Darmflora gesund, freut sich das Immunsystem. Schließlich befinden sich im Darm 70 Prozent der Immunzellen, knapp 80 Prozent aller Abwehrreaktionen laufen hier ab. Man ist also besser gegen Krankheitserreger geschützt, wenn der Darm gesund ist. Damit es ihm gut geht, geben Sie Ihrem Kind täglich lebende Milchsäurebakterien zu essen – die stecken in fermentierten Lebensmitteln wie Sauerkraut, sauren Gurken, Miso, Kimchi (Gemüse, das durch Milchsäuregärung zubereitet ist), Kefir oder dem Gärgetränk Kombucha. Wenn Ihr Kind zu besonders vielen Infekten neigt, können Sie zusammen mit Ihrem Kinderarzt überlegen, ob Sie präventiv Probiotika geben. Studien belegen, dass diese (vor allem Lactobazillen und Bifidobakterien) effektiv Grippe und Infekten vorbeugen.

Durchs Wasser staksen

Füllen Sie die Badewanne oder eine hohe Plastikwanne mit kaltem Leitungswasser und lassen Sie Ihr Kind hineinsteigen. Das Wasser sollte ihm etwa bis zur Mitte der Waden reichen. Nun ist Wassertreten angesagt: Bei jedem Schritt soll Ihr Kind das Bein ganz aus dem Wasser herausheben, als wäre es ein Storch, der durchs Wasser stakst. Falls Ihr Kind anfangs etwas unsicher ist, geben Sie ihm die Hand oder legen Sie eine Antirutschmatte in die Wanne. Nach 1–2 Minuten darf es wieder heraussteigen. Die Füße nicht abtrocknen, sondern das Wasser nur abstreifen. Anschließend die Füße durch Herumlaufen oder warme Socken erwärmen. Alternativ können Sie mit Ihrem Kind auch Tau treten (siehe Seite 102, Heuschnupfen). Für ältere Kinder eignen sich Wechselduschen (siehe Seite 124).

BEWEGUNG

Kinder haben einen großen Bewegungsdrang – und das ist gut und wichtig. Denn nur so können sich Knochen, Muskeln und Organe richtig entwickeln. Nur so können Motorik und Wahrnehmung reifen, Koordinationsvermögen und Gleichgewichtssinn gefördert werden. Doch viele Kinder können oder dürfen nicht draußen in der freien Natur spielen – sei es weil Hinweisschilder lautes Rennen und Toben verbieten oder weil Eltern aus Sorge ihre Kinder überbehüten.

Mindestens 60 Minuten, besser noch anderthalb Stunden, sollte sich der Nachwuchs jeden Tag bewegen, um körperlich und geistig fit und ausgeglichen zu sein. Kleinen Kindern gelingt das locker, sie haben einen natürlichen Bewegungsdrang: Laufen, toben, springen bedeuten ihnen Freude und Spaß und sind noch kein Muss. Je älter Kinder werden, desto bequemer werden sie: Bis zum Mittag oder Nachmittag sitzen sie in der Schule, zu Hause lümmeln und fläzen sie dann im Bett oder auf dem Sofa herum. Statt draußen zu spielen, verschwinden sie in virtuellen Welten (siehe ab Seite 256, Neue Medien). Zwar treiben laut der Studie zur Gesundheit von Kindern und Jugendlichen (KiGGS) etwa drei Viertel der 3- bis 17-Jährigen regelmäßig Sport. Aber nur gut ein Viertel von ihnen ist täglich mindestens eine Stunde aktiv.

BEWEGUNG IM ALLTAG

Damit sich Ihr Kind tagsüber ausreichend bewegt, müssen Sie es nicht gleich im mehreren Sportvereinen anmelden. Zu viele Termine und Verpflichtungen sind kontraproduktiv (siehe ab Seite 250, Mind-Body-Medizin). Ein Anfang ist gemacht, wenn Sie alltägliche Wege wie etwa in den Kindergarten, in die Schule oder zum Einkaufen zu Fuß oder mit dem (Lauf-)Rad zurücklegen statt mit dem Auto, dem Bus oder der Straßenbahn – am besten bei jedem Wetter, das stärkt gleichzeitig das Abwehrsystem. Nicht nur für Waldkindergartenkinder gilt der (zugegeben etwas abgedroschene) Spruch: „Es gibt kein schlechtes Wetter – es gibt nur falsche Kleidung."

Sie müssen Ihren Alltag ja nicht gleich von heute auf morgen komplett umkrempeln. Fangen Sie langsam an: Erst wird an einem Tag pro Woche eine bestimmte Strecke zu Fuß oder mit dem Rad erledigt, später kommt ein zweiter, dann ein dritter Tag dazu. Und zwar mit dem Kind. Wenn Sie joggen oder Rad fahren und Ihr Kind im Wagen oder Anhänger sicher verstaut ist, bringt das zwar Ihnen Bewegung ein, nicht aber Ihrem Kind. Lassen Sie es daher auf dem Lauf- oder Fahrrad mitstrampeln oder gehen Sie beide strammen Schritts zu Fuß. Machen Sie am Wochenende einen großen Spaziergang oder eine kleine Wanderung statt eines Fernsehnachmittags. Radeln Sie zum Schwimmen oder verabreden Sie sich mit einer befreundeten Familie zum Tischtennis oder zum Frisbeespielen.

Gemeinsam mit anderen macht Bewegung noch mehr Spaß und fördert nebenbei auch noch die Sozialkompetenz (siehe Seite 241). Wer sich gerne zu Musik bewegt, kann tanzen gehen. Es muss ja nicht immer Ballett sein, für Hip-Hop oder Capoeira können sich auch Jungen begeistern. Wasserfans haben Spaß am Schwimmen, wer gerne mit dem Ball spielt, kann am Hand-, Fuß- oder Basketballtraining teilnehmen. Lassen Sie Ihr Kind entscheiden, was es gerne macht. Beim örtlichen Sportverein, bei Volkshochschulen oder auch bei Ihrem Kinderarzt können Sie nachfragen, welche Angebote es in Ihrer näheren Umgebung gibt. Sie sehen, es geht nicht darum, die Kinder zu Sportskanonen oder Leistungssportlern zu erziehen, sondern bei Ihrem Kind die Freude an der Bewegung zu erhalten und sie in den Alltag einzubauen. Und ja, Sie werden es (auch in diesem Buch) schon öfter gelesen oder gehört haben: Sie sind das Vorbild für Ihr Kind. Wenn sich Mutter und Vater viel bewegen, ist auch das Kind eher bereit dazu. Noch ein Tipp am Rande: In vielen Familien gibt es ein Belohnungssystem, wenn das Kind etwas gut gemacht hat. Statt Schokolade oder eines Kinogutscheins kann das auch ein Ausflug auf einen besonders tollen, etwas weiter entfernten Spielplatz oder ins Schwimmbad sein oder eine Kissenschlacht mit den Eltern.

Motorische Fähigkeiten

Bereits bei den Vorsorgeuntersuchungen beim Kinderarzt und bei der Einschulung werden die motorischen Fähigkeiten Ihres Kindes getestet – etwa beim Balancieren, Rückwärtslaufen oder Fangen. Das soll zeigen, ob ein Kind schulreif ist: Wer Probleme mit der Fein- oder Grobmotorik hat oder wessen Hand-Auge-Koordination nicht funktioniert, tut sich beispielsweise schwer, Buchstaben und Zahlen zu schreiben oder Rechenmengen zu erfassen. Für die Entwicklung von Fein- und Grobmotorik Ihres Kindes braucht es keine speziellen Sport- und Bewegungsprogramme. Sie geschieht bei ganz alltäglichen Dingen:

- Wer viel mit dem Roller oder Laufrad unterwegs ist, schult die Wahrnehmung, das Gleichgewicht und die Körperbeherrschung.
- Einen Ball fangen und werfen trainiert gleichzeitig das Reaktionsvermögen und die Koordination.
- Schwimmen fördert die Entwicklung von Muskulatur und Koordination.
- Komplexe Bewegungsabläufe wie Klettern, Schaukeln und Tanzen schulen das Gleichgewichtssystem, fördern die Grob- und Feinmotorik und damit auch die anderen Sinne des Kindes: das Sprechen, Sehen und Hören.

FOLGEN DES BEWEGUNGSMANGELS

Bewegt sich der Nachwuchs auf Dauer zu wenig, kann sich das auf seine Gesundheit auswirken. Sogenannte Zivilisationskrankheiten wie beispielsweise Rückenschmerzen, Kopfschmerzen oder Übergewicht sind schon lange kein reines Erwachsenenproblem mehr. Immer häufiger leiden auch Kinder und Jugendliche darunter.

- **Übergewicht:** Etwa 15 Prozent aller Grundschüler sind nach aktuellen Zahlen übergewichtig, bei den 14- bis 17-Jährigen sind es 17 Prozent. Das sind mehr als doppelt so viele Kinder wie noch 1985. Als fettleibig (adipös) gelten ungefähr 6,5 Prozent der 3- bis 10-Jährigen, bei den 14- bis 17-Jährigen sind es sogar 8,5 Prozent. Der Grund für das zu hohe Gewicht ist aber nicht nur mangelnde Bewegung. Auch falsche Ernährungsgewohnheiten spielen eine wichtige Rolle (siehe ab Seite 242, Ernährung).

- **Rückenschmerzen:** Sie gelten unter Erwachsenen schon lange als Volkskrankheit Nummer eins und immer öfter klagen auch Kinder und Jugendliche über Probleme mit dem Rücken (siehe Seite 164, Rückenschmerzen). Die Beschwerden beginnen typischerweise ab dem 7. Geburtstag, also genau in dem Alter, wenn es in die Schule geht und man plötzlich viel mehr still sitzen muss und nicht mehr wie im Kindergarten draußen herumflitzen darf. Sind es bei den 7- bis 10-Jährigen gemäß KiGGS-Studie noch sieben von 100, die in den letzten drei Monaten der Rücken plagte, sind es bei den 11- bis 13-Jährigen schon mehr als das Doppelte: nämlich 18 Prozent. Noch alarmierender sind die Zahlen bei den 14- bis 17-Jährigen, die gerade mitten im Wachstum stecken: In dieser Altersgruppe kennen schon 44 Prozent Rückenschmerzen. Grund dafür ist nicht allein der Wachstumsschub, sondern wiederum vor allem mangelnde Bewegung. Häufig ist die Rücken- und Bauchmuskulatur der Jugendlichen nur schwach entwickelt, weil sie wenig gefördert wird. Die Wirbelsäule ist dadurch schlecht stabilisiert. Die Folge: Der Rücken tut weh.

Kopfschmerzen: Gerade bei Jugendlichen sind oft Muskelverspannungen der Grund für Kopf- oder Nackenschmerzen. Schuld sind meist eine schwere, einseitig getragene Schultasche, eine krumme Haltung beim Zocken auf dem Tablet oder Smartphone und wenig Ausgleichssport. Dabei würde gerade Bewegung sehr gut vorbeugen. Vor allem Yoga und ein paar Schritte an der frischen Luft lindern leichte Kopfschmerzen rasch. Regelmäßige Spaziergänge und Ausdauersportarten mehrmals pro Woche lassen Kopfschmerzen und Migräneattacken seltener auftreten.

Auch für **Wahrnehmungsstörungen** wie etwa Koordinationsstörungen, Lese-Recht-schreib-Schwäche, AD(H)S oder Konzentrationsschwäche kann Bewegungsmangel mit ein Grund sein: Wer sich viel bewegt, lernt, sich besser und länger auf eine Sache zu konzentrieren und seine Bewegungsabläufe zu kontrollieren. Wer sich zu wenig bewegt, bei dem vernetzen sich weniger Nervenzellen und es bilden sich weniger Synapsen (siehe Seite 240, Fünf Gründe, warum Bewegung dem Körper so guttut). Eine Studie der Universität Michigan zeigt, dass bereits 30 Minuten Ausdauertraining vor Unterrichtsbeginn Symptome von ADHS wie zum Beispiel Unaufmerksamkeit und Stimmungsschwankungen verbessert. Und Forscher der Universität Halle fanden heraus, dass Grundschüler ihre Konzentrationsleistung um 40 Prozent steigern konnten, wenn 3 statt 2 Stunden Sportunterricht pro Woche auf dem Stundenplan standen.

Verstopfung und Blähungen: Ein Kind, das viel daheim herumhängt, macht es auch seinem Darm zu gemütlich. Statt aktiv und rege zu sein, wird er faul und träge. Die Folgen sind Blähungen, Völlegefühl und Verstopfung. Bewegung dagegen aktiviert nicht nur die Muskeln des Bewegungsapparats, sondern auch die des Verdauungstrakts. Außerdem wirkt eine verstärkte Bauchatmung bei körperlicher Bewegung auf den Darm wie eine Massage. So kann der Nahrungsbrei durch den Verdauungstrakt reisen, der Darm ist gut durchblutet und der Stoffwechsel wird aktiviert.

BEWEGTE SCHULE

Wie wichtig Bewegung ist, hat sich auch in den Schulen herumgesprochen. Viele haben bewegte Pausen oder bewegten Unterricht in ihr Konzept aufgenommen. So gibt es auf den Pausenhöfen oft fantasievolle Spiel- und Klettergeräte oder Kisten mit Spielen, Seilen oder Bällen. Manche Lehrer integrieren regelmäßig Bewegungen in den Unterricht und kombinieren grammatikalische oder mathematische Übungen mit Hüpfen oder Einbeinstand. Es gibt verschiedene Konzepte, beispielsweise „Bildung kommt ins Gleichgewicht“ (www.bildung-kommt-ins-gleichgewicht.de). Fragen Sie einfach nach, ob die eigene Schule ähnliche Ideen in den Schulalltag einbaut. Ein Anfang können Gleichgewichts- oder Ballsitzkissen sein, die man auf die Stühle legt. Sie halten den Körper während des Sitzens leicht in Bewegung. Das tut Muskeln, Sehnen, Bändern und Bandscheiben gut und verhindert Rückenschmerzen und Haltungsschäden.

In den Pausen können Kinder mit Hacky-Sacks spielen (kleine mit Sand oder Granulat gefüllte Stoffbälle). Ziel ist es, die bunten Bälle möglichst lange in der Luft zu halten. Das fördert Koordination und Ausdauer. Zu Hause können Sie Ihrem Kind ein Stehpult ins Zimmer stellen. Dann kann es seine Hausaufgaben auch mal im Stehen machen. Im Bett liegend Vokabeln lernen ist auch okay. Wichtig ist, dass es verschiedene Haltungen einnimmt.

Sind Sie bereit?
Anregungen für einen bewegten Alltag gibt die Plattform Ernährung und Bewegung e. V. (www.pebonline.de) – ein Bündnis aus über 100 Mitgliedern aus öffentlicher Hand, Wissenschaft, Wirtschaft, Sport, Gesundheitswesen und Zivilgesellschaft. Auf dieser Webseite können Familien auch testen, wie viel Sitzfleisch sie haben und ob sie sich genügend bewegen (unter: Projekte – Sitzender Lebensstil – Sitz-check).

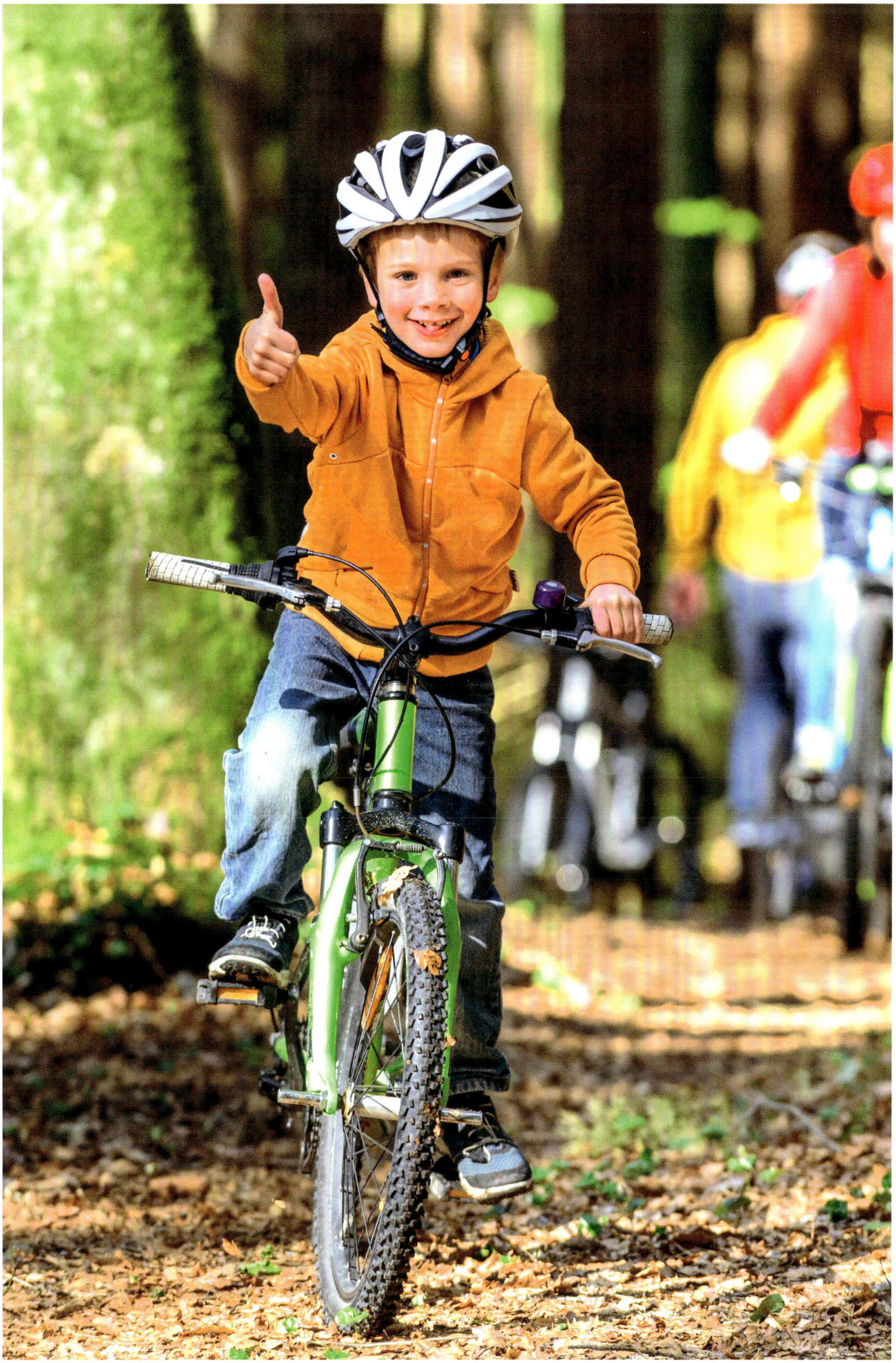

Fünf Gründe, warum Bewegung dem Körper so guttut

Es lohnt sich, den natürlichen Bewegungsdrang von Kindern zu unterstützen und zu fördern. Denn Herumtoben, Laufen, Hüpfen und Klettern machen nicht nur jede Menge Spaß, sondern Bewegung kann noch mehr: Sie schüttet Glückshormone aus, reduziert die Blutfette, erhöht Intelligenz und Selbstvertrauen.

Macht das Gehirn fit

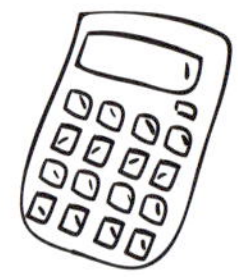

Bewegung und Intelligenz sind eng miteinander verknüpft: Der Bewegungsapparat gibt Reize ans Gehirn weiter, die dort Nervenverbindungen (Synapsen) aufbauen und vernetzen. Das fördert zum Beispiel auch die sprachliche Entwicklung. Denn das Steuerungszentrum der Feinmotorik ist mit dem Sprachzentrum im Gehirn eng verbunden. Wer motorisch geschickt ist und seinen Körper beherrscht, kann sich im Raum sicher orientieren und bewegen und hat daher auch im Zahlenraum weniger Probleme. So haben Kinder, die gut rückwärtslaufen können, meist auch weniger Probleme beim Subtrahieren.

Gerade Schulkinder können durch regelmäßige Bewegung auch ihre Leistungen verbessern. Denn Sport sorgt für eine gute Durchblutung der Gehirnzellen und verbessert somit die Versorgung des Gehirns mit Sauerstoff und Nährstoffen. Das Denken fällt leichter. Wenn also beim Lernen mal nichts mehr geht: rein in die Sportschuhe und eine Runde an die frische Luft. Dabei werden die motorischen Zentren im Gehirn aktiviert, die eine wichtige Rolle bei der Verarbeitung und Speicherung von Informationen spielen. Deshalb lernen Kinder Vokabeln oder die Hauptstädte der Welt besser, wenn sie sich dabei rhythmisch bewegen, Gesten einsetzen oder die gelesenen Inhalte laut wiederholen.

Stärkt Knochen, Haltung und innere Organe

„Wer rastet, rostet", sagt eine Redensart, und so ist es wirklich: Bewegung stärkt den Körper auf vielen unterschiedlichen Wegen. Wer agil ist, baut Muskeln auf, stabilisiert und verdichtet die Knochen, verbessert seine Haltung und die Beweglichkeit. Damit nicht genug: Der Stoffwechsel wird angekurbelt und das fördert die Entwicklung von Muskeln und Organen. Die Atemleistung nimmt zu, die Ausdauer wird besser. Und Übergewicht vermeidet man mit mehr Bewegung auch – und zwar nicht nur beim Training selbst. Weil Muskeln mehr Energie brauchen als Fettzellen, verbrennt der Körper auch nach dem Sport noch ordentlich Energie. Nicht zu vergessen: Bewegung reduziert die Blutfette und den Blutzuckerwert und beugt damit schon im Kindes- und Jugendalter Stoffwechselkrankheiten, Diabetes und Herz-Kreislauf-Erkrankungen vor.

Trainiert das Immunsystem

Regelmäßiger Sport und ausreichend Bewegung trainieren das Immunsystem und stärken das Herz und den Kreislauf. Ideal ist es, wenn Ihr Kind etwa zweimal pro Woche 30 Minuten lang einen leichten Ausdauersport betreibt. Wenn es sich an der frischen Luft bewegt, kann sein Körper gleichzeitig das lebenswichtige Vitamin D bilden (das einzige Vitamin, das der Körper selbst herstellen kann). Ohne genug UV-Licht wird daraus nichts. Ein ausreichend hoher Vitamin-D-Spiegel beugt Krankheiten und Infekten vor, indem er bestimmte Abwehrzellen direkt aktiviert. Außerdem schüttet der Körper bei physischer Belastung das Hormon Adrenalin aus, die Abwehrzellen werden aktiver und vermehren sich. Nach dem Sport sinkt die Zahl zwar wieder, doch der Trainingseffekt fürs Abwehrsystem bleibt bestehen: Es hat trainiert, Abwehrzellen zu bilden.

Macht gute Laune und baut Stress ab

Schon 10 Minuten Bewegung pro Tag heben die Stimmung – und proportional zur Dauer der Bewegung steigt die Laune weiter. Denn bei Sport und Bewegung werden körpereigene Botenstoffe (sogenannte Glückshormone) wie zum Beispiel Serotonin freigesetzt, die gute Laune machen und Angst reduzieren. Deshalb sind Sportler nach dem Training zwar ausgepowert, aber auch ausgeglichen und zufrieden. Ist Ihr Kind anfällig für Stress, tut ihm eine Ausdauersportart gut, wie zum Beispiel Radfahren, Joggen oder Schwimmen. Ausdauersport senkt den Spiegel des Stresshormons Kortisol und beruhigt so Körper und Geist.

Stärkt soziale Fähigkeiten und Selbstbewusstsein

Kinder, die sich viel bewegen, lernen ihre Grenzen kennen und können sich selbst besser einschätzen. Indem sie immer wieder ihre eigenen Grenzen ausprobieren und testen, gewinnen sie Vertrauen in die eigenen Fähigkeiten und steigern ihr Selbstbewusstsein. Wer auf einen hohen Baum geklettert oder über einen schmalen Randstein balanciert ist und danach noch einmal zurückblickt, darf zu Recht stolz auf sich sein.

Zudem lernen Kinder beim Sport, Regeln einzuhalten und Rücksicht auf andere zu nehmen. Genauso müssen sie lernen, zu warten, bis sie an der Reihe sind, oder als Mannschaft etwas zu erreichen. Beim gemeinsamen Spiel entwickeln sie mit anderen neue Ideen und teilen neue Erfahrungen mit ihnen. All das fördert nicht nur die motorische, sondern auch die soziale Entwicklung.

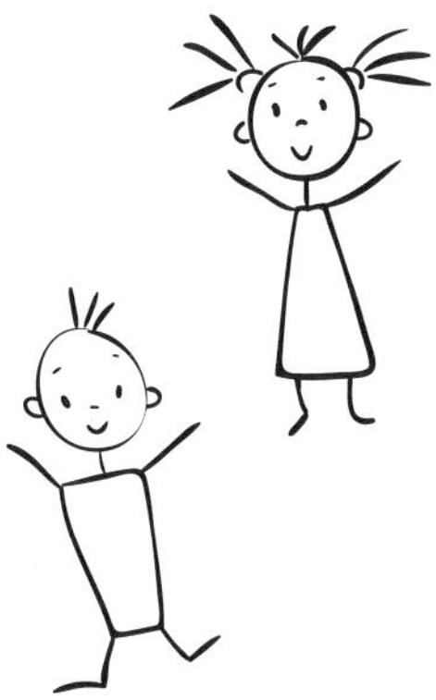

ERNÄHRUNG

Fragt man Kinder nach ihrem Lieblingsessen, stehen Pizza, Pommes und Nudeln mit Ketchup in der Beliebtheitsskala ziemlich weit oben. Und Eltern fragen sich, was da schiefgelaufen ist. Schließlich will man nur das Beste für sein Kind – oder in diesem Fall: das Gesündeste. Biobrot, Fisch aus nachhaltigem Fang, viel Obst und Gemüse. Frisch zubereitet, ohne Zusatzstoffe. Soweit die Theorie.

In der Realität sieht das Ganze allerdings oft anders aus: Immer weniger Eltern stellen sich nach einem langen Tag noch an den Herd und kochen abends ein gesundes Essen. Mittags isst das Kind in der Kindertagesstätte oder in der Schule. Auf die Auswahl des Caterers und damit auf einen ausgewogenen Speiseplan haben Eltern nur sehr selten Einfluss. Regelmäßig monieren Ernährungsexperten, dass das Schul- und Kindergartenessen häufig viel zu fett ist, zu wenig Nähr- und Ballaststoffe enthält. Schulkioske verkaufen zu viele süße Riegel, Gebäck und Limonaden. Etwa 60–70 Gramm Zucker konsumieren Schulkinder pro Tag. Die Weltgesundheitsorganisation und die Deutsche Gesellschaft für Ernährung (DGE) empfehlen für Erwachsene (!) nur einen Bruchteil davon: 25 Gramm Zucker pro Tag – das sind ungefähr 6 Teelöffel voll.

WAS SOLL AUF DEN TISCH?

Ballaststoffe, Eiweiße, Fette, Kohlenhydrate, Mineralstoffe, Spurenelemente und Vitamine: All das braucht Ihr Kind – und zwar am besten täglich und in der richtigen Menge, damit die Energieversorgung, der Stoffwechsel und das Wachstum optimal funktionieren. Die DGE hat Listen und Pläne erstellt, was täglich auf den Tisch kommen sollte, damit eine ausgewogene Ernährung sichergestellt ist: viel Getreide, viel Gemüse, wenig Fleisch und Fisch, dazu Rohkost und Obst (siehe Anhang ab Seite 276, Adressen, Bücher, Links). Die Ernährung ist die Grundlage für die Gesundheit eines jeden Menschen. Ungefähr 80 Prozent aller späteren Krankheiten hängen mit der Ernährung zusammen oder wurden durch falsche oder zu viel Nahrung beeinflusst. Der Philosoph Ludwig Feuerbach formulierte schon im Jahr 1850 den klugen Satz „Der Mensch ist, was er isst". Sie haben es selbst in der Hand, wie gesund Ihr Nachwuchs ist, wird und bleibt. Aber auch Spaß und Genuss am Essen sollen nicht zu kurz kommen.

Bewusstes Naschen ist erlaubt

Soweit der perfekte Plan. Aber keine Angst: Verteufeln oder verbieten Sie weißes Mehl, Süßigkeiten und Chips nicht komplett. Ab und zu dürfen sie sein (Sie selbst werden ja sicher auch gerne mal ein Bier oder ein Glas Wein trinken oder ein Eis essen). Gegen „bewusstes Naschen" ist nichts einzuwenden – sofern es nicht mehr als 10 Prozent der täglichen Ener-

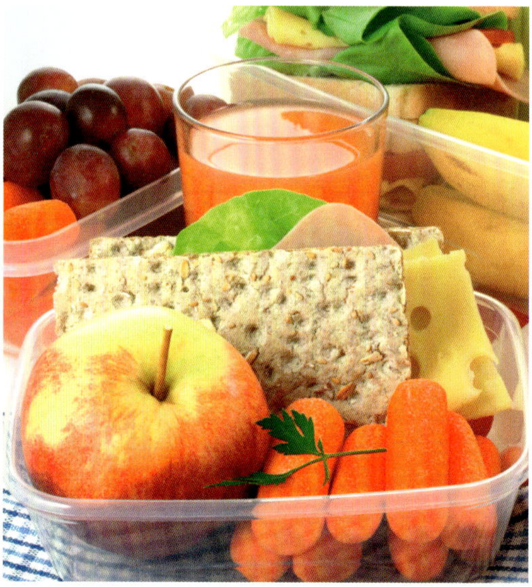

giezufuhr ausmacht. Wichtig ist, dass Sie in der Familie das Bewusstsein dafür wecken, was gesund ist und was nicht. Wenn es mal schnell gehen muss, peppen Sie Fertiggerichte mit frischen oder fettarmen Zutaten auf. Oder Sie stellen Gurken-, Paprika- und Karottensticks zum Knabbern mit auf den Tisch. Abwechslungsreich und vielfältig sollte jede Mahlzeit sein. Prinzipiell gilt: Auf ein Viertel des Tellers kommen die Kohlenhydrate, also Nudeln, Kartoffeln oder Couscous, auf die nächsten zwei Viertel Gemüse und auf das letzte Viertel Fleisch oder Fisch. Je bunter der Teller gefüllt ist, desto mehr Nährstoffe bekommt man. Denn kein Lebensmittel allein enthält alle Nährstoffe.

GESUND DURCH DEN TAG

Wichtig für Ihr Kind sind regelmäßige Mahlzeiten: Drei Haupt- und zwei Zwischenmahlzeiten, zwischen denen jeweils mindestens eine zweistündige Pause liegen sollte. So entsteht vor der nächsten Mahlzeit ein natürliches Hungergefühl und Ihr Kind wird sich mit Genuss satt essen. In den 2–3 Stunden dazwischen brauchen Kinder keine Snacks, Schokomilch oder süße Getränke. Und: Mindestens eine der Hauptmahlzeiten sollte ein warmes Gericht sein.

Essen mit Genuss

Essen in Ruhe und ohne Stress? Im Alltag ist das oft leichter gesagt als getan. Zumindest beim Abendessen aber sollten Sie es hinbekommen. Denn nur wenn man in Ruhe isst, wird der Magen-Darm-Trakt gut durchblutet und es werden genügend Verdauungsenzyme ausgeschüttet.

Power am Morgen

Schon für das Frühstück sollte genug Zeit sein, stehen Sie also rechtzeitig auf. Denn in der Nacht werden Nährstoffe verbraucht und diese Vorräte müssen am Morgen wieder aufgefüllt werden, damit man körperlich und geistig fit ist. Perfekt für den Start in den Tag ist ein leicht verdauliches Frühstück, das viel Energie gibt: so wie Haferflocken oder (gerade sehr angesagt) Porridge. Die komplexen Kohlenhydrate aus Vollkorn, Vollkornflocken und Müslis halten den Blutzuckerspiegel über längere Zeit auf einem gleichmäßigen Level und sorgen so dafür, dass man sich besser konzentrieren kann und aufmerksamer ist. Wenn Ihr Kind partout nichts essen mag, sollte es wenigstens etwas Warmes trinken.

Das Pausenbrot

Für die Pause packen Sie Ihrem Kind ein Butter- oder Käsebrot ein, dazu noch etwas Gemüse, Obst oder Nüsse. Gerade wenn das Frühstück ausfällt, sollte die Zwischenmahlzeit größer sein. Die Milchschnitte ist kein vollwertiges Frühstückchen. Süßes und koffeinhaltige Getränke geben zwar kurz einen Energiekick, genauso schnell sinkt diese Energie wieder – und damit auch die Konzentration. Nachmittags sind Obst oder Joghurt ideal. Am Abend dagegen vertragen viele kein rohes Obst oder Gemüse.

Gemeinsame Mahlzeiten

Setzen Sie sich gemeinsam an den Tisch: Das verbindet und stärkt die Gemeinschaft. Starten Sie mit einem Ritual (etwa einem Reim, Gebet oder Tischspruch) und beenden Sie das Essen auch gemeinsam. Führen Sie feste Essenszeiten ein und achten Sie darauf, dass Sie gemeinsam ungestört genießen können. Das heißt: Der Fernseher ist aus, Handys bleiben draußen, Spielsachen und Zeitungen sind vom Tisch geräumt. Vermeiden Sie auch anstrengende Diskussionen, denn Sorgen und Ärger belasten die Verdauungsfunktion. Völlegefühl und Appetitlosigkeit können die Folge sein.

Essen Sie in Ruhe und schlingen Sie nicht, denn wie der Volksmund schon sagt: „Gut gekaut ist halb verdaut." So kann Ihr Kind auch auf seinen Bauch hören und spüren, ob es genug gegessen hat. Respektieren Sie es, wenn Ihr Kind sagt, dass es satt ist, und zwingen Sie es nicht aufzuessen. Sonst verlernt es, auf seine eigenen körperlichen Bedürfnisse zu achten, und isst über seinen Hunger hinaus. Laden Sie den Teller nicht zu voll. Besser ist es, wenn sich Ihr Kind noch einmal nachnimmt. So lernt es auch, wie viel es braucht, um satt zu werden.

Schritt für Schritt zu gesunder Kost

Wenn Sie sich und Ihr Kind gesund ernähren wollen, sollten Sie sieben Regeln beachten. Um sich dem Thema „ideale Ernährung“ Schritt für Schritt zu nähern, integrieren Sie eine Regel nach der anderen in Ihren Familienalltag – Tag für Tag (oder, wenn Ihnen das zu schnell geht, jede Woche einen neuen Punkt). Vielleicht beherzigen Sie auch schon das ein oder andere – umso besser.

Montag

Ein Glas pro Stunde trinken

Einen bis anderhalb Liter sollten Kinder täglich trinken, Erwachsene anderthalb bis zwei – am besten Wasser, Tee und stark verdünnte Saftschorlen (greifen Sie bei Saft wenn möglich zu Direktsaft, nicht zu Konzentrat). Gesüßte Getränke, Eistee und Limonade sind nicht zum Durstlöschen geeignet. Es sollte sie nur bei besonderen Anlässen geben. Während der Mahlzeiten nicht zu viel trinken, lieber davor und danach. Sonst werden die Verdauungssäfte zu stark verdünnt. Die Nahrung kann dann nicht so gut verarbeitet werden.

Dienstag

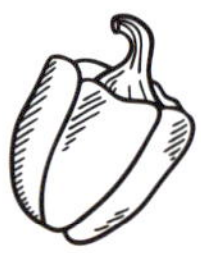

Take five

Fünf Portionen Obst und Gemüse sind perfekt, am besten roh oder nur kurz gegart. Auch ein frischer Saft oder Smoothie darf es mal sein. Reichen Sie zu jeder Haupt- und Zwischenmahlzeit Gemüse und Obst, etwa als Gemüsesticks, Salat oder Fruchtspalten. Obst und Gemüse liefern reichlich Vitamine, Mineral- und Ballaststoffe sowie sekundäre Pflanzenstoffe. In Hülsenfrüchten wie Bohnen, Kichererbsen oder Linsen stecken Eiweiß, B-Vitamine, Folsäure, Eisen und zahlreiche Ballaststoffe. Das Gemüse sollten Sie mit der Gemüsebürste schrubben und nur dann schälen, wenn es unbedingt nötig ist. Gerade in der Schale stecken nämlich die meisten Nährstoffe. Obst und Gemüse stärken das Immunsystem, fördern die Verdauung, hemmen die Bildung freier Radikale und senken den Cholesterinspiegel. Aber Vorsicht: Viel hilft nicht immer viel. Isst Ihr Kind zu viel Rohkost oder zu viel Obst, kann es davon Bauchschmerzen bekommen. Das gilt auch für Fruchtsäfte, die oftmals sehr viel Fruktose enthalten.

Mittwoch

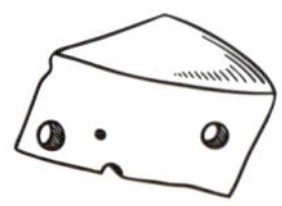

Milch(produkte) in Maßen

In Milch, Joghurt und Käse stecken reichlich Calcium, Eiweiß, Phosphor, Magnesium und Vitamine. Das ist wichtig für Knochen und Wachstum. Maximal 250 ml Milch und Milchprodukte pro Tag empfiehlt die deutsche Gesellschaft für Ernährung für Kinder ab 3 Jahren. Joghurt, Kefir und Dickmilch sind oft besser verträglich als Milch, da hier der Milchzucker (Laktose) durch Milchsäurebakterien teilweise abgebaut ist. Achtung: Viele sogenannte Kindermilchprodukte, Milchdesserts oder fertige Fruchtjoghurts enthalten Zucker, künstliche Aroma-, Farb- und Konservierungsstoffe sowie Stabilisatoren und Emulgatoren. Nehmen Sie lieber Naturjoghurt und mischen Sie frische oder tiefgekühlte Früchte darunter. Achten Sie darauf, dass Milchprodukte kein Carrageen enthalten. Dieser Zusatzstoff (E407) kann die Aufnahme von Mineralstoffen behindern und Schmerzen verstärken.

Donnerstag

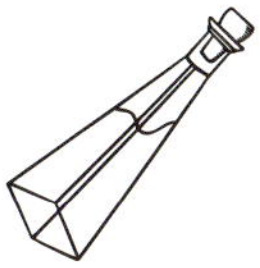

Gesunde Öle und Fette

Ungesättigte Fettsäuren, wie sie in Olivenöl, Raps-, Walnuss- oder Leinöl vorkommen, liefern Vitamine und sind gut für die Blutfette. Omega-3-Fettsäuren spielen eine wichtige Rolle bei der Weiterleitung von Reizen an die Nerven und die Gehirnentwicklung, wirken antientzündlich, antithrombotisch und im Gehirn gefäßerweiternd. Abgesehen von Raps- und Olivenöl sollten diese Öle jedoch nicht erhitzt werden, da ihre wertvollen Inhaltsstoffe sonst verloren gehen. Sie gehören daher zum Beispiel ins Salatdressing, an kalte Vorspeisen, zu Pellkartoffeln oder Quark.
Vorsicht bei Fertigprodukten, Fast Food, Süßigkeiten und Gebäck: Sie enthalten viele versteckte und industriell verarbeitete Fette. In Frittiertem beispielsweise stecken viele sogenannte Transfette, die Arteriosklerose und Entzündungen begünstigen.

Freitag

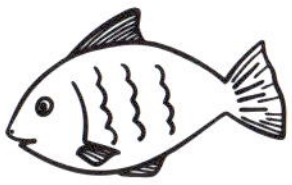

Fisch statt Fleisch

In fettreichen Kaltwasserfischen stecken neben Jod reichlich Omega-3-Fettsäuren. Achten Sie auf die Herkunft der Fische und entsprechende Gütesiegel auf der Verpackung wie das des Marine Stewardship Council (MSC). Bevorzugen Sie außerdem eher kleinere Fische (Hering, Makrele) und nicht die großen „Räuber“ wie Thunfisch, da diese mehr Schwermetalle enthalten. Mageres Fleisch und Geflügel liefern ebenfalls viel Eisen, Eiweiß, Mineralstoffe und Vitamine. Öfter als zwei Mal pro Woche sollte es aber nicht auf den Tisch kommen, da zu viel Fleisch das Risiko für Herz-Kreislauf-, Darm- und vermutlich auch Krebserkrankungen steigert. Vor allem Wurst sollte Ihr Kind nur selten bekommen, da sie viele Emulgatoren, Phosphate und Nitritpökelsalz enthält. Achten Sie bei Fisch und Fleisch auf Bio-Qualität.

Samstag

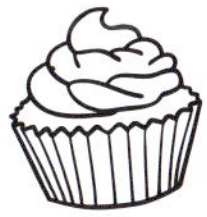

Weniger Zucker

Lebensmittel und Getränke, die mit Zucker gesüßt sind, haben meist viele Kalorien und wenige Nährstoffe. Das macht dick, fördert Diabetes und Karies. Die Vorliebe für süßen Geschmack ist zwar angeboren, ob Ihr Kind ein Nahrungsmittel aber als süß empfindet, hängt von seiner Erfahrung ab: Wenn Sie bei selbst gemachtem Gebäck und Nachtisch die Zuckermengen reduzieren, können Sie die „Süßschwelle“ senken. Süßungsmittel wie Honig, Sirup oder Süßstoff sind kein Ersatz. Sie enthalten zwar weniger Kalorien, gewöhnen Ihr Kind aber ebenfalls an den süßen Geschmack. Zudem können Zuckerersatzstoffe wie Aspartam schmerzauslösend wirken, etwa bei Migräne. Verzichten Sie lieber bewusst auf Zucker – oder halten Sie es wie die Schweden: Dort gibt es Süßigkeiten nur am Samstag, dem Lördag. Für Kinder gibt es dann die sogenannnten Lördagsgodis.

Sonntag

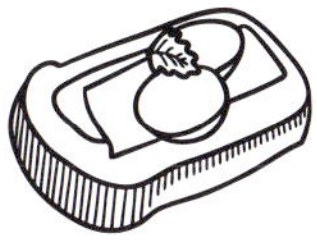

Vollwert

Wie vollwertig ist, was die Familie isst? Brot, Getreideflocken, Nudeln und Reis sollten es am besten sein. Denn sie sind besonders reich an Vitaminen und Ballaststoffen und sättigen länger. Ballaststoffe aus Vollkorn senken das Risiko für Typ-2-Diabetes, Fettstoffwechselstörungen und Herz-Kreislauf-Erkrankungen. Als Beilagen können auch mal Bulgur, Couscous oder Nudeln aus Hirse oder Dinkelmehl auf den Tisch kommen. Industriell hergestelltes Brot enthält häufig viele Zusätze, damit es länger haltbar ist und schneller gebacken werden kann. Viele Kinder vertragen diese Triebstoffe nicht und bekommen Blähungen oder andere Bauchbeschwerden (oft verdächtigen Eltern Weizen als Ursache). Fein gemahlenes Getreide wird besser vertragen als grob geschrotetes.

Vegetarische und vegane Ernährung bei Kindern

Immer mehr Eltern und Kinder möchten aus gesundheitlichen oder ethischen Gründen kein Fleisch (mehr) essen. Sie können Ihr Kind vegetarisch ernähren, wenn Sie oft frisch und mit hochwertigen Zutaten kochen, sich umfassend informieren und wissen, welche Nährstoffe in den einzelnen Nahrungsmitteln enthalten sind. Eisen, Eiweiß und Zink kann man sich zum Beispiel auch aus Getreide holen, Omega-3-Fettsäuren aus Raps-, Leinöl und Walnüssen, Jod aus Milch.
Bei einer rein veganen Ernährung kann es dagegen rasch zu vielfachem Nährstoffmangel und auch zu körperlichen Schäden kommen. Daher ist diese für Kinder nicht zu empfehlen. Wenn Sie Ihr Kind dennoch vegan ernähren, sollten Sie unbedingt eine Ernährungsberatung besuchen und die Nährstoffversorgung Ihres Kindes regelmäßig von einem Arzt überprüfen lassen. Ein vollständiger Ausgleich ist sehr aufwendig und erfordert spezielle Kenntnisse zur Lebensmittelauswahl und Zubereitung. Vitamin B_{12} kommt in pflanzlichen Mitteln nicht in ausreichenden Mengen vor, daher muss jedes vegan ernährte Kind ein Vitamin-B_{12}-Präparat erhalten.

Essen ist keine Belohnung

Setzen Sie Essen nie als Belohnung oder Trost ein. Sonst lernt Ihr Kind, dass es bei schlechter Stimmung oder Langeweile immer etwas (Gutes oder Süßes) zu essen gibt. Vereinbaren Sie Familienregeln beim Essen. Zum Beispiel: beim Essen nicht streiten, nicht übers Essen meckern. Oder: Es gibt Nachtisch, aber dafür wird nicht zwischendurch genascht. Binden Sie Ihr Kind beim Vorbereiten ein. Auch kleine Kinder können den Tisch decken oder die Teller abräumen.

WAS TUN, WENN MEIN KIND NICHTS GESUNDES ESSEN WILL?

- **Eines für alle:** Die ganze Familie isst das Gleiche, Sonderwünsche gibt es nicht – außer, Ihr Kind ist krank, hat gerade eine feste Zahnspange bekommen oder Ähnliches. Lassen Sie Ihr Kind entscheiden, wie viel und was es von dem essen möchte, das auf dem Tisch steht.

- **Probieren geht über Studieren:** Nach der Geburt sind noch nicht alle Geschmackssensoren ausgebildet, erst allmählich bildet sich ein „Geschmacksarchiv". Bis der Körper einen Geschmack mag, muss er ihn bis zu 15 Mal kennengelernt haben. Außerdem ändern sich die Vorlieben von Kindern ständig: Schwärmen Freunde plötzlich von Roter Bete oder isst die Oma am liebsten Sauerkraut, schmeckt dies auf einmal auch Kindern. Manche probieren mit Vergnügen alles Neue aus, andere sind wählerisch. Geben Sie nicht auf, bieten Sie Neues immer wieder ohne Druck an und essen Sie vor allem selbst vielfältig. Dann wird Ihr Kind auch probieren wollen. Sie sind das Vorbild.

- **Was der Bauer nicht kennt, isst er nicht:** Lassen Sie Ihr Kind mitkochen. Wer den Spargel geschält oder den Kürbis zerkleinert hat, probiert ihn eher. Verstecken Sie Gemüse in Saucen, im Auflauf oder im Wrap. Geben Sie Gerichten spannende Namen: Popeye-Sauce klingt einfach besser als Spinat.

- **Gemüse darf keine Strafe sein:** „Wenn du den Brokkoli nicht isst, gibt es nichts Süßes." Solche Drohungen führen dazu, dass „gesund" eine abschreckende Wirkung bekommt. Bei hartnäckigen Gemüsemuffeln können Sie es mit einem Trick versuchen, der Pawlowschen Konditionierung: Leckere Gerichte führen zu Glücksgefühlen. Kombinieren Sie also ein bekanntes, geliebtes Essen mit einem neuen ungewohnten Lebensmittel, etwa Brokkoli. Wenn Sie das oft genug wiederholen, tricksen Sie das Gehirn aus und es reagiert auch auf Brokkoli pur mit der Ausschüttung von Glücksbotenstoffen.

- **Fingerfood:** Schneiden Sie Brot, Obst und Gemüse in mundgerechte Stücke oder Streifen, dekorieren Sie es zu Blumen oder schönen Mustern: Oft verführt Fingerfood zum Zugreifen.

NAHRUNGSMITTELALLERGIEN UND -INTOLERANZEN

So gesund sie auch sein mögen, immer wieder verursachen Lebensmittel auch Beschwerden. Von sogenannten Nahrungsmittelunverträglichkeiten oder -intoleranzen sind 15–20 Prozent der Deutschen betroffen. Nahrungsmittelallergien dagegen sind selten. Nur 2–5 Prozent der Kinder in Europa leiden darunter. Sie reagieren dabei meist rasch und heftig mit Hautausschlägen, Juckreiz, Durchfall, Krämpfen, Übelkeit oder sogar einem allergischen Schock. Bei richtigen Allergien führen schon kleinste Mengen zu einer allergischen Reaktion, daher müssen diese Lebensmittel komplett gemieden werden. Die häufigsten Allergene sind Hühner- und Milcheiweiß, Weizen, Soja, Nüsse und Fisch. Wenn die Allergien in frühen Jahren auftreten, verschwinden sie jedoch bis zum Schulalter häufig wieder.

Bei einer Nahrungsmittelintoleranz dagegen werden kleine Mengen der Lebensmittel meist noch gut vertragen, erst größere Mengen lösen Beschwerden aus. Das liegt daran, dass im Darm ein Enzym fehlt, das für die Verarbeitung dieser Lebensmittel notwendig ist. Reaktionen wie Bauchschmerzen, Durchfall oder Blähungen zeigen sich meist erst nach Stunden. Bei Verdacht auf eine Allergie oder Unverträglichkeit lohnt es sich, ein Ernährungsprotokoll zu führen und anschließend mit dem Kinderarzt zu besprechen, welche Untersuchungen sinnvoll sind (Blut- oder Atemtest). Oder man vereinbart, verdächtige Lebensmittel 2 Wochen wegzulassen, um zu schauen, ob die Beschwerden sich bessern.

Fruktose, Laktose und Gluten

Die häufigsten Unverträglichkeiten sind die Laktose- und Fruktoseintoleranz – das Kind verträgt also keinen Milch- bzw. Fruchtzucker. Eine Unverträglichkeit von Gluten, einem Klebeeiweiß, das in vielen Getreidesorten (vor allem in Weizen) enthalten ist, wird immer häufiger diskutiert. Hier muss man unterscheiden: zwischen einer Unverträglichkeit und einer Empfindlichkeit gegen Gluten. Etwa eins von 100 Kindern leidet unter einer echten Glutenunverträglichkeit, der Zöliakie. Sie ist eine chronische Erkrankung des Dünndarms, bei der Gluten zu einer Entzündung der Darmschleimhaut führt. Eine Zöliakie kann mit Bluttests eindeutig nachgewiesen werden. Eine Glutensensitivität, eine Empfindlichkeit gegen Gluten, kann dagegen nicht sicher diagnostiziert werden. Eine glutenfreie Diät sollte Ihr Kind nur in Rücksprache mit dem Kinderarzt einhalten. Häufig sind nicht die Getreidearten schuld, sondern der Backprozess mit zu kurzen Gehzeiten.

Kranker Darm

Nicht immer muss ein spezielles Nahrungsmittel die Ursache für Beschwerden nach dem Essen sein. Das Problem kann auch im Darm selbst liegen, zum Beispiel weil die Darmschleimhaut geschädigt ist (etwa durch Antibiotika) oder die Schleimhautbarriere („leaky gut") beeinträchtigt ist. Das Darm-Immunsystem ist eine zentrale Stelle für die Entwicklung von Allergien und Unverträglichkeiten. Daher kann der Wiederaufbau der gesunden Darmflora die Beschwerden oft lindern und das Gleichgewicht wiederherstellen.

Die chinesische Ernährungslehre

In der traditionellen chinesischen Medizin werden Nahrungsmittel in Kategorien wie kühlend, wärmend oder neutral eingeteilt. Weil bei Kindern das Verdauungssystem noch schwach ist, benötigt es neutrale oder leicht wärmende Nahrungsmittel wie Reis, Hirse, Karotten, Fenchel, Apfel, Honig oder Rosinen. Kühle Nahrung wie Rohkost oder Südfrüchte und sehr scharfe Gewürze, fette Speisen, Zucker und Milchprodukte im Übermaß stören die Verdauungsfunktion. Am besten kann man diese mit einem warmen Frühstück stärken: Probieren Sie doch mal Hirsebrei mit Apfel, Haferbrei mit Birnen oder Süßreisbrei mit Walnüssen.

Essen als Medizin

„Der Weg zur Gesundheit führt durch die Küche und nicht durch die Apotheke.“ Das sagte schon Pfarrer Sebastian Kneipp. Falsche Ernährung kann krank machen. Umgekehrt gilt aber auch: Richtige Ernährung macht gesund. Schon der griechische Arzt Hippokrates sagte: „Eure Nahrungsmittel sollen eure Heilmittel und eure Heilmittel sollen eure Nahrungsmittel sein.“

ADHS

Nährstoffmangel oder zu viele Genussmittel können die Gehirnfunktion beeinträchtigen und zu Verhaltensveränderungen führen. So zeigt sich ein Mangel an Magnesium in motorischer Unruhe, gesteigerter Erregbarkeit, Bewegungsdrang, Reizbarkeit und Konzentrationsschwäche. Bestimmte künstliche Lebensmittelfarbstoffe, Phosphate und Konservierungsstoffe können bei Kindern hyperaktives Verhalten hervorrufen. Ein Mangel an mehrfach ungesättigten Fettsäuren (Omega-3-Fettsäuren), Eisen und Zink kann zu Unaufmerksamkeit und Nervosität führen. Auch zuckerhaltige Lebensmittel können die Symptome bei ADHS verstärken. Aus diesem Grund setzen viele Therapeuten unterstützend eine spezielle Diagnosediät ein (oligoantigene Diät), um herauszufinden, ob und wie Lebensmittel die Symptome verstärken.

Allergien, Heuschnupfen, Neurodermitis

Leidet Ihr Kind unter einer dieser Erkrankungen, sollten Sie Zucker, Weißmehl, Farb- und Konservierungsstoffe sowie Emulgatoren reduzieren oder ganz meiden. Sie können die Krankheiten verstärken. Auch Arachidonsäuren (ungesättigte Fettsäuren, vor allem in Schweinefleisch, Leber und Eigelb) stehen im Verdacht, Entzündungen auszulösen oder zu verstärken. Eine unausgewogene, sehr zuckerreiche Ernährung kann die Aufnahme noch verstärken. Bei Neurodermitis und Heuschnupfen treten gehäuft Nahrungsmittelallergien oder -unverträglichkeiten auf (siehe Seite 148, Neurodermitis, und Seite 102, Heuschnupfen). Sie hängen zudem eng mit der Darmgesundheit zusammen: Eine gesunde Darmflora stärkt und reguliert das Immunsystem und verringert so dessen permanente Überreaktion (siehe Seite 234, Immunabwehr und unten, Bauchbeschwerden).

Akne

Ob bestimmte Lebensmittel Akne auslösen können, ist umstritten. Es gibt aber sehr gute Nachweise, dass eine Ernährung mit wenig tierischen Fetten, gesättigten Fettsäuren, Milchprodukten, raffiniertem Zucker sowie Lebensmitteln mit hohem glykämischem Index (blutzuckersteigernd) Akne verbessern kann. Weil Omega-3-Fettsäuren die Haut schützen, sollte man ein- bis zweimal pro Woche Fisch essen (am besten fetten Seefisch). Auch Zink kann das Hautbild verbessern. Es steckt in Haferflocken, Roggen- und Weizenkeimlingen, Weizenkleie und Käse. Vitamin A kann gegen die übermäßige Verhornung der Talgdrüsenausgänge und somit gegen Mitesserbildung helfen. Es steckt in Karotten und Aprikosen.

Bauchbeschwerden

Warm zubereitete Speisen belasten die Verdauung weniger als kalte: Dies gilt besonders für Kinder, deren Verdauungsfunktion („die Mitte“ oder das Milz-Qi in der TCM) noch nicht voll ausgereift ist. Tees mit Kardamom und Zimt sowie Gerichte, die mit Koriander, Kümmel und Kardamom gewürzt sind, wärmen ebenfalls.
Ist die Darmflora angegriffen, helfen milchsauer vergorene (fermentierte) Lebensmittel: täglich ein Esslöffel Sauerkraut, sauer eingelegte Gurken, fermentiertes Gemüse, Kombucha, Kefir, Naturjoghurt, Miso oder Kimchi. Deren Vitamine, Mineralien und Verdauungsenzyme helfen der Darmflora wieder auf die Sprünge.

Blähungen

Langsam essen und gründlich kauen. Frische Kräuter wie Basilikum, Bohnenkraut, Petersilie, Thymian und Kümmel regen das Ausschütten von Verdauungssäften an und beugen Blähungen vor. Meiden Sie stark Blähendes: Kohlgemüse, Zwiebelgewächse, frisches Brot und Hefeteig, rohes Gemüse, unreifes Obst und Zuckeraustauschstoffe. Hülsenfrüchte sind besser verträglich, wenn sie über Nacht eingeweicht und vor dem Kochen gründlich gewaschen werden. Dasselbe gilt, wenn Sie sie mit Kümmel, Majoran, Knoblauch oder Anis würzen. Kinder, die unter Blähungen leiden, sollten auch auf Kohlensäure und häufiges Kaugummikauen verzichten.

Chronische Schmerzen, Kopfschmerzen, Migräne

Gerade bei chronischen Schmerzen ist die richtige Ernährung ein wichtiger Baustein der Therapie. Viele Zusatzstoffe und bestimmte Lebensmittel wirken nämlich schmerzverstärkend. Durch eine entlastende, sogenannte triggerarme, Ernährung können die Symptome bis um die Hälfte reduziert werden. In Zusammenarbeit mit einem Ernährungsberater können Sie einen entsprechenden Speiseplan für Ihr Kind aufstellen: Zu Beginn wird auf verschiedene Lebensmittel verzichtet, nach 4–6 Wochen wird alle drei Tage ein gemiedenes Nahrungsmittel wieder eingeführt. Auf diese Weise lassen sich einzelne unverträgliche Lebensmittel identifizieren.

Durchfall

Ideal sind leicht verdauliche Speisen wie Reissuppe, Zwieback und Kartoffelbrei ohne Milch. Auf zuckerhaltige Speisen und Milch sollte Ihr Kind vorübergehend verzichten. Getrocknete Heidelbeeren, geriebener Apfel und die Karottensuppe nach Moro (siehe Seite 73, Durchfall) lindern die Beschwerden rasch.

Konzentrationsprobleme

Einfachzucker in Süßwaren und Keksen sowie Koffein lassen den Blutzuckerspiegel zwar in die Höhe schnellen, dann aber rasch wieder sinken. Die Folge: Nach einem kurzen Engergiekick sinkt die Konzentration rasant. Dagegen halten komplexe Kohlenhydrate etwa in Vollkornbrot oder Porridge den Blutzuckerspiegel stabil. Sie spalten sich langsam und liefern so nach und nach Glukose. Das ist gerade bei viel Kopfarbeit, also in der Schulzeit, wichtig. Bestimmte Biostoffe fördern gezielt die Konzentration: Die Aminosäure Tyrosin (in Geflügel, Milchprodukten, Hülsenfrüchten, Nüssen) ist ein Grundbaustein für viele Botenstoffe im Gehirn. Magnesium ist wichtig für die Weiterleitung von Nervenimpulsen, mehrfach ungesättigte Fettsäuren (die Omega-3-Fette), Eisen, Zink, B-Vitamine und Vitamin D für den Nervenstoffwechsel. Besonders gute Nervennahrung sind Walnüsse.

Verstopfung

Hier helfen viele pflanzliche Lebensmittel und Vollkornprodukte. Stellen Sie die Ernährung aber schrittweise um. Der Darm muss sich erst daran gewöhnen, sonst treten Blähungen und Völlegefühl auf. Kochen Sie mit Oliven- und Kokosöl statt mit Butter, Margarine oder Sonnenblumenöl. Reduzieren Sie Kuhmilchprodukte und verwenden Sie stattdessen Mandelmilch, Kokosmilch oder Sojajoghurt. Auch hier sind fermentierte Lebensmittel hilfreich (siehe links, Bauchbeschwerden). Zu wenig Magnesium kann ebenfalls den Stuhl hart machen: Reichlich davon steckt etwa in dunklem Blattgemüse, in Bohnen, Linsen und Sonnenblumenkernen. Eventuell kann ein Magnesiumcitrat-Präparat helfen, sprechen Sie mit Ihrem Kinderarzt darüber. Achten Sie auf regelmäßige Mahlzeiten und darauf, dass Ihr Kind ausreichend trinkt.

Kein Appetit?
Sorgen Sie sich nicht, wenn Ihr krankes Kind nichts essen mag. Kinder holen dies in der Regel nach der Erkrankung wieder auf. Geben Sie bis dahin leichte Kost wie Gemüsebrühe, helles Brot und Obst. Sie können auch eine Kraftsuppe mit Huhn oder Rind zubereiten, gewürzt mit Koriander und Kreuzkümmel. Sie wirkt kräftigend, schweißtreibend und appetitanregend.

MIND-BODY-MEDIZIN

Montag ist Gitarrenunterricht, Dienstag Geräteturnen, Mittwoch Fußball, am Donnerstag hat das Kind einen Zahnarzttermin und Mathenachhilfe, am Freitag trifft sich das Gitarren-Ensemble, am Wochenende ist ein Kurztrip zu den Großeltern geplant. Ach ja, Schule und Hausaufgaben sind da auch noch. Man will sein Kind ja optimal fördern. Wenn nicht jetzt, wann dann?

Kein Wunder, dass es manchem Kind angesichts solch eines Terminplans irgendwann zu viel wird und es sich gestresst fühlt. Stress gehört zwar zum Leben, entscheidend ist aber die Dosis: Es gibt positiven Stress, der sich anregend und motivierend auswirkt. Und es gibt negativen Stress, der krank macht. Jeder Mensch hat eine andere Stressresistenz. Das heißt, jeder verträgt eine andere Dosis Stress und geht anders damit um.

Die interaktive, globalisierte Welt bietet viel mehr Möglichkeiten als früher, aber sie fordert auch mehr. Nicht nur bei Erwachsenen steigt die Erwartung an sich selbst, auch viele Kinder haben hohe Anforderungen an sich – oft genährt von den Wünschen der Eltern oder Lehrer. Die Folge: Die Phasen von Anstrengung und Erholung geraten aus dem Gleichgewicht. Eine solche Lebensweise ist ungesund und fördert das Entstehen chronischer Krankheiten wie Rücken- oder Kopfschmerzen, Herz-Kreislauf-Erkrankungen, entzündlicher Darmerkrankungen oder psychischer Beschwerden. Und das gilt längst nicht mehr nur für Erwachsene, sondern auch für Kinder.

WAS IST MIND-BODY-MEDIZIN?

Die Mind-Body-Medizin (MBM) basiert auf dem Wissen, dass unser Körper, unser Geist und unsere Seele untrennbar miteinander verbunden sind und sich gegenseitig beeinflussen. Die MBM ist kein neues Konzept. Schon Pfarrer Sebastian Kneipp hielt „die Lebensordnung des Menschen“ für einen wichtigen Pfeiler der

Welche Beschwerden lassen sich mit Mind-Body-Medizin lindern?
MBM hilft besonders gut bei chronischen und seelischen Beschwerden, wie zum Beispiel Bauch-, Rücken- und Kopfschmerzen – diese werden durch Stress oft verstärkt. Studien belegen, dass regelmäßiges Achtsamkeitstraining auch Bluthochdruck verringert, Krankheitssymptome bei Neurodermitis oder Autoimmunerkrankungen reduziert. Es verbessert die Aufmerksamkeitsspanne, das räumliche Vorstellungsvermögen, das Arbeitsgedächtnis und die Konzentration. Auch bei Schlafstörungen, Angst und depressiver Stimmung wirkt es positiv. Eine Studie ergab zudem, dass Achtsamkeitstraining das Leseverständnis von Schülern deutlich verbessert. Und wer die Techniken der MBM vorbeugend anwendet, kann mit Stresssituationen gelassener umgehen – und wird gar nicht erst krank. Wer achtsam mit sich selbst ist, lernt darüber hinaus, seine Gefühle zu steuern und im Umgang mit anderen aufmerksam zu sein.
Nicht von heute auf morgen: Wichtig ist, dass Sie die Verfahren der MBM gemeinsam mit Ihrem Kind regelmäßig anwenden und in Ihren Alltag integrieren. Erste Effekte zeigen sich erst nach einigen Wochen. Bleiben Sie entspannt und setzen Sie sich nicht unter Druck. Das wäre kontraproduktiv.

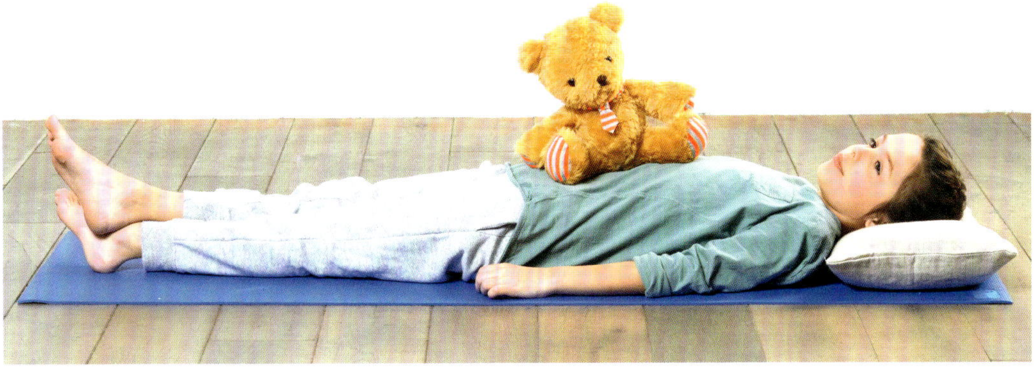

Gesundheit. Mit Lebensordnung oder Ordnungstherapie ist die Gestaltung des persönlichen Lebensalltags gemeint – dazu gehören Bewegung, Ernährung und Entspannung ebenso wie regelmäßiger und ausreichender Schlaf sowie in jüngerer Zeit ein angemessener Medienkonsum.

Forschung gestern und heute

Bereits im 19. Jahrhundert befasste sich die Stressforschung mit der komplexen Beziehung von Körper, Geist und Nervensystem – und sie bewies, dass die Kraft der Gedanken heilsam auf den Körper wirken kann. In den 1960er-Jahren konnten nordamerikanische Forscher zeigen, dass die persönliche Einstellung eines jeden Menschen großen Einfluss auf den Verlauf der Stressreaktion hat. Das heißt: Begreife ich mich als ohnmächtig und dem Stress ausgeliefert oder greife ich bewusst und willentlich in den Verlauf der Stressreaktion ein und verändere ihn so positiv?

Diese Erkenntnis legte den Grundstein für das Konzept der MBM, die vor allem in den USA entwickelt und weiter erforscht wurde. So gründete der Kardiologe Herbert Benson in den 1970er-Jahren an der Harvard-Universität ein Institut, das sich neben der Forschung auch der Therapie und der Lehre der MBM widmet. Jon Kabat-Zinn entwickelte an der Universität von Massachusetts das Stressbewältigungsprogramm durch Achtsamkeit (Mindfulness-Based Stress Reduction, MBSR). In Deutschland gelten Gustav Dobos und Anna Paul von der Klinik für Naturheilkunde und Integrative Medizin in Essen als Pioniere der MBM.

Wie wirkt MBM?

MBM stärkt die körpereigenen Ressourcen und die Selbstheilungskräfte, sodass man mit den Belastungen des Alltags besser zurechtkommt. Dazu nutzt sie vor allem verschiedene Entspannungsverfahren, Meditation und Achtsamkeit (mehr dazu auf den nächsten Seiten). Diese Techniken helfen, schneller zu erkennen, wann man in eine Stresssituation gerät, ihr gelassener zu begegnen und resistenter gegen den Stress zu werden. Das bedeutet: Stress ist zwar nicht plötzlich aus dem Leben verschwunden, er macht einem nur nicht mehr so viel aus. Viele Mediziner setzen die MBM heute ergänzend zu konventionellen Therapien ein. Die Patienten lernen so, dass sie selbst bewusst an ihrer eigenen Genesung mitwirken können. Das klappt bereits bei Kindern.

DIE KINDLICHE SEELE IM GLEICHGEWICHT

Erziehungswissenschaftler der Uni Bielefeld befragten 2015 über 1000 Kinder und Jugendliche zwischen 6 und 16 Jahren, ob sie unter Stress leiden. Sie wollten wissen, ob sie nach der Schule genug Zeit zum Spielen haben. Wer bestimmt, was sie nach der Schule und an freien Tagen machen? Wie oft haben sie Bauch- oder Kopfschmerzen? Wie schlafen sie? Ergebnis: Ein Fünftel der Kinder leidet unter einem hohen Stresslevel, 30 Prozent der gestressten Kinder sind sogar unzufrieden mit ihrem Leben.

Zeit zum Nichtstun

Damit die Seele wieder ins Gleichgewicht kommt, plädieren Pädagogen, Hirnforscher, Erziehungswissenschaftler und Familientherapeuten wie Jesper Juul seit Jahren dafür, Kinder einfach mal nichts tun zu lassen. Ideal für Kindergartenkinder ist ein fester Termin pro Woche, maximal zwei. Schulkinder können zwei, maximal drei feste Termine pro Woche haben. Ist unter der Woche kaum freie Zeit, sollten Sie das Wochenende nicht auch noch verplanen. Ausschlafen, ohne dass der Wecker klingelt. Einfach mal nichts vorhaben. Erst Langeweile fördert Kreativität und komplexe Denkprozesse. So gibt es die Frisbeescheibe angeblich nur, weil Kindern langweilig war – und sie sich flache runde Kuchenbleche zuwarfen, die sie im Müll gefunden hatten.

Zeit zum Abhängen (allerdings nicht vor dem Computer und Fernseher), das gilt ganz besonders auch für die Ferien: Lassen Sie Ihrem Kind einfach mal Zeit, sich zu entspannen. Klar, es muss beaufsichtigt werden, wenn Sie arbeiten. Aber es braucht nicht pausenlos bespaßt und beschäftigt zu werden. Und womöglich soll es nebenbei auch noch Mathe und Englisch wiederholen. Lassen Sie die Bücher ein paar Tage – oder in den Sommerferien ein paar Wochen – im Schrank. Schließlich kann das Gehirn Gelerntes und Erlebtes nur verarbeiten, einordnen und speichern, wenn es genügend Zeit bekommt. Nur so können sich im Hirn neue Nervenverbindungen bilden.

Entspannung in den Alltag einbauen

Lassen Sie im Stundenplan des Alltags immer wieder Zeit für Ruhepausen. Von alleinekommen sie nicht. Bauen Sie feste Rituale zur Entspannung ein, zum Beispiel regelmäßig nach der Schule oder vor dem Schlafengehen. Täglich 15–30 Minuten, in denen Ihr Kind zur Ruhe kommen kann, reichen oft schon aus. Führen Sie Ihr Kind so früh wie möglich an Entspannungstechniken heran: Das beginnt schon bei der Babymassage. Später können Sie Yoga vor den Hausaufgaben oder eine Fantasiereise am Abend einführen. Wichtig ist, dass Sie Ihr Kind langsam und behutsam anleiten und keinen Druck machen. Und: Das Ganze wird nur funktionieren, wenn auch Sie Ihrem Kind Entspannung vorleben. Gönnen Sie sich selbst keine Pause, wird sich Ihr Kind (auch in diesem Punkt) Ihr Verhalten abschauen.

Entspannung = Entspannung?

Es gibt zwei verschiedene Möglichkeiten, um zu entspannen: die rein passive Entspannung, zum Beispiel ein Vollbad oder ein gemütlicher Fernsehabend, ein Nickerchen, einfach mal nichts tun … Das ist auch wichtig fürs Lernen und das Gedächtnis (siehe links). Und dann gibt es die aktive Entspannung mithilfe von Techniken wie Fantasiereisen, progressiver Muskelentspannung, Meditation oder Yoga. Wer diese Entspannungstechniken regelmäßig anwendet, bei dem nehmen Erregungszustände ab. Er ist gleichzeitig geistig wach und fokussiert, aber auch entspannt. Zudem wird eine körperliche „Entspannungsantwort" (die sogenannte „relaxation response") ausgelöst: Die Gefäße weiten sich, der Blutdruck sinkt, Puls, Muskeltonus und Atemfrequenz verlangsamen sich, die Hirnaktivität wird herunterreguliert. Im Gegenzug werden einige Reaktionen, die für Aufmerksamkeit und das innere Gleichgewicht zuständig sind, hochreguliert. Welche Entspannungsmethode Sie wählen, bleibt Ihnen überlassen. Wichtig ist, dass sie zu Ihrem Kind passt und vor allem dass Ihr Kind sie regelmäßig anwendet. Probieren Sie am besten gemeinsam verschiedene Verfahren aus und entscheiden Sie dann gemeinsam, welche Sie beide am liebsten mögen.

ENTSPANNUNGSTECHNIKEN

Im Folgenden lernen Sie ein paar Entspannungstechniken kennen. Jede davon können Sie in Kursen erlernen, etwa an der Volkshochschule oder an einer Gesundheitsakademie. Grundkenntnisse einiger Techniken können Sie sich auch selbst beibringen.

Achtsamkeitstraining und Meditation

Beim Achtsamkeitstraining lernen Kinder, sich bewusst auf einen Moment zu fokussieren, ohne irgendetwas verändern oder erreichen zu wollen. Es zählt nur dieser eine Moment. Oder wie es Jon Kabat-Zinn, der „Vater" der modernen Achtsamkeitspraxis, formulierte: „Achtsamkeit und Meditation unterscheiden sich grundlegend von allem, was du in der Welt lernst. Normalerweise lernen wir immer in der Absicht, uns zu verbessern. Aber bei Achtsamkeit geht es überhaupt nicht ums Verbessern. Es geht darum zu bemerken, dass du schon perfekt bist, so wie du bist."

Achtsamkeitsübungen helfen, Körper, Sinne und Gefühle besser zu spüren. So kann man das Gedankenkarussell im Kopf anhalten, sich besser konzentrieren und den Stresspegel senken. Auch Kinder kennen dieses Kreisen der Gedanken schon und können zum Beispiel oft nicht schlafen, weil sich alles um die bevorstehende Mathearbeit, den anstehenden Musikauftritt oder einen nahen Wettkampf dreht. Kinder, die eine entsprechende Methode gelernt haben, können diese auch in der Schule bewusst anwenden, wenn sie merken, dass ihre Gedanken abschweifen oder wenn vor einer Prüfung das Lampenfieber steigt.

Achtsamkeitstraining für Kinder können Sie wie ein Spiel oder ein kleines Ritual einführen. Es gibt viele leichte Übungen, die Sie in den Alltag integrieren können. Fangen Sie doch gleich morgens beim Zähneputzen an: einfach nur Zähne putzen, ohne dabei an die Hausaufgaben oder den letzten Streit mit der Freundin zu denken. Oder Sie trainieren mit Ihrem Kind das bewusste Atmen: Ihr Kind legt sich entspannt hin, dann setzen Sie ihm sein Lieblingskuscheltier auf den Bauch. Ihr Kind soll nun darauf achten, wie sich das Kuscheltier beim Atmen ganz langsam auf und ab bewegt. Ältere Kinder legen die Hände auf den Bauch und fühlen, wie sich die Bauchdecke im Rhythmus des Atems hebt und senkt.

Fantasiereisen oder Traumreisen

Geht das Kind auf eine Traumreise, entspannen sich Körper und Geist allein durch seine Vorstellungskraft. Studien zeigen, dass Imagination, also das Durchspielen nur in Gedanken, das Entstehen neuer Nervenverbindungen im Gehirn fördert. So eine Fantasiereise lässt sich gut abends vor dem Schlafen als kleines Ritual einbauen: Sie kann eine Reise durch den eigenen Körper sein oder eine Reise zu einem Lieblingsort. Sie könnte so beginnen: „Stell dir vor, du liegst auf einer Blumenwiese. Du fühlst dich ganz entspannt, die Sonne scheint auf deinen Körper und wärmt dich. Du riechst den Duft der Blumen und der Gräser …" Es gibt gute CDs und Bücher, die Sie als Anleitung verwenden können.

Progressive Muskelentspannung

Bei dieser Technik lernt Ihr Kind, den Gegensatz von Entspannung und Anspannung ganz bewusst wahrzunehmen. Dafür spannt es auf Anweisung verschiedene Muskelgruppen an und lässt sie wieder locker. Es soll zum Beispiel eine Faust ballen, die Schultern hochziehen, den Po anspannen. Diese Anspannung hält es einen Moment, dann lockert es die Muskeln wieder. So unternimmt man 10–15 Minuten lang eine „Wanderung" durch den ganzen Körper – von den Zehen bis zum Kopf. Im Internet finden sich dazu viele kostenlose Anleitungen und Hörbeispiele für Kinder.

Yoga

Auch bei dieser alten indischen Lehre geht es darum, Körper, Geist und Atmung miteinander zu harmonisieren. Durch Körperübungen (sogenannte Asanas), Atem- und Entspannungsübungen sowie Bewegungsspiele werden die Körper- und Sinneswahrnehmung verbessert. Die Muskulatur wird gedehnt und gestärkt, die Kinder werden kräftiger und flexibler. Zudem fördern Atemübungen die Konzentration.

Yoga für Kinder

Nicht alle Erwachsenen-Asanas sind für Kinder geeignet. In diesem Alter ist es wichtig, spielerisch an die Sache heranzugehen – deshalb sollten sich entspannende und fordernde Elemente abwechseln. Viele Sportvereine, Kindergärten und Schulen bieten inzwischen Kinderyoga an. Hier ein paar Asanas zum Ausprobieren.

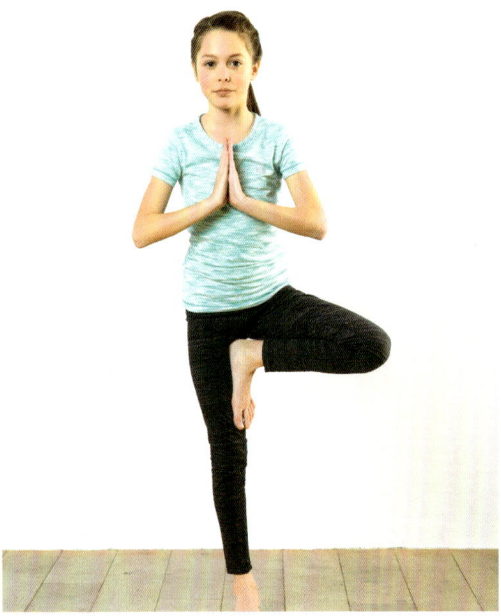

Der Baum

Ihr Kind stellt sich aufrecht hin und verteilt sein Gewicht gleichmäßig auf beide Füße, damit es sicher und fest steht – wie ein Baum. Nun legt es die Handflächen auf Brusthöhe aneinander, hebt langsam ein Bein und legt den Fuß an die Innenseite des anderen Oberschenkels. Es darf dabei ruhig mal schwanken – wie ein Baum im Wind. Das Ziel ist jedoch, auch auf einem Bein sicher zu stehen – das gibt Kraft und Stärke und ist gleichzeitig noch gut für den Gleichgewichtssinn. Auch wichtig: nicht die Luft anhalten, sondern immer schön gleichmäßig weiteratmen. Dasselbe dann noch mal mit dem anderen Bein.

Der Hund

Sich wie ein Hund zu strecken, löst Verspannungen und beruhigt den Geist: Ihr Kind kniet auf dem Boden, der Po ist auf den Fersen. Die Zehenspitzen aufstellen und in den Vierfüßlerstand gehen. Die Arme strecken, die Knie anheben und den Po nach hinten oben strecken. Die Beine durchstrecken. Der Kopf bildet mit dem Rücken eine Linie.

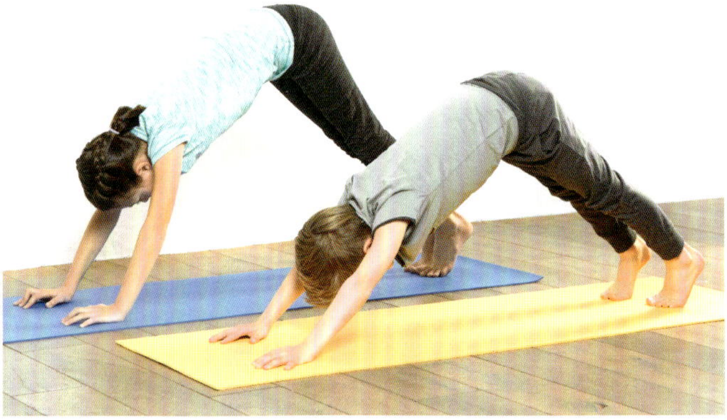

Die Kobra

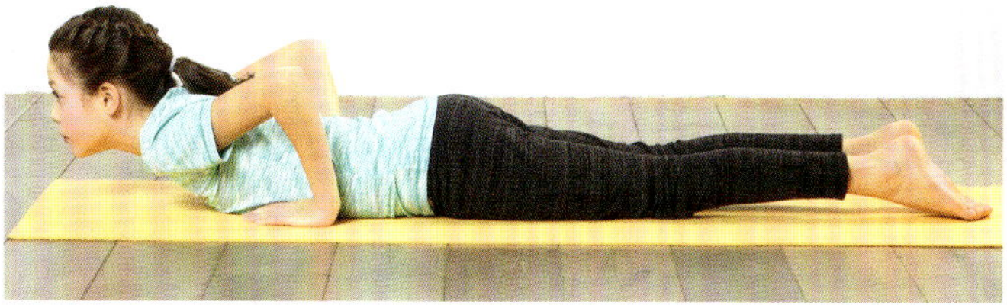

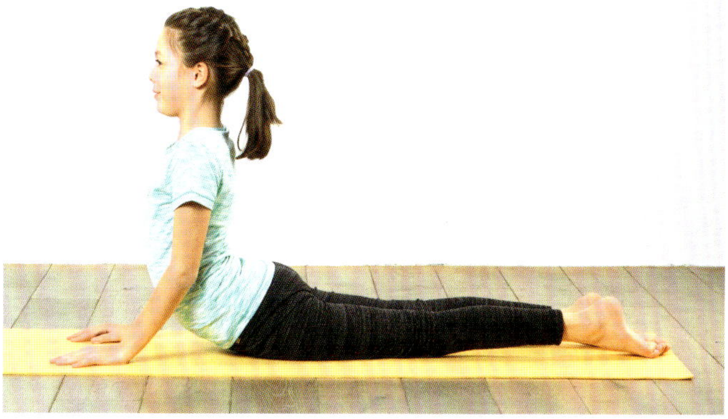

Für die Kobra legt man sich erst einmal flach auf den Boden und macht sich ganz lang – wie eine Schlange eben. Am Anfang darf der Kopf noch auf den Armen ruhen und der ganze Körper sich entspannen. Nach ein paar tiefen Atemzügen hebt Ihr Kind seinen Kopf und platziert seine Hände unter den Schultern. Die Unterarme liegen am Körper an. Während es die Hände fest in den Boden drückt, rollt es mit der Kraft der Rückenmuskulatur (nicht aus den Armen) den Oberkörper nach oben – immer noch ein bisschen höher, bis die Arme fast gestreckt sind. Die Ellenbogen bleiben dabei dicht am Körper. Das dehnt und stärkt den Rücken, öffnet die Schultern und den Brustkorb und befreit den Kopf.

Bärenatem

Einfach mal still sitzen und nichts tun – außer auf den Atmen zu achten: wie er durch die Nase in den Körper strömt und durch den Mund wieder heraus. Beim Einatmen bis fünf zählen, dann bis drei und dabei die Luft anhalten. Beim Ausatmen wieder bis fünf zählen. Wieder 3 Sekunden die Luft anhalten, dann weiteratmen ... Insgesamt 5–7 x. Das beruhigt und hilft, sich zu konzentrieren. Leichter wird das, wenn man dabei die Augen schließt.

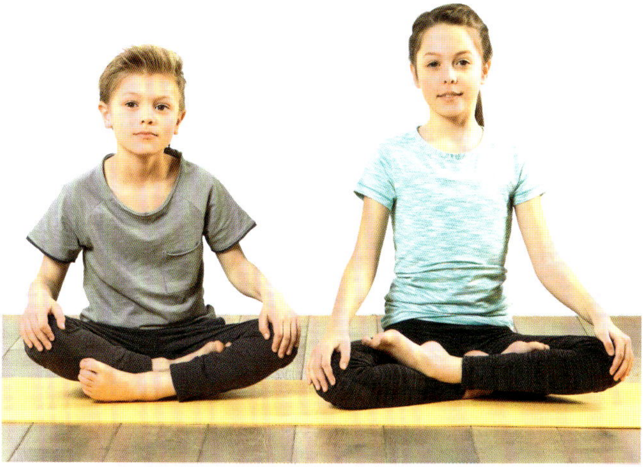

NEUE MEDIEN

Da hilft kein Beschwören der guten alten Zeit: Die digitale Revolution ist längst im Kinderzimmer angekommen. Technische Entwicklungen, an die sich Eltern in den vergangenen 15–20 Jahren nach und nach gewöhnten, sind für Kinder heute selbstverständlich. Sie wurden hineingeboren in die digitale Zeit und sind sogenannte Digital Natives.

Smartphones, Tablets, internetfähige Uhren gehören für Kinder heute genauso zum Alltag wie der Lichtschalter oder die Spülmaschine. Studien zum Mediennutzungsverhalten von Kindern und Jugendlichen zeigen: Bereits jeder fünfte 6-Jährige besitzt ein eigenes Smartphone, ebenso viele 10-Jährige haben auch einen eigenen Computer. Mit 12 Jahren besitzt die Hälfte aller Kinder einen eigenen PC und ein Fünftel von ihnen auch ein eigenes Tablet. Spätestens als Teenager hat fast jeder Jugendliche ein eigenes Smartphone in der Tasche – noch im Jahr 2011 war es nur jeder vierte. Zwei Drittel der 12-Jährigen haben eine Flatrate und können jederzeit von unterwegs ins Internet. Unsere Kinder erleben es als selbstverständlich, dass man zu jeder Zeit und an jedem Ort telefonieren und im Internet surfen kann. Dass man überall Filme gucken, mit Freunden chatten, Treffpunkte von unterwegs kurzfristig verschieben kann. Natürlich können Sie Ihrem Kind von früher erzählen, als das alles nicht möglich war. So wie einst die Großeltern erzählten, wie es war, als es noch keine Waschmaschinen oder Fernseher gab und nicht jeder ein Auto hatte. Aber Sie können die Zeit nicht zurückdrehen.

Viele Eltern verhalten sich den neuen Medien gegenüber ablehnend und sind verunsichert, wie sie mit dieser digitalen Revolution umgehen sollen: Wie viel ist gut und erlaubt? Was ist schlecht und gehört verboten? Was sie oft ratlos macht: Sie können den Umgang mit den neuen Medien nicht mit Erfahrungen aus der eigenen Kindheit vergleichen. Und so müssen Eltern und Kinder gemeinsam lernen, mit den neuen Medien umzugehen.

NEUE MEDIEN IM ALLTAG

Etwa ein Fünftel aller Vorschulkinder spielt digitale Spiele, bei den 10- bis 13-Jährigen sind es 73 Prozent. Mit zunehmendem Alter werden zudem die sozialen Medien immer wichtiger. Die Kids sind auf WhatsApp, Instagram, Snapchat, Facebook oder Youtube unterwegs – und das, obwohl die meisten dieser Plattformen erst ab 13 Jahren freigegeben sind. Im Durchschnitt sind Jugendliche täglich 3 Stunden online. In ihrer Freizeit wohlgemerkt. Recherchezeiten für Hausaufgaben oder Referate gehören hier nicht dazu. Von den Kindergartenkindern dürfen bereits 70 Prozent jeden Tag länger als 30 Minuten ans Handy.

Eltern als Vorbild

Seien wir ehrlich: Von allein kommt kein Kleinkind auf die Idee, sich mit elektronischen Medien zu beschäftigen. Ebenso wenig wie mit Büchern, Fernsehen oder Musikinstrumenten. Kinder spielen und lernen durch Nachahmung. Wann, wie oft und wozu kleine Kinder mobile Endgeräte benutzen, liegt also in der Macht der Eltern. Fragen Sie sich selbst: Was nehme ich im Bus oder im Wartezimmer des Arztes in die Hand? Eine Zeitschrift oder das Handy? Was mache ich beim Friseur? Mit ihm plaudern, ein Buch lesen oder E-Mails checken? Wie beschäftige ich mein Kleinkind, wenn ich kurz ungestört telefonieren will? Drücke ich ihm ein Buch oder Stift und Malblock in die Hand? Setze ich es vor den Fernseher oder gebe ich ihm das Tablet? Mit wem spreche ich, während ich den Kinderwagen schiebe oder spazieren gehe? Mit meinem Kind oder mit meinem Telefon?

Kinder sind in so vielem ein Spiegel ihrer Eltern und den Spiegel halten ihnen die Eltern meist selbst vor. So lange Ihr Kind klein ist, können Sie sein Verhalten also noch beeinflussen. Spätestens mit Beginn der Pubertät schauen sich die Kinder dann Verhaltensmuster von Gleichaltrigen ab. Die sogenannte Peergroup wird zunehmend wichtiger. Welche Klamotten tragen die anderen? Welche Hobbys haben sie? Und auch: welche Handys? In welchen sozialen Netzwerken sind sie unterwegs?

Umso wichtiger ist es, dass Sie in den Jahren zuvor Ihr Kind mit Ihren persönlichen Werten prägen. Sie als Eltern müssen nicht alles mitmachen, erlauben oder gutheißen. Sie haben es in der Hand, ob Ihr Kind einen eigenen Fernseher hat oder wann es das erste Handy bekommt. Muss das bereits in der Grundschule sein? Ist es Ihnen wichtig, dass Sie Ihr Kind jederzeit erreichen können? Oder darf es auch ohne Handy zum Spielen raus? Für die Entwicklung Ihres Kindes ist es wichtig, dass Sie ihm Freiheiten lassen und etwas zutrauen.

Welche Rolle spielt das Alter?

Das Bundesfamilienministerium empfiehlt in seiner Medieninitiative „Schau hin!" (der über 60 Initiativen und Organisationen angehören): kein Handy vor dem 9. Geburtstag. Jüngere Kinder können eventuell ein „Notfallhandy" bekommen – für den Heimweg von der Schule oder vom Sportverein. Ein Smartphone ist erst dann sinnvoll, wenn Ihr Kind die Gefahren im Internet kennt und weiß, wie es sich schützen kann. Meist klappt das im Alter von 12 Jahren. Fahrradfahren lernt ein Kind ja auch nicht mit dem Mountainbike, sondern mit einem Laufrad. Und wenn das Argument kommt: „Aber ALLE in meiner Klasse haben ein Smartphone", dann erklären Sie Ihrem Kind, warum Sie sich anders verhalten. Dass Menschen andere Wertvorstellungen haben und nicht jeder einen teuren Luxusschlitten fährt, sondern manche mit einem Kleinwagen ganz zufrieden sind. Zeigen Sie Ihrem Kind, worauf es Ihnen ankommt: dass Sie als Familie gemeinsam einen Wochenendausflug unternehmen oder gemeinsam in der Werkstatt kreativ sind.

Was müssen Sie noch beachten?

Auch wenn Handy & Co. angeschafft sind, sind noch Entscheidungen zu treffen:

- **Was kann das Gerät?** Das legen Sie fest. Laden Sie lediglich Guthaben zum Telefonieren auf oder bekommt Ihr Kind eine Flatrate, sodass es auch von unterwegs jederzeit ins Internet kann? Zum Einstieg genügt normalerweise eine Prepaidkarte. Selbst wenn das Guthaben verbraucht ist, ist Ihr Kind damit noch erreichbar.

- **Was kostet das?** Achten Sie beim Vertragsabschluss darauf, dass die Kosten beschränkt sind. Besprechen Sie mit Ihrem Kind, wann welche Kosten entstehen. Es sollte die Zusammenhänge verstehen. Beteiligen Sie es eventuell auch an den Kosten – sowohl bei der Anschaffung als auch an den monatlichen Zahlungen.

- **Allzeit bereit?** Sie entscheiden, ob Ihr Kind jederzeit jedes Spiel und jede App runterladen kann oder ob es nur einen eingeschränkten Zugriff hat. Bildschirmzeit kann man festlegen, das WLAN zu einer bestimmten Uhrzeit ausschalten oder nur für ein gewisses Zeitfenster freischalten, den PC mit einem Passwort schützen, das Handy nachts aus dem Kinderzimmer verbannen. Je früher Sie Regeln für die Bildschirmnutzung aufstellen und strikt einhalten, desto größer die Chance, dass Ihr Kind auch als renitentes „Pubertier" zumindest ein paar noch akzeptiert.

- **Was macht das Kind damit?** Sie haben es (anfangs zumindest) auch in der Hand, welche Funktionen Ihr Kind kennenlernt, wenn Sie es an Handy, Tablet oder Computer lassen. Den Fotoapparat? Musikkanäle? Lernspiele, mit denen es lesen, schreiben, rechnen üben kann? Apps, mit denen es nachschauen kann, wann der nächste Bus fährt? Gamecenter?

Schrecklich? So vieles, womit Sie sich auseinandersetzen müssen? Oder schön, dass es so viele Möglichkeiten gibt? Denken Sie an Ihre eigene Kindheit zurück: Vermutlich gab es damals Diskussionen wegen des Fernsehkonsums oder endlosen Telefonierens. Heute diskutiert man über Internetzeiten und Handykonsum.

Konkrete Tipps & feste Regeln

Wie also umgehen mit dem Medienkonsum und den sozialen Kontakten? Viele Eltern diskutieren das auf Elternabenden, an Stammtischen und mit Freunden. Dann wird abgestimmt, ob eine Klasse bei WhatsApp oder Snapchat sein darf oder nicht. Oder ob Eltern kollektiv am Abend zu einer bestimmten Zeit die mobilen Spielzeuge einsammeln sollen. Gut gemeint, aber oft nicht alltagstauglich. Wichtig ist, dass Sie als Familie wissen, wie Sie mit dem Thema umgehen wollen. Stellen Sie dazu am besten ein paar Regeln auf, die für alle Familienmitglieder gelten. Auch für Sie.

Zeitbeschränkung

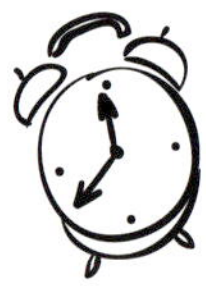

Führen Sie feste Zeiten ein, zu denen Fernseher, Tablet oder Computer erlaubt sind. Die Bundeszentrale für gesundheitliche Aufklärung empfiehlt dazu Folgendes:

- 3 bis 5-Jährige: max. 30 Minuten täglich
- 6 bis 10-Jährige: max. 60 Minuten täglich
- 11 bis 13-Jährige: max. 90 Minuten täglich

Kleinkinder bis 3 Jahre sollten gar nicht fernsehen und auch keine anderen Bildschirmmedien konsumieren. Beim ersten Kind mag das noch leicht gelingen, schwieriger wird es bei jüngeren Geschwisterkindern. Die bekommen ganz schnell mit, dass diese flimmernden Kistchen sehr spannend sind. Hier sind Ihr Geschick und Ihre Erfahrung gefragt.

Die Medieninitiative „Schau hin!" koppelt die Medienzeit ans Alter mit der Faustregel: 10 Minuten pro Lebensjahr jeden Tag (für Kinder ab 3 Jahren). Oder 1 Stunde pro Lebensjahr jede Woche. Nicht eingerechnet ist dabei die Zeit, die Kinder und Jugendliche im Unterricht vor dem Tablet oder Computer verbringen. Die Praxis zeigt aber: Wenn Ihr Kind mit dem Smartphone unterwegs ist, sind solche Zeitbegrenzungen im Alltag schwierig bis unmöglich. Achten Sie deshalb darauf, dass es zumindest zu Hause bildschirmfreie Zeiten oder Zonen gibt. Falls Ihr Kind gerne darüber diskutiert, legen Sie diese schriftlich fest (siehe www.mediennutzungsvertrag.de).

Bildschirmfreie Zeiten können sein: während des Essens, morgens vor dem Kindergarten oder der Schule und abends unmittelbar vor dem Schlafengehen. Allerdings sind die letzten beiden Zeitfenster mit zunehmendem Alter kaum mehr praktikabel: Da muss noch schnell geklärt werden, was man anzieht, ob die erste Stunde ausfällt, was noch mal in Mathe auf war und wer was auf Instagram gepostet hat. Legen Sie dann zumindest fest, dass es das Handy morgens erst nach dem Frühstück und Zähneputzen gibt. Und abends ist zu einer festen Uhrzeit Schluss – Handy & Co. müssen dann raus aus dem Kinderzimmer.

Medienfrei sollte auch die Zeit während der Hausaufgaben sein. Eine Studie von Psychologen der Uni Texas ergab: Kinder konzentrieren sich umso besser, je weiter weg der Bildschirm ist. Am meisten werden diejenigen abgelenkt, die das Handy neben sich auf dem Schreibtisch liegen haben. Es ist schon besser, wenn das Handy umgedreht daneben liegt, also mit dem Bildschirm auf der Tischplatte. Am besten aber konnten sich die Jugendlichen konzentrieren, deren Smartphone gar nicht im Zimmer war. Tablets und Computer in Reichweite lenken natürlich genauso ab.

Ideal ist es auch, wenn Sie feste Familienzeiten einführen: Zu manchen Phasen oder wenn die Familie gemeinsam etwas unternimmt, wird das Handy auf stumm geschaltet und weggelegt.

Tabuzonen

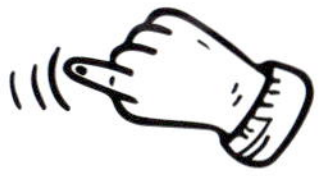

Legen Sie – am besten von Anfang an – fest, welche Räume zu Hause prinzipiell medienfrei bleiben sollen.

- **Kinderzimmer:** Kinder sollten keinen Fernseher im eigenen Zimmer haben, Kleinkinder auch keinen Computer. Beides erhöht die Medienzeiten. Nachts müssen tragbare Geräte wie Handy, Tablet & Co. draußen bleiben: Ein Wecker kann auch analog sein.

- **Esstisch:** Beim Essen sollte kein Handy auf dem Tisch liegen. Essen Sie in Ruhe und gemeinsam. Das stärkt nicht nur die Gemeinschaft, sondern beugt auch Ernährungsstörungen oder Verdauungsproblemen vor (siehe Seite 242, Ernährung).

- **Toilette:** Mit Handy auf die Toilette? Bedenken Sie: Nicht jedes Handy ist wasserfest … Und das Bad ist dann auch nicht dauerbelegt. Aber das ist Ihre Entscheidung.

Kontakte & Käufe

Erklären Sie Ihrem Kind, dass nichts so anonym ist wie das Internet. Jeder kann sich jedes beliebige Foto und jeden beliebigen Namen zulegen. Deshalb gilt: keine Chats mit Unbekannten, Profile nur für jene sichtbar machen, die man kennt, keine Adressen veröffentlichen und Ähnliches. Wie Sie und Ihr Kind sichere Netzwerke erkennen und wie Sie die Privatsphäre schützen können, erfahren Sie beispielsweise auf www.klicksafe.de, einer Webseite der EU-Initiative für mehr Sicherheit im Netz.

Klären Sie, wie Sie mit sozialen Netzwerken umgehen wollen, die erst ab 13 erlaubt sind (bei denen aber angeblich „schon die ganze Klasse" registriert ist). Vielleicht darf Ihr Kind sie schon früher runterladen, dafür aber lesen die Eltern immer wieder mit? Vereinbaren sollten Sie auch, welche Spiele Ihr Kind spielen darf. Hat es freien Zugang zum Onlinestore? Oder entscheiden Sie gemeinsam, was runtergeladen wird? Darf es In-App-Käufe tätigen? Erklären Sie Ihrem Kind außerdem, dass es, auch ohne es zu wollen, schnell mal ein kostenpflichtiges Abo herunterladen kann – und wie man das verhindert.

Gemeinsames Kennenlernen

Entdecken Sie mit jüngeren Kindern zusammen das Smartphone oder Tablet: Dann wird es ein gemeinsames Erlebnis. Bei dieser Gelegenheit können Sie dem Nachwuchs auch gleich klarmachen, dass dies wertvolle Geräte sind, mit denen man sorgfältig umgehen sollte.

Wenn Sie Spiele oder Apps runterladen, dann achten Sie darauf, dass sie kindgerecht, einfach aufgebaut und werbefrei sind. Orientieren Sie sich an Altersangaben von Experten und testen Sie Anwendungen für Ihr Kind zuvor selbst. Ähnliches gilt auch fürs Fernsehen: Kinder unter 6 Jahren sollten Sie nicht allein gucken lassen, da sie noch nicht zwischen Fiktion und Realität unterscheiden können.

Tipp:
Überhöhen Sie das Thema nicht: Technische Geräte sollten ein Thema unter vielen sein – so wie gesunde Ernährung, Sicherheit im Straßenverkehr oder ausreichend Bewegung. Je mehr dieses Thema Ihr Familienleben dominiert, desto größer ist die Gefahr, dass Sie damit die gegenteilige Reaktion erzeugen und Handy, Computer und TV umso begehrlicher werden.

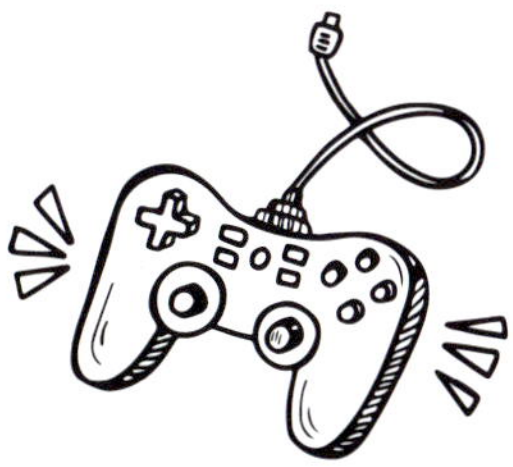

Gefahren für die Gesundheit

Verstehen Sie uns nicht falsch: Soziale Kontakte und neue Medien sind gut und wichtig. Die Frage ist nur, wie man damit umgeht. Medienforscher sehen das Smartphone nicht als ein Mittel, das Verhaltensmuster komplett verändert, sondern verstärkt: Wer neugierig ist, wird die Welt noch mehr erkunden, wer einsam ist, kann in den Weiten der virtuellen Welt verloren gehen.

Blaulicht

Wenn Jugendliche abends noch am Bildschirm hocken, weil sie zocken, chatten oder (im Idealfall) das Referat fertig machen, achten Sie zumindest darauf, dass auf dem Bildschirm ein Blaulichtfilter installiert ist. Das blaue Licht von Bildschirmen unterdrückt das Hormon Melatonin, das die Schlaf- und Wachphasen regelt. Auf vielen Handys kann man den „Nachtmodus" einstellen, für Laptops oder PCs können Sie so einen Filter kostenlos runterladen (etwa f.lux®).

Wegpushen

Damit sich Ihr Kind nicht ständig ablenken lässt, geben Sie Störenfrieden keine Chancen: Schalten Sie Push-Nachrichten aus und Gruppen-

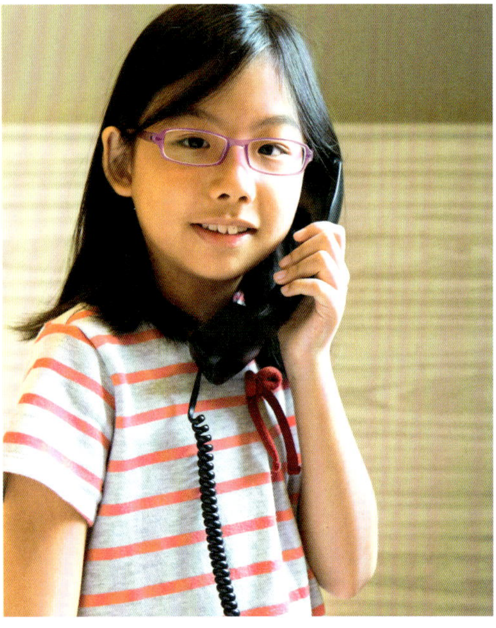

Chats zeitweise auf stumm. Erklären Sie Ihrem Kind, dass es von Respekt zeugt, bei einem Treffen mit Freunden das Handy wegzulegen.

Handystrahlung

Ob und in welchem Umfang die Strahlung eines Handys ein Gesundheitsrisiko ist, wird kontrovers diskutiert. Langzeitdaten fehlen noch. Fakt ist: Durch Sendemasten und durch das Handy selbst wird ein elektromagnetisches Feld erzeugt und Wärme entsteht. Noch ist jedoch nicht eindeutig erforscht, welchen Einfluss elektromagnetische Wellen auf den Organismus haben. Das gilt auch für alle anderen Strahlungsquellen wie WLAN-Router, Computer, schnurlose Festnetztelefone oder die Mikrowelle. Zwar gibt es keine gesicherten Studien, dass elektromagnetische Felder gesundheitsschädigend sind. Wenn Sie sichergehen wollen, können Sie folgende Tipps beachten und Ihr Kind dafür sensibilisieren:

- Das Handy erst ans Ohr halten, wenn die Verbindung aufgebaut ist.
- Freisprechfunktion oder Kopfhörer benutzen.
- Strahlungsarme Geräte benutzen (auf geringen SAR-Wert achten).
- Anlagen/Router möglichst weit entfernt von Schlafzimmern aufstellen.
- Handy tagsüber auf Flugmodus stellen, wenn man nicht erreichbar sein muss.

Die Umweltkommission der Deutschen Akademie für Jugendmedizin empfiehlt, Mobiltelefone nur in Ausnahmefällen zu nutzen. Das Bundesamt für Strahlenschutz rät, dass Kinder unter 16 Jahren möglichst wenig mit dem Handy telefonieren und lieber das Festnetz nutzen sollen.

Übergewicht und Gehirnentwicklung

Welche Folgen Fernsehzeit und Bildschirmkonsum darauf haben, ist umstritten. Nachgewiesen ist, dass Kleinkinder, die viel Zeit vor dem TV-Gerät verbringen, überwichtiger sind als andere. Diskutiert wird, ob Bildschirmmedien das Gehirn von Kleinkindern überreizen können und die Lust auf andere Aktivitäten wie Bewegung und kreative Spiele verdrängen. Wer sich nur berieseln lässt, bei dem werden lediglich Hören und Sehen stimuliert. Damit sich ein Kind altersgerecht entwickeln kann, müssen aber alle Sinne gleichmäßig angesprochen werden.

Schlafstörungen

Schon länger ist bekannt, dass Kleinkinder schlecht und unregelmäßig schlafen, wenn sie lange fernsehen. Ähnliches ist jetzt auch für die Nutzung von Smartphones erwiesen: Bei Kindern, die regelmäßig am Handy sind, steigt das Risiko für Schlafstörungen deutlich. Etwa die Hälfte hat bereits Einschlafschwierigkeiten, Albträume, Schlafstörungen. Wer das Handy auch nachts benutzt, ist tagsüber müde. Das führt langfristig zu Stimmungsschwankungen, schlechten Noten und Ängstlichkeit.

Entwicklungsverzögerung und Konzentrationsstörung

Permanente Fernseh- oder Filmberieselung wirkt sich auch negativ auf die Sprachentwicklung aus. Nicht nur, wenn das Kind aktiv einen Film guckt, sondern auch, wenn der Fernseher im Hintergrund läuft. Zudem lenkt dies ab und vermindert die Eltern-Kind-Bindung. Kinder, die länger als 30 Minuten am Tag ein Smartphone nutzen, haben ein höheres Risiko für Konzentrationsstörungen: Die Wahrscheinlichkeit liegt bei 2- bis 5-Jährigen dreimal höher als normalerweise, bei 8- bis 13-Jährigen sechsmal höher. Bei Kleinkindern kann die Nutzung auch die Sprachentwicklung verzögern. Das Risiko für motorische Hyperaktivität ist bei ihnen dreieinhalb Mal höher als in Vergleichsgruppen.

Mediensucht

Wie so vieles, was Spaß macht und unvernünftig ist, können auch Smartphone, Computer und Co. abhängig machen. Nach einer Studie der Landesmedienanstalt Nordrhein-Westfalen denken 21 Prozent der 8- bis 14-Jährigen ständig an das Mobiltelefon. Eine Eine Studie des Deutschen Zentrums für Suchtfragen und der DAK ergab 2017, dass bereits über 8 Prozent der Jungen zwischen 12 und 25 Jahren Anzeichen einer Abhängigkeit zeigen. Bei den Mädchen sind es fast 3 Prozent. Als suchtgefährdet gelten Kinder und Jugendliche, wenn von folgenden Kriterien drei oder mehr Punkte zutreffen:

- Das Kind denkt ständig an Handy und Co.
- Es spielt oder surft bis tief in die Nacht.
- Es spielt immer länger, es fällt ihm schwer, die Zeit vor dem Bildschirm zu begrenzen.
- Es reagiert gereizt, wenn es auf Computer, Internet oder Spielkonsole verzichten muss.
- Es zieht sich immer mehr von Familie und Freunden zurück.
- Das Internet verdrängt andere Interessen und Hobbys.
- Das Kind ist in der Schule deutlich schlechter geworden.
- Es verzichtet auf Mahlzeiten, um weiter am Computer spielen zu können.
- Es hat stark ab- oder zugenommen und wirkt übermüdet.
- Es reagiert Gefühle wie Ärger oder Frust mit Computerspielen ab.

Wenn Sie den Eindruck haben, Ihr Kind könnte gefährdet sein, sollten Sie sich an eine Suchtberatungsstelle oder Ihren Kinderarzt wenden.

Ein Wort zum Schluss

Je älter Ihr Kind wird, desto freier wird es sich nicht nur im realen, sondern auch im virtuellen Raum bewegen. Nehmen Sie Elternabende zum Thema wahr, tauschen Sie sich mit Ihrem Kind aus und informieren Sie sich in Broschüren oder im Internet (sehr empfehlenswert sind dafür beispielsweise die Broschüre der BZgA „Gut hinsehen und zuhören!" sowie die Webseite www.schau-hin.info). Bleiben Sie dran!

PUBERTÄT

Nicht mehr Kind, aber noch nicht erwachsen: Wer sich an seine eigene Pubertät erinnern kann, weiß, wie unsicher man sich in dieser Zeit fühlt. Die Stimmungen schwanken ähnlich wie das Wetter, ein Chaos der Gefühle bricht über einen herein. Die eigene Sexualität wird entdeckt und der Körper verändert sich bisweilen rasend schnell. „Schuld" an allem sind die Hormone.

WAS PASSIERT IM KÖRPER?

Neue Körperformen beim Mädchen

Bei Mädchen beginnt die körperliche Veränderung mit der Entwicklung der Brust im Alter von 9–12 Jahren. Anfangs können Form und Größe der Brüste noch unterschiedlich sein, aber am Ende der Pubertät haben sie sich meist angeglichen. Mit 10–12 Jahren wachsen dann die Achsel- und Schamhaare. Etwa ein Jahr nach den ersten körperlichen Pubertätszeichen kommt es zu einem Wachstumsschub von 3–10 Zentimetern im Jahr. Das Becken wird breiter und die Fettverteilung im Körper verändert sich. Ungefähr 2½ Jahre nach dem Brustwachstum folgt dann die erste Regelblutung. Sie kündigt sich schon Monate vorher mit weißlichem Scheidenausfluss an. In den ersten 2 Jahren ist der Zyklus noch unregelmäßig: Von einer Blutung bis zur nächsten können mal 4 Wochen, dann wieder 2 Monate vergehen. Ein regelmäßiger Zyklus ist zwischen 26 und 34 Tage lang, die Blutung dauert 3–7 Tage.

Körperhygiene

Bei den ersten Anzeichen von körperlicher Entwicklung sollten Sie bei Ihrem Kind auch das Thema Intimhygiene ansprechen: Erklären Sie Ihrem Sohn oder Ihrer Tochter, dass sie ihre Genitalien täglich mit lauwarmem Wasser waschen sollen. Jungs sollten beim Waschen zudem auch die Vorhaut vorsichtig zurückziehen.

Fast die Hälfte aller Mädchen und Frauen leidet unter Beschwerden vor und während der Regel. Bei Mädchen können diese besonders stark sein, da sich der hormonelle Regelkreis noch nicht eingespielt hat (siehe Seite 131, Menstruationsbeschwerden).

Veränderungen beim Jungen

Jungen dürfen noch ein bisschen länger Kind sein. Bei ihnen setzt die Pubertät erst mit etwa 10–12 Jahren ein. Zuerst wachsen Hoden, Hodensack und Schamhaare, dann wird der Penis größer. Ungefähr mit 13 Jahren kommt es zu einem Wachstumsschub, der sich durchschnittlich mehr als 3 Jahre hinzieht – bis zu 12 Zentimeter schießen die Jungs jedes Jahr in die Höhe. Schultern und Brustkorb werden breiter, die Muskelmasse verdoppelt sich, die Knochen werden dichter. Das deutlichste Zeichen auf dem Weg vom Jungen zum Mann ist die tiefere Stimme: Mit etwa 13 1/2 Jahren beginnt der Stimmbruch. Er zieht sich über 6–24 Monate hin, kann aber auch schon nach einigen Wochen abgeschlossen sein. In dieser Zeit vergrößert sich der Kehlkopf, am Hals wird der sogenannte Adamsapfel sichtbar. Durch das Wachstum des Kehlkopfs dehnen sich die Stimmbänder, sie werden länger und dicker. Weil dies nicht immer gleichmäßig passiert, kann die Stimme zeitweise schwanken und krächzen. Zum Schluss ist sie etwa um eine Oktave tiefer. Zwischen 13 und 17 Jahren beginnt der Bart zu sprießen, zunächst an der Oberlippe und vor den Ohren. Mit ungefähr 14 Jahren haben die meisten Jungen schon ihren ersten Samenerguss erlebt, ab dann wachsen Körper- und Gesichtshaare kräftiger, die Schweißdrüsen laufen auf Hochtouren. Auch bei Jungen kann es vorübergehend zu einer Schwellung der Brustwarzen oder Brust kommen. Diese sogenannte Pubertätsgynäkomastie tritt bei zwei Drittel aller Jungen auf und ist kein Grund zur Sorge. Das liegt daran, dass im Körper vorübergehend ein Übergewicht weiblicher Geschlechtshormone herrscht.

Mit 16 Jahren haben die meisten Jugendlichen die Pubertät hinter sich – zumindest körperlich. Stimmungsschwankungen, Launenhaftigkeit und leichte Reizbarkeit müssen Sie dagegen noch länger ertragen: Die „Adoleszenz" (die psychische und soziale Entwicklung sowie der Umbau im Gehirn, siehe unten) dauert 10 Jahre und ist erst mit Anfang 20 abgeschlossen.

Volles Risiko!

Während der Umbauphase ist die Zahl der Belohnungsrezeptoren im Gehirn offenbar relativ klein. Deshalb werden für Spannung und für den „Kick" stärkere Auslöser benötigt, also mehr Action. Forscher vermuten, dass dies ein Grund ist, warum Jugendliche in dieser Phase sehr risikobereit sind und häufig zu Alkohol, Zigaretten und Drogen greifen. Als Eltern sollten Sie gut im Blick haben, was Ihr Nachwuchs so konsumiert. Haben Sie den Verdacht, dass Ihr Kind hier ein Problem hat, sprechen Sie mit einem Arzt oder der Drogenberatungsstelle darüber.

Großbaustelle Gehirn

Die Spuren der Pubertät zeigen sich nicht nur in der körperlichen Veränderung, auch im Gehirn kommt so einiges durcheinander: Während der Pubertät wird das Gehirn gewissermaßen entrümpelt und renoviert. Kein Wunder, dass viele Jugendliche in dieser Phase manchmal völlig verpeilt sind und auch mal in der Schule schlechter werden. Denn jenes Hirnareal, das für Emotionen zuständig ist, ist zur Zeit der Renovierung relativ groß. Das, in dem das Vernunftdenken abläuft, ist dagegen relativ klein. Aber seien Sie beruhigt, diese Phase geht wieder vorbei.

Zwischen den Nervenzellen entstehen neue Verbindungen (Synapsen), alte Nervenverbindungen werden gelöscht. Nur die, die wirklich verwendet werden, bleiben erhalten, der Rest wird entrümpelt. Zudem werden die Nervenfasern ausgebaut, damit die Informationen zwischen den Nervenzellen schneller weitergegeben werden können: Das Gehirn kann jetzt auch deutlich komplexere Vorgänge schneller verarbeiten. Wie eine Renovierung in der Wohnung findet auch der Umbau des Gehirns nacheinander statt: Zu Beginn der Pubertät sind die Regionen für Bewegung, Wahrnehmung, Orientierung und Sprache dran. Erst danach reift der sogenannte Stirnlappen aus. Diese Region ist ein wichtiges Kontrollzentrum: Hier werden Emotionen geregelt, Entscheidungen getroffen und Impulse kontrolliert. Weil der Stirnlappen lange Zeit gewissermaßen brachliegt, dringt man zu Pubertierenden nicht mit Vernunft und Argumenten durch. In dieser Phase hat das Hirnareal für Emotionen das Sagen: Deshalb reagieren Jugendliche während der Pubertät oft mit Wut, Angst oder Aggressivität.

Anderer Schlafrhythmus

Der Schlaf-wach-Rhythmus verschiebt sich in der Pubertät nach hinten. Grund ist das Schlafhormon Melatonin, das während der Pubertät 1–2 Stunden später ausgeschüttet wird – und so wird der Nachwuchs auch erst 1–2 Stunden später müde. Melatonin gibt das Schlafsignal, während des Schlafs wird es wieder abgebaut. Und dieser Abbau dauert seine Zeit. Deshalb widerspricht ein sehr früher Schulbeginn dem natürlichen Rhythmus Pubertierender. Nachteulen haben unter der Woche oft einen Schlafmangel. Sie sind tagsüber reizbar und können sich schlecht konzentrieren. Viele versuchen, sich den fehlenden Schlaf am Wochenende zu holen, und pennen bis in den späten Vormittag. Erholsam ist das allerdings nicht wirklich. So ein unregelmäßiger Rhythmus kann sogar zu Schlafproblemen führen. Ideal für Pubertierende sind im Durchschnitt 9 Stunden Schlaf.

WAS PASSIERT IN DER FAMILIE?

Die jugendlichen Kinder/die kindlichen Jugendlichen versuchen, ihren Platz zu finden. Was bisher eine feste Konstante war, gilt nun nicht mehr und wird hinterfragt: Sie kritisieren ihr Aussehen, finden sich zu dick oder zu dünn, machen sich Gedanken über das Leben nach der Schule, über Politik und Weltgeschehen. Manche sondern sich von Gleichaltrigen ab, andere geraten in einen Gruppenzwang. Innerhalb der Familie kommt es zum Kräftemessen. Die Eltern sind plötzlich nicht mehr bedingungsloses Vorbild. Rollen werden kritisch beäugt, Konstellationen neu überdacht. Und das bringt Konflikte mit sich: Die Kinder werden renitent, sie finden ihre Eltern peinlich, beschimpfen sie oder teilen heftig aus. Sie wollen sich abgrenzen und gehen in Opposition, nicht nur zum Elternhaus, auch gegenüber Lehrern und andere Autoritätspersonen. Plötzlich wird es cool, in der Schule schlecht zu sein oder sich ein Tattoo stechen zu lassen.

Begleitung in „stürmischen" Zeiten

Ein Patentrezept, wie man mit all dem umgeht, gibt es nicht. Jede Familie muss ihren eigenen Weg finden. Aber Sie können zumindest ein paar Tipps beherzigen:

- Seien Sie weiterhin für Ihr Kind da. Hören Sie zu, reden Sie mit ihm, wenn es das Bedürfnis hat. Oft sprechen Pubertierende Dinge, die sie beschäftigen, von allein an, beispielsweise dass es auf einer Party plötzlich Alkohol gab. Wichtig ist, dass Sie dann das Thema nicht gleich verurteilen oder gar verteufeln, sondern mit Ihrem Kind darüber reden, wie es die Situation findet und was genau es beschäftigt.
- Vertrauen Sie Ihrem Kind, geben Sie ihm Freiräume, erlauben Sie, dass es mal nicht am Familienausflug teilnimmt oder abends allein zu Hause bleiben darf.
- Setzen Sie jedoch weiterhin Grenzen und pochen Sie auf das Einhalten bestimmter Regeln (auch wenn das Kind versuchen wird, diese Grenzen zu überschreiten): etwa wie lange es am Wochenende weggehen darf, dass es Bescheid gibt, wo es sich mit wem trifft. Dass die Hausaufgaben erledigt werden. Dass nicht geraucht und getrunken wird – oder ab welchem Alter Sie das erlauben wollen.
- Seien Sie trotz allem geduldig mit Ihrem „Pubertier" und sagen Sie sich immer wieder, dass Renitenz und Kräftemessen zum Erwachsenwerden dazugehören und für die geistige und emotionale Reife wichtig sind. Akzeptieren Sie, dass Ihr Kind seinen eigenen Weg sucht und finden möchte, auch wenn dieser vielleicht den Vorstellungen und Wünschen, die Sie für es haben, entgegensteht. Begleiten Sie Ihr Kind auf diesem Weg und zeigen Sie Interesse an dem, was es beschäftigt. Das heißt nicht, dass Sie immer alles gut finden müssen. Aber zeigen Sie, dass Sie hinter ihm stehen.

Neue Themen

In den Jugendjahren treten viele Fragen auf, die sich in den Kinderjahren gar nicht gestellt haben: Darf das Kind allein mit Freunden verreisen? Ab welchem Alter? Darf es nachts allein Bus fahren? Darf es auf Partys Alkohol trinken? Bei einem Partner übernachten? Sich ein Piercing oder Tattoo stechen lassen? Wenn Sie sichergehen wollen, lohnt ein Blick ins Jugendschutzgesetz, dort erfahren Sie zum Beispiel, ab welchem Alter Jugendliche abends wie lange weggehen dürfen oder wann Alkohol und Tabak an sie verkauft werden dürfen. Piercings sollte sich niemand vor dem 16., Tattoos nicht vor dem 18. Geburtstag stechen lassen. Klären Sie Ihr Kind über Gefahren und Risiken auf wie Entzündungen oder Ansteckungsgefahren mit HIV oder Hepatitis. Es ist wichtig, dass sich Mutter und Vater über solche Themen austauschen und an einem Strang ziehen (auch wenn Sie voneinander getrennt leben). Sind Sie selbst unsicher oder entscheiden mal so, mal so, überträgt sich das auf den Jugendlichen und er nimmt Sie nicht ernst. Sprechen Sie mit anderen Müttern und Vätern über das Thema – und besuchen Sie Elternabende: In der Regel thematisieren die Schulen diesen Lebensabschnitt und geben Tipps, wie Eltern und Schüler damit umgehen können.

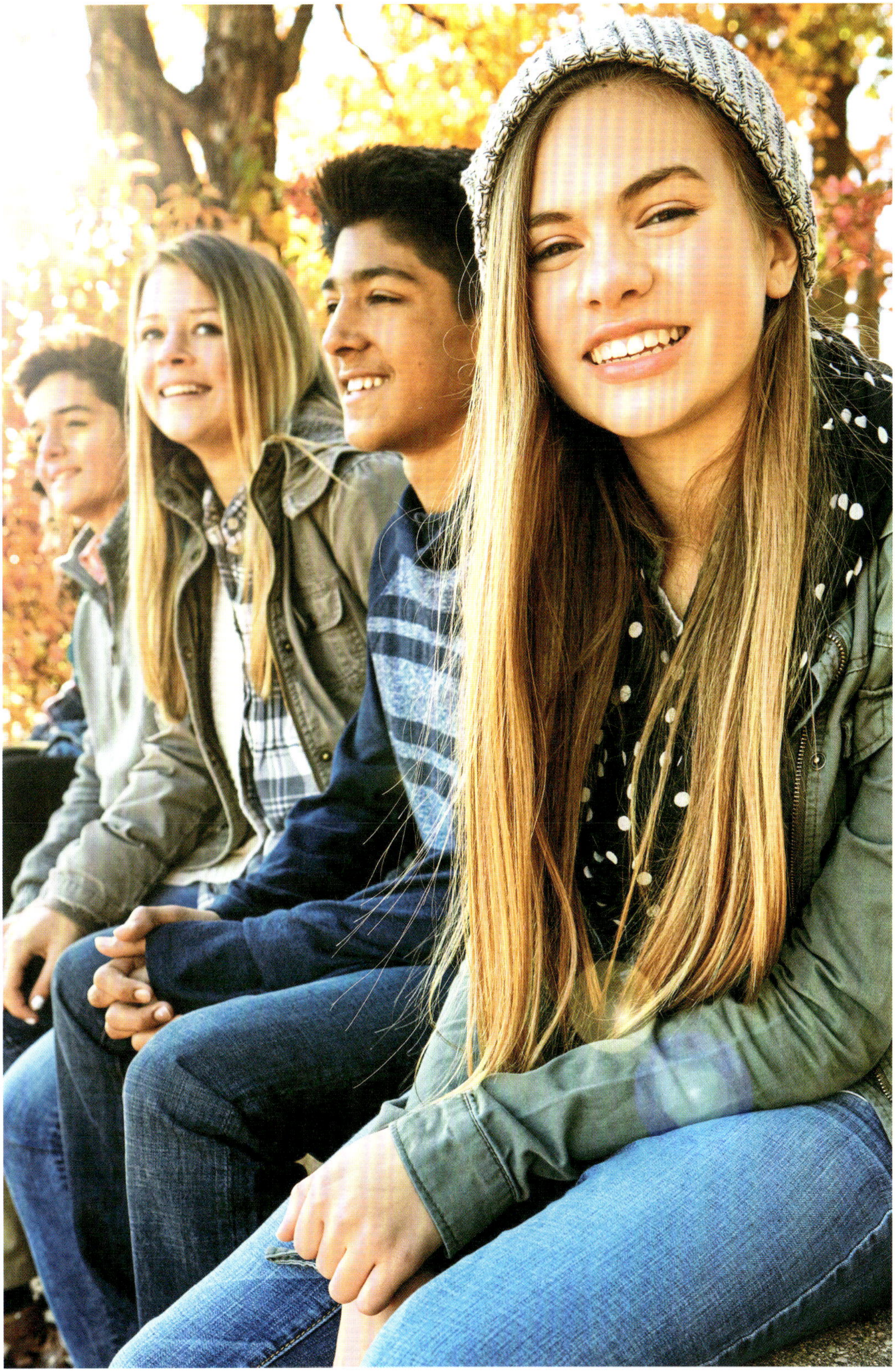

Typische Beschwerden von Jugendlichen

Häufig geht die Pubertät nicht nur mit Eltern-Kind-Konflikten und Gefühlschaos einher. Es gibt auch einige körperliche Beschwerden, die in diesen Jahren auftreten können – von unreiner Haut bis zu Eisenmangel. Viele davon verschwinden im Laufe der Jahre wieder. Bis dahin lassen sie sich mit naturheilkundlichen Mitteln auf sanfte Weise lindern.

Fettiges Haar und Schuppen

Durch die erhöhte Hormon- und Talgproduktion werden Haare schneller fettig und die Kopfhaut schuppig. Besorgen Sie ein mildes Anti-Schuppen-Shampoo für fettiges Haar. Dieses kann Ihr Kind bis zu 3x wöchentlich anwenden, nach vier Wochen nur noch 1x pro Woche. Und natürlich sind auch gegen diese „Schönheitsfehler" ein paar Kräuter gewachsen. Für alle Tipps gilt: höchstens 2x pro Woche anwenden!

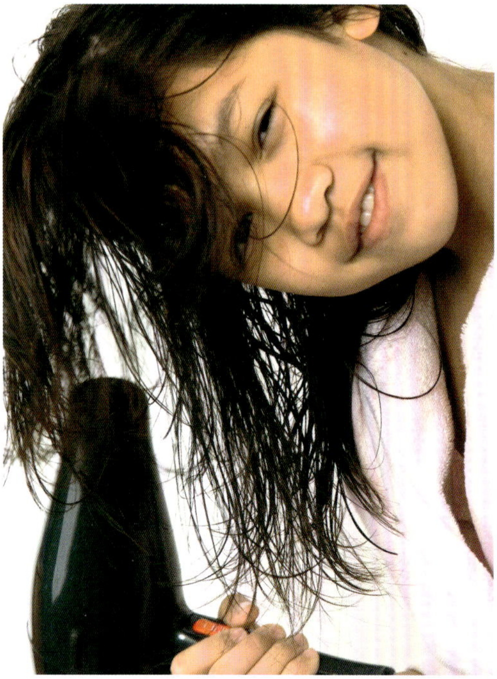

Föhnen, Schminken, Stylen: In der Pubertät ist das Bad oft belegt.

- **Brennnesselsud:** Übergießen Sie 1 Handvoll Brennnesselblätter mit 1 Tasse heißem Wasser (Sie können frisch gepflückte Blätter aus dem Garten verwenden oder getrocknete aus der Apotheke). Lassen Sie den Sud zugedeckt 15 Minuten ziehen und seihen Sie ihn dann ab. Als Spülung nach der Haarwäsche verwenden. Der Sud muss nicht ausgespült werden.
- **Apfelessigspülung:** Mischen Sie 1–2 EL Apfelessig mit 150 ml lauwarmem Wasser. Damit spült sich Ihr Teenager nach der Haarwäsche Kopfhaut und Haare. Das bringt den pH-Wert der Kopfhaut wieder ins Gleichgewicht und reinigt verstopfte Poren.
- **Teebaumölshampoo:** Geben Sie einige Tropfen Teebaumöl in das Shampoo. Das wirkt entzündungshemmend, antibakteriell und beruhigend auf die Hautstruktur. Aber Vorsicht: Das Öl wirkt sehr stark, verwenden Sie es deshalb nie pur. Sonst kann es die Haut reizen. Und nicht in die Augen und an die Schleimhäute kommen lassen.

Gegen fettiges Haar und Schuppen kann Ihr Teenager zusätzlich Folgendes tun:

- Den Fön nicht zu heiß stellen: Hohe Temperaturen regen die Talgproduktion an.
- Am besten zu häufiges Kämmen vermeiden. Dadurch verteilt sich Fett über die gesamte Haarlänge.
- Auf enge Kopfbedeckungen verzichten, auch wenn sie gerade total angesagt sind. Sie erzeugen ein ungünstiges Klima und begünstigen Schuppenbildung.

Starker Körperschweiß

Dagegen hilft Salbei, dessen Wirkstoffe die Schweißdrüsenabsonderung normalisieren. Sie können Ihrem Teenager mehrere Tage lang Salbeitee kochen, von dem es dann täglich 1 Tasse lauwarm trinkt. Auch zum Waschen eignet sich dieser Tee. Ein Salbeideo ist ebenfalls sehr wirksam – normale Deos helfen natürlich auch. Und gegen Schweißfüße wirkt ein Fußbad mit Salbei (die Blätter einfach zum Wasser in das Fußbad geben).

Pickel/Akne

Wie fettige Haare ist auch Akne die Folge einer erhöhten Talgproduktion. Jungen sind stärker betroffen als Mädchen. Was Sie dagegen tun können, erfahren Sie im entsprechenden Kapitel dieses Buches (siehe Seite 44, Akne).

Mangel an Vitaminen und Spurenelementen

Wachstum, Muskelaufbau und hormonelle Umstellung kosten Energie und damit auch Nährstoffe, Vitamine und Spurenelemente. Vor allem Eisen, Magnesium, Kalzium, Zink und Vitamin D können knapp werden. Ihr Kinderarzt kann dies überprüfen. Mit einer ausgewogenen und abwechslungsreichen Ernährung bekommen Sie diese Mangelerscheinungen oft in den Griff (siehe ab Seite 242, Ernährung).

Kreislaufprobleme, Schwindel, niedriger Blutdruck

Aufgrund der Hormonumstellung und des schnelles Wachstums haben einige Teenager Probleme mit ihrem Kreislauf. Tipps, wie dieser in Schwung kommt, finden Sie im Kapitel über Kreislaufbeschwerden (siehe Seite 124).

Depression und Essstörungen

Die Veränderung des eigenen Körpers sowie neue Herausforderungen in der Schule und im Freundeskreis machen manche Jugendliche verwundbarer als andere. Psychische Leiden wie Depressionen oder Essstörungen treten in der Pubertät immer häufiger auf. Ungefähr 3–10 Prozent der 12- bis 17-Jährigen leiden an einer Depression, mit Essstörungen haben knapp 2,5 Prozent der 13- bis 18-jährigen Mädchen und fast 1 Prozent der 13- bis 18-jährigen Jungen zu kämpfen. Wenn Sie auffälliges Verhalten bemerken, sollten Sie unbedingt zu einem Arzt gehen.

Soll man mit Pubertierenden noch zum Kinderarzt?

Auch für Jugendliche gibt es Routine-Vorsorgeuntersuchungen. Die J1 sollte im Alter von 12–14 Jahren erfolgen: Der Kinderarzt prüft die körperliche und seelische Gesundheit, untersucht Blut und Urin und schaut, ob Impfungen anstehen. Bei diesem Gesundheitscheck wird auch geklärt, ob Ihr Kind eine Fehlhaltung hat, an einer chronischen Krankheit oder psychischen Störung leidet. Wenn Ihr Kind Fragen zu Sexualität, Verhütung, Rauchen, Drogen oder familiären Problemen hat, kann es damit auch zum Kinderarzt gehen. Dieser hat eine Schweigepflicht gegenüber den Eltern. Kinderärzte empfehlen zudem im Alter von 16–17 Jahren eine weitere Vorsorgeuntersuchung (J2).

Frauenarzt: Wann Sie mit Ihrer Tochter zum ersten Mal zum Frauenarzt gehen, besprechen Sie am besten mit dem Gynäkologen selbst. Sofern es keine typischen Beschwerden gibt, ist das oft erst wichtig, wenn sich Ihre Tochter über Verhütungsmittel informieren möchte. Oder Sie nehmen die Impfung gegen Papilloma-Viren (Gebärmutterhalskrebs) zum Anlass, Ihre Tochter mit einer Frauenarztpraxis bekannt zu machen (siehe Seite 228, Impfen).

PS: Viele Themen wollen Jugendliche oft nicht mit ihren Eltern besprechen: Es gibt viele klug gemachte Bücher zur Pubertät über körperliche Veränderungen, Verhütung, Selbstzweifel und Konflikte (siehe Seite 274, Büchertipps). Auch wenn Ihr Kind Bücher altmodisch findet: Legen Sie ihm mal eins davon ins Zimmer. Schaden kann es nicht.

Erste Hilfe

Meist können Sie gar nicht so schnell gucken und es ist passiert: ein Sturz von der Schaukel, ein Schluck aus dem Glas mit der Essigessenz, ein Stromschlag beim Griff an ein defektes Gerät. Die meisten Unfälle passieren zu Hause – und garantiert dann, wenn der Kinderarzt keine Sprechstunde hat. Damit Sie wissen, was im Notfall zu tun ist, sollten Sie Ihre Erste-Hilfe-Kenntnisse idealerweise in einem Kurs auffrischen und unter fachkundiger Anleitung üben.

BEWUSSTLOSIGKEIT UND OHNMACHT

Ein Kind ist bewusstlos, wenn es weder auf Ansprache noch auf Berührung, leichtes Kneifen oder Rütteln reagiert, dabei aber atmet und sein Herzschlag fühlbar ist.
Eine nur kurz anhaltende Form der Bewusstlosigkeit ist die Ohnmacht. Ein Ohnmachtsanfall kündigt sich meist mit Übelkeit, Schwindel und Schwarzwerden vor den Augen an. Dies tritt häufig bei Kreislaufproblemen auf – vor allem in der Pubertät. Eine einmalige Ohnmacht ist in der Regel kein Grund zur Sorge, allerdings sollten Sie die Ursache zeitnah vom Kinderarzt klären lassen.

Was tun?

- Legen Sie Ihr Kind auf den Boden, öffnen Sie das Fenster und lassen Sie frische Luft ins Zimmer. Lagern Sie die Beine hoch.
- Dauert die Ohnmacht länger als 1 Minute, handelt es sich um eine ernst zu nehmende Bewusstlosigkeit: Ursachen können beispielsweise Vergiftungen mit Medikamenten oder Alkohol sein, schwere Infektionen, Diabetes mellitus oder ein Schock.

Was tun?

- Überprüfen Sie Atmung und Herzschlag des Kindes: Fehlen diese, führen Sie eine Mund-zu-Mund-Beatmung sowie eine Herzdruckmassage durch (siehe Seite 273) und rufen den Notarzt.

Ansonsten: Bringen Sie Ihr Kind in die stabile Seitenlage (siehe Seite 270).

BLUTUNGEN

Siehe Seite 138, Nasenbluten.
Siehe Seite 197, Wunden.

ERTRINKEN

Wenn Sie bemerken, dass ein Kind zu ertrinken droht, ziehen Sie es sofort aus dem Wasser.

Was tun?

- Atmet es nicht, beginnen Sie sofort mit Wiederbelebungsmaßnahmen (siehe Seite 273, Mund-zu-Mund-Beatmung und Herzdruckmassage). Bitten Sie umstehende Personen, den Notarzt zu rufen.
- Bewusstlose Kinder, die atmen, bringen Sie in die stabile Seitenlage (siehe Seite 270) und rufen den Notarzt. Achten Sie darauf, dass das Kind nicht auskühlt, und packen Sie es in Decken (siehe Seite 271, Unterkühlung).
- Auch wenn sich das Kind erholt hat: Fahren Sie mit ihm zum Arzt oder in die Klinik.

Wichtig: Kinder können nicht nur beim Baden ertrinken, auch in Gartenteichen oder großen Pfützen. Lassen Sie daher Ihr Kind nicht unbeaufsichtigt am oder im Wasser.

KNOCHENBRÜCHE (FRAKTUREN)

Oft ist es schwierig zu unterscheiden, ob etwas verstaucht oder gebrochen ist: Nicht immer ist bei einem Bruch ein Gelenk oder Körperteil verdreht bzw. kann nicht mehr bewegt werden. Oft spielen Kinder zum Beispiel mit einem angebrochenen Handgelenk nach dem Unfall wieder weiter. Zweifelsfrei kann man einen Knochenbruch nur mit einer Röntgenaufnahme diagnostizieren.

Mögliche Symptome

- Meist starke Schmerzen
- Rasche Schwellung mit Druckempfindlichkeit
- Unnatürliche Lage bzw. Beweglichkeit der verletzten Körperregion
- Bewegungseinschränkungen und/oder Bewegungsunfähigkeit
- Grünholzbruch: keine Fehlstellung der Knochen, da die intakte Knochenhaut den Knochen in seiner Form hält
- Offener Bruch: Wunde, manchmal Knochenenden sichtbar

Was tun?

Bei geschlossenen Brüchen

- Ihr Kind soll den betroffenen Körperteil möglichst wenig bewegen. Wenn es geht, unterstützen Sie die Schonhaltung: Strecken oder ziehen Sie den verletzten Körperteil nicht, um ihn zu schienen oder zu bandagieren.
- Kühlen Sie die betroffene Stelle, um die Schmerzen zu lindern und ein starkes Anschwellen zu verhindern.
- Einen Armbruch können Sie mit einem großen Tuch ruhig stellen, das Sie dem Kind wie eine Schlaufe um den Nacken hängen. In dieser Schlaufe ruht der Arm nah am Körper.
- Bei Beinbrüchen polstern Sie das betroffene Bein mit Decken, Taschen oder einer zusammengefalteten Jacke und stellen es so ruhig. Legen Sie keine selbst gebastelten Schienen an, da diese meist noch mehr Schmerzen verursachen.
- Bei kleineren Brüchen ohne Kreislaufbeschwerden können Sie mit Ihrem Kind selbst zum Krankenhaus fahren, ansonsten sollten Sie besser den Rettungsdienst rufen.

Bei einem offenen Bruch

Decken Sie die Wunde mit einem sterilen Tuch ab und polstern Sie sie ab. Bei offenen Brüchen besteht nämlich die Gefahr, dass Krankheitserreger in die Wunde eindringen und es deshalb zu Infektionen kommt.

Bei schwereren Unfällen und Verdacht auf einen Bruch von Wirbelsäule oder Becken

Rufen Sie sofort den Notarzt und achten Sie, bis dieser eintrifft, darauf, dass sich Ihr Kind nicht bewegt. Decken Sie es vorsichtig zu, damit es nicht auskühlt.

SCHOCK

Ein Schock ist ein plötzlich auftretendes akutes Kreislaufversagen, infolgedessen lebenswichtige Organe nicht mehr ausreichend mit Blut und Sauerstoff versorgt werden. Ursachen sind meist Flüssigkeits- oder Blutverlust, beispielsweise bei einem Unfall, bei einem schweren Magen-Darm-Infekt oder bei Verbrennungen. Ein Schock kann aber auch durch Vergiftungen, allergische Reaktionen oder starke Schmerzen ausgelöst werden.

Symptome

- Kind ist blass, seine Haut ist mit kaltem Schweiß bedeckt
- Schneller Puls, schwer tastbar
- Schnelle, flache Atmung
- Unruhe, Angst, Nervosität, später Teilnahmslosigkeit, eventuell Bewusstlosigkeit

Was tun?

Versuchen Sie, die Ursache zu erkennen und wenn möglich zu beseitigen (zum Beispiel indem Sie eine Blutung stoppen oder bei einem allergischen Schock mit bekannter Allergie das dafür verordnete Notfallmedikament geben). Ansonsten gilt:

- Wenn das Kind bei Bewusstsein ist, legen Sie es auf den Rücken, lagern seine Beine erhöht (etwa auf einem Kissen oder einem Stuhl) oder halten sie hoch. Decken Sie das Kind zu, damit es nicht auskühlt, und geben Sie ihm etwas zu trinken.
- Ist das Kind bewusstlos, atmet aber noch, bringen Sie es in die stabile Seitenlage (siehe Seite 270).
- Ist das Kind bewusstlos und atmet nicht, beginnen Sie sofort mit der Wiederbelebung (siehe Seite 273, Mund-zu-Mund-Beatmung und Herzdruckmassage).
- Rufen Sie den Rettungsdienst.

STABILE SEITENLAGE

Wenn ein Kind bewusstlos ist, aber atmet, bringen Sie es in die stabile Seitenlage.

Was tun?

- Knien Sie sich neben das Kind.
- Legen Sie den Ihnen zugewandten Arm des Kindes angewinkelt nach oben neben den Körper, die Handfläche zeigt nach oben.
- Den Arm der Gegenseite legen Sie angewinkelt auf die Brust des Kindes, die Handoberseite dabei an die Wange legen.
- Ergreifen Sie den Oberschenkel auf der Gegenseite und stellen Sie ihn auf.
- Fassen Sie das Kind an der Ihnen abgewandten Schulter und dem Oberschenkel an und rollen Sie es vorsichtig zu sich heran, sodass es seitlich zum Liegen kommt.
- Nehmen Sie nun vorsichtig den Kopf des Kindes und beugen Sie ihn Richtung Nacken. Achtung: Bei Säuglingen und Kleinkindern den Kopf nicht weit in den Nacken beugen, um die Atemwege nicht zu verengen.
- Öffnen Sie den Mund des Kindes und drehen Sie sein Gesicht Richtung Boden.
- Decken Sie das Kind warm zu und bleiben Sie bis zum Eintreffen des Rettungsdiensts bei ihm. Dabei prüfen Sie wiederholt, ob es noch atmet.

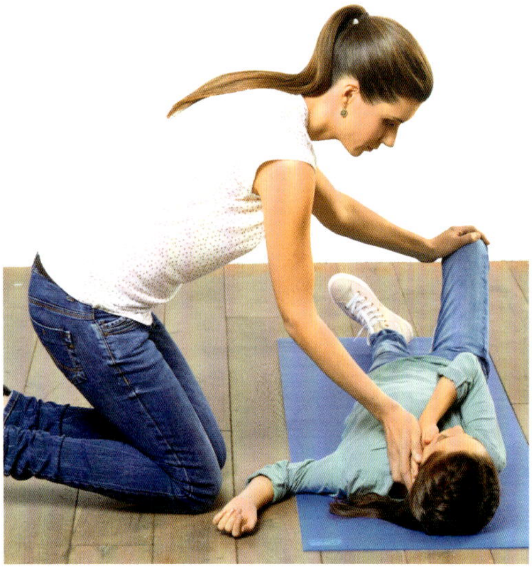

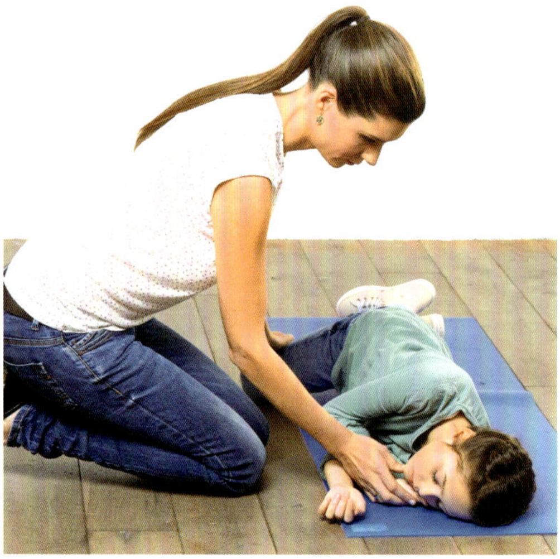

STROMSCHLAG

Wenn Kinder in eine ungesicherte Steckdose oder an ein defektes Elektrogerät fassen, können sie einen Stromschlag bekommen, was zu lebensbedrohlichen elektrischen Schlägen und Verbrennungen führen kann. Diese können an den Ein- und Austrittsstellen des Stroms als „Strommarken" zu sehen sein. Verbrennungen können aber auch an Organen und inneren Geweben auftreten. Die Größe der Strommarken sagt nichts über das Ausmaß der inneren Schädigungen aus. Der Strom kann auch zu einer Muskelverkrampfung führen, sodass der Körper an der Steckdose „kleben" bleibt.

Mögliche Symptome

- Strommarken
- Schneller Puls, Herzrhythmusstörungen
- Bewusstlosigkeit oder Bewusstseinsstörung

- Muskelverkrampfung und „Festkleben" an der Stromquelle
- Atemstillstand

Was tun?

- Unterbrechen Sie die Stromzufuhr (Sicherung ausschalten, Stecker herausziehen); wenn das nicht möglich ist, trennen Sie Stromquelle und Kind mit einem Gegenstand aus Holz, Gummi oder Glas (etwa mit einem Besen). Diese leiten keinen Strom.
- Fassen Sie Ihr Kind nicht an, bevor die Stromzufuhr nicht unterbrochen ist.
- Gehen Sie auf jeden Fall zum Arzt: Ihr Kind kann innere Verbrennungen oder Organschäden davongetragen haben.
- Ist das Kind bei Bewusstsein: Beine hochlagern, Strommarken kühlen.
- Ist das Kind bewusstlos und atmet es nicht, beginnen Sie mit der Wiederbelebung (siehe Seite 273).

UNTERKÜHLUNG UND ERFRIERUNGEN

Von einer **Unterkühlung** spricht man bei einer Körpertemperatur unter 34 °C. Dies kann nach einem Einbruch beim Schlittschuhlaufen genauso passieren wie bei Badeunfällen oder beim Wandern ohne eine dem Wetter entsprechende Ausrüstung. Unterkühlungen teilt man in drei Stadien ein:

Stadium I: Frieren, Gänsehaut, blaue Lippen, vor Kälte zittern, schnelle Atmung

Was tun?

Erwärmen Sie das Kind langsam, ziehen Sie ihm als Erstes die nasse, kühle Kleidung aus. Dann geben Sie ihm warme Getränke, wickeln es in eine warme Decke, nehmen es in den Arm oder legen sich gemeinsam mit ihm ins Bett.

Stadium II: Kind ist müde, die Atmung verlangsamt sich

Was tun?

Erwärmen Sie das Kind nicht aktiv, decken Sie es aber gut zu. Bewegen Sie es möglichst wenig und rufen Sie den Rettungsdienst.

Stadium III: Bewusstlosigkeit

Was tun?

Bringen Sie das Kind in die stabile Seitenlage (siehe links) und decken Sie es zu. Wenn es nicht atmet, beginnen Sie die Wiederbelebung (siehe Seite 273, Mund-zu-Mund-Beatmung und Herzdruckmassage). Rufen Sie sofort den Notarzt!

Ist es sehr kalt, können ungeschützte Stellen im Gesicht oder an den Händen erfrieren. Sie erkennen solche **Erfrierungen** an roten bis blauroten Verfärbungen – in schweren Fällen sind die betroffenen Partien weißgelb oder weißgrau. Es können sich Blasen bilden. Der Körperteil fühlt sich taub an. Erst ist er weich und schmerzhaft, dann hart und gefühllos.

Was tun?

- Bringen Sie das Kind ins Warme, ziehen Sie ihm nasse und kalte Kleidungsstücke aus und erwärmen Sie die erfrorenen Bereiche ganz langsam und behutsam: mit Körperwärme (zum Beispiel gemeinsam ins Bett legen) oder lauwarmen Wasserbädern mit ansteigender Temperatur. Die Temperatur sollte für das Kind nie unangenehm oder schmerzhaft sein.
- Reiben Sie die betroffenen Stellen nicht (auch nicht mit kaltem Schnee einreiben), halten Sie sie nicht unter heißes Wasser, an die Heizung oder über Feuer. Sonst entstehen zusätzliche Schäden an der Haut.
- Beim Auftauen beginnen die Stellen zu schmerzen, Ihr Kind spürt ein Kribbeln oder Pochen. Die Haut wird rot, schwillt an und juckt. Behandeln Sie die Haut anschließend wie einen Sonnenbrand (siehe Seite 179, Sonnenbrand). Bei Blutblasen, schwarzen Stellen oder Gefühllosigkeit nach dem Auftauen fahren Sie mit Ihrem Kind sofort in die Notaufnahme.

VERBRENNUNGEN UND VERBRÜHUNGEN

Siehe Seite 185, Verbrennungen und Verbrühungen.

VERGIFTUNGEN UND VERÄTZUNGEN

Vieles, was im Haushalt benötigt wird, kann Vergiftungen auslösen. Gut, wenn Sie die Nummer der Giftnotrufzentrale parat haben. **Giftnotruf Berlin: 030 19 240.** Auf www.giftnotruf.de können Sie die Nummer für Ihre Region heraussuchen und hier eintragen:

____

Mögliche Symptome

- Bauchschmerzen, Übelkeit, Erbrechen, Durchfall
- Kopfschmerzen, Schwindel
- Erregungszustände, Verwirrtheit, Halluzinationen
- Schneller oder langsamer Puls
- Schock
- Bewusstseinstrübung bis hin zur Bewusstlosigkeit
- Atemnot bis hin zum Atemstillstand oder Herz-Kreislauf-Stillstand

Was tun?

Bei schweren Vergiftungen (wenn Ihr Kind benommen oder bewusstlos ist oder Atemnot bekommt) rufen Sie sofort den Rettungsdienst und beginnen Sie mit den lebensrettenden Sofortmaßnahmen. Zeigt Ihr Kind nach einer möglichen Vergiftung keine Symptome, erkundigen Sie sich bei der Giftnotrufzentrale, ob und welche Maßnahmen nötig sind.

Der Giftnotruf benötigt folgende Informationen:

- Was hat Ihr Kind genommen?
- Wie viel und wann?
- Wie alt und wie schwer ist Ihr Kind?
- Wie geht es Ihrem Kind?

Meist kann der Giftnotruf Entwarnung geben oder er gibt Anweisungen für einfache Maßnahmen, die Sie zu Hause durchführen können.

Falls Sie auf den Rat des Giftnotrufs zum Kinderarzt oder in die Klinik müssen, nehmen Sie unbedingt die Flasche, die Tablettenpackung oder die Pflanze mit, mit der sich Ihr Kind vermutlich vergiftet hat.

Als **erste Maßnahme,** bis Sie den Giftnotruf erreicht haben, sollten Sie Folgendes tun:

Gifte in Mund und Magen

- Bringen Sie Ihr Kind nicht zum Erbrechen!
- Bei Verätzungen durch Haushalts- oder Toilettenreiniger sofort 1 Glas stilles Wasser oder Tee geben. Keine Milch!
- Bei schaumbildenden Substanzen wie Waschmittel oder Weichspüler geben Sie Ihrem Kind 1 TL eines Entschäumers (zum Beispiel Sab simplex®, Espumisan®, Lefax®) oder 1 TL Speiseöl. Anschließend maximal 1 Glas stilles Wasser oder Tee trinken lassen.

Gifte in den Augen

Augen sofort unter fließendem Wasser ausspülen – am besten lauwarm und mindestens 10 Minuten. Von der Nase weg spülen!

Giftige Stoffe auf der Haut

Bei Vergiftungen durch Chemikalien oder Reinigungsmittel: Benetzte Kleidungsstücke entfernen, betroffene Stellen mit lauwarmem Wasser 15 Minuten gut abwaschen. Tragen Sie dabei Handschuhe!

Giftige Stoffe in den Atemwegen

Bringen Sie das Kind an die frische Luft und öffnen Sie Fenster und Türen. Achten Sie darauf, dass Sie selbst keine Giftstoffe einatmen.

Wichtig: Bringen Sie Ihr Kind ohne Aufforderung durch den Giftnotruf oder Arzt auf keinen Fall zum Erbrechen und geben Sie ihm keine Milch zu trinken.

VERSCHLUCKEN

Kinder nehmen gerne kleine Gegenstände in den Mund – und ab und zu verschlucken sie diese auch. Erdnüsse, Murmeln oder Knöpfe werden meist über den Magen-Darm-Trakt weiter befördert und wieder ausgeschieden oder auch durch heftiges Husten wieder nach draußen geschleudert. Größere Bissen, Gräten oder Fremdkörper können aber im Rachen, im Kehlkopfbereich bzw. in der Luft- oder Speiseröhre stecken bleiben.

Was tun?

1) Fordern Sie Ihr Kind auf, kräftig zu husten: Das löst den Fremdkörper oft. Wenn das nicht klappt, Ihr Kind nicht ausreichend husten kann und nach Luft zu schnappen beginnt: Rufen Sie um Hilfe. Anschließend …

2) … klopfen Sie mit dem Handballen bis zu 5 x kräftig zwischen die Schulterblätter – am besten beugen Sie Ihr Kind dabei leicht nach vorn oder (wenn Sie sitzen) legen es über Ihre Knie. Wenn dadurch noch immer keine Besserung eingetreten ist …

3) … wenden Sie bei Kindern ab 1 Jahr den sogenannten Heimlich-Handgriff an:

- Stellen Sie sich hinter das Kind und umfassen es mit beiden Armen.
- Legen Sie Ihre geballte Faust in die Magengrube des Kindes.
- Umfassen Sie mit der anderen Hand Ihre Faust und ziehen Sie diese dann kräftig nach hinten oben. Bis zu 5 x wiederholen.

Das löst hoffentlich den verschluckten Fremdkörper. Wenn nicht …

4) … alarmieren Sie sofort den Notarzt – am besten bitten Sie eine Person, die in der Nähe ist, das zu übernehmen, und wiederholen währenddessen die Schläge zwischen die Schulterblätter.

Wird das Kind bewusstlos und atmet nicht mehr, rufen Sie den Notarzt und beginnen Sie mit der Wiederbelebung (siehe unten).

WIEDERBELEBUNG

Schnelle Hilfe durch Sie kann lebensrettend sein: Keine Angst, Sie können nichts falsch machen! Alles, was Sie versuchen, ist besser, als gar nichts zu tun!

Im Gegensatz zu Erwachsenen ist bei Kindern für einen Herz-Kreislauf-Stillstand meist nicht das Herz die Ursache, sondern ein Problem mit der Atmung. Daher ist es wichtig, dass Sie rasch mit der Atemspende beginnen.

Symptome

- Kein Atemgeräusch hörbar
- Keine Atembewegungen (also kein Heben und Senken des Brustkorbs) sichtbar

Was tun?

- Rufen Sie laut um Hilfe.
- Machen Sie die Atemwege frei: Schauen Sie in Mund und Rachen und entfernen Sie sichtbare Fremdkörper und Erbrochenes. Dafür drehen Sie den Kopf des Kindes zur Seite (wenn keine Verletzung der Halswirbelsäule besteht), umwickeln Ihren Finger mit einem Stück Stoff und wischen den Mund aus.
- Drehen Sie den Kopf wieder in die Mitte und überstrecken Sie ihn dann leicht nach hinten.
- Überprüfen Sie, ob das Kind nun atmet (maximal 10 Sekunden): Sind Atemgeräusche zu hören? Spürt man Ausatemluft auf der Wange? Hebt sich der Brustkorb? Wenn nicht, beginnen Sie mit der Mund-zu-Mund-Beatmung.

Mund-zu-Mund-Beatmung

Was tun?

- Legen Sie das Kind auf den Rücken auf eine harte Unterlage und überstrecken Sie seinen Kopf nur leicht Richtung Nacken.
- Beatmen Sie nun 5 x mit langsamen Atemzügen – entweder von Mund zu Mund (dabei die Nase des Kindes zuhalten) oder vom Mund in die Nase (bei Säuglingen gleichzeitig Mund und Nase beatmen).
- So kräftig beatmen, dass sich der Brustkorb des Kindes hebt und senkt.
- Sind nach 5 Beatmungen keine Lebenszeichen da (Atmung, Husten, Bewegungen), beginnen Sie mit einer Herzdruckmassage.

Herzdruck-Massage

Was tun?

- Bei Säuglingen: leichter Druck (2–3 cm tief) auf das Brustbein mit zwei Fingern.
- Bei älteren Kindern: Druck mit dem Handballen auf das untere Brustbein (ca. 5 cm tief).
- 30 x drücken, die Frequenz: 2 x pro Sekunde.
- Nach 30 x drücken, das Kind 2 x beatmen.
- So im Wechsel weitermachen.
- Wenn Sie allein sind, rufen Sie nach etwa 1 Minute den Notarzt. Sonst keine Pausen machen und das Drücken und Beatmen fortführen, bis der Notarzt kommt oder das Kind Lebenszeichen zeigt.

ADRESSEN WICHTIGER EINRICHTUNGEN UND VERBÄNDE

Arbeitsgemeinschaft Asthmaschulung e. V.
Iburger Straße 187, 49082 Osnabrück
www.asthmaschulung.de

Arbeitsgemeinschaft Neurodermitisschulung e. V. (AGNES)
Charité – CVK
Geschäftsstelle AGNES e. V., Ostring 1, DG
Augustenburger Platz 1, 13353 Berlin
www.neurodermitisschulung.de

Bundeszentrale für gesundheitliche Aufklärung (BZgA)
Maarweg 149–161, 50825 Köln
www.bzga.de

Deutsche Ärztegesellschaft für Akupunktur e. V. (DÄGfA)
Würmtalstraße 54, 81375 München
www.daegfa.de

Deutsche Gesellschaft für Ernährung e. V. (DGE)
Godesberger Allee 18, 53175 Bonn
www.dge.de

Deutsches Kinderschmerzzentrum
Vestische Kinder- und Jugendklinik Datteln
Universität Witten/Herdecke
Dr.-Friedrich-Steiner-Straße 5, 45711 Datteln
www.deutsches-kinderschmerzzentrum.de

Deutscher Zentralverein homöopathischer Ärzte (DZVhÄ)
Hauptstadtbüro Integrative Medizin und Gesundheit
Axel-Springer-Straße 54 b, 10117 Berlin
www.dzvhae.de

Giftnotrufzentrale
Informationszentrale gegen Vergiftungen, Zentrum für Kinderheilkunde, Universitätsklinikum Bonn
Adenauerallee 119, 53113 Bonn
www.gizbonn.de

Konsensusgruppe Kontinenzschulung im Kindes- und Jugendalter (KgKS) e. V.
c/o Klinikum Links der Weser
Senator-Weßling-Straße 1
28277 Bremen
www.kontinenzschulung.de

Natur und Medizin e. V.
Am Deimelsberg 36, 45276 Essen
www.naturundmedizin.de

Paul-Ehrlich-Institut
Paul-Ehrlich-Straße 51–59, 63225 Langen
www.pei.de

Robert Koch-Institut
Nordufer 20, 13353 Berlin
www.rki.de

Wachswerk
Schmachtenbergstraße 172, 45219 Essen
www.wachswerk.de

Zentralverband der Ärzte für Naturheilverfahren und Regulationsmedizin e. V. (ZAEN)
Am Promenadenplatz 1, 72250 Freudenstadt
www.zaen.org

BÜCHER

Bosmann, Sigrid/Paul, Anna: Vegetarisch vollwertig kochen. Leichte und genussvolle Gerichte. KVC Verlag, 2017

Bühring, Ursel/Ell-Beiser, Helga/Girsch, Michaela: Heilpflanzen in der Kinderheilkunde: Das Praxis-Lehrbuch. Haug Verlag, 2012

Daiker, Ilona/Kirschbaum, Barbara: Die Heilkunst der Chinesen. Qigong, Akupunktur, Massage, Ernährung, Heilkräuter. Rororo, 2006

Guber, Tara/Kalish, Leah: Yoga für Kinder: 50 entspannende Übungen für die ganze Familie. Moses Verlag, 2017

Henning, Ann-Marlene/Bremer-Olszewski, Tina: Make Love. Ein Aufklärungsbuch. Goldmann Verlag, 2017

Juul, Jesper: Pubertät. Wenn Erziehen nicht mehr geht: Gelassen durch stürmische Zeiten. Kösel-Verlag, 2010

Kaiser Greenland, Susan: Wache Kinder: Wie wir unseren Kindern helfen, mit Stress umzugehen und Glück, Freude und Mitgefühl zu erleben. Arbor Verlag, 2011

Largo, Remo H.: Kinderjahre: Die Individualität des Kindes als erzieherische Herausforderung. Piper, 2000

Nhat Hanh, Thich: Achtsamkeit mit Kindern. Nymphenburger Verlag, 2012

Raffauf, Elisabeth: Die tun nicht nichts, die liegen da und wachsen. Patmos, 2018

Raith-Paula Dr. med., Elisabeth: Was ist los in meinem Körper. Alles über Zyklus, Tage, Fruchtbarkeit. Pattloch, 2008

Snel, Eline: Stillsitzen wie ein Frosch. Kinderleichte Meditationen für Groß und Klein. Mit CD. Goldmann Verlag, 2013

Teut, Michael/Lucae, Christian: Homöopathische Sandkastenfibel. KVC Verlag, 2014

Teut, Michael/Lucae, Christian: Homöopathische Schülerfibel. Homöopathie für Schulkinder – Das 1 x 1 für Eltern. KVC Verlag, 2016

Themelie, Barbara/Trebuth, Beatrice: Die Fünf Elemente Ernährung für Mutter und Kind. Joy Verlag, 2009

Thor-Wiedemann, Sabine/Rieger, Birgit: Wachsen und erwachsen werden. Das Aufklärungsbuch für Kinder. Ravensburger, 2004

Uhlemayr, Ursula: Wickel & Co. Bärenstarke Hausmittel für Kinder. Sanft und natürlich heilen. Urs-Verlag, 2017

Was wir essen: Alles über unsere Nahrung. Dorling Kindersley, 2018

LINKS

www.bildung-kommt-ins-gleichgewicht.de
Ein Gleichgewichtsprogramm zur Unterstützung beim Lernen.

www.handysektor.de
Tipps für Jugendliche – von Abo-Abzocke über Mobbing im Internet bis zu Sicherheit im Netz.

www.impfen-info.de
Informationen über das Impfen, zusammengestellt von der BZgA.

www.in-form.de
Initiative des Bundesgesundheitsministeriums und des Bundesministeriums für Ernährung und Landwirtschaft für gesunde Ernährung und mehr Bewegung.

www.justgetflux.com
Hier kann man den Blaulichtfilter runterladen.

www.klicksafe.de
Eine EU-Initiative für mehr Sicherheit im Internet.

www.mediennutzungsvertrag.de
Anleitung zum Erstellen eines Vertrags zur Nutzung von Bildschirmzeit.

www.pebonline.de
Plattform für Ernährung und Bewegung.

APPS

Vergiftungsunfälle bei Kindern
App des Bundesinstituts für Risikobewertung mit 1.-Hilfe-Maßnahmen und Giftnotrufnummern.

7 Mind
Kostenlose App, die den Einstieg in Achtsamkeitstraining und Meditation leicht macht. Für Erwachsene und Kinder geeignet.

Headspace
Kostenlose App, bislang leider nur auf Englisch. Geführte Meditationen mit Übungen für jeden Tag. Für Erwachsene und Kinder geeignet.

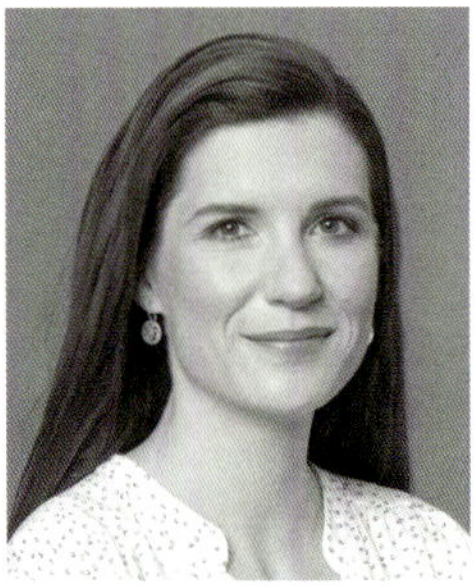

Dr. Catharina Amarell

… bekam schon als Kind von ihren Eltern Zwiebelsaft, wenn ihr Hals schmerzte, oder Wadenwickel, wenn sie Fieber hatte. Solche Hausmittel wendet sie auch heute noch gerne an. Nicht nur privat, auch am Kinderkrankenhaus St. Marien in Landshut, wo sie als Oberärztin die Abteilung für Integrative Medizin leitet. Während ihres Medizinstudiums, das sie in Jena absolvierte, zog es sie immer wieder ins Ausland; sie arbeitete unter anderem auf der MS Astor, in den Kantonsspitalen Luzern und Münsterlingen in der Schweiz und in Trujillo in Peru. Am eigenen Leib lernte sie dort traditionelle Heilmethoden kennen, wie zum Beispiel Beinwellblatt-Auflagen bei Verstauchungen. Catharina Amarell war als Assistenzärztin an den Universitätskliniken für Kinder- und Jugendmedizin in Ulm und in Leipzig tätig. Dort erlebte sie auch zum ersten Mal, dass Integrative Heilmethoden begleitend zur Schulmedizin eingesetzt werden, und begann ihre Ausbildung in der Akupunktur – auch wenn die meisten Kollegen skeptisch waren, ob man diese bei Kindern anwenden könne. Weil sie mehr über Naturheilverfahren wissen wollte, hospitierte Catharina Amarell ein halbes Jahr an der Klinik für Naturheilkunde und Integrative Medizin der Kliniken Essen-Mitte bei Professor Gustav Dobos, der als Pionier für Integrative Medizin gilt. Er war es, der sie ans Kinderkrankenhaus St. Marien empfahl. Hier baute sie die Abteilung für Integrative Medizin auf und greift dabei auf ihre Ausbildung und Wissen aus den Bereichen Naturheilverfahren, Akupunktur, TCM und Manuelle Medizin zurück. Auch privat hat sie ihre Akupunkturnadeln immer im Gepäck, was Freunde und Familie sehr schätzen.

Familientipp

Kuschelnd heilen

„Vielleicht erinnern Sie sich noch daran, wie es war, wenn Sie als Kind krank zu Hause lagen. Ich fand das manchmal sogar richtig schön: Meine Mutter kochte mir Tee, wir kuschelten auf der Couch, hörten die Kassette „Traumzauberbaum“. Nicht bei jeder Krankheit braucht es gleich eine Anwendung oder etwas zum Einnehmen. Zuhören, in den Arm nehmen, tröstende Worte und ein Kuss – vielen Kindern geht es dann gleich viel besser.“

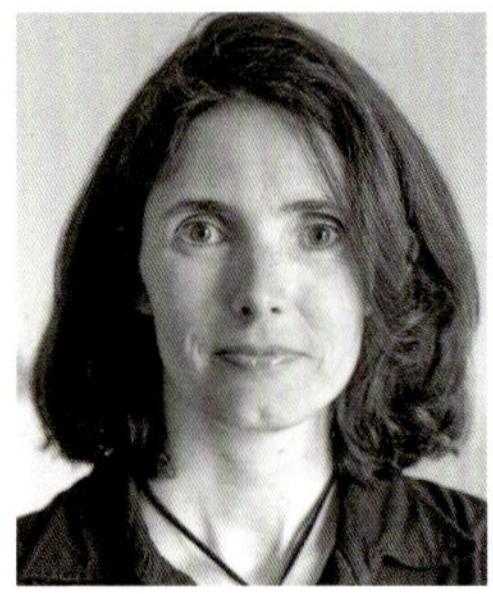

Angelika Dietrich

… ist Journalistin. Für den stern schrieb sie eine Reportage über Naturheilverfahren, dabei lernte sie Dr. Catharina Amarell kennen. Die Kombination Schulmedizin und Naturheilkunde ist Angelika Dietrich nicht fremd: Ihr Mann ist Arzt – hat aber meist Nacht- oder Wochenenddienst, wenn eines ihrer drei Kinder krank wird. Deshalb greift sie dann zu bekannten Hausmitteln. Angelika Dietrich hat in München und Siena Germanistik und Italienisch studiert. Danach wurde sie an der Deutschen Journalistenschule (DJS) in München zur Redakteurin ausgebildet. Seit 2007 ist sie Mitglied der Prüfungskommission der DJS. Als freie Journalistin schreibt sie für überregionale Magazine und Zeitschriften wie DIE ZEIT, den stern, Nido und flow Porträts und Reportagen. Ihre Schwerpunkte sind Themen aus den Bereichen Beruf und Bildung sowie Gesellschaft und Gesundheit. Sie wurde mit dem EMMA-Journalistinnenpreis ausgezeichnet.

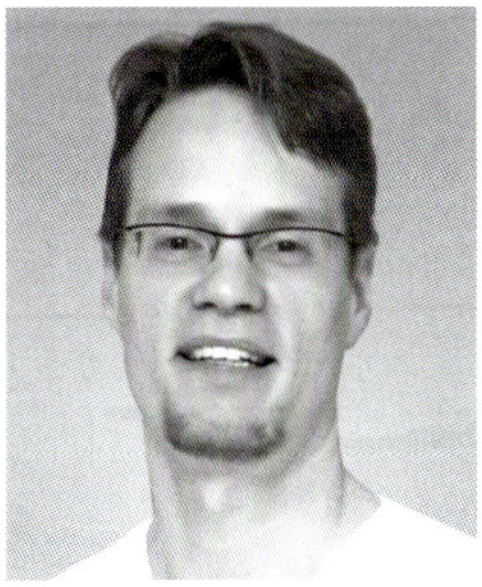

Dr. Heinrich Eberhardt

… findet, man sollte Wissen, das über Jahrtausende gesammelt wurde, auch nutzen. Daher begeistert er sich für die Pflanzenheilkunde. Besonders faszinierend findet er die Kapuzinerkresse. Heinrich Eberhardt ist Oberarzt am Kinderkrankenhaus St. Marien in Landshut, sein Schwerpunkt ist die Neonatologie (die Versorgung der Neugeborenen). Zudem hat er dort eine Sprechstunde für Nierenheilkunde für Kinder. Er studierte Medizin in Heidelberg, sein Praktisches Jahr absolvierte er in Wil in der Schweiz und in Johannesburg. Nach seiner Promotion arbeitete er als Assistenzart in Landshut St. Marien und an der Universitätskinderklinik Marburg. Heinrich Eberhardt hat Zusatzausbildungen für Notfallmedizin und Naturheilverfahren. Wasseranwendungen interessieren ihn besonders, da er sich gern mit kaltem Wasser wäscht und ihm das guttut. Im Winter geht er oft barfuß durch den Schnee oder Morgentau, manchmal mit seinen zwei Söhnen.

Familientipp

Füße in die Wanne

„Wenn es im Hals zu kratzen anfängt, die Nase läuft und sich ein Infekt der oberen Atemwege ankündigt, dann bekommen meine Kinder ein ansteigendes Fußbad (siehe Seite 36, Bäder). Wichtig ist, dass man das sofort bei den ersten Anzeichen macht, sonst wirkt es nicht mehr. Am besten vor dem Zubettgehen. So ein Fußbad hilft auch vorbeugend – das mache ich nicht nur bei meinen Kindern, sondern auch bei mir selbst.“

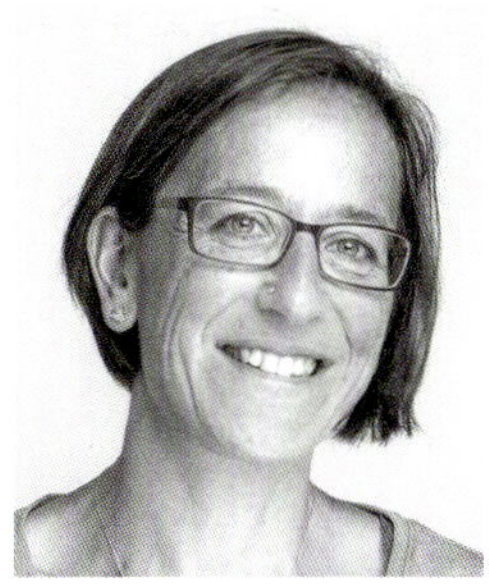

Dr. Annette Schönauer

… kennt seit ihrer Kindheit natürliche Heilmethoden wie warme Auflagen bei Bauchschmerzen oder homöopathische Globuli bei Erkältungen. Im Medizinstudium in Berlin stieß sie auf eine Arbeitsgruppe Homöopathie. Dort kam sie zum ersten Mal mit der Lehre von Samuel Hahnemann in Kontakt. In Wien und beim Deutschen Zentralverein homöopathischer Ärzte absolvierte Annette Schönauer eine Homöopathie-Ausbildung. Es begeistert sie, dass sich Homöopathen dem ganzen Menschen widmen können, dass Eltern und Kinder in die Behandlung stärker eingebunden sind und die Methode so sanft ist. Auch ihre drei eigenen Kinder behandelt sie mit Globuli. Nach Stationen an einer Privatklinik in Mumbai, am Dr. von Haunerschen Kinderspital in München und an einer Kinder- und Jugend-Rehaklinik in Bad Orb kam sie nach Landshut, wo sie heute als Ärztin und Homöopathin am Kinderkrankenhaus St. Marien arbeitet.

Familientipp

Heilsame Schlüsselanhänger

„Beim ersten Anzeichen einer Erkältung gebe ich meinen Kindern Aconitum C30; das hilft bei ihnen immer sehr schnell. Wenn sie auf Klassenfahrt gehen, haben die Kinder einen Schlüsselanhänger im Kulturbeutel, in dem kleinen Kapseln mit ihren wichtigsten Arzneien stecken. Zum Beispiel Arnica und Aconitum. Natürlich haben sie vorher gelernt, wie sie diese Kügelchen nehmen müssen und die Lehrer sind auch informiert.“

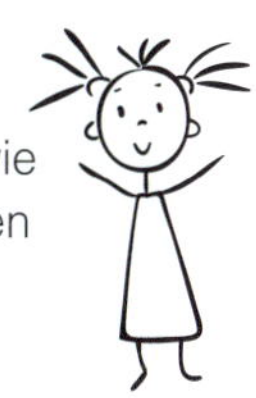

Bildnachweis:
iStock: S. 154, 157, 221, 265; Fotolia: S. 22 (unten), 23 (oben), 96, 167, 205, 239, 260, 266; Plote, Christine: S. 276; Mauritius: S. 44, 54, 151, 188, 209; Schütz, Anke: S. 2 (links unten, rechts oben), 30, 39 (links oben u. Mitte, rechts unten); Shutterstock: S. 12, 13, 16, 17, 20, 21, 22, 23, 49, 53, 100, 125, 128, 152, 165, 177, 186, 191, 200, 226, 231, 242; StockFood: S. 119, 133, 216; Wilfing, Michael: S. 2, 8, 12, 31, 33, 35, 36, 37, 39, 66, 68, 74, 76, 90, 140, 184, 194, 251, 254, 255, 270, 276; Your Photo Today: S. 130

Kaiserstraße 14 b
D-80801 München

ISBN 978-3-89883-744-6
2. Auflage 2022

Projektleitung: Kathrin Ullerich
Lektorat: Sylvie Hinderberger
Grafisches Konzept: ZERO Werbeagentur, München
Satz und grafische Gestaltung: Julia Arzberger, Catharina Burmester
Illustrationen (Akupressurpunkte): Tatiana Davidova
Bildredaktion: Henrike Schechter
Herstellung: Frank Jansen
Producing: Jan Russok
Druck & Bindung: optimal media GmbH, Röbel

Kurze Wege schonen die Umwelt
Dieses Buch wurde in Deutschland gedruckt

Im Buch enthaltene Fotos können zur eigenen Nutzung erworben werden unter www.stockfood.com

ZS - ein Verlag der Edel Verlagsgruppe
www.zsverlag.de | www.facebook.com/zsverlag

HINWEIS
Die Ratschläge in diesem Buch wurden mit größter Sorgfalt von Autorinnen und Verlag erarbeitet und geprüft. Eine Garantie kann jedoch nicht übernommen werden. Ebenso ist eine Haftung der Autorinnen bzw. des Verlags und seiner Beauftragten für Personen-, Sach- oder Vermögensschäden ausgeschlossen. Erkrankungen mit ernstem Hintergrund gehören in ärztliche Behandlung! Bei bereits bestehenden Beschwerden kann das Buch keinen ärztlichen Rat ersetzen.